Thieme

Tumorerfassung

mit Erfassungsbögen und Leitlinien für die interdisziplinäre Diagnostik und Therapie

Thorsten Frenzel
Friedemann Honecker
Andreas Krüll
Cordula Petersen
Emre Feza Yekebas

Unter Mitarbeit von

Dirk Arnold
Ulrike Bacher
Thorsten Bley
Karl H. Bohuslavizki
Thomas Haalck
Willm Uwe Kampen
Evgeny Klyuchnikov
Uwe Kordes
Sven Mahner
Volkmar Müller
Orhan Sezer
Linn Wölber

51 Abbildungen

Georg Thieme Verlag
Stuttgart • New York

Impressum

Bibliografische Information
der Deutschen Nationalbibliothek

Die Deutsche Nationalbibliothek verzeichnet diese Publikation in der Deutschen Nationalbibliografie; detaillierte bibliografische Daten sind im Internet über
http://dnb.d-nb.de abrufbar.

Wichtiger Hinweis: Wie jede Wissenschaft ist die Medizin ständigen Entwicklungen unterworfen. Forschung und klinische Erfahrung erweitern unsere Erkenntnisse, insbesondere was Behandlung und medikamentöse Therapie anbelangt. Soweit in diesem Werk eine Dosierung oder eine Applikation erwähnt wird, darf der Leser zwar darauf vertrauen, dass Autoren, Herausgeber und Verlag große Sorgfalt darauf verwandt haben, dass diese Angabe **dem Wissensstand bei Fertigstellung des Werkes** entspricht.
Für Angaben über Dosierungsanweisungen und Applikationsformen kann vom Verlag jedoch keine Gewähr übernommen werden. **Jeder Benutzer ist angehalten,** durch sorgfältige Prüfung der Beipackzettel der verwendeten Präparate und gegebenenfalls nach Konsultation eines Spezialisten festzustellen, ob die dort gegebene Empfehlung für Dosierungen oder die Beachtung von Kontraindikationen gegenüber der Angabe in diesem Buch abweicht. Eine solche Prüfung ist besonders wichtig bei selten verwendeten Präparaten oder solchen, die neu auf den Markt gebracht worden sind. **Jede Dosierung oder Applikation erfolgt auf eigene Gefahr des Benutzers.** Autoren und Verlag appellieren an jeden Benutzer, ihm etwa auffallende Ungenauigkeiten dem Verlag mitzuteilen.

Rüdigerstraße 14
70469 Stuttgart
Deutschland
Telefon: +49/(0)711/8931-0
Unsere Homepage: www.thieme.de

Printed in Germany

Zeichnungen: Gay & Sender, Bremen
Umschlaggestaltung: Thieme Verlagsgruppe
Umschlaggrafik: Martina Berge, Bad König
Redaktion: Julia Waldherr, Billigheim
Satz: medionet Publishing Services Ltd, Berlin
gesetzt mit Adobe Indesign CS5
Druck: Offizin Andersen Nexö Leipzig GmbH, Zwenkau

ISBN 978-3-13-153961-8 1 2 3 4 5 6

Vorwort

Die Therapie von Patienten mit Tumorerkrankungen ist häufig eine große Herausforderung für alle beteiligten Fachdisziplinen. Zunächst geht es dabei um die Erfassung des Ist-Zustands, um hieraus Entscheidungen für die weitere Therapie ableiten zu können. Auch während einer Behandlung muss in regelmäßigen Abständen die Tumorausbreitung dokumentiert werden, um den Verlauf der Erkrankung objektivieren oder die Prognose abschätzen zu können.

Es ist bekannt, dass nicht nur jede Fachdisziplin einen Patienten unter ganz bestimmten Aspekten beobachtet, sondern jeder Arzt ganz individuell eine Vorstellung davon hat, welche klinischen Parameter er zur Beurteilung eines Patienten heranziehen möchte. Hier ist eine Standardisierung vorteilhaft, damit beispielsweise in interdisziplinären Tumorkonferenzen die notwendigen Fakten bekannt sind, um zu einer Entscheidung zu gelangen. Es ist dabei das Ziel, für einen jeden Patienten individuell das optimale Therapieregime zu wählen. Die in diesem Buch vorgestellten Tumorerfassungsbögen sollen helfen, zu einer vereinheitlichten Darstellung der individuellen Erkrankungssituation eines Patienten zu gelangen.

Es stellt sich damit auch die Frage, welche diagnostischen Verfahren zur Erfassung der Tumorausbreitung nützlich sein könnten. Nicht immer gibt es hierfür klare Leitlinien. Auf den Tumorerfassungsbögen sollen deshalb Hinweise auf solche Verfahren gegeben werden, die aus Sicht der Autoren für eine Ausbreitungsdiagnostik hilfreich sind und sich im klinischen Routinebetrieb bewährt haben. *Cave:* Nicht alle genannten Verfahren werden komplikationslos vergütet! Es verbleibt bei den behandelnden Ärzten, aus den zur Verfügung stehenden Verfahren unter Berücksichtigung der bereits erfolgten Diagnostik die für den individuellen Patienten sinnvollen weiteren Untersuchungen zu veranlassen.

Ebenso stellt sich oft die Frage, welche Therapien bereits erfolgt sind. Nur nach Kenntnis der genauen Anamnese können die jeweils nötigen weiteren Maßnahmen veranlasst werden. Nicht allein aus forensischen Gründen ist es dabei von Bedeutung, welche speziellen Risikofaktoren für einen Patiente bestehen.

Eine Therapieentscheidung ist ohne eigene Kenntnis des Patienten nicht möglich. Doch gerade in Tumorkonferenzen fällt allzu leicht der Satz: „Der aktuell behandelnde Arzt ist heute nicht da, ich soll hier nur den Fall vorstellen." Es hat sich dabei gezeigt, dass sich gerade hinsichtlich des Allgemein- und Ernährungszustands die Einschätzung eines Patienten erheblich unterscheiden kann. Aus diesem Grund sollen mit jedem Tumorerfassungsbogen neben dem Ernährungszustand auch der Allgemeinzustand nach Karnofsky erfasst werden, um mit zur Objektivierung beizutragen. Gleichzeitig bleibt es das Ziel, die Tumorerfassungsbögen so kurz und knapp wie möglich zu halten und doch gleichzeitig einen hohen Informationsgrad zu erreichen.

Dieses Buch ist zugleich ein Experiment. Wie die Liste der Herausgeber verrät, kam die Motivation zu diesem Buchprojekt aus dem Bereich der Strahlentherapie. Aus diesem Grund werden hauptsächlich die im Bereich der Radioonkologie vorkommenden Tumoren behandelt. Es soll aber gezielt versucht werden, auch die Sichtweise der Kollegen der Chirurgie und internistischen Onkologie mit darzustellen. Bei den Empfehlungen zur Therapie geht es dabei nicht darum, den aktuellen Standpunkt der klinischen Forschung darzustellen, sondern vielmehr etablierte Leitlinien und Therapiekonzepte der einzelnen Fachgesellschaften und gängigen Lehrbücher zu berücksichtigen. Es war deshalb nicht das Ziel, ein neues Lehrbuch zu entwickeln, sondern aus dem klinischen Alltag sinnvolle Hinweise zu einer möglichen Therapie zu geben. Aus der Erfahrung ist natürlich bekannt, dass Strahlentherapeuten, operativ tätige Ärzte und Onkologen/Hämatologen nicht immer derselben Meinung zu einem bestimmten Therapiekonzept sind. Es soll deshalb aufgezeigt werden, welche Methoden insgesamt in Betracht kommen. Es verbleibt immer beim behandelnden Ärzteteam, das individuell für einen Patienten passende Therapiekonzept auszuwählen.

Die Medizin unterliegt in besonderem Maße ständigen Änderungen und Aktualisierungen. Was heute als optimale Therapie gilt, mag schon nach der nächsten klinischen Studie obsolet sein. Lohnt es sich deshalb überhaupt noch, Bücher zu schreiben, wo doch fast alles „online" vorhanden ist? Natürlich schon! Es ist immer wieder sinnvoll, den aktuellen Kenntnisstand festzuhalten und aufzuschreiben. Nur so kann eine Therapie nach einheitlichen Richtlinien von Bestand erfolgen. Ein gutes Beispiel hierfür ist die TNM-Klassifikation maligner Tumoren, die 2010 in der 7. Auflage erschienen ist. Hierbei wird es schnell unübersichtlich, welche Therapieempfehlung sich auf welche Klassifikation bezieht. In diesem Buch richten sich alle Empfehlungen nach der aktuell gültigen TNM-Klassifikation von 2010, sofern nicht explizit auf eine Abweichung hiervon hingewiesen wird.

Auch ist beim Studium eines Buchs wie diesem zu berücksichtigen, dass die Erstellungsphase von der Idee bis zum Druck ca. 2 Jahre dauert und deshalb durchaus relevante Änderungen nicht berücksichtigt sein könnten. Auch das nie vollkommen zu bändigende Fehlerteufelchen macht es deshalb erforderlich, jegliche Therapieempfehlung einer eigenen kritischen Prüfung zu unterziehen. Insbesondere hinsichtlich Dosierungen und Intervallen der Therapie (sowohl Strahlentherapie, als auch Chemotherapie) wird keine Haftung übernommen.

Schon jetzt freuen sich die Herausgeber und Autoren über Kritiken und Verbesserungsvorschläge zum vorliegenden Buch. Lob und Tadel können helfen, das Werk in kommenden Auflagen weiter an die Erfordernisse des klinischen Routinebetriebs anzupassen.

Für die Herausgeber,
Thorsten Frenzel

Hamburg, im Frühjahr 2012

Danksagung

Mein Dank gilt allen, die dieses Werk unterstützt haben. Ein ganz besonders herzlicher Dank gilt meiner Frau und meinen Kindern.

Thorsten Frenzel

Anschriften

Herausgeber
Dr. rer. nat. Dr. med. Thorsten Frenzel
Universitätsklinikum Hamburg-Eppendorf
Ambulanzzentrum der UKE GmbH
Bereich Strahlentherapie
Martinistraße 52
20246 Hamburg

Priv.-Doz. Dr. Dr. med. Friedemann Honecker
Universitätsklinikum Hamburg-Eppendorf
Onkologisches Zentrum
II. Medizinische Klinik und Poliklinik
Martinistraße 52
20246 Hamburg

Priv.-Doz. Dr. med. Andreas Krüll
Universitätsklinikum Hamburg-Eppendorf
Ambulanzzentrum der UKE GmbH
Bereich Strahlentherapie
Martinistraße 52
20246 Hamburg

Prof. Dr. med. Cordula Petersen
Universitätsklinikum Hamburg-Eppendorf
Onkologisches Zentrum
Klinik für Strahlentherapie und Radioonkologie
Martinistraße 52
20246 Hamburg

Prof. Dr. med. Emre Feza Yekebas
Klinikum Darmstadt GmbH
Klinik für Allgemein-, Viszeral-
und Thoraxchirurgie
Grafenstraße 9
64283 Darmstadt

Mitarbeiter
Prof. Dr. med. Dirk Arnold
Universitätsklinikum Hamburg-Eppendorf
Hubertus Wald Tumorzentrum
Universitäres Cancer Center Hamburg (UCCH)
Martinistraße 52
20246 Hamburg

Priv.-Doz. Dr. med. Ulrike Bacher
Universitätsklinikum Hamburg-Eppendorf
Onkologisches Zentrum
Interdisziplinäre Klinik und Poliklinik für Stammzell-
transplantation
Martinistraße 52
20246 Hamburg

Prof. Dr. med. Thorsten Bley
Universitätsklinikum Hamburg-Eppendorf
Klinik und Poliklinik für Diagnostische
und Interventionelle Radiologie
Martinistraße 52
20246 Hamburg

Prof. Dr. med. Karl H. Bohuslavizki, FEBNM
Nuklearmedizin Spitalerhof
Spitalerstraße 8
20095 Hamburg

Thomas Haalck
Universitätsklinikum Hamburg-Eppendorf
Ambulanzzentrum der UKE GmbH
Bereich Dermatologie/Dermatoonkologie
Martinistraße 52
20246 Hamburg

Prof. Dr. med. Dipl.-Biol. Willm Uwe Kampen
Nuklearmedizin Spitalerhof
Spitalerstraße 8
20095 Hamburg

Dr. med. Evgeny Klyuchnikov
Universitätsklinikum Hamburg-Eppendorf
Onkologisches Zentrum
Interdisziplinäre Klinik und
Poliklinik für Stammzelltransplantation
Martinistraße 52
20246 Hamburg

Dr. med. Uwe Kordes
Universitätsklinikum Hamburg-Eppendorf
Zentrum für Geburtshilfe,
Kinder- und Jugendmedizin
Klinik und Poliklinik für Pädiatrische
Hämatologie und Onkologie
Martinistraße 52
20246 Hamburg

Priv.-Doz. Dr. med. Sven Mahner
Universitätsklinikum Hamburg-Eppendorf
Zentrum für Operative Medizin
Klinik und Poliklinik für Gynäkologie
Martinistraße 52
20246 Hamburg

Prof. Dr. med. Volkmar Müller
Universitätsklinikum Hamburg-Eppendorf
Zentrum für Operative Medizin
Klinik und Poliklinik für Gynäkologie
Martinistraße 52
20246 Hamburg

Prof. Dr. med. Orhan Sezer
Universitätsklinikum Hamburg-Eppendorf
II. Med. Klinik und Poliklinik
Martinistraße 52
20246 Hamburg

Dr. med. Linn Wölber
Universitätsklinikum Hamburg-Eppendorf
Zentrum für Operative Medizin
Klinik und Poliklinik für Gynäkologie
Martinistraße 52
20246 Hamburg

Inhaltsverzeichnis

Kapitel 1

Zentrales Nervensystem

1 Zentrales Nervensystem

1.1 Intrakranielle Tumoren

1.1.1 Allgemeines

Epidemiologie

Maligne Hirntumoren:

Altersgipfel: 1. (kindliche Tumoren) und 6.–7. Dekade

Inzidenz: ca. $100/10^6$

Risikofaktoren

Die Ursache von Hirntumoren ist nicht bekannt. Die Inzidenzrate steigt mit dem Alter an. Bislang gibt es nur Vermutungen, dass Umweltfaktoren eine Rolle spielen.

Prognostische Faktoren

Die Prognose hängt wesentlich von der Histologie, Lage des Tumors und dem Resektionsgrad ab.

1.1.2 Klinik

Symptomatik

Je nach Lage des Tumors können frühzeitig oder erst in fortgeschrittenen Stadien klinische Symptome auftreten. Bei langsam wachsenden Tumoren können zunächst auch größere Verschiebungen der Raumverhältnisse auftreten, ohne dass die Erkrankung klinisch bemerkt wird. Mögliche Symptome sind:

- epileptische Anfälle
- Wesensveränderungen
- neurologische Ausfälle

Bei raumfordernden Tumoren kommt es häufig zu Hirndruckzeichen:

- Kopfschmerzen
- Übelkeit/Erbrechen
- Somnolenz/Bewusstlosigkeit
- Verwirrtheitszustände
- Pupillenstarre

Befallsmuster

Das Befallsmuster ist häufig unspezifisch.

1.1.3 Tumordiagnostik

Bildgebung

cCT prä OP: Tumorausdehnung vor OP

cCT post OP: Tumorreste nach OP

cMRT prä OP: Tumorausdehnung vor OP

cMRT post OP: Tumorreste nach OP (Cave: Zeitpunkt nach OP wichtig, da sonst Narbengewebe von Resttumoren nicht differenziert werden kann)

FET-PET-CT: Frage nach Rezidiv bei Gliomen/Astrozytomen

Meist ist eine **MRT** die Methode der Wahl.

Sonstige Untersuchung

Klinische neurologische Untersuchung: Kraft, Reflexe, Dys- und Hypästhesien, weitere neurologische Ausfälle und Dysfunktionen.

EEG: anormale Aktivitätsmuster

Tumormarker

Je nach Grunderkrankung (z. B. Keimzelltumoren: AFP, β-HCG).

Histologie

Siehe Tumorerfassungsbogen (▶ Abb. 1.1).

1.1.4 Staging/Grading

Keine Klassifikation nach TNM, keine Stadieneinteilung nach UICC. Einteilung der Malignität nach WHO.

1.1.5 Primärtherapie

Die meisten Hirntumoren werden primär so weit als möglich operativ reseziert. Hierbei kann die Prognose vom möglichen Resektionsgrad abhängen. Häufig wird die Resektablität von der Lage der Tumoren und deren Nähe zu lebenswichtigen neuronalen Schaltzentren bestimmt.

Je nach Tumorentität kann eine nachfolgende Radiatio, Radio-Chemotherapie oder alleinige systemische Therapie sinnvoll sein.

▸ **Potenzielle Nebenwirkungen einer Radiatio**
- Hautreizung
- Haarausfall
- Übelkeit
- Schwindel
- Konzentrations- und Merkfähigkeitsstörungen
- Verschlechterung der neurologischen Symptome
- Paukenerguss
- Hormonstörung

Akut:
- peritumorales Ödem
- Hirndruck
- Krampfanfälle

Subakut:
- nach 2–4 Monaten transiente Demyelinisierung
  - Somnolenzsyndrom

Späte Nebenwirkungen:
- mittlere Latenz 1,5 Jahre bis mehrere Jahre
  - diffuse Leukenzephalopathie
  - Gliose
  - neuropsychiatrische Veränderungen bis zur Demenz

Fokal:
- Nekrosen
  - TD5/5 Ganzhirn: 45 Gy
  - TD5/5 30 % (Teil): 60 Gy
- Hirnstamm: 60 Gy Oberfläche
- Hirnstamm: 50 Gy zentral
- ED maximal 2 Gy
- neuropsychiatrische Veränderungen
  - nur bei > 20 Gy
  - 0,2–0,5 % bei 50 Gy
  - 1–5 % bei 60 Gy
  - 50 % nach 68–73 Gy

Meningeom

Allgemeines
- Östrogenrezeptoren
- Progesteronrezeptoren
- 40 % Anfälle
- WHO I: 85 % benigne, 7–20 % Rezidivraten
- WHO II: atypisch, bedingt benigne 11 %, 29–40 % Rezidivraten
- WHO III: anaplastisch, 50–78 % Rezidivraten

▸ **Benigne Meningeome**
- Schädelbasis: 90 % Kontrolle durch OP
- keine OP möglich:
  - Sinus cavernosus
  - hintere ⅔ Sinus sagitalis
- RT bei subtotaler Resektion (50–54 Gy)
  - Reduktion Rezidive
  - 5-JÜ erhöht
  - sofortige RT = RT bei Progress
  - 2–3 mm Sicherheitsabstand
  - Schädelbasis + 10 mm
- primäre RT bei größeren inoperablen Meningeomen
  - Einzeit-RT bis 3 cm Größe
  - fraktionierte RT 5 x 1,8 Gy bis 57,6 Gy

▸ **Maligne Meningeome**
- 50–100 % Rezidive auch nach R0-Resektion, daher immer post OP RT
- 2–3 cm Sicherheitssaum
- mindestens 60 Gy
- RU 486 (Progesteron-Rezeptor-Antagonist) zeigt gewisse Wirksamkeit
- kein Vorteil einer Poly-ChT nach RT, evtl. systemischer Therapieversuch mit Hydroxyurea oder Somatostatin-Analogon (Octreotid)

Astrozytom

- 60 % Frontalhirn
- 40–90 % Verkalkungen

▸ **Astrozytom Grad I**
- OP
- keine adjuvante Therapie
- RT bei:
  - Inoperabilität
  - Progress, symptomatisch bei ausgedehntem Resttumor
  - 50–55 Gy

▸ **Astrozytom Grad II**
- ⅔ malignisieren
- keine RT bei R0
- RT bei R+ unklar
  - 60 Gy verbessert Überleben nach OP
  - meist bei Symptomen oder Progress
  - frühe RT verlängert nicht Gesamtüberleben
  - 5 x 1,8 Gy bis 54 Gy
  - MRT T2 + 2 cm
  - interstitielle Therapie bis 3,5 cm: ^{125}I 60 Gy
- ChT ist bei bei reinem Grad-II-Tumor kein Standardvorgehen, kann aber eine individuelle Therapieoption (Patientenwunsch, Kontraindikation zur RT) darstellen, Regime s. u.
- mögliche ChT-Regime:
  - PCV (Procarbazin, CCNU, Vincristin)
  - Temozolomide
  - Einsatz bei grenzwertig operablen Tumoren → OP
- Studien OP/RT/ChT

Primäre RT:
- inoperable symptomatische Patienten

Sofortige post OP RT:
- Schlechte Prognose bei:
  - Patienten > 40 Jahre (bei < 40 Jahre zuwarten)
  - Tumor > 6 cm
  - Mittellinienüberschreitung
  - neurologischer Symptomatik
  - gemistozytische Histologie: eher wie Glioblastom behandeln

▸ Anaplastisches Astrozytom Grad III/anaplastisches Oligoastrozytom Grad III/anaplastisches Oligodendrogliom Grad III
- post OP RT erhöht medianes Überleben von 4–5 Monaten auf 27–36 Monate
- Oligodendrogliome +10% 10-JÜ durch RT post OP
- 60 Gy auf Ödem + 3 cm oder KM + 3 cm/große Tumoren: Ödem + 2–3 cm bis 40 Gy, dann KM + 2 cm bis 60 Gy

Aufgrund der NOA-4-Studie sind die Ergebnisse für primäre Strahlentherapie, primäre ChT mit PCV und primäre ChT mit Temozolomid gleichwertig. PFS ist für anaplastische Astrozytome besser unter Chemotherapie als unter Strahlentherapie.

Glioblastom

▸ Primärtherapie
- möglichst radikale OP
- R+ kaum besser als Biopsie
- RT verlängert Überleben von 4–5 Monate auf 9–12 Monate
- RChT mit Temozolomid (nach EORTC-Studie 26981): 14,5 Monate, ist derzeit der Therapiestandard
- PTV: falls machbar, Ödem + 2 cm
- GD 60 Gy, ED 2,0 Gy, kein Benefit durch 10 Gy Boost

ChT:
- BCNU (Carmustin)
  - Lungenfibrose bei kumulativen 1400 mg/m^2 (ca. 7 Zyklen)
- PCNU (Nitrosoharnstoff)
- ACNU (Nimustin)
- Streptozotocin
- Procarbazin
- Temozolomide (Temodal)
  - 75 $mg/m^2/d$, 1 h vor RT über 6 Wochen zur RT, gefolgt von
  - 6 Zyklen à 5 Tage alle 4 Wochen mit 150–200 $mg/m^2/d$
  - methylierter MGMT-Promotor: längeres Überleben

RT:
- 60 Gy auf Ödem + 2–3 cm/KM + 2–3 cm
- größere Tumoren: Ödem + 2–3 cm bis 40 Gy, KM + 2 cm bis 60 Gy

▸ Therapie Glioblastomrezidiv
- stereotaktische Einzeit-RT
  - Überleben + 9–10 Monate
  - 13–20 Gy (alternativ: 6–7 x 5 Gy)
  - 22% Nekrosen
- kleinvolumige Re-RT: z. B. ED 2,0 Gy, GD 36,0 Gy, evtl. in Kombination mit Temodal
- hypofraktionierte RT
  - Überleben + 9–10 Monate
  - ED 5 Gy bis 40 Gy
- ChT:
  - BCNU (falls nicht in Primärtherapie)
  - Procarbazin
  - Dacarbazin
- Temozolomid (Temodal)
  - oft als intensiviertes Schema
  - 13 Monate medianes Überleben
  - besser als Procarbazin
- Gliadel Wafer (BCNU-imprägniertes Matriximplantat)
  - verlängert Überleben
  - kein Vorteil gegen ChT
  - hohe Nebenwirkungsrate
- Thalidomid: nur 6% Response
- Small Molecules (experimentell, Cave: Zulassungsstatus)
  - Erlotinib 10% Ansprechen
  - Imatinib 10% Ansprechen
- hypofraktionierte RT/primäre ChT bei älteren Patienten
  - 40 Gy in 15 Fraktionen

Hirnstammgliom

- sofort Kortison + ggf. Shunt
- RT kleinvolumig, + 2 cm, 5 x 1,8 Gy, GD 50–54 Gy (maximal 60 Gy), ggf. + Temozolomid
- Versuch: Hyperfraktionierung bis 72 Gy (kein Benefit)

Gliomatosis cerebri

- medianes Überleben 10–34 Monate
- RT Ganzhirn 45 Gy + Boost bis 60 Gy, ED 1,8 Gy bzw. Temozolomid bei großem Strahlenvolumen

Ependymom

- ⅔ in der hinteren Schädelgrube
- Grad I–II: auch bei R0 (R1) post OP RT (+ 2 cm) ohne Neuroachse bis 54 Gy
- Grad I R0: auch Abwarten möglich
- Grad III–IV: lokale RT (früher kraniospinal), Abklärung mit Liquorpunktion

Gangliozytom Grad I/Gangliogliom Grad II, Xanthoastrozytom Grad II/Neurozytom

- keine adjuvante RT nach R0 OP
- RT nur bei Resttumor und/oder Progress
- 40 Gy Resttumor 1,8–2 Gy ED
- Metastasen 10 x 3 Gy oder 20 x 2 Gy

Plexustumoren

- 70% innerhalb der ersten 2 Lebensjahre
- Plexuspapillom: 96% R0 möglich
  - Nachresektion bei R+
  - keine RT
- Plexuskarzinome: 64% R0 möglich
- kraniospinale RT bei Liquoraussaat
  - ChT: unklar

Pinealistumoren

- Parinaud-Syndrom
  - vertikale Blickparese
  - dissoziierte Akkomodation für Nähe (nicht für Licht)
- Keimzelltumoren 85%
  - Germinome „nicht sezernierend“ bzgl. α-Fetoprotein (AFP negativ, β-HCG meist negativ)

- Dysgerminom
  - Biopsie obligat
  - → primäre RT nach Biopsie
  - → prinzipiell mit RT allein heilbar
  - → immer kraniospinale RT in Europa (USA: limited field)
- Non-Dysgerminome: „sezernierend" AFP positiv, β-HCG positiv)
  - embryonales Karzinom
  - Dottersacktumor
  - Chorionkarzinom
  - matures/immatures Teratom: OP R0, Grad 0–3: keine adjuvante Therapie/OP R+: Grad 0–1 RT, Grad 2–3 ChT mit 2 Zyklen PEI + RT 50 Gy/positiver Liquor → 30 Gy CSI + 24 Gy Boost
  - → mit alleiniger RT nicht heilbar, da weniger radiosensitiv: ChT + RT
  - → 2x PEI + ggf. OP bei Residuen
- 5 x 1,5 Gy bis 54 Gy lokal
- Liquor positiv → 5 x 1,5 Gy bis 30 Gy kraniospinal + Boost 24 Gy Primärtumor

- pineale Parenchymtumoren
  - Pineozytome
    - Grad 1–3, R0: abwarten
    - Grad 1–3, R+: RT ≥ 54 Gy PT + 2 cm
  - Pineoblastome
    - Grad IV
    - Variante des PNET
    - Retinoblastom assoziiert
    - → RT wie Medulloblastom
    - → HIT 2000: 40 Gy kraniospinale RT hyperfraktioniert, 50 Gy Boost Metastasen, 68 Gy Primärtumor
    - → ChT wie High-Risk-Medulloblastome (Benefit nicht gesichert)
- Astrozytome

Akustikusneurinome

- assoziiert mit Neurofibromatose II
- OP extradural/transtemporal (< 2,5 cm, HNO)
- oder OP subokzipital/intradural (> 2,5 cm, NCh)

Therapie:
- abwarten (4 mm Wachstum/Jahr)

Primäre OP:
- 30–50 % Erhalt von nützlichem Gehör; 20 % befriedigendes Gehör; 100 % Hörverlust große Tumoren; 45 % Fazialisfunktionsstörung

Primäre RT: 80 % Stable Disease oder PR (Einzeit-RT)
- Gammaknife: 12–15 (20) Gy auf die 50 % Isodose
  → Toleranzdosen
  - 12 Gy N. vestibulocochlearis/N. trigeminus
  - 15 Gy N. facialis
  - < 8 Gy Hirnstamm
- empfohlen: 12–15 Gy auf die 60–80 % Isodose (Gammaknife)
- fraktionierte stereotaktische RT
  - 54–56/57,6 Gy, ED 1,8–2,0 Gy
  - hypofraktioniert
    - 10 x 4 Gy
    - 5 x 5 Gy
  - auch für Tumoren > 2 cm
  - Ergebnisse wie Einzeit-RT
  - Toxizität geringer

Post OP RT:
- nach subtotaler Resektion
- 5 x 1,8 Gy bis 50–55 Gy (auch bei Neurofibromen)
- abwarten bei nahezu vollständiger Resektion

Hypophysenadenome

▸ Hypophysenadenome
- Mikroadenome < 1 cm
- Makroadenome ab 1 cm

Hormonaktive Tumoren sezernieren:
- ACTH
- TSH
- GH
- Prolaktin

Operation:
- > 90 % transsphenoidal ohne Schädelöffnung
- Einbruch Sinus cavernosus → meist nicht komplett operabel
- OP-Indikationen:
  - pathologische Hormonsekretion
  - Visusminderung
  - Apoplexieerscheinungen

Radiatio:
- Indikationen:
  - R+
  - erhöhte Hormonspiegel nach OP
  - invasives Wachstum
- 5 x 1,8 Gy bis 45–50 Gy (54 Gy bei Tumoren > 2 cm)

▸ Prolaktinome

Therapie:
- medikamentöser Therapieansatz
  - Cabergolin (Dostinex)
  - Quinagolid (Norprolac)
  - (Bromocriptin (Pravidel))
- Ziele:
  - Hormon- und Tumorreduktion
  - Absetzversuch nach 3–5 Jahren
- OP-Indikationen:
  - nicht kontrollierbar oder NW
  - Sehstörung hat sich nach Medikamenteneinnahme nicht zurückbildet
  - zystische/eingeblutete Tumoren

▸ Akromegalie
- primärer Therapieansatz: OP oder medikamentös
  - Bromocriptin
  - Octreotid/Lanreotid
  - Pegvisomant

- RT:
  - 45–50,4 Gy, ggf. 54 Gy bei großen Makroadenomen
  - 45 Gy Sella + 50,4–54 Gy auf Tumorbulk

▸ **Morbus Cushing**
- primärer Therapieansatz: OP
- RT bei operativen Versagern, alternativ bilaterale Adrenalektomie
- 45–50,4 Gy, ggf. 54 Gy bei großen Makroadenomen

▸ **Hormoninaktive Adenome**
- primärer Therapieansatz: OP
- keine medikamentöse Therapie verfügbar
- RT:
  - 45–50,4 Gy, ggf. 54 Gy bei großen Makroadenomen
  - 45 Gy Sella + 50,4–54 Gy auf Tumorbulk

Arteriovenöse Malformation (AVM)

- Blutungsrate 3–4 % pro Jahr

Operation:
- Methode der Wahl (insbesondere nach Blutung)
- 10 % Reste

Embolisation:
- Histoacryl

Radiatio:
- < 2,5–3 cm: 80 % Verschlussrate
- Verschlüsse nach ca. 1 Jahr
- 18–24 Gy auf die 80 % umschließende Isodose
- ZV meist Nidus
- α/β zwischen 3 und 6 Gy

Hämangioblastome

- beim Von-Hippel-Lindau-Syndrom (Pankreas- und Nierenzysten, Nierenzellkarzinome)
- OP, alternativ RT

Hämangioperizytome

- sarkomatös
- hauptsächlich an der Schädelbasis
- OP + RT > 60 Gy
- häufig systemische Metastasen

ZNS-Lymphome

- Therapie idealerweise im Rahmen von Studien
- neuere Protokolle untersuchen Kombinationschemotherapien mit hochdosierter Gabe von u. a. MTX, Ifosfamid, Thiotepa, Rituximab
- Stellenwert autologer Stammzelltransplantation nach HD-ChT wird in Studien überprüft
- ChT mit Methotrexat
  - 1 g/m^2 + RT beim alten Menschen vertretbar (an Zentren mit Erfahrung sind bis zu 3g/m^2 vertretbar)
- z. B. 40–45 Gy Ganzhirn-RT + Boost 10–15 Gy
- RT nach i. v. ChT, Cave: erhöhte Gefahr für Langzeittoxizität!
- Langzeitüberleben durch optimale ChT oder Therapiefolgen mit ChT und RT
- alleinige RT ist obsolet
- keine Kortikoide vor initialer Bildgebung und Histologiegewinnung (verfälscht Diagnose)

1.1.6 Rezidivtherapie

Operation

Individualentscheidung in Abhängigkeit von Tumorhistologie, Tumorlage, Prognose.

Radiotherapie

Eine erneute Strahlenbehandlung am selben Ort ist häufig nicht möglich. Im Fall einer erneuten Bestrahlung derselben Tumorregion ist die applizierbare Dosis häufig begrenzt.

Systemische Therapie

Je nach Ansprechen des Tumors auf die bisherige Behandlung kann in Abhängigkeit von der Tumorhistologie eine systemische Therapie durchgeführt werden.

1.1.7 Palliative Therapie

Operation

Im Fall einer akuten Hirndrucksymptomatik kann eine temporäre oder permanente Shuntanlage die akute Situation entschärfen und z. B. eine nachfolgende Strahlenbehandlung ermöglichen. Auch bei inkurablen Tumoren kann eine Verkleinerung der Tumormasse zu einer Linderung der neurologischen Symptome führen.

Radiotherapie

Individualentscheidung je nach vorhergehender Therapie.

Systemische Therapie

Hirndruck:
- Dexamethason
  - 40 mg i. v.
  - dann 4 x 8 mg/d p. o. (meist nur für kurze Zeit sinnvoll, danach 4 x 4 mg)
- Glycerol 85 %
  - 4 x 30–60 ml/d
- Mannitol 20 %
  - 250 ml 1-0-1 über 1 h
- Boswelliasäuren (H15)

1.1.8 Nachsorge

Intervalle

Meist gibt es keine fest definierten Intervalle. Je nach zu erwartender Tumorproliferation ist eine Bildgebung des Neurokraniums in Abständen von 3, 6 oder 12 Monaten sinnvoll.

Untersuchungen

Klinische neurologische Untersuchung zur Erfassung und Verlaufskontrolle neurologischer Ausfälle.

Bildgebung

Meistens ist eine MRT-Untersuchung die Methode der Wahl. In palliativen Situationen kann auch eine CT-Untersuchung ausreichend sein.

Sonstige

Individualentscheidung je nach aktueller Klinik. Ggf. EEG sinnvoll.

Tumormarker

Keine.

1.1.9 Leitlinien

Leitlinien der NOA (Neuroonkologische Arbeitsgemeinschaft)

1.1.10 Literatur

Berger D, Engelhardt R, Mertelsmann R, Hrsg. Das Rote Buch: Hämatologie und Internistische Onkologie. 4. Aufl. München: Ecomed Medizin; 2010

Lohr F, Wenz F, Hrsg. Strahlentherapie kompakt. 2. Aufl. München: Urban & Fischer in Elsevier; 2007

Preiß J, Dornoff W, Hagmann FG, Schmieder A, Hrsg. Taschenbuch Onkologie 2010/2011. 15. Aufl. München: W. Zuckerschwerdt Verlag; 2010

Wannenmacher M, Debus J, Wenz F. Strahlentherapie. Berlin: Springer; 2006

1.1.11 Studien

USA/NIH: www.clinicaltrials.gov

Tumorerfassung: ZNS / Intrakranielle Tumoren

Patient

Name
Vorname
Geb.-datum
Fallnummer

Anatomie

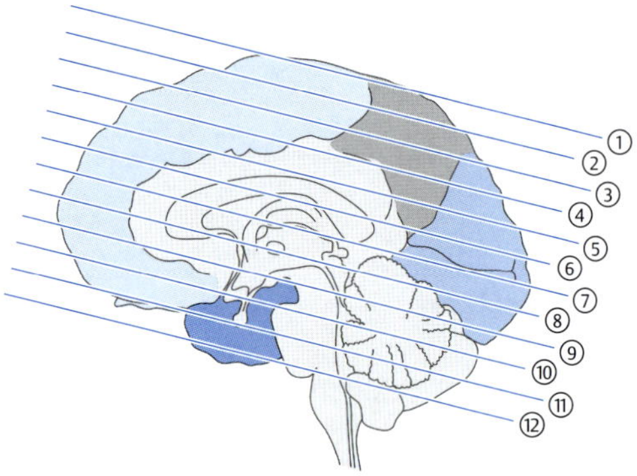

- Rinde des Frontallappens
- Rinde des Parietallappens
- Rinde des Temporallappens
- Rinde des Okzipitallappens

Abb. 1.1 Tumorerfassung: ZNS – intrakranielle Tumoren.

© Georg Thieme Verlag KG – Stuttgart – New York – 2012; Frenzel et al.: Tumorerfassung – ISBN 9783131539618

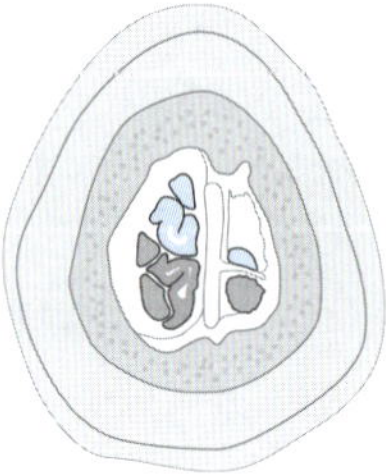

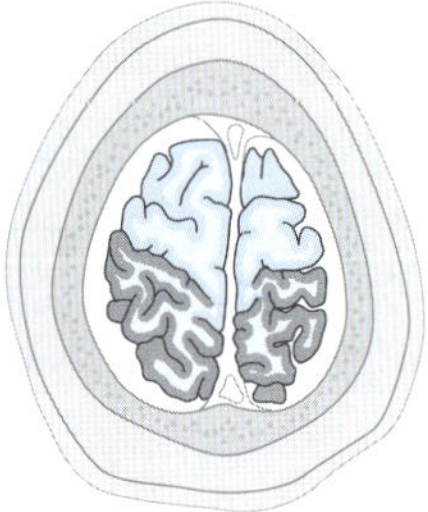

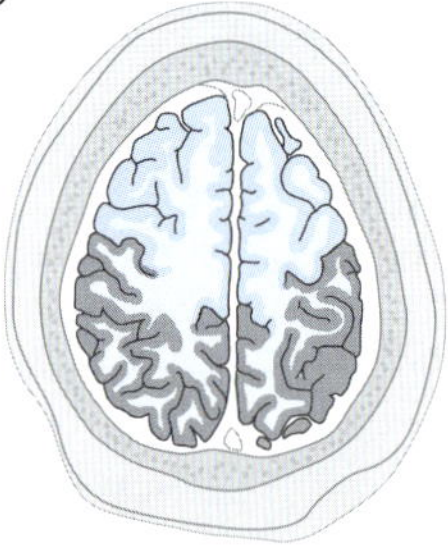

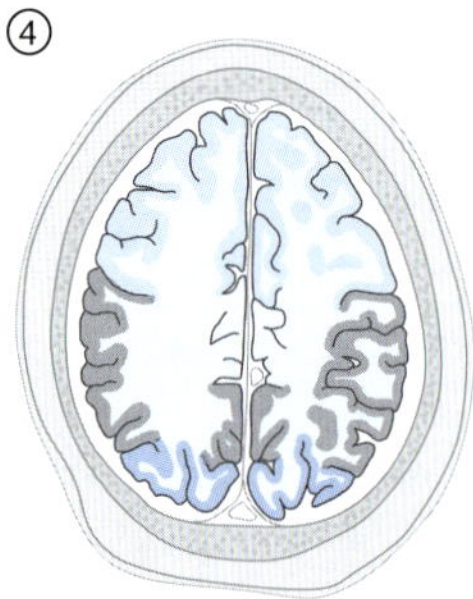

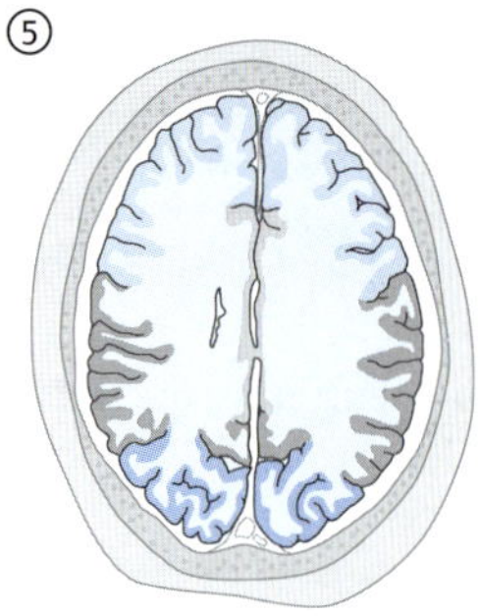

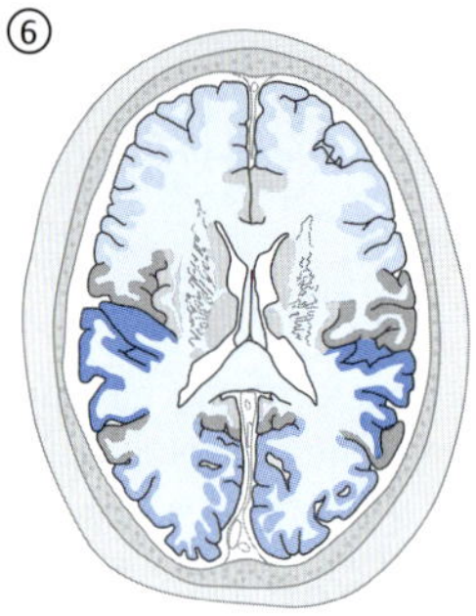

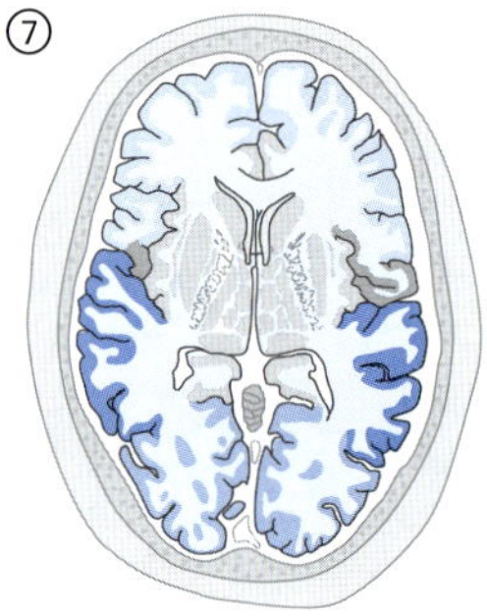

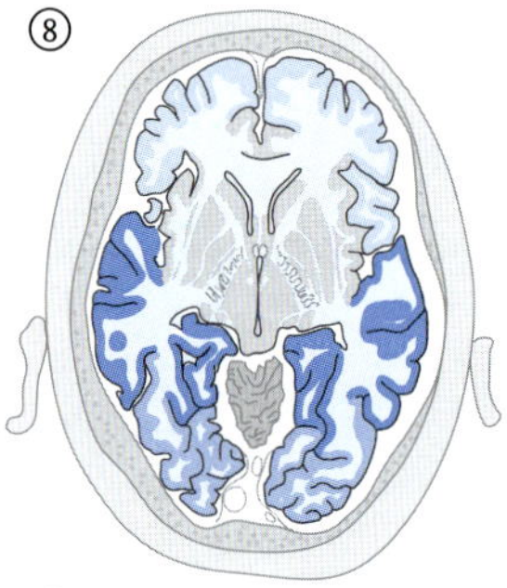

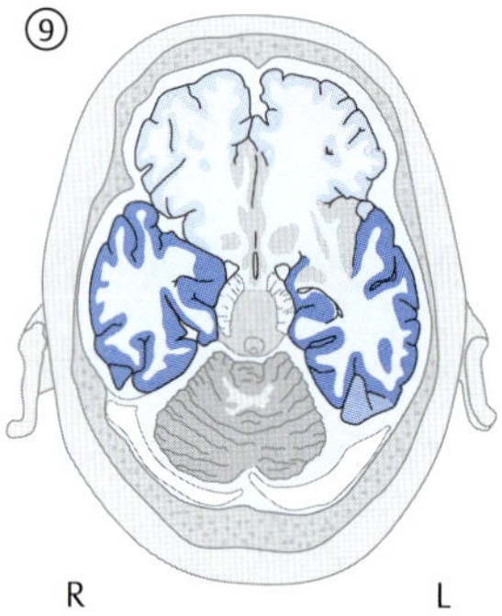

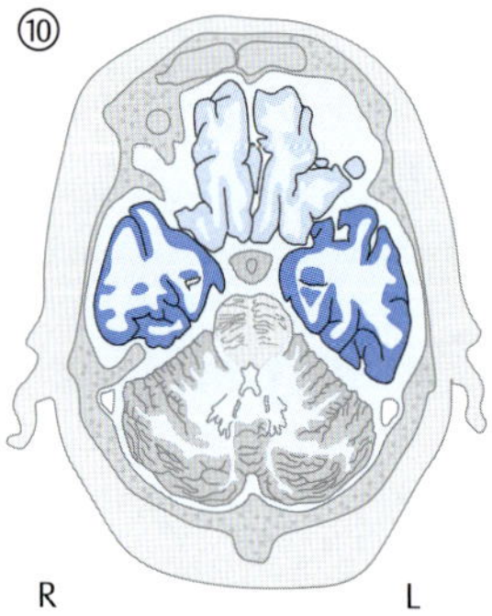

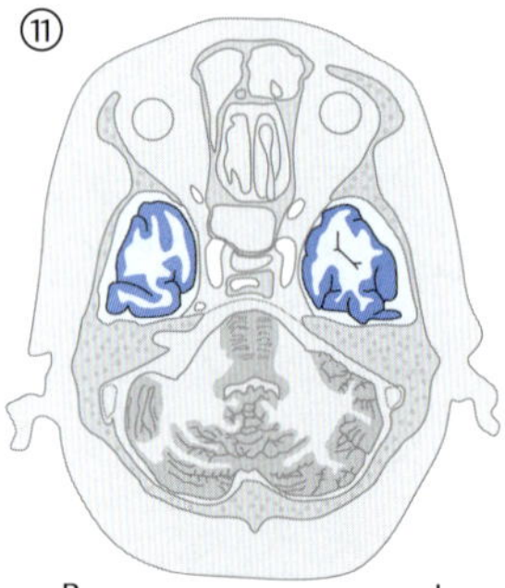

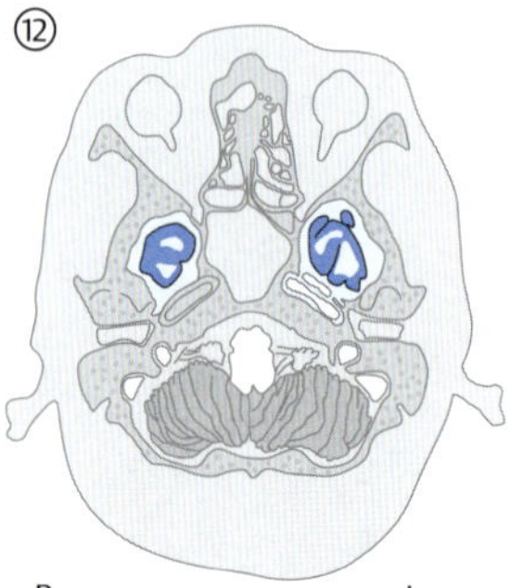

Tumorerfassung: ZNS / Intrakranielle Tumoren

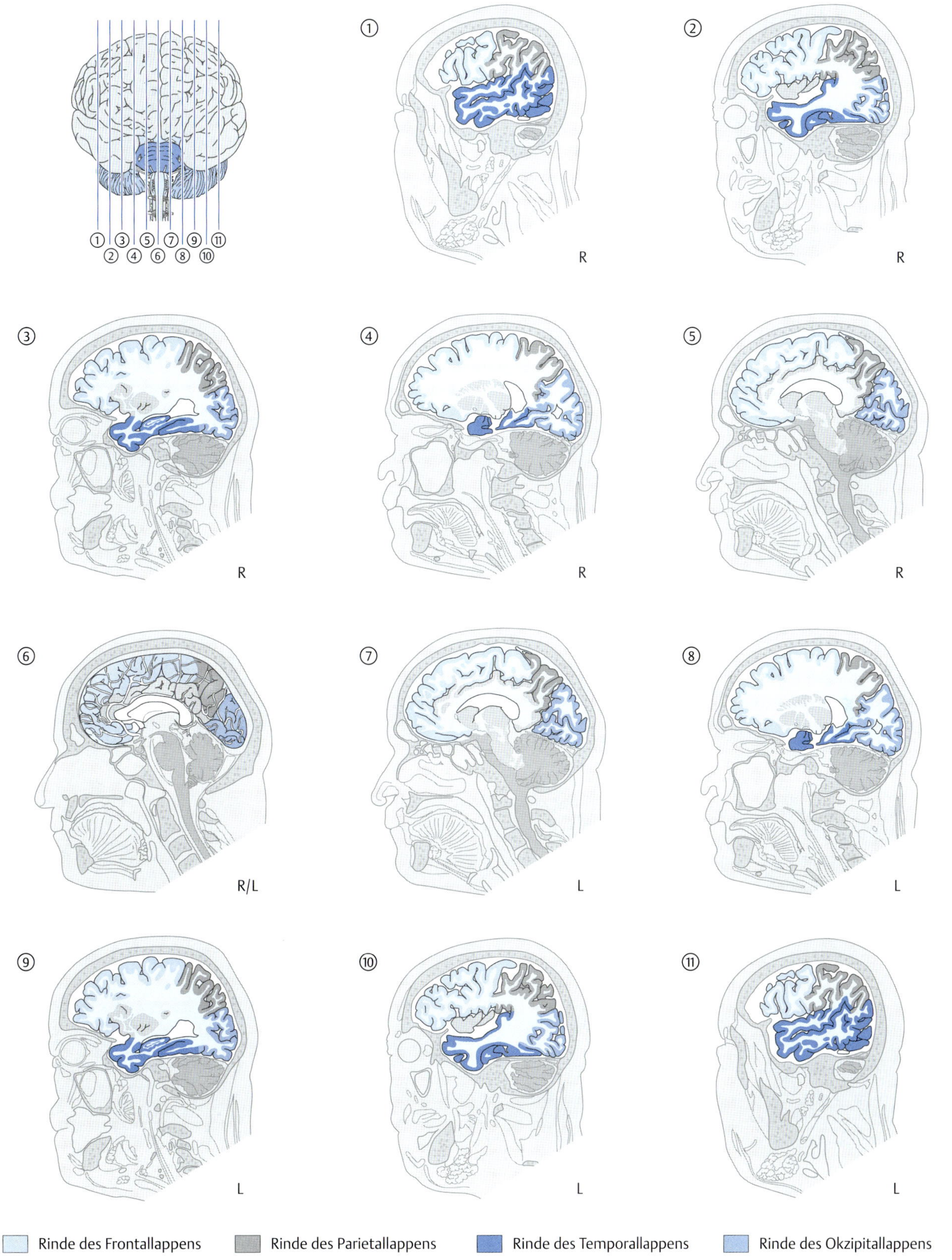

Tumorerfassung: ZNS / Intrakranielle Tumoren

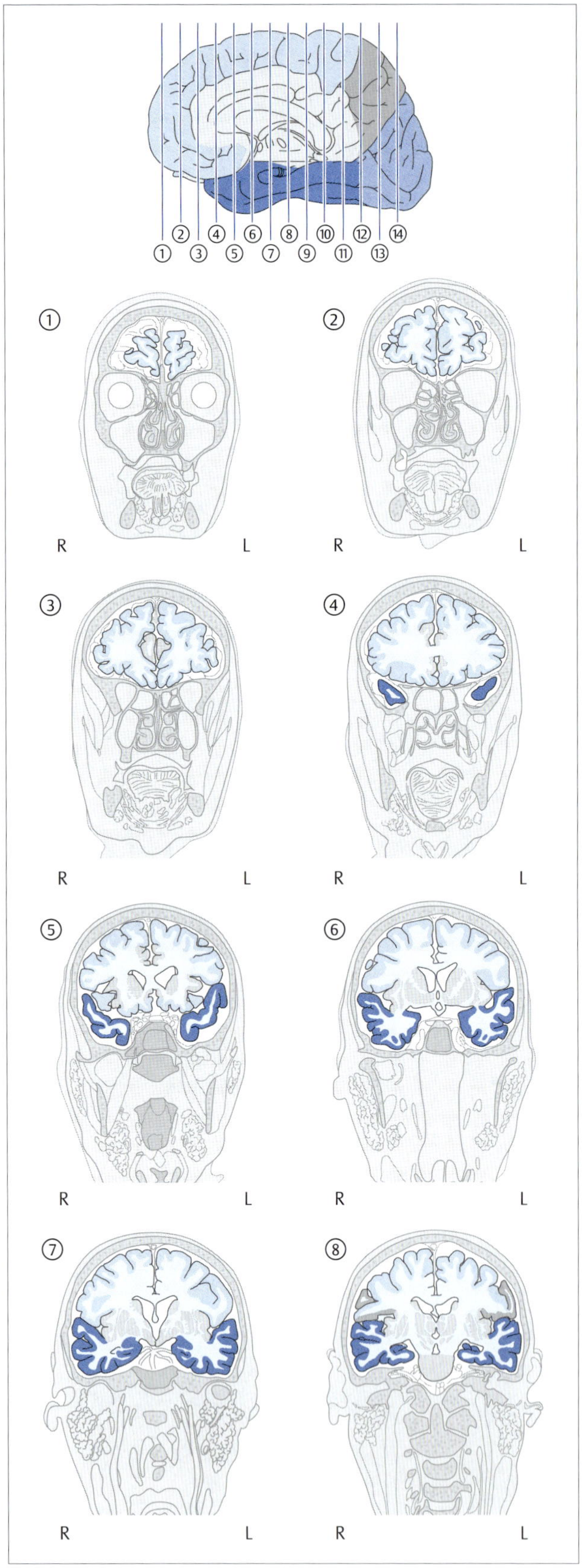

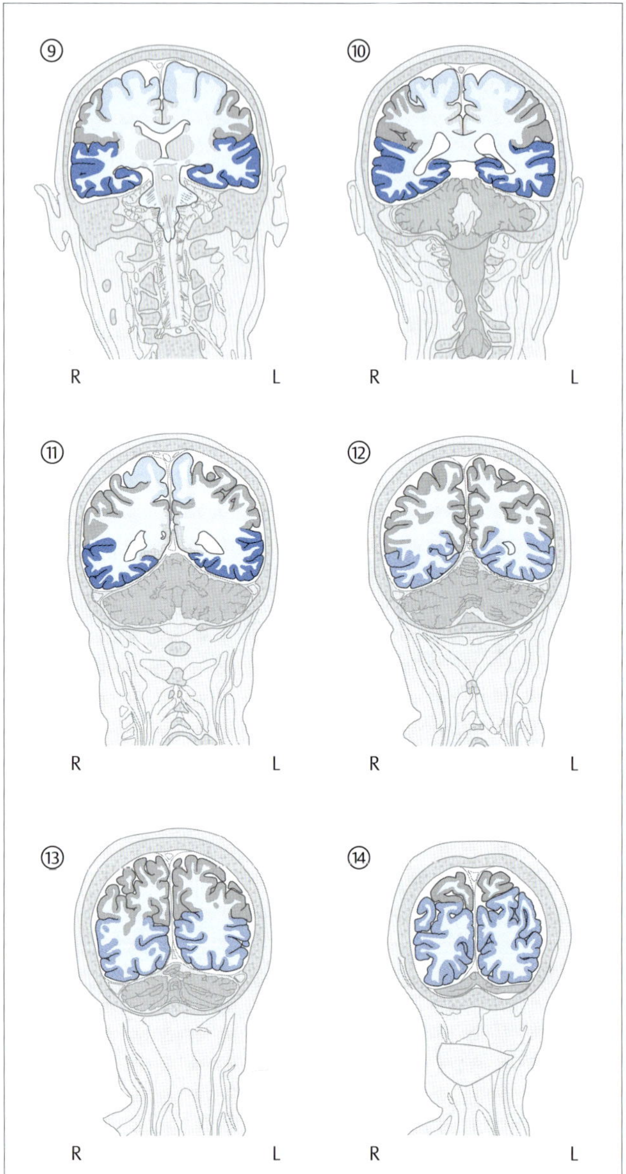

Rinde des Frontallappens
Rinde des Parietallappens
Rinde des Temporallappens
Rinde des Okzipitallappens

ICD-O

ICD-O	Lokalisation
C71.0	Zerebrum (exkl. Hirnlappen und Ventrikel)
C71.1	Frontallappen
C71.2	Temporallappen
C71.3	Parietallappen
C71.4	Okzipitallappen
C71.5	Hirnventrikel (exkl. IV. Ventrikel)
C71.6	Zerebellum
C71.7	Hirnstamm
C71.8	Gehirn, mehrere Teilbereiche überlappend
C71.9	Gehirn, nicht näher bezeichnet

Tumorerfassung: ZNS / Intrakranielle Tumoren

Art der Klassifikation

keine Klassifikation nach TNM

T

keine Klassifikation nach TNM

N

keine Klassifikation nach TNM

M

keine Klassifikation nach TNM

Stadieneinteilung

keine Einteilung nach UICC

Histologie

	Histologie		Differenzierung	
	neuroepithelial	GX	nicht bestimmbar	
	– Astrozytom	G1	gut differenziert	
	– Glioblastoma multiforme	G2	mäßig differenziert	
	– Xanthoastrozytom	G3	schlecht differenziert	
	oligodendroglial	G4	undifferenziert	
	– Oligodendrogliom			
	– anaplastisches Oligodendrogliom			
	ependymal		**embryonal**	
	– Ependymom		– Neuroblastom	
	gemischt		– PNET	
	– Oligoastrozytom		– Medulloblastom	
	Plexustumoren		**Nerven**	
	– Plexuspapillom		– Schwannom	
	– Plexuskarzinom		– Neurofibrom	
	unklar, neuroepithelial		**meningothelial**	
	– Astroblastom		– Meningeom	
	– Gliomatosis cerebri		**mesenchymal**	
	neuronal/neuroglial		– Lipom	
	– Gangliozytom		– Hämangioperizytom	
	– Neurozytom		– Sarkome	
	– Gangliogliom		– maligne familiäre Histiozytose	
	– Ästhesioneuroblastom			
	Epiphyse		**unklar**	
	– Pineozytom		– Hämangioblastom	
	– Pineoblastom		**Lymphome**	
	Keimzelltumoren			
	– Germinom			
	– Dottersacktumor			
	– Chorionkarzinom			
	– Embryonalzellkarzinom			
	– Teratom			

	RX		LX		VX		PnX
	R0		L0		V0		Pn0
	R1		L1		V1		Pn1
	R2				V2		

Diagnostik

B	V	Untersuchung	Datum 1 / 2 / 3
		cCT prä OP	
		cCT post OP	
		cMRT prä OP	
		cMRT post OP	
		FDG-PET-CT	

B: Basisdiagnostik, V: Verlaufskontrolle
dunkelblau: sehr wichtig / blau: wichtig
hellblau: bei Symptom oder spezieller Tumorlage / weiß: bei Bedarf

Bisherige Therapien (OP/RT/ChT)

Datum	

AZ/EZ

	AZ nach Karnofsky	
	100	keine Beschwerden, keine sichtbaren Krankheitszeichen, Normalität
	90	Fähigkeit zu normaler Aktivität, keine Symptome oder Krankheitszeichen
	80	normale Aktivität unter Anstrengung, einige Krankheitszeichen oder Symptome
	70	Patient kann sich selber versorgen, ist aber zu normaler Arbeit nicht fähig
	60	Patient braucht gelegentlich Hilfe, kann aber die meisten Angelegenheiten selber erledigen
	50	Patient ist beträchtlich hilfsbedürftig, benötigt oft medizinische Hilfe
	40	Patient ist auf Pflege und Hilfe angewiesen
	30	starke Behinderung, Krankenhausaufenthalt ist indiziert, noch keine Lebensgefahr
	20	Krankenhausaufnahme notwendig, starke Krankheitszeichen, supportive Therapie notwendig
	10	Sterben

Gewicht [kg]	
Gewichtsverlust [kg]	
BMI	

Sonstiges

Antikonvulsive Abdeckung?
Dexamethason?

Arzt

Name ____________________
Position ____________________
Datum ____________________

Unterschrift

1.2 Hirnmetastasen

1.2.1 Allgemeines

Epidemiologie

Häufige Ausgangstumoren sind Bronchial-, Mamma-, Nierenzellkarzinome und Melanome.

Risikofaktoren

Die Wahrscheinlichkeit für eine zerebrale Metastasierung hängt von der Art der Grunderkrankung ab.

Prognostische Faktoren

Prognose:
- ohne Therapie 1–2 Monate medianes Überleben
- Steroide: 2,5 Monate medianes Überleben
- Ganzhirn-RT: 3–6 Monate medianes Überleben
- prophylaktische RT SCLC
  - verlängert Überleben
- Studie: prophylaktische RT NSCLC

Prognostische Faktoren:
- Karnofsky-Index > 70/< 70
- Alter > 65 Jahre/< 65 Jahre
- Status der extrazerebralen Manifestationen
- Histologie (z. B. Mamma besser, Lunge schlechter)

Risikostratifizierung nach RPA:
- Class 1: nur zerebrale Metastasen, Karnofsky-Index > 70, Alter < 65
- Class 3: Karnofsky-Index < 70
- Class 2: alle anderen

1.2.2 Klinik

Symptomatik

Häufig stellt eine Hirndrucksymptomatik das erste Anzeichen dar:
- Kopfschmerzen
- Übelkeit
- Erbrechen
- Schwindel
- Doppelbilder
- Somnolenz
- Wesensveränderung

Befallsmuster

Erneut Metastasen nach Radiatio:
- 23 % neue Metastasen nach Einzeit-RT
- 15 % neue Metastasen nach Ganzhirn-RT

1.2.3 Tumordiagnostik

Bildgebung

cCT prä OP mit KM: Darstellung der Metastasen

cCT post OP mit KM: Tumorreste

cMRT prä mit KM: Darstellung der Metastasen besser als im cCT

cMRT post OP mit KM: Tumorreste? Weitere Metastasen?

Sonstige Untersuchung

Klinische neurologische Untersuchung.

Tumormarker

Abhängig vom Primärtumor (z. B. Keimzelltumor: AFP, β-HCG, etc).

Histologie

Abhängig vom Primärtumor.

1.2.4 Staging/Grading

Nach TNM entsprechend M1 (BRA), Stadium IV nach UICC

1.2.5 Primärtherapie

Je nach Lokalisation und Anzahl der Metastasen kommen folgende Therapieoptionen zum Einsatz:
- OP
- OP + Ganzhirnbestrahlung
- Ganzhirnbestrahlung
- stereotaktische Bestrahlung (Einzeit-RT oder fraktioniert)
- palliative Chemotherapie (systemisch)

Solitäre Hirnmetastasen:
- OP + RT → median 10 Monate

Multiple Hirnmetastasen:
- OP + RT bei 2–3 Metastasen
- evtl. fraktionierter Boost
- 5–10 % Langzeitüberlebende

Operation

Die Operabilität hängt von der Lage, Größe und Anzahl der Metastasen ab. Evtl. ist eine Shuntanlage/Entdeckelung bei vorhandener oder drohender Hirndrucksymptomatik sinnvoll.

Eine Operation bringt häufig eine rasche Besserung bei vorbestehender Hirndrucksymptomatik.

Radiotherapie

Solitäre Hirnmetastase:
- Einzeit-RT:
  - maximal 3–4 cm
  - wie OP + RT
  - 15–20 Gy auf 80 % Isodose
  - oder 15–23,5 Gy im Isozentrum
- anschließend Ganzhirn-RT je nach Histologie sinnvoll

Einzelne (< 4) Hirnmetastasen:
- Einzeit-RT möglich
- je nach Größe der Metastasen auch fraktionierte stereotaktische Radiatio
- evtl. IMRT mit integriertem Boost auf die Metastasen sinnvoll

Multiple Hirnmetastasen:
- RT des gesamten Neurokraniums:
  - 5 x 2,0 Gy bis 40 Gy
  - 5 x 2,5 Gy bis 35 Gy
  - 5 x 3,0 Gy bis 30 Gy
- Boost:
  - 3D-Planung: 5 x 2,0 Gy bis 10 Gy
  - Einzeit-RT: 12–18 Gy
  - definitive Einzeit-RT 23,5 Gy (Isozentrum)

Eine Hirnbestrahlung ist in der Schwangerschaft möglich.

Systemische Therapie

Die systemische Therapie richtet sich nach der Grunderkrankung und kann bei chemosensiblen Tumoren (z. B. SCLC) rasch eine Linderung/Symptomkontrolle bringen. Bei weniger chemosensiblen Tumoren wird der Strahlenbehandlung oder operativen Versorgung der Vorrang gelassen.

1.2.6 Rezidivtherapie

Operation

Individualentscheidung in Abhängigkeit von Lage, Größe, Anzahl der Metastasen sowie Allgemeinzustand und Prognose.

Radiotherapie

Rezidivbestrahlung:
- nach 30 Gy Ganzhirnbestrahlung sind nochmals 20 Gy Ganzhirn möglich (ED 2,0 Gy)
- Einzeit-RT: 15–18 Gy (kleine Läsionen)
- fraktionierte kleinvolumige RT: 36–40 Gy

Systemische Therapie

Wie bei der Primärtherapie richtet sich auch im Rezidivfall eine systemische Therapie nach der Grunderkrankung und der Vorbehandlung, wobei die Aussichten auf Wirksamkeit oft eingeschränkt sind.

1.2.7 Nachsorge

Intervalle

Es gibt zumeist keine festgelegten Intervalle. Je nach Prognose und zu erwartender Tumorprogredienz kann eine erneute Bildgebung sinnvoll sein. Ggf. kann beim Verdacht auf Komplikationen (wie ein Hirnabszess) eine erneute Bildgebung nötig sein.

Untersuchungen

Klinische neurologische Untersuchung.

Bildgebung

Häufig ist eine cMRT-Bildgebung die Methode der Wahl, um ein Ansprechen der Metastasen auf eine Therapie beurteilen zu können und auch kleinere Läsionen darzustellen, die in einer CT nicht sichtbar wären.

Sonstige

Keine.

Tumormarker

Je nach Grunderkrankung.

1.2.8 Leitlinien

Leitlinien der NOA (Neuroonkologische Arbeitsgemeinschaft)

1.2.9 Literatur

Berger D, Engelhardt R, Mertelsmann R, Hrsg. Das Rote Buch: Hämatologie und Internistische Onkologie. 4. Aufl. München: Ecomed Medizin; 2010

Lohr F, Wenz F, Hrsg. Strahlentherapie kompakt. 2. Aufl. München: Urban & Fischer in Elsevier; 2007

Preiß J, Dornoff W, Hagmann FG, Schmieder A, Hrsg. Taschenbuch Onkologie 2010/2011. 15. Aufl. München: W. Zuckerschwerdt Verlag; 2010

Wannenmacher M, Debus J, Wenz F. Strahlentherapie. Berlin: Springer; 2006

1.2.10 Studien

NIH/USA: www.clinicaltrials.gov

1.3 Meningeosis carcinomatosa

1.3.1 Allgemeines

Epidemiologie

Die Meningeosis carcinomatosa tritt häufig erst bei einer fortgeschrittenen Tumorerkrankung auf.

Risikofaktoren

Die Wahrscheinlichkeit für eine Meningeosis carcinomatosa hängt von der Art der Tumorerkrankung ab.

Prognostische Faktoren

Meist schlechte Prognose der Erkrankung.

1.3.2 Klinik

Symptomatik

Häufig stellt eine Hirndrucksymptomatik die ersten Anzeichen dar:
- Kopfschmerzen
- Übelkeit
- Erbrechen
- Schwindel
- Doppelbilder
- Somnolenz
- Wesensveränderung

Befallsmuster

Bei Mammakarzinom 2–5 % häufiger bei lobulärem Karzinom als bei duktalem Karzinom.

1.3.3 Tumordiagnostik

Bildgebung

cCT mit KM: Darstellung der Meningen

cMRT mit KM: Darstellung der Meningen besser als im cCT

Sonstige Untersuchung

Die Liquorzytologie ist der Goldstandard. Cave: Keine Punktion bei drohender Einklemmung.

Tumormarker

Je nach Grunderkrankung (z. B. Keimzelltumoren: AFP, β-HCG; Prostatakarzinom: PSA)

Histologie

Anhängig von der Grunderkrankung.

1.3.4 Staging/Grading

Nach TNM entsprechend M1, Stadium IV nach UICC.

1.3.5 Primärtherapie

Als Primärtherapie kann eine systemische (insbesondere bei chemosensiblen Tumoren, wie SCLC, oder Mammakarzinom) bzw. intrathekale ChT erfolgen, welche auch mit einer RT kombiniert werden kann.

Operation

Keine sinnvolle Option für eine OP.

Radiotherapie

- nach ChT: Ganzhirn-RT (30 Gy)
  - Cave: Retinopathie
  - nach Liquorremission
- kraniospinale RT bei knotigem spinalem Befall
  - evtl. bei sehr gutem AZ
- zeitlicher Abstand zum MTX (Leukenzephalopathie!)
- 20–40 Gy, ED 2–3 Gy

Systemische Therapie

Die systemische Therapie richtet sich nach der Grunderkrankung und kann bei chemosensiblen Tumoren (z. B. SCLC, Mammakarzinom) z. T. rasch eine Linderung/Symptomkontrolle bringen. Bei weniger chemosensiblen Tumoren wird der Strahlenbehandlung oder operativen Versorgung/Entlastung bei Hirndruckzeichen der Vorrang gelassen, sofern nicht schon eine hochpalliative Situation besteht (dann alleinige Symptomkontrolle).

Intrathekal zudem MTX, Cytarabin (auch als liposomales Cytarabin), oder Thiotepa.
- Nichtansprechen: keine RT da Prognose schlecht
- 2x/Woche für 4 Wochen (z. B. MTX 12 mg), dann 1x/Woche für 4 Wochen, dann alle 2 Wochen

1.3.6 Nachsorge

Intervalle

Individualentscheidung, da Prognose schlecht.

Untersuchungen

Klinische neurologische Untersuchung.

Bildgebung

cCT oder cMRT.

Sonstige

Keine.

Tumormarker

Je nach Grunderkrankung, s. o.

1.3.7 Leitlinien

Leitlinie der NOA (Neuroonkologische Arbeitsgemeinschaft) und AIO (Arbeitsgemeinschaft Internistische Onkologie).

1.3.8 Literatur

Berger D, Engelhardt R, Mertelsmann R, Hrsg. Das Rote Buch: Hämatologie und Internistische Onkologie. 4. Aufl. München: Ecomed Medizin; 2010
Lohr F, Wenz F, Hrsg. Strahlentherapie kompakt. 2. Aufl. München: Urban & Fischer in Elsevier; 2007
Preiß J, Dornoff W, Hagmann FG, Schmieder A, Hrsg. Taschenbuch Onkologie 2010/2011. 15. Aufl. München: W. Zuckerschwerdt Verlag; 2010
Wannenmacher M, Debus J, Wenz F. Strahlentherapie. Berlin: Springer; 2006

1.3.9 Studien

USA/NIH: www.clinicaltrials.gov

1.4 Spinale Tumoren

1.4.1 Allgemeines

Epidemiologie

Bei spinalen Tumoren handelt es sich häufig um Metastasen.

Risikofaktoren

Keine Risikofaktoren bekannt.

Prognostische Faktoren

Die Prognose hängt wesentlich von der Histologie (Grunderkrankung) und dem Resektionsgrad ab.

1.4.2 Klinik

Symptomatik

Häufig kommt es zu neurologischen Ausfällen als Zeichen der Myelonbedrängung.

Befallsmuster

Extraduralen Metastasen liegen häufig folgende Tumorerkrankungen zu Grunde:

- Lunge
- Niere
- Schilddrüse
- Prostata
- Mammakarzinom (60%)
- hämatologische Erkrankungen, z.B. Lymphome

1.4.3 Tumordiagnostik

Bildgebung

CT Wirbelsäule prä OP: Tumorausdehnung vor OP

CT Wirbelsäule post OP: Tumorreste nach OP

MRT Spinalkanal prä OP: Tumorausdehnung vor OP

MRT Spinalkanal post OP: Tumorreste nach OP

Sonstige Untersuchung

Liquorpunktion zur Suche nach malignen Zellen.

Tumormarker

Je nach Grunderkrankung (z.B. Keimzelltumoren: AFP, β-HCG; Prostatakarzinom: PSA)

Histologie

Bei Metastasen abhängig von der Grunderkrankung.

1.4.4 Staging/Grading

Keine Klassifikation nach TNM, keine Stadieneinteilung nach UICC.

1.4.5 Primärtherapie

Intramedulläre Tumoren:

- Gliome: niedriggradig OP, hochgradig: 5 x 1,8 Gy bis 50,4 Gy
- Ependymome

Extramedulläre Tumoren:

- Meningeome/Schwannome
  - RT nur bei R+, Rezidiv, maligner Histologie
  - 5 x 1,8 Gy bis 50,4 Gy
- Ependymome
  - R0: keine weitere Therapie
  - R+/Inoperbilität: RT
  - Liquor positiv: kraniospinale RT 36–39,6 Gy (diffuse leptomeningeale Aussaat) + Boost bis 50,4 Gy
- anaplastisches Ependymom
  - Neigung zur Liquoraussaat
  - kraniospinale RT 30–36 Gy + Boost (Vorteil nicht nachgewiesen)

Therapie spinaler Metastasen:

- Kortison initial 100 mg Dexamethason i.v., dann oral und im Verlauf langsam reduzieren
- Laminektomie
- Radiatio

Operation

Häufig ist eine Laminektomie zur Dekompression des Rückenmarks sinnvoll. Hierbei kann der Tumor häufig nicht vollständig entfernt werden, so dass eine post OP RT erfolgen sollte.

Radiotherapie

Rückenmarkdosen:
- ½ nicht mehr als 45 Gy
- kleine Abschnitte maximal 55 Gy

RT spinaler Metastasen: 40–45 Gy (dorsales Feld berechnet auf 6 cm); 30–40 Gy bei Lymphomen/Plasmozytom

Aufklärung:
- Hautreizung
- Lhermitte-Syndrom
- Myelopathie
- ggf. Lähmung
- Blutbildveränderung
- Nekrose
- Myelopathie
  - Toleranzdosis 45 Gy/ED 2 Gy
  - 0,2–0,5 % nach 50 Gy
  - 1–5 % nach 60 Gy
  - 50 % nach 68–73 Gy
  - Brown-Séquard-Syndrom
  - Spinalis-anterior-Syndrom

Systemische Therapie

Die systemische Therapie richtet sich nach der Grunderkrankung und kann bei chemosensiblen Tumoren (z. B. SCLC) rasch eine Linderung/Symptomkontrolle bringen. Bei weniger chemosensiblen Tumoren wird der Strahlenbehandlung oder operativen Versorgung der Vorrang gelassen. Als Individualentscheidung kann eine intrathekale Chemotherapiegabe (z. B. mit MTX, Cytarabin oder Thiothepa) erwogen werden.

1.4.6 Rezidivtherapie

Operation

Individualentscheidung.

Radiotherapie

Individualentscheidung.

Systemische Therapie

Wie bei der Primärtherapie richtet sich auch im Rezidivfall eine systemische Therapie nach der Grunderkrankung und der Vorbehandlung, wobei die Aussichten auf Wirksamkeit oft eingeschränkt sind.

1.4.7 Nachsorge

Intervalle

Es gibt keine festen Intervalle.

Untersuchungen

Klinische neurologische Untersuchung.

Bildgebung

CT oder MRT des betroffenen Wirbelsäulenabschnitts.

Sonstige

Bei metastatischer Aussaat ist ggf. eine erneute Liquorpunktion sinnvoll.

Tumormarker

Keine.

1.4.8 Leitlinien

Leitlinien der NOA (Neuroonkologische Arbeitsgemeinschaft)

1.4.9 Literatur

Berger D, Engelhardt R, Mertelsmann R, Hrsg. Das Rote Buch: Hämatologie und Internistische Onkologie. 4. Aufl. München: Ecomed Medizin; 2010
Lohr F, Wenz F, Hrsg. Strahlentherapie kompakt. 2. Aufl. München: Urban & Fischer in Elsevier; 2007
Preiß J, Dornoff W, Hagmann FG, Schmieder A, Hrsg. Taschenbuch Onkologie 2010/2011. 15. Aufl. München: W. Zuckerschwerdt Verlag; 2010
Wannenmacher M, Debus J, Wenz F. Strahlentherapie. Berlin: Springer; 2006

1.4.10 Studien

USA/NIH: www.clinicaltrials.gov

Tumorerfassung: ZNS / Spinale Tumoren

Patient

Name ______________________________

Vorname ______________________________

Geb.-datum ______________________________

Fallnummer ______________________________

Anatomie

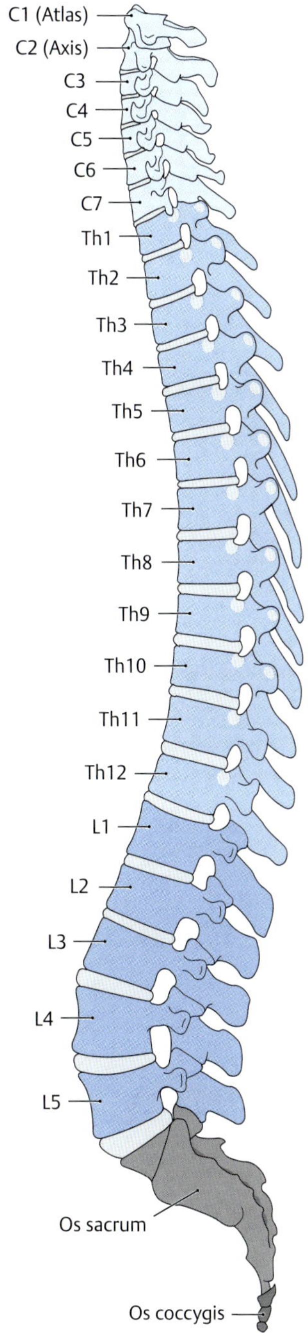

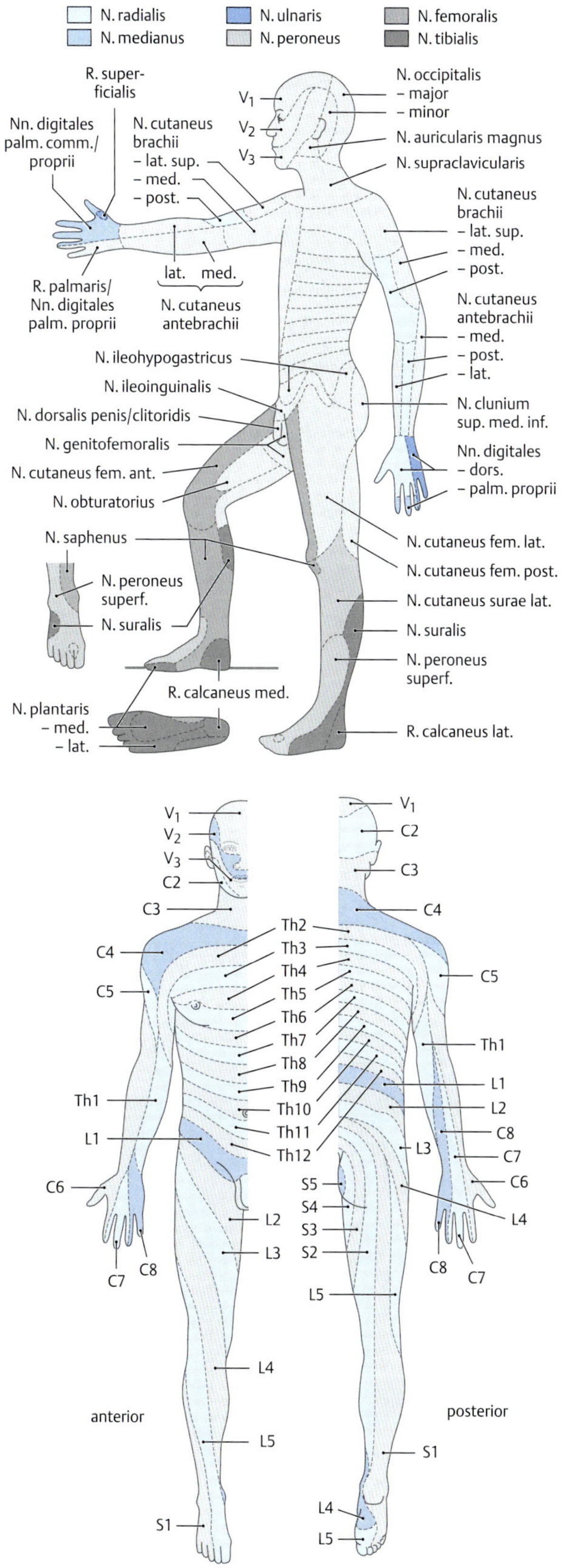

Abb. 1.2 Tumorerfassung: ZNS – spinale Tumoren.

Tumorerfassung: ZNS / Spinale Tumoren

ICD-O

	ICD-O	Lokalisation
	C79.5	Wirbelkörpermetastase
	C90.00	multiples Myelom ohne Remission
	C72.0	Rückenmark
	C72.1	Cauda equina
	C72.2	Nn. olfactorii (I)
	C72.3	N. opticus (II)
	C72.4	N. vestibulochochlearis (VIII)
	C72.5	sonstige Hirnnerven
	C72.8	ZNS, mehrere Teilbereiche überlappend
	C72.9	ZNS, nicht näher bezeichnet

Art der Klassifikation

keine Klassifikation nach TNM

T, N, M

keine Klassifikation nach TNM

Stadieneinteilung

keine Einteilung nach UICC

Histologie

	Histologie	Differenzierung	
	neuroepithelial	GX	nicht bestimmbar
	– Astrozytom	G1	gut differenziert
	– Glioblastoma multiforme	G2	mäßig differenziert
	– Xanthoastrozytom	G3	schlecht differenziert
	oligodendroglial	G4	undifferenziert
	– Oligodendrogliom		
	– anaplastisches Oligodendrogliom		
	ependymal		**embryonal**
	– Ependymom		– Neuroblastom
	gemischt		– PNET
	– Oligoastrozytom		– Medulloblastom
	Plexustumoren		**Nerven**
	– Plexuspapillom		– Schwannom
	– Plexuskarzinom		– Neurofibrom
	unklar, neuroepithelial		**meningothelial**
	– Astroblastom		– Meningeom
	– Gliomatosis cerebri		**mesenchymal**
	neuronal/neuroglial		– Lipom
	– Gangliozytom		– Hämangioperizytom
	– Neurozytom		– Sarkome
	– Gangliogliom		– maligne familiäre Histiozytose
	– Ästhesioneuroblastom		
	Epiphyse		**unklar**
	– Pineozytom		– Hämangioblastom
	– Pineoblastom		**Lymphome**
	Keimzelltumoren		
	– Germinom		
	– Dottersacktumor		
	– Chorionkarzinom		
	– Embryonalzellkarzinom		
	– Teratom		

	RX		LX		VX		PnX
	R0		L0		V0		Pn0
	R1		L1		V1		Pn1
	R2				V2		

Diagnostik

B	V	Untersuchung	Datum 1 / 2 / 3
		CT prä OP	
		CT post OP	
		MRT prä OP	
		MRT post OP	

B: Basisdiagnostik, V: Verlaufskontrolle
dunkelblau: sehr wichtig / blau: wichtig
hellblau: bei Symptom oder spezieller Tumorlage / weiß: bei Bedarf

Bisherige Therapien (OP/RT/ChT)

Datum	

AZ/EZ

	AZ nach Karnofsky	
	100	keine Beschwerden, keine sichtbaren Krankheitszeichen, Normalität
	90	Fähigkeit zu normaler Aktivität, keine Symptome oder Krankheitszeichen
	80	normale Aktivität unter Anstrengung, einige Krankheitszeichen oder Symptome
	70	Patient kann sich selber versorgen, ist aber zu normaler Arbeit nicht fähig
	60	Patient braucht gelegentlich Hilfe, kann aber die meisten Angelegenheiten selber erledigen
	50	Patient ist beträchtlich hilfsbedürftig, benötigt oft medizinische Hilfe
	40	Patient ist auf Pflege und Hilfe angewiesen
	30	starke Behinderung, Krankenhausaufenthalt ist indiziert, noch keine Lebensgefahr
	20	Krankenhausaufnahme notwendig, starke Krankheitszeichen, supportive Therapie notwendig
	10	Sterben

Gewicht [kg]	
Gewichtsverlust [kg]	
BMI	

Sonstiges

Dexamethason?

Arzt

Name ____________________

Position ____________________

Datum ____________________

Unterschrift

1.5 Kindliche Tumoren

1.5.1 Allgemeines

Epidemiologie

Inzidenzen (Deutsches Kinderkrebsregister DKKR, Jahresbericht 2010; ▶ Tab. 1.1):

- zweithäufigste Neoplasie im Kindesalter nach Leukämien
- häufigste solide Tumorerkrankung
- höchste Sterblichkeitsrate (www.gbe-bund.de)
- kumulative Inzidenz bis 15 Jahre: $525/10^6$ (Wahrscheinlichkeit für ein Neugeborenes, bis zum 15. Lebensjahr zu erkranken)

Risikofaktoren

Anteil nicht sporadischer Erkrankungen höher als bei den Leukämien. Meningeome und Gliome sind häufige Zweitmalignome.

Prognostische Faktoren

- Alter
- Histologie, ggf. inkl. molekularbiologischem Risikoprofil
- Stadium
- Resttumor nach OP
- ggf. Ansprechen auf Induktionstherapie

1.5.2 Klinik

Symptomatik

Zeichen erhöhten Hirndrucks fehlen bei mehr als der Hälfte der Kinder mit Hirntumoren. Typische Kombinationen von „Fernsymptomen" und „Lokalsymptomen" bei Diagnose sind:

- Kopfschmerzen
- Übelkeit/Erbrechen
- Gang-/Koordinationsstörungen
- bei unter 4-Jährigen zusätzlich Makrozephalus
- Irritabilität
- Torticollis
- bei NF1
  - Visusverlust
  - Exophtalmus
  - Optikusatrophie

Der berichtete Median des prädiagnostischen symptomatischen Intervalls liegt zwischen 1 und 27 Monaten.

Befallsmuster

Topografie und Stadium abhängig von Alter bei Diagnose und Histologie:

- < 1 Jahr: supratentoriell > infratentoriell
- 1–8 Jahre: infratentoriell > supratentoriell
- > 9 Jahre: supratentoriell > infratentoriell

Tab. 1.1 Inzidenzen bei kindlichen Tumoren.

Ausgewählte Diagnosen (ZNS-Tumoren) der < 15-Jährigen (2000–2009, DKKR)	Überlebenswahrscheinlichkeit 5 Jahre	Überlebenswahrscheinlichkeit 10 Jahre	Fallzahlen (n)	Relative Fallzahl (%)	Jährliche Inzidenzrate/Mio.	
					altersspezifisch < 1 Jahr	altersstandardisiert*
alle ZNS-Tumoren	76	71	4133	100	44	36
Ependymome	77	70	317	8	3	3
Astrozytome (WHO I-IV)	80	77	1929	47	14	16
Medulloblastome	76	67	638	15	5	6
stPNET	42	36	117	3	2	1
ATRT	26	–	119	3	7	1
Kraniopharyngeom	99	98	190	5	0	2
Keimzelltumoren	92	89	155	4	1	1
neuronal, gemischt neuronal-gliale	95	93	190	5	3	2

starke Variation der ÜZ innerhalb der Diagnosegruppen je nach Alter, Stadium und WHO
* SEGI-Standardbevölkerung

1.5.3 Tumordiagnostik

Bildgebung

Der bildgebenden Beurteilung kindlicher Hirntumoren kommt eine besondere Bedeutung zu. Zu den Anforderungen an die kranielle und spinale Bildgebung s. Warmuth-Metz et al. 2009. Eine Referenzbefundung ist Bestandteil der Studienprotokolle, teilweise bereits über eine webbasierte Teleradiologieplattform. Transfontanelläre und transkranielle Sonografie sind wichtige begleitende Untersuchungsmöglichkeiten im Kleinkindalter.

csMRT: Tumorausdehnung vor/nach Therapie

cCT: besondere Bedeutung beim Kraniopharyngeom

Wichtig sind:
- Zeitpunkt der Untersuchungen: bei allen intraaxialen Tumoren ist eine frühe (≤ 72 h) postoperative Untersuchung essentiell, Zeitpunkte der Beurteilung des Ansprechens auf Therapie abhängig von Histologie
- Technik (Sequenzen, Bildqualität)
- (langfristige) Vergleichbarkeit der Untersuchungen

Sonstige Untersuchung

Klinische Untersuchung durch erfahrene Pädiater.

Cytospin einer Liquorpunktion (LP) ist im Rahmen des Staging für viele Protokolle zur Stratifizierung unerlässlich (positive Befunde bis Tag 14 post OP gelten als artifiziell positiv).

Tumormarker

α-Fetoprotein, β-HCG in Liquor und Serum (Keimzelltumor), Prolaktin (Prolaktinom).

Histologie

Siehe Tumorerfassungsbogen (▶ Abb. 1.2).

1.5.4 Staging

Klassifizierung nach Chang, nach Dodge (Sehbahntumoren), Kriterien nach MacDonald zur Response-Beurteilung.

Stratifizierung in vielen Studienprotokollen nach Resttumorgröße im frühen post OP MRT (< 72h) und positiver Cytospin der LP (> 14 Tage post OP).

1.5.5 Primärtherapie

Bei den meisten kindlichen ZNS-Tumoren wird häufig eine weitgehende Resektion angestrebt. Weitere Therapieverfahren umfassen die Radiotherapie und Chemotherapie. Für alle kindlichen Neoplasien stehen Therapieoptimierungsstudien oder Registerstudien der GPOH zur Verfügung (siehe nachfolgende Auswahl). Zentrumseffekt nachweisbar (Größe, Erfahrung). Die Therapieelemente sind sehr differenziert nach Alter, Klinik, Stadium und Histologie einzusetzen. Indikationen sind interdisziplinär und ggf. mit den Studienzentralen zu diskutieren. Bei vielen kindlichen Hirntumoren besteht ein theoretischer Vorteil der Protonen-RT (Kapazität ist limitierender Faktor). Bei einigen wird die Hyperfraktionierung (noch Studienfrage einiger Untergruppen HIT 2000) diskutiert. Die helikale Tomotherapie wird insbesondere bei der kraniospinalen RT eingesetzt. Auch radiochirurgische Verfahren und Brachytherapie können eingesetzt werden.

▸ Besonderheiten im Falle einer RT
Aufklärung:
- Cave: additive Toxizität der Chemotherapeutika (insbesondere MTX intrathekal) mit der Strahlenbehandlung!
- Ganzhirn 18–24 Gy bei Kindern < 3 Jahre nachteilig
- > 24 Gy nachteilig auch bei älteren Kindern

Zusätzliche NW bei Kindern:
- Otitis
- Hypophyseninsuffizienz (meist hypothalamisch)
- Wachstumshormon reduziert ab 18 Gy; übrige Hormone ab 30 Gy

Schädelbasis:
- Hautreizung
- Haarausfall
- Hyperpigmentierung
- Mukositis
- Behinderung der Nasenatmung
- Otitis (> 30 Gy, > 55 Gy chronisch)
- Konjunktivitis
- Keratitis
- trockenes Auge (> 30 Gy)
- Hirnnervenschädigung
- Lhermitte-Syndrom
- Hypophyseninsuffizienz
- Sehverschlechterung
- Retinitis (> 55 Gy)
- Katarakt (> 2 Gy, > 50 Gy → keine OP mehr sinnvoll)
- Trismus (> 55 Gy)
- Entstehung von Sekundärtumoren nach RT am ZNS

Medulloblastom

HIT 2000 (Interim Register seit 01/12): Multizentrische Therapieoptimierungsstudie zur Behandlung von Kindern und jungen Erwachsenen mit einem intrakraniell lokalisierten primitiv neuroektodermalen PNET/Medulloblastom und Ependymom.

Strategie: Primäre weitgehende Resektion anstreben (Hirnstamm schonen, Radikalität hier nicht erforderlich, großer Resttumor jedoch prognostisch ungünstig). Versuch, die Liquorzirkulation ohne permanentes Shuntsystem wieder herzustellen. Histologie inklusive schockgefrorenem Material für stratifizierende Biomarker (PNET-5/-6) versenden. Bei metastatischer Erkrankung kann Biopsie oder Zytologie für adjuvante Therapie ausreichend sein. Ggf. später Second-Look-OP. Es bestehen differenzierte Algorithmen für eine RChT.

Prognostische Faktoren (günstig: +; ungünstig: –):
- Histologie
  - klassisch
  - desmoplastisch (DMB) +
  - desmoplastisch mit extensiver Nodularität (DMBEN) +
  - großzellig/anaplastisch –
- Molekularbiologie
  - c-myc Amplifikation –
  - nukleäre ß-Catenin Akkumulation +
- Resttumor (> 1,5 ccm) –
- Metastasen (inkl. M1 = Cytospin +) –
- Alter > 8 Jahre (besser)/< 8 Jahre
- Benefit-ChT nachgewiesen für DMB und DMBEN < 4
  - High-Risk-Tumor LP+ R+ M+
  - Cisplatin/CCNU/Vincristin
- CSI + Boost hintere Schädelgrube > 4 Jahre

Ependymome

Ependymome Grad I: Beobachtungspatienten bei SIOP-LGG

Ependymom Grad II/III: HIT 2000-Interim Register

Strategie: Kombinationsbehandlung von Grad II und Grad III. Resttumor hohe Priorität, deshalb intensive Lokaltherapie erforderlich, bei Resttumor modifizierte Chemotherapie nach HIT-SKK.

R+ → post OP ChT, ggf. Zweit-OP, fokale RT der erweiterten Tumorregion, weitere lhT

R- → reduzierte post OP ChT, fokale RT der erweiterten Tumorregion

Niedriggradige Gliome

GPOH/SIOP LGG 2004: Kooperative multizentrische randomisierte Studie für Kinder und Jugendliche mit einem Gliom niedrigeren Malignitätsgrads.

Strategie: Primäre weitestgehende Resektion anstreben (Kleinhirnastrozytom: großer Resttumor birgt langfristig erhöhtes Risiko für Lokalrezidiv). Ausnahmen:
- asymptomatischer kleiner MRT-Befund (ggf. watch and wait)
- Sehbahngliome: Histologie bei typischer Klinik und Radiologie (z. B. NF1; Dodge St III mit dienzephaler Dystrophie) für adjuvante Behandlung nicht obligat
- subependymales Riesenzellastrozytom (SEGA) bei tuberöser Sklerose (TS): Histologie für adjuvante Behandlung nicht obligat

Ein Resttumor ohne Neurologie stellt per se keine Indikation für eine adjuvante Behandlung dar, diese ergibt sich bei Progress, der chirurgisch nicht sinnvoll zu behandeln ist, oder bei neurologischer Symptomatik (z. B. „treat to vision"). Bei Patienten ohne Phakomatose randomisierte 2- vs. 3-Medikamenteninduktion. Ziel bei Kleinkindern ist auch Verlängerung des radiotherapiefreien Überlebens.

▶ **Histologien**
- pilozytisches Astrozytom Grad I
- subependymales Riesenzellastrozytom Grad I (= SEGA, bei tuberöser Hirnsklerose)
- dysembryoblastischer neuroepithelialer Tumor Grad I
- desmoplastisches infantiles Gangliom Grad I
- Gangliogliome Grad I/II
- diffuses Astrozytom Grad II
- pleomorphe Xanthoastrozytome Grad II
- Oligodendrogliom Grad II/Oligoastrozytome Grad II

RT bis 54 Gy, ED 1,6–1,8 Gy (< 3 Jahre: 40–45 Gy)

Hochgradige Gliome

HIT-HGG 2007 (modifiziertes „Stupp-Protokoll": 12x TMZ-Erhaltungszyklen): Internationale kooperative klinische Phase-II-Studie der HIT-HGG-Studiengruppe der Gesellschaft für Pädiatrische Onkologie und Hämatologie zur Behandlung hochmaligner Gliome, diffuser intrinsischer Ponsgliome und Gliomatosis cerebri bei Kindern ≥ 3 Jahre und < 18 Jahre.
- anaplastisches Astrozytom Grad III
- anaplastisches Oligodendrogliom Grad III
- anaplastisches Oligoastrozytom Grad III
- anaplastisches pilozytisches Astrozytom Grad III
- anaplastisches Gangliogliom Grad III
- anaplastisches pleomorphes Xanthastrozytom Grad III
- Riesenzellglioblastom Grad VI
- Gliosarkom Grad IV
- Glioblastoma multiforme Grad IV
- diffus intrinsisches Hirnstammgliom (DIPG) (Histologie kein obligates Einschlusskriterium), kein Vorteil hyperfraktioniert anaplastisches Oligodendrogliome, Gangliogliome
- RT 54 Gy < 6 Jahre, DIPG, 59,4 Gy > 6 Jahre, spinal 45-54 Gy
- kein Vorteil hyperfraktioniert
- marginaler Vorteil der ChT

Kraniopharyngeome

Kraniopharyngeom 2007: prospektive, multizentrische randomisierte Therapie und Beobachtungsstudie von Kindern und Jugendlichen mit Kraniopharyngeom. Primäres Studienziel: Lebensqualität.

Strategie: Primäre OP, falls sellärer Tumor oder kleiner suprasellärer Anteil transethmoidaler (endonasaler) Zugangsweg, sonst transkraniell (pteroneal).
- R0: keine RT
- R+: > 5 Jahre, randomisierte RT, RT bis 50–54 Gy, ED 1,8 Gy

Intrakranielle Keimzelltumoren

SIOP CNS GCT 96: Internationale, nicht randomisierte, multizentrische Therapieoptimierungsstudie intrakranieller Keimzelltumoren (Germinome, embryonale Karzinome, Dottersacktumoren, Chorionkarzinome, reife Teratome, unreife Teratome, Teratome mit malignen Transformationen, gemischte Keimzelltumoren). Folgestudie ist **SIOP CNS GCT II**.

► **Strategie**
- komplettes Staging ist essentiell (CSF, Serum, csMRT)
- bei sezernierender Keimzelltumoren (NGGCT = non-germinomatous germ cell tumors) ist Histologie zu Beginn der adjuvanten Behandlung nicht obligat
- 4 x Cisplatin PEI (Hoch-Risiko NGGCT = AFP >1000 ng/ml erhalten in SIOP CNS GCT II 2x Cis PEI und 2x Hochdosis Cis PEI mit Auto-SCT)
- RT bis 54 Gy lokal
- ggf. Second-Look-OP
- bei Metastasen 30 Gy kraniospinal Boost TU/Metastasen intrakranial auf 54 Gy, spinal auf 50,8 Gy

Germinome

Reine Germinome (nicht metastasiert, jedoch inkl. bifokale = pineal + hypophysär):
- bei primärer OP keine Radikalität erforderlich
- bei typischer bifokaler Lokalisation ggf. auch nur MRT ausreichend
- 2x Carbo/VP16 i.W. 2x IFO/VP16
- 24 Gy ventrikuläre RT
- 16 Gy Boost Tumorbett (entfällt bei SIOP CNS GCT II falls CR nach Chemo I)

1.5.6 Rezidivtherapie

Teilweise enthalten die Studienprotokolle Angaben zur Rezidivtherapie.

Hit-REZ 2005: Multizentrische, kooperative Therapieoptimierungsstudie und Phase-II-Studie zur Behandlung von Kindern, Jugendlichen und jungen Erwachsenen mit therapieresistenten oder rezidivierten primitiv neuroektodermalen Hirntumoren (Medulloblastome, stPNET) und Ependymomen WHO Grad II/III.

Hit-HGG Cil Metro: rezidivierte/retraktäre HGG/DIPG

1.5.7 Nachsorge

Intervalle

Je nach Tumorart und Prognose der Erkrankung sollten die Untersuchungsintervalle festgelegt werden.

Untersuchungen

Klinische Untersuchung, neurologische Untersuchung. Erfassung möglicher Entwicklungsverzögerungen.

Bildgebung

Siehe primäre Diagnostik.

Sonstige

Neurorehabilitation: Krankengymnastik, Ergotherapie, kognitives Training, Logopädie, familienorientierte Reha, Jugend-Reha, Nachteilsausgleich

Tumormarker

S. o.

Leitlinien

GPOH: www.kinderkrebsinfo.de

1.5.8 Literatur

Berger D, Engelhardt R, Mertelsmann R, Hrsg. Das Rote Buch: Hämatologie und Internistische Onkologie. 4. Aufl. München: Ecomed Medizin; 2010
Lohr F, Wenz F, Hrsg. Strahlentherapie kompakt. 2. Aufl. München: Urban & Fischer in Elsevier; 2007
Preiß J, Dornoff W, Hagmann FG, Schmieder A, Hrsg. Taschenbuch Onkologie 2010/2011. 15. Aufl. München: W. Zuckerschwerdt Verlag; 2010
Wannenmacher M, Debus J, Wenz F. Strahlentherapie. Berlin: Springer; 2006
Warmuth-Metz M, Bison B, Leykamm S. Neuroradiologic review in pediatric brain tumor studies. Clin Neuroradiol 2009; 4: 263–273
Wilne S et al. Presentation of childhood CNS tumours. Lancet Oncol 2007; 8: 685–695

1.5.9 Studien/Register

GPOH: www.kinderkrebsinfo.de
- **HIT 2000:** Multizentrische Therapie-Optimierungsstudie zur Behandlung von Kindern und jungen Erwachsenen mit einem intrakranial lokalisierten primitiv neuroektodermalen Tumor (PNET/Medulloblastom) und Ependymom.
- **HIT-HGG-2007:** Internationale kooperative klinische Phase-II-Studie der HIT-HGG-Studiengruppe der Gesellschaft für Pädiatrische Onkologie und Hämatologie zur Behandlung hochmaligner Gliome, diffuser intrinsischer Ponsgliome und Gliomatosis cerebri bei Kindern ≥ 3 und < 18 Jahre.
- **Hit-REZ 2005:** Multizentrische, kooperative Therapieoptimierungsstudie und Phase-II-Studie zur Behandlung von Kindern, Jugendlichen und jungen Erwachsenen mit therapieresistenten oder rezidivierten primitiv neuroektodermalen Hirntumoren (Medulloblastome, stPNET) und Ependymomen WHO Grad II/III.
- **Kraniopharyngeom 2007:** Prospektive, multizentrische Untersuchung von Kindern und Jugendlichen mit Kraniopharyngeom.
- **MAKEI 96:** Kooperative, prospektive Therapiestudie für extrakraniale, nicht testikuläre, maligne Keimzelltumoren bei Kindern und Jugendlichen.
- **NB2004:** Trial Protocol for Risk Adapted Treatment of Children with Neuroblastoma.
- **SIOP CNS GCT 96**: Intracranial Germ Cell Tumors; Protocol for Diagnosis, Documentation and Treatment.
- **SIOP-LGG 2004**: Kooperative multizentrische Studie für Kinder und Jugendliche mit einem Gliom niedrigen Malignitätsgrads.
- **EU-RHAB:** A multinational registry for rhabdoid tumors of any anatomical site.
- **CPT-SIOP-Registry:** A multinational registry for choroid plexus tumors.

Kapitel 2

Kopf-Hals-Region

2 Kopf-Hals-Region

2.1 Nasenhöhle und Nasennebenhöhle

2.1.1 Allgemeines

Epidemiologie

Altersgipfel: 50–60 Jahre (70 Jahre)

Inzidenz: ♀: $5/10^6$; ♂: $8/10^6$

Risikofaktoren

Holzstaub, Nickel, Chromate.

Prognostische Faktoren

- späte LK-Metastasierung
- insgesamt nur bei 15–20 % LK positiv

Faktoren:
- PEC besser als Adenokarzinom
- untere Etage besser als obere Etage
- Haupthöhle besser als NNH

2.1.2 Klinik

Symptomatik

Die Tumoren können durch eine behinderte Nasenatmung oder nasale Blutungen imponieren. Bei fortgeschrittenen Tumoren ist ein Einwachsen in der Schädelbasis mit entsprechenden neurologischen Ausfällen möglich. Evtl. auch klinisch auffällige Lymphome.

Befallsmuster

Etagen:
- untere Etage: Kieferhöhlenbogen, Processus alveolaris, Gaumendach
- mittlere Etage: Kieferhöhle, laterale Nasenwand
- obere Etage: Sinus frontalis, Sinus sphenoidalis, Sinus ethmoidalis, obere Nasenmuschel
  Öhngren-Linie = gedachte Verbindung zwischen innerem Augenwinkel und Kieferwinkel (prognostische Bedeutung)
- Kieferhöhlen 50 %
- Siebbein 25 %
- innere Nase 24 %
- Stirn- und Keilbeinhöhle 1 %

2.1.3 Tumordiagnostik

Bildgebung

CT Kopf/Hals: lokale Tumorausdehnung

MRT Kopf/Hals: Tumordarstellung, besserer Weichgewebekontrast zur Beurteilung der Gewebeinfiltration

CT Thorax: Ausschluss pulmonaler Filiae

Sono Abdomen: Ausschluss hepatischer Filiae

Rö Thorax: Ausschluss pulmonaler Filiae > 8 mm, ZVK-Lage, Pneumonie

CT Abdomen/Becken: Ausschluss Metastasen

FDG-PET-CT: lokale CT-Bildgebung, funktionelle Bildgebung, LK-Metastasen, Fernmetastasierung

Skelettszintigrafie: Ausschluss ossärer Metastasen

Sonstige Untersuchung

Panendoskopie/PE: lokale Tumorausdehnung

ÖGD: Ausschluss Zweitmalignom/Infiltration

Tumormarker

Keine.

Histologie

Siehe Tumorerfassungsbogen (▸ Abb. 2.1).

2.1.4 Staging/Grading

Die Klassifikation erfolgt nach TNM, die Stadieneinteilung nach UICC. Zusätzlich gibt es eine Einteilung nach Kadish (siehe Tumorerfassungsbogen; ▸ Abb. 2.1).

2.1.5 Primärtherapie

- OP + RT besser als OP
- simultane RChT in Erprobung

Operation

Ziele: lokale Exzision bei kosmetisch möglichst gutem Ergebnis.

Radiotherapie

OP + post OP RT:
- großzügige Felder (ohne LAW)
- dünne Knochen sind keine Barriere → angrenzende Höhle ganz mitbestrahlen, wenn befallen

Sicherheitssäume Nasenvestibulum:
- Tumoren < 1,5 cm: 1–2 cm
- Tumoren > 1,5 cm: 2–3 cm + LAW fazial, submandibulär, digastrisch bilateral

Dosierung:
- PEC > 60 Gy
- NHL 40–50 Gy
- frühe Stadien: 50 Gy + Boost 6–10 Gy, 2 Gy ED
- LK elektiv: 50 Gy/befallen 66–70 Gy
- Kieferhöhle: definitive RT 60–74 Gy/adjuvant 60–66 Gy

ZV:
- Nasenvestibulum: immer submandibuläre und submentale LK
- Ästhesioneuroblastom (wie Neuroblastom; NSE positiv): OP + RT (50–60 Gy)/primäre RT 60–66 Gy, evtl. ChT wie Neuroblastom

ZV Kieferhöhle (meist):
- gesamter Sinus maxillaris
- Nasenhöhle
- mediale Orbitawand
- Nasopharynx
- Fossa palatina + infratemporalis
- Tumor kranial: + Sinus sphenoidalis, Foramen rotundum
- Perineuralscheideninvasion: + Sinus cavernosus
- LAW bei N+ (mehr als 2 LK) oder Kapseldurchbruch; elektive RT ipsilaterale submandibuläre + subdigastrische LK kann erwogen werden

▸ Ästhesioneuroblastom
- Primärtumor 50 Gy + 14–20 Gy Boost
- N+: RT zervikale LAW (N0: 50 Gy ab Stadium Kadish C)

▸ Aufklärung
- Weichgewebsnekrose
- Osteonekrose
- Epistaxis
- Schäden am Auge, Linse, Sehnerv, Tränendrüse
- Speicheldrüsenschäden, Xerostomie

Systemische Therapie

Die Therapie ist abhängig von der Histologie. Bei Plattenepithelkarzinomen kann eine platinbasierte ChT (Cisplatin/Carboplatin) sowie eine 5-FU-haltige ChT eingesetzt werden. Bei Adenokarzinomen kommt meist eine 5-FU-basierte ChT in Frage. Lymphome werden nach entsprechenden Lymphomprotokollen therapiert.

2.1.6 Rezidivtherapie

Operation

Individualentscheidung.

Radiotherapie

Bei vorbestrahlten Patienten ist eine Re-RT aufgrund der Dosisvorbelastung der Risikoorgane häufig nicht möglich.

Systemische Therapie

Individualentscheidung in Abhängigkeit von der Histologie.

2.1.7 Palliative Therapie

Operation

Individualentscheidung.

Radiotherapie

Individualentscheidung. Eine Radiatio kann evtl. zur lokalen Progressionsverzögerung oder Stopp von Blutungen eingesetzt werden. Evtl. ist auch eine RT symptomatischer Metastasen sinnvoll.

Systemische Therapie

Individualentscheidung in Abhängigkeit von der Histologie.

2.1.8 Nachsorge

Intervalle

Es gibt keine definierten Nachsorgeintervalle. Zunächst sind engmaschige Kontrollen des Therapieerfolgs sinnvoll. Rezidive oder Zweittumoren sollten rechtzeitig erkannt werden.

Untersuchungen

Klinische Untersuchung mit HNO-ärztlicher Kontrolle.

Bildgebung

Zur Verlaufskontrolle ist eine Schnittbildgebung mit CT sinnvoll, da hiermit insbesondere auch knöcherne Arrosionen abgebildet werden können. Bei Weichteilraumforderungen sowie Frage nach Infiltration des Zerebrums ist eine MRT indiziert.

Sonstige

Keine.

Tumormarker

Keine.

2.1.9 Literatur

Berger D, Engelhardt R, Mertelsmann R, Hrsg. Das Rote Buch: Hämatologie und Internistische Onkologie. 4. Aufl. München: Ecomed Medizin; 2010
Lohr F, Wenz F, Hrsg. Strahlentherapie kompakt. 2. Aufl. München: Urban & Fischer in Elsevier; 2007
Preiß J, Dornoff W, Hagmann FG, Schmieder A, Hrsg. Taschenbuch Onkologie 2010/2011. 15. Aufl. München: W. Zuckerschwerdt Verlag; 2010
Wannenmacher M, Debus J, Wenz F. Strahlentherapie. Berlin: Springer; 2006
Wittekind C, Klimpfinger M, Sobin LH. TNM-Atlas, 5. Aufl. Berlin: Springer; 2005
Wittekind C, Meyer HJ, Hrsg. TNM-Klassifikation maligner Tumoren. 7. Aufl. Weinheim: Wiley-VCH Verlag; 2010

2.1.10 Studien

USA/NIH: www.clinicaltrials.gov

Tumorerfassung: HNO / Nasenhöhle und Nasennebenhöhle

Patient

Name ______________________

Vorname ______________________

Geb.-datum ______________________

Fallnummer ______________________

Anatomie

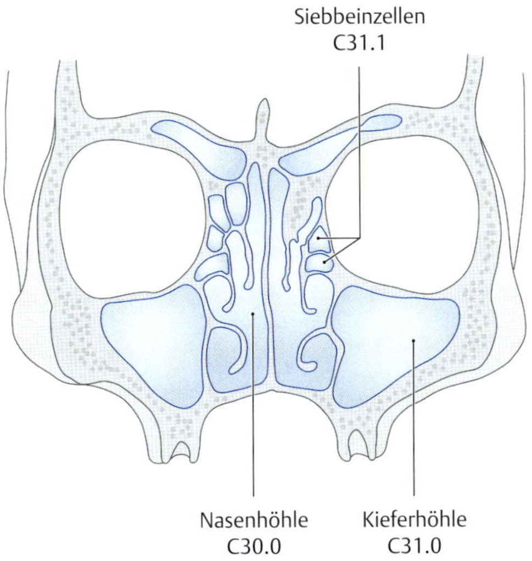

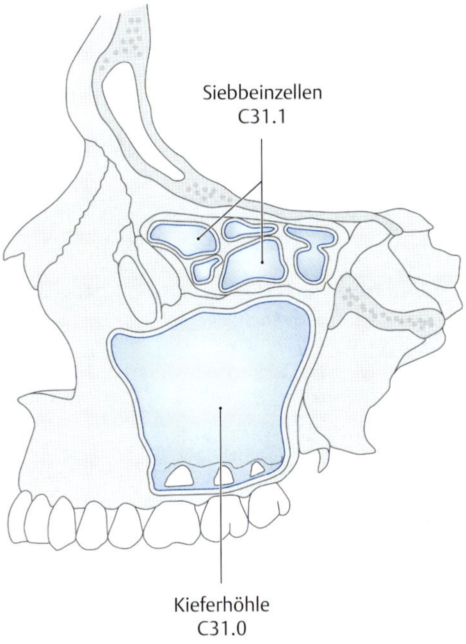

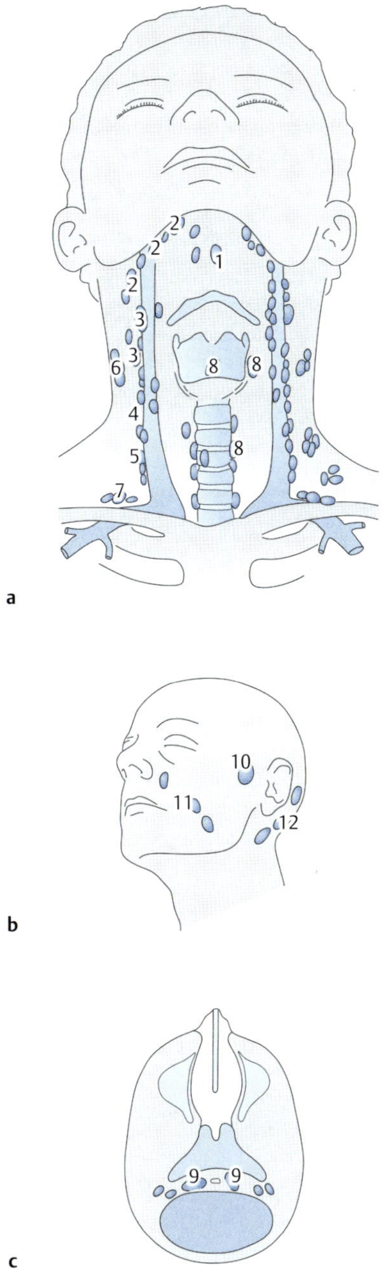

ICD-O

ICD-10	Lokalisation
C30.0	**Nasenhöhle**
C30.0	Septum
C30.0	Nasenboden
C30.0	laterale Wand
C30.0	Vestibulum
C31.0	**Kieferhöhle**
C31.1	**Siebbeinzellen (li./re.)**

Abb. 2.1 Tumorerfassung: HNO – Nasenhöhle und Nasennebenhöhle.

Tumorerfassung: HNO / Nasenhöhle und Nasennebenhöhle

Art der Klassifikation

	Symbol	Art der Klassifikation
	c	klinische Klassifikation
	p	pathologische Klassifikation
	a	Autopsie
	y	während/nach initialer multimodaler Therapie
	r	Rezidivtumor

T

R	L	Kieferhöhle		
		TX	Primärtumor kann nicht beurteilt werden	
		Tis	Carcinoma in situ	
		T0	kein Anhalt für Primärtumor	
		T1	beschränkt auf antrale Schleimhaut	
		T2	Knochenarrosion/-destruktion, harter Gaumen, mittlerer Nasengang	
		T3	dorsale knöcherne Kieferhöhlenwand, Subkutangewebe, Boden und mediale Wand der Orbita, Fossa pterygoidea, Siebbeinhöhle	
		T4	a	vorderer Orbitainhalt, Wangenhaut, Processus pterygoideus, Fossa infratemporalis, Lamina cribrosa, Keilbeinhöhle, Stirnhöhle
			b	Orbitaspitze, Dura, Gehirn, mittlere Schädelgrube, Hirnnerven ausgenommen V2, Nasopharynx, Klivus

R	L	Nasenhöhle und Siebbeinzellen		
		TX	Primärtumor kann nicht beurteilt werden	
		Tis	Carcinoma in situ	
		T0	kein Anhalt für Primärtumor	
		T1	1 Unterbezirk	
		T2	2 Unterbezirke oder angrenzender nasoethmoidaler Bezirk	
		T3	Boden und mediale Wand der Orbita, Kieferhöhle, Gaumen, Lamina cribrosa	
		T4	a	vorderer Orbitainhalt, Nasen-/Wangenhaut, vordere Schädelgrube, Processus pterygoideus, Fossa infratemporalis, Keilbeinhöhle, Stirnhöhle
			b	Orbitaspitze, Dura, Gehirn, mittlere Schädelgrube, Hirnnerven ausgenommen V2, Nasopharynx, Klivus

N

Die lokoregionären LK sind die Halslymphknoten.

R	L	Kieferhöhle/Nasenhöhle und Siebbeinzellen		
		NX	LK nicht beurteilbar/Staging inkomplett	
		N0	keine LK betroffen	
		N1	ipsilateral solitär ≤ 3 cm	
		N2	a	ipsilateral solitär > 3 – 6 cm
			b	ipsilateral multipel ≤ 6 cm
			c	bilateral, kontralateral ≤ 6 cm
		N3	> 6 cm	

In der Mittellinie gelegene LK gelten als ipsilateral.

pN0: selektive Neck Dissection und histologische Untersuchung von 6 ≥ LK oder radikale oder modifiziert-radikale Neck Dissection und histologische Untersuchung von ≥ 10 LK

R	L	Lymphknotenlokalisationen/Level nach Robins		
			Nr.*	
		Ia	1	submental
		Ib	2	submandibulär
		II	3	kranial (vom Hyoid) jugulär (tief zervikal)
		III	4	mittlere (Hyoid bis Krikoid) jugulare (tief zervikale) LK
		IV	5	kaudal (vom Krikoid) jugulär (tief zervikale) LK
		V		hinteres Halsdreieck (dorsal M. sternocleidomastoideus)
			6	dorsal zervikal (oberflächlich zervikal) entlang des N. accessorius
			7	supraklavikulär
		VI	8	anteriores Kompartment: prälaryngeal („Delphi-LK"), prätracheal, paratracheal
			9	retropharyngeal
			10	Parotislymphknoten
			11	Wangenlymphknoten
			12	retroaurikulär und okzipital

* Nummern siehe Abbildung

M

	Fernmetastasen Mundhöhlenkarzinom	
	MX	Staging inkomplett
	M0	keine Fernmetastasen
	M1	Fernmetastasen (siehe Ergänzungsbogen)

Stadieneinteilung

Oro- und Hypopharynx	Tis	T1	T2	T3	T4a	T4b	M1
N0	0	I	II	III	IVA	IVB	IVC
N1		III	III	III	IVA	IVB	IVC
N2		IVA	IVA	IVA	IVA	IVB	IVC
N3		IVB	IVB	IVB	IVB	IVB	IVC

Kadish A	Nasenhaupthöhle
Kadish B	Nasenhaupthöhle + Nebenhöhle
Kadish C	Überschreiten der Nasenhaupt- und Nebenhöhle

Histologie

R	
L	

R	L	Histologie	Differenzierung	
		WHO Typ 1: verhornendes Plattenepithelkarzinom	G1	gut differenziert
		WHO Typ 2: nicht verhornendes Plattenepithelkarzinom	G2	mäßig differenziert
		WHO Typ 3: undifferenziertes Karzinom	G3	schlecht differenziert
		Adenokarzinome	G4	entdifferenziert
		Basalzellkarzinome		
		lymphoepitheliale Tumoren		
		NHL		
		invertes Papillom		
		Melanome		
		Ästhesioneuroblastome		
		Adenokarzinome		

Tumorerfassung: HNO / Nasenhöhle und Nasennebenhöhle

	RX		LX		VX		PnX
	R0		L0		V0		Pn0
	R1		L1		V1		Pn1
	R2				V2		

Diagnostik

B	V	Untersuchung	Datum 1 / 2 / 3
		Panendoskopie/PE	
		CT Kopf/Hals	
		MRT Kopf/Hals	
		CT Thorax	
		Sono Abdomen	
		ÖGD	
		Rö Thorax	
		CT Abdomen/Becken	
		FDG-PET-CT	
		Skelettszintigrafie	

B: Basisdiagnostik, V: Verlaufskontrolle
dunkelblau: sehr wichtig / blau: wichtig
hellblau: bei Symptom oder spezieller Tumorlage / weiß: bei Bedarf

Bisherige Therapien (OP/RT/ChT)

Datum	

R	L	Therapie Neck Dissection	Level
		radikale Neck Dissection	I–V
		modifiziert-radikale Neck Dissection, erhalten:	
		selektive Neck Dissection	
		– supraomohydale Ausräumung	I–III
		– posterolateral	II–V
		– lateral	II–IV
		– anterior	VI

R	L	Modifizierte Neck Dissection bei N0/N1	Level
		Mundhöhle	I–III
		Oropharynx	II–IV
		Hypopharynx + bei ösophagealer Ausdehnung	II–IV +VI
		Larynx	II–IV
		Nasopharynx	II–V
		ab N2:	I–V

Risikofaktoren

	ICD-10	Risikofaktoren
	Z57	Holzstaub
	Z57	Nickel
	Z57	Chromate

AZ/EZ

	AZ nach Karnofsky	
	100	keine Beschwerden, keine sichtbaren Krankheitszeichen, Normalität
	90	Fähigkeit zu normaler Aktivität, keine Symptome oder Krankheitszeichen
	80	normale Aktivität unter Anstrengung, einige Krankheitszeichen oder Symptome
	70	Patient kann sich selber versorgen, ist aber zu normaler Arbeit nicht fähig
	60	Patient braucht gelegentlich Hilfe, kann aber die meisten Angelegenheiten selber erledigen
	50	Patient ist beträchtlich hilfsbedürftig, benötigt oft medizinische Hilfe
	40	Patient ist auf Pflege und Hilfe angewiesen
	30	starke Behinderung, Krankenhausaufenthalt ist indiziert, noch keine Lebensgefahr
	20	Krankenhausaufnahme notwendig, starke Krankheitszeichen, supportive Therapie notwendig
	10	Sterben

Gewicht [kg]	
Gewichtsverlust [kg]	
BMI	

Sonstiges

Zahnsanierung:
Aufbiss-Schiene:
Port/Mini-Port:
PEG:

Arzt

Name ____________________
Position ____________________
Datum ____________________

Unterschrift

2.2 Nasopharynxkarzinom

2.2.1 Allgemeines

Epidemiologie

Altersgipfel: 4.-6. Dekade

Inzidenz: $10/10^6$; ♀:♂ = 1 : 2

Risikofaktoren

- Alkohol
- Rauchen
- EBV bei Nasopharynxtumoren

Prognostische Faktoren

Die Prognose hängt vom Tumorstadium ab. Die EBV-assoziierten Nasopharnykarzinome haben eine bessere Prognose als die verhornenden Plattenepithelkarzinome.

2.2.2 Klinik

Symptomatik

Klinisch apparent werden meist erst fortgeschrittene Tumoren mit Hals-LK-Metastasen als erstes Symptom, Epistaxis, behinderter Nasenatmung, Paukenerguss und Otitiden. Ebenso sind Lähmungen der Hirnnerven III–VI möglich.

Befallsmuster

Frühzeitige Fernmetastasierung.

2.2.3 Tumordiagnostik

Bildgebung

CT Kopf/Hals: lokale Tumorausdehnung

MRT Kopf/Hals: Tumordarstellung, besserer Weichgewebekontrast zur Beurteilung der Gewebeinfiltration

CT Thorax: Ausschluss pulmonaler Filiae

Sono Abdomen: Ausschluss hepatischer Filiae

ING: seitengetrennte Nierenfunktionsprüfung vor platinhaltiger ChT

Rö Thorax: Ausschluss pulmonaler Filiae > 8 mm, ZVK-Lage, Pneumonie

CT Abdomen/Becken: Ausschluss Metastasen

FDG-PET-CT: lokale CT-Bildgebung, funktionale Bildgebung, LK-Metastasen, Fernmetastasierung

Skelettszintigrafie: Ausschluss ossärer Metastasen

Sonstige Untersuchung

Panendoskopie/PE: lokale Tumorausdehnung

ÖGD: Ausschluss Zweitmalignom/Infiltration

Bronchoskopie: Tumorausdehnung

Tumormarker

Keine.

Histologie

Siehe Tumorerfassungsbogen (▶ Abb. 2.2).

2.2.4 Staging/Grading

Die Klassifikation erfolgt nach TNM, die Stadieneinteilung nach UICC.

2.2.5 Primärtherapie

Therapie der Wahl ist die primäre RT oder RChT bei fortgeschrittenen Stadien (hier RChT ist der RT überlegen). Wichtig: simultane RChT, nicht neoadjuvant oder adjuvant.

Primäre RT:
- Stadien I + II

Primäre RChT:
- Stadien III + IV
- undifferenziertes Karzinom
- großer Primärtumor und/oder N2–N3

Induktions-ChT:
- 70–90 % CR/PR bei undifferenziertem Karzinom

Operation

Meist erfolgt nur eine PE zur histologischen Tumorsicherung, da die Primärtherapie eine RT oder RChT ist.

Radiotherapie (▶ Tab. 2.1)

Zielvolumen: inklusive Haut (nuchale LK)

RChT:
- immer mit zervikalen LAW
- N0-Regionen: 50 Gy
- N+ 66–72 Gy
- T1/T2: 60 Gy

Tab. 2.1 Dosierung primäre RT.

PTV	T1–T2	T3–T4
1. Ordnung	66 Gy	70–72 Gy
2. Ordnung	60 Gy	
3. Ordnung	50 Gy	

- T3/T4: 70–75 Gy
- Brachy-Boost bei Tumorpersistenz
- Parotisschonung durch IMRT

Systemische Therapie

Induktions-ChT:

- 70–90 % CR/PR bei undifferenziertem Karzinom mit Cisplatin/Bleomycin/MTX/Epirubicin
- Studie: 5-FU, Mitomycin
- Studie: Cisplatin + Docetaxel

Simultane RChT (Intergroup-Protokoll):

- Cisplatin 100 mg/m^2 d1, 22, 43
  - oder: Cisplatin 20 mg/m^2 d1–5, 1., 3. + 5. Woche
- nach RT: Cisplatin 80 mg/m^2 d 71, 99, 127
- 5-FU 1000 mg/m^2 über 24h, d71–74, d99–102, d127–130

2.2.6 Rezidivtherapie

Im Falle eines Rezidivs kann eine Re-RT erwogen werden.

Operation

Individualentscheidung.

Radiotherapie

- 50 Gy bei T1/T2, ggf. mit Brachytherapie oder stereotaktisch kleinvolumig
- Komplikationen bei > 100 Gy kumulativ

Systemische Therapie

Individualentscheidung, abhängig von der vorhergehenden Therapie. Meist Kombinationsbehandlung (Cisplatin + 5-FU), evtl. Einsatz von Cetuximab in Kombination mit cisplatinbasierter Chemotherapie.

2.2.7 Palliative Therapie

Operation

Individualentscheidung.

Radiotherapie

Individualentscheidung. Evtl. Radiatio zur lokalen Progressionsverzögerung oder Symptomkontrolle (Stopp von Blutungen) sinnvoll.

Systemische Therapie

Individualentscheidung wie bei der Rezidivtherapie.

2.2.8 Nachsorge

Intervalle

Keine festen Intervalle definiert. Eine engmaschige Nachsorge zur Kontrolle des Therapieerfolgs sowie der raschen Entdeckung von Rezidiven oder Zweittumoren ist sinnvoll.

Untersuchungen

HNO-Untersuchung.

Bildgebung

Eine Schnittbildgebung (CT/MRT) ist sinnvoll.

Sonstige

Keine.

Tumormarker

Keine.

2.2.9 Literatur

Berger D, Engelhardt R, Mertelsmann R, Hrsg. Das Rote Buch: Hämatologie und Internistische Onkologie. 4. Aufl. München: Ecomed Medizin; 2010
Bernier J et al. Defining risk levels in locally advanced head and neck cancers: A comparative analysis of concurrent postoperative radiation plus chemotherapy trial of the EORTC (#22931) and RTOG (#9501). Head Neck 2005; 27: 843–850
Bernier J et al. Postoperative irradiation with or without concomitant chemotherapy for locally advanced head and neck cancer. N Eng J Med 2004; 350: 1945–1952
Cooper JS et al. Postoperative concurrent radiotherapy and chemotherapy for high risk squamous cell carcinoma of the head and neck. N Eng J Med 2004; 350: 1937–1944
Lohr F, Wenz F, Hrsg. Strahlentherapie kompakt. 2. Aufl. München: Urban & Fischer in Elsevier; 2007
Preiß J, Dornoff W, Hagmann FG, Schmieder A, Hrsg. Taschenbuch Onkologie 2010/2011. 15. Aufl. München: W. Zuckerschwerdt Verlag; 2010
Wannenmacher M, Debus J, Wenz F. Strahlentherapie. Berlin: Springer; 2006
Wittekind C, Klimpfinger M, Sobin LH. TNM-Atlas, 5. Aufl. Berlin: Springer; 2005
Wittekind C, Meyer HJ, Hrsg. TNM-Klassifikation maligner Tumoren. 7. Aufl. Weinheim: Wiley-VCH Verlag; 2010

2.2.10 Studien

Deutsche Krebsgesellschaft: www.studien.de

EORTC: www.eortc.be

Tumorerfassung: HNO / Nasopharynx, Oropharynx, Hypopharynx

Patient

Name	
Vorname	
Geb.-datum	
Fallnummer	

Anatomie

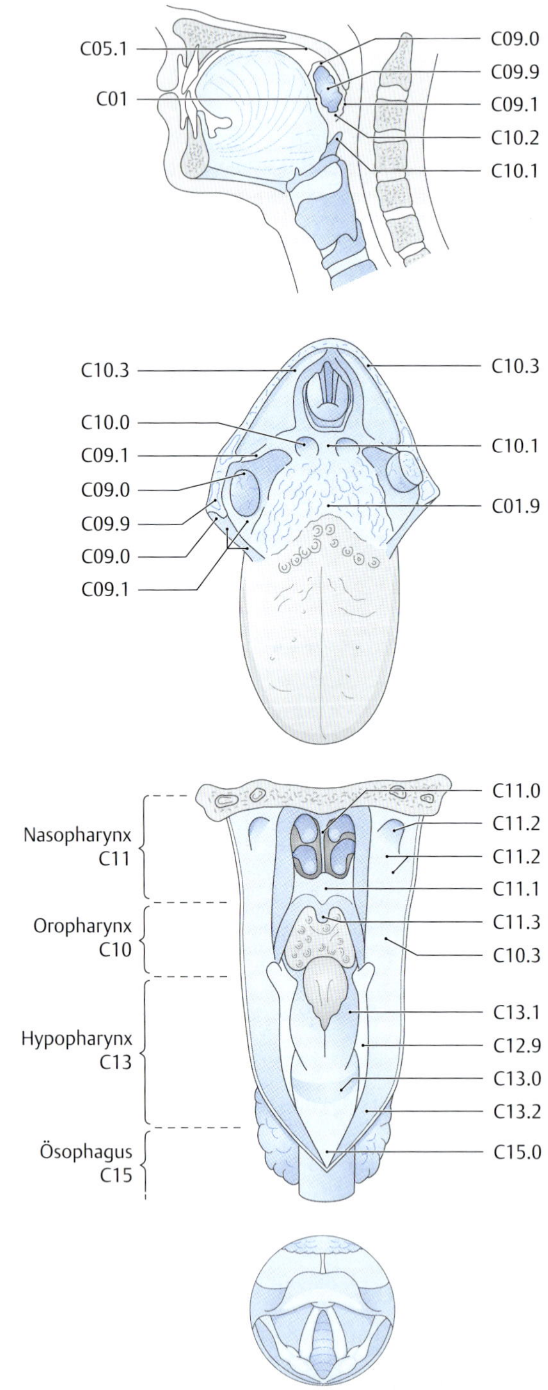

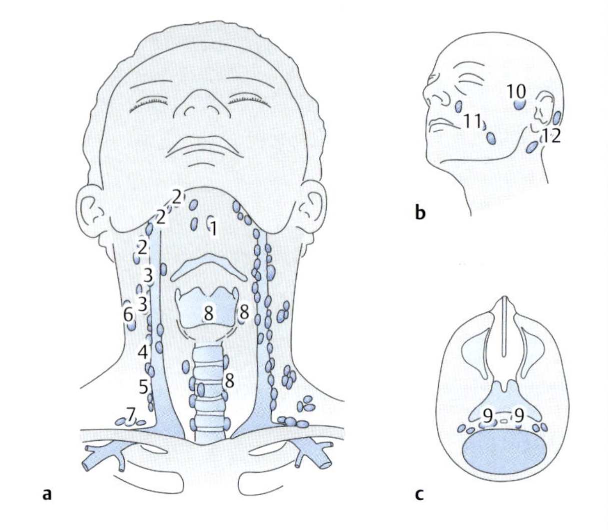

ICD-O

R	L	ICD-O	Lokalisation	
		Nasopharynx		
		C11.0	Dach	
		C11.1	Hinterwand	
		C11.2	Seitenwand, inkl. Rosenmüller-Grube	
		C11.3	untere Wand = nasale Fläche, weicher Gaumen	
		C11.8	Nasopharynx, mehrere Teilbereiche	
		C11.9	Nasopharynx, nicht näher bezeichnet	
		Oropharynx		
		C01	Vorderwand	Zungengrund (hinteres ⅓)
		C10.0		Vallekula
		C10.2	Seitenwand	
		C09.9		Tonsillen
		C09.0		Fossa tonsilaris
		C09.1		Gaumenbögen
		C09.1		Glossotonsillarfurche
		C10.3	Hinterwand	
		C05.1	obere Wand	orale Oberfläche weicher Gaumen
		C05.2		Uvula
		C10.8	Oropharynx, mehrere Teilbereiche	
		C10.9	Oropharynx, nicht näher bezeichnet	
		Hypopharynx		
		C13.0	postkrikoid, pharyngoösophageale Grenze	
		C12.9	Sinus piriformis	
		C13.1	aryepiglottische Falte	
		C13.2	Hypopharynxhinterwand	
		C13.8	Hypopharynx, mehrere Teilbereiche	
		C13.9	Hypopharynx, nicht näher bezeichnet	
			Sonstige	

Art der Klassifikation

	Symbol	Art der Klassifikation
	c	klinische Klassifikation
	p	pathologische Klassifikation
	a	Autopsie
	y	während/nach initialer multimodaler Therapie
	r	Rezidivtumor

Abb. 2.2 Tumorerfassung: HNO – Nasopharynx, Oropharynx, Hypopharynx.

Tumorerfassung: HNO / Nasopharynx, Oropharynx, Hypopharynx

T

R	L	Nasopharynx	
		TX	Primärtumor kann nicht beurteilt werden
		Tis	Carcinoma in situ
		T0	kein Anhalt für Primärtumor
		T1	Nasopharynx, Oropharynx, Nasenhöhle
		T2	parapharyngeale Ausbreitung
		T3	Infiltration Knochenstrukturen der Schädelbasis und/oder Nasennebenhöhlen
		T4	intrakranielle Ausbreitung und/oder Hirnnerv(en), Fossa infratemporalis, Hypopharynx, Augenhöhle, Spatium masticatorium

R	L	Oropharynx		
		TX	Primärtumor kann nicht beurteilt werden	
		Tis	Carcinoma in situ	
		T0	kein Anhalt für Primärtumor	
		T1	Tumor ≤ 2 cm	
		T2	Tumor 2–4 cm	
		T3	Tumor > 4 cm	
		T4	Infiltration Nachbarorgane	
			a	Larynx, äußere Muskulatur der Zunge, Lamina medials des Processus pterygoideus, harter Gaumen, Unterkiefer
			b	M. pterygoideus lat., Lamina lat. des Processus pterygoideus, Nasopharynx, Schädelbasis, A. carotis int.

R	L	Hypopharynx		
		TX	Primärtumor kann nicht beurteilt werden	
		Tis	Carcinoma in situ	
		T0	kein Anhalt für Primärtumor	
		T1	≤ 2 cm und auf einen Unterbezirk beschränkt	
		T2	Tumor 2–4 cm oder mehr als ein Unterbezirk	
		T3	> 4 cm oder mit Hemilarynxfixation	
		T4	a	Schild-/Ringknorpel, Zungenbein, Schilddrüse, Ösophagus, zentrale Halsweichteile
			b	prävertebrale Faszie, A. carotis int., mediastinale Strukturen

N

R	L	Lymphknotenlokalisationen/Level nach Robins		
			Nr.*	
		Ia	1	submental
		Ib	2	submandibulär
		II	3	kranial (vom Hyoid) jugulär (tief zervikal)
		III	4	mittlere (Hyoid bis Krikoid) jugulare (tief zervikale) LK
		IV	5	kaudal (vom Krikoid) jugulär (tief zervikale) LK
		V		hinteres Halsdreieck (dorsal M. sternocleidomastoideus)
			6	dorsal zervikal (oberflächlich zervikal) entlang des N. accessorius
			7	supraklavikulär
		VI	8	anteriores Kompartment: prälaryngeal („Delphi-LK"), prätracheal, paratracheal
			9	retropharyngeal
			10	Parotislymphknoten
			11	Wangenlymphknoten
			12	retroaurikulär und okzipital

regionäre LK sind die Hals-LK / * Nummern siehe Abbildung

R	L	Nasopharynx		
		NX	LK nicht beurteilbar/Staging inkomplett	
		N0	keine LK betroffen	
		N1	unilaterale zervikale LK oder uni- oder bilaterale retropharyngeale LK oberhalb Supraklavikulargrube, ≤ 6 cm	
		N2	bilaterale(r) LK, ≤ 6 cm, über Supraklavikulargrube	
		N3	a	> 6 cm
			b	LK in Supraklavikulargrube

R	L	Oro- und Hypopharynx		
		NX	LK nicht beurteilbar/Staging inkomplett	
		N0	keine LK betroffen	
		N1	ipsilateral solitär ≤ 3 cm	
		N2	a	ipsilateral solitär > 3–6 cm
			b	ipsilateral multipel ≤ 6 cm
			c	bilateral, kontralateral ≤ 6 cm
		N3	> 6 cm	

pN0: selektive Neck Dissection und histologische Untersuchung von 6 ≥ LK oder radikale oder modifiziert-radikale Neck Dissection und histologische Untersuchung von ≥ 10 LK

M

	Fernmetastasen HNO/CUP	
	MX	Staging inkomplett
	M0	keine Fernmetastasen
	M1	Fernmetastasen (siehe Ergänzungsbogen)

Stadieneinteilung

Nasopharynx	Tis	T1	T2	T3	T4	M1
N0	0	I	II	III	IVA	IVC
N1		II	II	III	IVA	IVC
N2		III	III	III	IVA	IVC
N3		IVB	IVB	IVB	IVB	IVC

Oro- und Hypopharynx	Tis	T1	T2	T3	T4a	T4b	M1
N0	0	I	II	III	IVA	IVB	IVC
N1		III	III	III	IVA	IVB	IVC
N2		IVA	IVA	IVA	IVA	IVB	IVC
N3		IVB	IVB	IVB	IVB	IVB	IVC

Histologie

	Perineurale Infiltration? Kapseldurchbruch? Close margin? Extrakapsulär? EBV? Mittellinie? Oropharynx: HPV16, HPV18
R	
L	

R	L	Histologie	Differenzierung	
		WHO Typ 1: verhornendes Plattenepithelkarzinom	G1	gut differenziert
		WHO Typ 2: nicht verhornendes Plattenepithelkarzinom	G2	mäßig differenziert
		WHO Typ 3: undifferenziertes Karzinom	G3	schlecht differenziert
		Adenokarzinom	G4	entdifferenziert
		juveniles Angiofibrom		
		Lymphom		
		Melanom		
		Angiosarkom		
		Plasmozytom		

Tumorerfassung: HNO / Nasopharynx, Oropharynx, Hypopharynx

RX		LX		VX		PnX	
R0		L0		V0		Pn0	
R1		L1		V1		Pn1	
R2				V2			

Diagnostik

B	V	Untersuchung	Datum 1 / 2 / 3
		Panendoskopie/PE	
		ÖGD	
		CT Kopf/Hals	
		MRT Kopf/Hals	
		CT Thorax	
		Sono Abdomen	
		Bronchoskopie	
		ING	
		Rö Thorax	
		CT Abdomen/Becken	
		FDG-PET-CT	
		Skelettszintigrafie	

B: Basisdiagnostik, V: Verlaufskontrolle
dunkelblau: sehr wichtig / blau: wichtig
hellblau: bei Symptom oder spezieller Tumorlage / weiß: bei Bedarf

Bisherige Therapien (OP/RT/ChT)

Datum	

R	L	Therapie Neck Dissection	Level
		radikale Neck Dissection	I–V
		modifiziert-radikale Neck Dissection, erhalten:	
		selektive Neck Dissection	
		– supraomohyoidale Ausräumung	I–III
		– posterolateral	II–V
		– lateral	II–IV
		– anterior	VI

R	L	Modifizierte Neck Dissection bei N0/N1	Level
		Mundhöhle	I–III
		Oropharynx	II–IV
		Hypopharynx + bei ösophagealer Ausdehnung	II–IV +VI
		Larynx	II–IV
		Nasopharynx	II–V
		ab N2:	I–V

Risikofaktoren

	ICD-10	Risikofaktoren
	F17.1	Nikotinabusus: .... Zigarette/Pfeife/Zigarre
	F10.1	C2-Abusus
	B00.9	Nasopharynx: EBV
	B97.7	Oropharynx: HPV16
	B97.7	Oropharynx: HPV18

AZ/EZ

	AZ nach Karnofsky	
	100	keine Beschwerden, keine sichtbaren Krankheitszeichen, Normalität
	90	Fähigkeit zu normaler Aktivität, keine Symptome oder Krankheitszeichen
	80	normale Aktivität unter Anstrengung, einige Krankheitszeichen oder Symptome
	70	Patient kann sich selber versorgen, ist aber zu normaler Arbeit nicht fähig
	60	Patient braucht gelegentlich Hilfe, kann aber die meisten Angelegenheiten selber erledigen
	50	Patient ist beträchtlich hilfsbedürftig, benötigt oft medizinische Hilfe
	40	Patient ist auf Pflege und Hilfe angewiesen
	30	starke Behinderung, Krankenhausaufenthalt ist indiziert, noch keine Lebensgefahr
	20	Krankenhausaufnahme notwendig, starke Krankheitszeichen, supportive Therapie notwendig
	10	Sterben

Gewicht [kg]	
Gewichtsverlust [kg]	
BMI	

Sonstiges

Zahnsanierung:
Aufbiss-Schiene:
Port/Mini-Port:
PEG:

Arzt

Name ______________________
Position ______________________
Datum ______________________

Unterschrift

2.3 Oropharynxkarzinom

2.3.1 Allgemeines

Epidemiologie

Altersgipfel: 60. Lebensjahr

Inzidenz: 250–300/10^6; ♀ : ♂ = 1 : 4

Risikofaktoren

- Alkohol
- Rauchen
- HPV 16 bei tonsillären Oropharynx- und Zungengrundkarzinomen (60–70%)

Prognostische Faktoren

Die Prognose hängt vom Tumorstadium ab, insbesondere vom LK-Status und der Histologie.

2.3.2 Klinik

Symptomatik

Frühsymptome sind häufig gering. Es kann zu einem Globusgefühl, Schluckstörungen oder einseitiger Tonsillenvergrößerung kommen.

Befallsmuster

Initial lokale Invasion, primär lymphogene Metastasierung (regionäre LK) und meist erst in Spätstadien Fernmetastasierung.

2.3.3 Tumordiagnostik

Bildgebung

CT Kopf/Hals: lokale Tumorausdehnung

MRT Kopf/Hals: Tumordarstellung, besserer Weichgewebekontrast zur Beurteilung der Gewebeinfiltration

CT Thorax: Ausschluss pulmonaler Filiae

Sono Abdomen: Ausschluss hepatischer Filiae

ING: seitengetrennte Nierenfunktionsprüfung vor platinhaltiger ChT

Rö Thorax: Ausschluss pulmonaler Filiae > 8 mm, ZVK-Lage, Pneumonie

CT Abdomen/Becken: Ausschluss Metastasen

FDG-PET-CT: lokale CT-Bildgebung, LK-Metastasen, Fernmetastasierung

Skelettszintigrafie: Ausschluss ossärer Metastasen

Sonstige Untersuchung

Panendoskopie/PE: lokale Tumorausdehnung

ÖGD: Ausschluss Zweitmalignom/Infiltration

Bronchoskopie: Tumorausdehnung

Tumormarker

Keine.

Histologie

Siehe Tumorerfassungsbogen (▶ Abb. 2.2).

2.3.4 Staging/Grading

Die Klassifikation erfolgt nach TNM, die Stadieneinteilung nach UICC.

2.3.5 Primärtherapie

„Major“-Risikofaktoren:
- R1 (/R2/Close Margin)
- LK-Metastase mit extrakapsulärer Tumorausbreitung (ECE)

„Minor“-Risikofaktoren:
- Tumorausdehnung: pT3, pT4
- LK-Befall: pN2, pN3
- V1
- Pn1

T1/T2:
- RT: T1 N0 und Kontraindikationen zur OP
- OP äquivalent zur primären RT

T3/T4:
- OP + RT empfohlen

Primäre RChT:
- Inoperabilität
- Ablehnung einer OP durch den Patienten

Postoperative RChT:
- 1 „Major“-Risikofaktor (s. o.)
- oder mindestens 2 „Minor“-Risikofaktoren (s. o.)

Post OP RT:
- 1 „Minor“-Risikofaktor (s. o.)
- pT1 pN1/pT2 pN1: fakultativ (DOESAK pN1-Studie)
- pT2 pN0: fakultativ

Operation

Stadienabhängig erfolgt die primäre OP mit Lymphonodektomie.

Radiotherapie

Dosierungen siehe ▸ Tab. 2.2 und ▸ Tab. 2.3.

T1/T2:
- T1: 64–66 Gy
- T2: 66–70 Gy

T3/T4:
- 70–75 Gy

RT:
- Hals bilateral
- Ausnahme: kleines Tonsillenkarzinom insbesondere des vorderen Tonsillenstiels ohne Infiltration von Zungengrund und ohne Erreichen der Mittellinie
- N0: 50 Gy
- N+ 65–66 Gy
- post OP 60 Gy
- nach radikaler Neck Dissection > 57 Gy anstreben (potenziell befallene LAW)
- prä OP 40–45 Gy

Bei Risikofaktoren (s. o.) post OP RT:
- 60 Gy Regionen mit einem Risikofaktor
- 66 Gy Regionen mit mehr als einem Risikofaktor

Akzellerierte RT:
- höhere lokale Kontrolle
- besseres Überleben
- höhere Toxizität

▸ **Aufklärung**
- Xerostomie
- Hörminderung
- Mukositis
- Hauterythem
- Lymphödem
- Karies
- Antibiotikaprophylaxe bei zahnärztlichen Eingriffen

Tab. 2.2 Dosierung primäre RT.

PTV	T1–T2	T3–T4
1. Ordnung	70 Gy	70–72 Gy
2. Ordnung	60 Gy	
3. Ordnung	50 Gy	

Tab. 2.3 Dosierung post OP RT.

PTV	
2. Ordnung	60–66 Gy (R1, ECE-Region)
3. Ordnung	50 Gy

▸ **Zweittumoren**
- Sarkome
- Zungenkarzinome

Systemische Therapie

Bei kombinierter RChT:
- Cisplatin
  - 100 mg/m^2 d1, 22, 43
  - oder bei reduziertem AZ/schlechter Verträglichkeit: Cisplatin 20 mg/m^2 d1–5 + 29–33 (maximal 3 Zyklen)
- oder Carboplatin bei KI zu Cisplatin
- oder Cetuximab
- oder Kombinationen mit 5-FU
  - Cisplatin 80 mg/m^2 d1 + 5-FU 1000 mg/m^2 über 24 h d1–4, Wiederholung: d22–29
  - Carboplatin AUC5 (AUC6) d1 + 5-FU 1000 mg/m^2 über 24 h d1–4 (d1–5), Wiederholung: d22–29
  - Mitomycin 10 mg/m^2 d1 + 5-FU 600–1000 mg/m^2 über 24 h d1–5, Wiederholung: d22–29

2.3.6 Rezidivtherapie

Individualentscheidung.

Operation

Individualentscheidung, falls möglich radikale OP mit Anstreben einer R0-Situation.

Radiotherapie

Individualentscheidung. Je nach Dosisvorbelastung ist eine Re-RT möglich.

Systemische Therapie

Individualentscheidung, abhängig von der vorhergehenden Therapie. Meist Kombinationsbehandlung (Cisplatin + 5-FU), evtl. Einsatz von Cetuximab in Kombination mit cisplatinbasierter Chemotherapie.

2.3.7 Palliative Therapie

Operation

Individualentscheidung.

Radiotherapie

Individualentscheidung. Therapie von symptomatischen Tumormanifestationen oder Metastasen möglich. Evtl. auch Therapie in Anlehnung zur Primärtherapie, um einen lokalen Tumorprogress so lange wie möglich zu verzögern.

Systemische Therapie

Individualentscheidung wie bei der Rezidivtherapie.

2.3.8 Nachsorge

Intervalle

Keine definierten Intervalle. Engmaschige Kontrolle zur Erkennung von Lokalrezidiven oder Zweittumoren sinnvoll.

Untersuchungen

HNO-Untersuchung.

Bildgebung

In Abhängigkeit von der initialen Tumorausdehnung bzw. bei klinischem Verdacht auf Metastasierung, Zweittumoren oder ein Tumorrezidiv sind schnittbildgebende Verlaufskontrollen sinnvoll.

Sonstige

Keine.

Tumormarker

Keine.

2.3.9 Literatur

Berger D, Engelhardt R, Mertelsmann R, Hrsg. Das Rote Buch: Hämatologie und Internistische Onkologie. 4. Aufl. München: Ecomed Medizin; 2010

Bernier J et al. Defining risk levels in locally advanced head and neck cancers: A comparative analysis of concurrent postoperative radiation plus chemotherapy trial of the EORTC (#22931) and RTOG (#9501). Head Neck 2005; 27: 843–850

Bernier J et al. Postoperative irradiation with or without concomitant chemotherapy for locally advanced head and neck cancer. N Eng J Med 2004; 350: 1945–1952

Cooper JS et al. Postoperative concurrent radiotherapy and chemotherapy for high risk squamous cell carcinoma of the head and neck. N Eng J Med 2004; 350: 1937–1944

Lohr F, Wenz F, Hrsg. Strahlentherapie kompakt. 2. Aufl. München: Urban & Fischer in Elsevier; 2007

Preiß J, Dornoff W, Hagmann FG, Schmieder A, Hrsg. Taschenbuch Onkologie 2010/2011. 15. Aufl. München: W. Zuckerschwerdt Verlag; 2010

Wannenmacher M, Debus J, Wenz F. Strahlentherapie. Berlin: Springer; 2006

Wittekind C, Klimpfinger M, Sobin LH. TNM-Atlas, 5. Aufl. Berlin: Springer; 2005

Wittekind C, Meyer HJ, Hrsg. TNM-Klassifikation maligner Tumoren. 7. Aufl. Weinheim: Wiley-VCH Verlag; 2010

2.3.10 Studien

Deutsche Krebsgesellschaft: www.studien.de

EORTC: www.eortc.be

2.4 Hypopharynxkarzinom

2.4.1 Allgemeines

Epidemiologie

Altersgipfel: 50.–60. Dekade

Inzidenz: ♀:♂ = 1:4 bis 1:8

2–8 % der Kopf-Hals-Tumoren

Risikofaktoren

- Alkohol
- Rauchen

Prognostische Faktoren

Die Prognose hängt vom Tumorstadium ab.

► **Therapeutische Risikofaktoren**
- Behandlungsbeginn > 6 Wochen nach OP
- reduzierter AZ

2.4.2 Klinik

Symptomatik

Meist treten uncharakteristische Symptome wie unklare Dysphagie, Globussyndrom, Foetor ex ore oder ein „Kratzen im Hals“ auf. Spätsymptome sind ein Fortschreiten der Dysphagie bis zur Schluckunfähigkeit sowie das Abhusten von Blut. Durch lokalen Tumorprogress und große Lymphome kann es zu Schmerzen kommen.

Befallsmuster

Zunächst lokales Tumorwachstum, später Metastasierung. Etwa 60 % der Tumoren entstehen im Sinus piriformis, ca. 30 % in der Postkrikoidregion sowie ca. 10 % am Bereich der Hypopharynxhinterwand.

2.4.3 Tumordiagnostik

Bildgebung

CT Kopf/Hals: lokale Tumorausdehnung

MRT Kopf/Hals: Tumordarstellung, besserer Weichgewebekontrast zur Beurteilung der Gewebeinfiltration

CT Thorax: Ausschluss pulmonaler Filiae

Sono Abdomen: Ausschluss hepatischer Filiae

ING: seitengetrennte Nierenfunktionsprüfung vor platinhaltiger ChT

Rö Thorax: Ausschluss pulmonaler Filiae > 8 mm, ZVK-Lage, Pneumonie

CT Abdomen/Becken: Ausschluss Metastasen

FDG-PET-CT: lokale CT-Bildgebung, LK-Metastasen, Fernmetastasierung

Skelettszintigrafie: Ausschluss ossärer Metastasen

Sonstige Untersuchung

Panendoskopie/PE: lokale Tumorausdehnung

ÖGD: Ausschluss Zweitmalignom/Infiltration

Bronchoskopie: Tumorausdehnung

Tumormarker

Keine.

Histologie

Siehe Tumorerfassungsbogen (▶ Abb. 2.2). Es handelt sich fast ausschließlich um Plattenepithelkarzinome.

2.4.4 Staging/Grading

Die Klassifikation erfolgt nach TNM, die Stadieneinteilung nach UICC.

2.4.5 Primärtherapie

„Major"-Risikofaktoren:
- R1/R2
- LK-Metastase mit extrakapsulärer Tumorausbreitung

„Minor"-Risikofaktoren:
- Tumorausdehnung: pT3, pT4
- LK-Befall: pN2, pN3
- V1
- Pn1

T1/T2:
- primäre RT: T1N0 und KI zur OP
- OP äquivalent zu primärer RT: partielle Pharyngektomie + Neck Dissection + RT post OP

T3/T4:
- OP: totale Pharyngektomie + Neck Dissection
- + RT
- bei inoperablen Tumoren RT + ggf. simultane ChT mit 5-Fu und Cisplatin oder Mitomycin C

Simultane RChT:
- Inoperabilität
- OP abgelehnt

Sequenzielle RChT:
- Wunsch des Patienten nach Larynxfunktionserhalt, wenn Indikation zur Laryngektomie besteht.

Post OP RChT:
- 1 „Major"-Risikofaktor (s. o.)
- oder mindestens 2 „Minor"-Risikofaktoren (s. o.)

Post OP RT:
- 1 „Minor"-Risikofaktor (s. o.)
- pT1 pN1/pT2 pN1: fakultativ
- pT2 pN0: fakultativ

Operation

Meist erfolgt eine primär operative Versorgung mit dem Ziel, eine R0-Resektion von Primärtumor und LK-Metastasen zu erreichen.

Radiotherapie

Dosierungen siehe ▶ Tab. 2.4 und ▶ Tab. 2.5.

Hypopharynxkarzinom:
- hintere zervikale LK bei allen Lokalisationen selten; bei Karzinomen im Sinus piriformis so gut wie nie submandibuläre LK, bei allen anderen Lokalisationen maximal 20 %; daher bei N0–N1 meist Therapie von Level II–IV adäquat, ab N2 Level I–V
- RT Primarius + LAW beidseitig
- Hyperfraktionierung
- Concomittant Boost
- ZV: Hypopharynx + zervikaler Ösophagus (1–2 Trachealringe), oft auch mit Oropharynx und teilweise Nasopharynx bis 50 Gy

T1/T2:
- partielle Pharyngektomie + Neck Dissection + 60 Gy post OP = 66–70 Gy primärer RT
- T1: 64–66 Gy
- T2–4: 70–72 Gy

Tab. 2.4 Dosierung primäre RT.

PTV	T1–T2	T3–T4
1. Ordnung	66–70 Gy	70–72 Gy
2. Ordnung	60 Gy	
3. Ordnung	50 Gy	

Tab. 2.5 Dosierung post OP RT.

PTV	
1. Ordnung	66 Gy (R1, ECE)
2. Ordnung	60 Gy
3. Ordnung	50 Gy

T3/T4:
- OP + RT 66–70 Gy
- bei inoperablen Tumoren 70–72 Gy + ggf. simultane ChT mit 5-FU und Cisplatin oder Mitomycin C

N0:
- 50 Gy

N+:
- 64–66 Gy bei < 2 cm
- 70 Gy bei > 2 cm

Zielvolumen:
- lokale + regionäre LAW
- T1–2 N0: Level II–IV
- T3–4 N+: Level II–IV + retropharyngeale LK
- N2c + beidseits Level V

Systemische Therapie

Bei kombinierter RChT:
- Cisplatin
  - 100 mg/m² d1, 22, 43
  - oder bei reduziertem AZ/schlechter Verträglichkeit: Cisplatin 20 mg/m² d1–5 + 29–33 (maximal 3 Zyklen)
- oder Carboplatin bei KI zu Cisplatin
- oder Cetuximab
- oder Kombinationen mit 5-FU
  - Cisplatin 80 mg/m² d1 + 5-FU 1000 mg/m² über 24 h d1–4, Wiederholung: d22–29
  - Carboplatin AUC5 (AUC6) d1 + 5-FU 1000 mg/m² über 24 h d1–4 (d1–5), Wiederholung: d22–29
  - Mitomycin 10 mg/m² d1 + 5-FU 600–1000 mg/m² über 24 h d1–5, Wiederholung: d22–29

2.4.6 Rezidivtherapie

Individualentscheidung. Falls möglich, erneute kurative OP.

Operation

Individualentscheidung.

Radiotherapie

Je nach Dosisvorbelastung kann eine erneute Radiatio zur Senkung der Wahrscheinlichkeit für ein lokales Tumorrezidiv erwogen werden.

Systemische Therapie

Individualentscheidung, abhängig von der vorhergehenden Therapie. Meist Kombinationsbehandlung (Cisplatin + 5-FU), evtl. Einsatz von Cetuximab in Kombination mit cisplatinbasierter Chemotherapie.

2.4.7 Palliative Therapie

Operation

Individualentscheidung.

Radiotherapie

Individualentscheidung. Eine Radiatio symptomatischer Tumormanifestationen von Lymphomen oder Metastasen ist möglich.

Systemische Therapie

Individualentscheidung wie bei der Rezidivtherapie.

2.4.8 Nachsorge

Intervalle

Keine definierten Intervalle. Engmaschige Kontrolle zur Erkennung von Lokalrezidiven oder Zweittumoren ist sinnvoll.

Untersuchungen

HNO-Untersuchung.

Bildgebung

In Abhängigkeit von der initialen Tumorausdehnung bzw. bei klinischem Verdacht auf eine Metastasierung, Zweittumoren oder ein Tumorrezidiv sind schnittbildgebende Verlaufskontrollen sinnvoll.

Sonstige

Keine.

Tumormarker

Keine.

2.4.9 Literatur

Berger D, Engelhardt R, Mertelsmann R, Hrsg. Das Rote Buch: Hämatologie und Internistische Onkologie. 4. Aufl. München: Ecomed Medizin; 2010

Bernier J et al. Defining risk levels in locally advanced head and neck cancers: A comparative analysis of concurrent postoperative radiation plus chemotherapy trial of the EORTC (#22931) and RTOG (#9501). Head Neck 2005; 27: 843–850

Bernier J et al. Postoperative irradiation with or without concomitant chemotherapy for locally advanced head and neck cancer. N Eng J Med 2004; 350: 1945–1952

Cooper JS et al. Postoperative concurrent radiotherapy and chemotherapy for high risk squamous cell carcinoma of the head and neck. N Eng J Med 2004; 350: 1937–1944

Lohr F, Wenz F, Hrsg. Strahlentherapie kompakt. 2. Aufl. München: Urban & Fischer in Elsevier; 2007

Preiß J, Dornoff W, Hagmann FG, Schmieder A, Hrsg. Taschenbuch Onkologie 2010/2011. 15. Aufl. München: W. Zuckerschwerdt Verlag; 2010

Wannenmacher M, Debus J, Wenz F. Strahlentherapie. Berlin: Springer; 2006

Wittekind C, Klimpfinger M, Sobin LH. TNM-Atlas, 5. Aufl. Berlin: Springer; 2005

Wittekind C, Meyer HJ, Hrsg. TNM-Klassifikation maligner Tumoren. 7. Aufl. Weinheim: Wiley-VCH Verlag; 2010

2.4.10 Studien

Deutsche Krebsgesellschaft: www.studien.de

EORTC: www.eortc.be

2.5 Mundhöhle und Lippe

2.5.1 Allgemeines

Epidemiologie

Unter Mundhöhlenkarzinomen werden alle malignen Tumoren der Mundhöhle, der Zunge (vordere ⅔), des Zahnfleischs, des Mundbodens, des Gaumens und der Lippen zusammengefasst.

Altersgipfel: nach 5. Lebensdekade, 60. und 70. Lebensjahr

Inzidenz: 6% aller Krebserkrankungen, ♀:♂ = 1:2

Risikofaktoren

- Alkohol
- Rauchen
- virale Kofaktoren (HPV 16 bei tonsillären Oropharynxkarzinomen)

Prognostische Faktoren

Ungünstig:
- Infiltration Gingiva
- Infiltration Periost
- Infiltration Zunge

Bei C2-induzierten Tumoren ist es wichtig, dass kein weiterer C2-Konsum erfolgt.

2.5.2 Klinik

Symptomatik

Fortgeschrittene Tumoren fallen durch eine Dysphagie, Ulzera oder Lymphome auf. Frühstadien sind häufig ein Zufallsbefund bei HNO-ärztlichen oder zahnärztlichen Untersuchungen. Bei nicht abheilenden Läsionen sind Tumoren auszuschließen.

Befallsmuster

Lippentumoren: 92% der Tumoren an der Unterlippe, Rest an Oberlippe und in den Mundwinkeln, ca. 10% LK+.

2.5.3 Tumordiagnostik

Bildgebung

CT Kopf/Hals: lokale Tumorausdehnung

MRT Kopf/Hals: Tumordarstellung, besserer Weichgewebekontrast zur Beurteilung der Gewebeinfiltration

CT Thorax: Ausschluss pulmonaler Filiae

Sono Abdomen: Ausschluss hepatischer Filiae

ING: seitengetrennte Nierenfunktionsprüfung vor platinhaltiger ChT

Rö Thorax: Ausschluss pulmonaler Filiae > 8 mm, ZVK-Lage, Pneumonie

CT Abdomen/Becken: Ausschluss Metastasen

FDG-PET-CT: lokale CT-Bildgebung, funktionelle Bildgebung, LK-Metastasen, Fernmetastasierung

Skelettszintigrafie: Ausschluss ossärer Metastasen, Knochenarrosion

Sonstige Untersuchung

Panendoskopie/PE: lokale Tumorausdehnung

ÖGD: Ausschluss Zweitmalignom/Infiltration

Tumormarker

Keine.

Histologie

Meist Plattenepithelkarzinome.

2.5.4 Staging/Grading

Die Klassifikation erfolgt nach TNM, die Stadieneinteilung nach UICC.

2.5.5 Primärtherapie

Therapeutische Risikofaktoren:
- extrakapsuläre LK-Extension (ECE)
- Resektionsränder knapp oder positiv
- Nerveninfiltration durch Tumor
- ≥ 2 positive LK
- ≥ 2 positive LK-Gruppen
- größter Knoten > 3 cm
- Behandlungsbeginn > 6 Wochen nach OP
- reduzierter AZ

Spezielle Risikofaktoren:
- Tiefeninfiltration
- Grading
- Größe
- Hautinfiltration
- Befall des Mundwinkels

„Major"-Risikofaktoren:
- R1, R2
- R0 mit Resektionsrand < 5 mm
- Kapseldurchbruch (ECE)

„Minor"-Risikofaktoren
- Tumorausdehnung: pT3, pT4
- LK: N2, N3
- V1
- Pn1

► **Generell**
- post OP RT nicht nötig im Stadium I/II ohne Risikofaktoren (s. o.)
- RT generell im Stadium III/IV indiziert (T1/T2 N1 umstritten)
- platinhaltige post OP RChT Standard bei den Risikofaktoren ECE und R+; für andere Risikofaktoren ist sie optional

► **Speziell**
- OP bei kleinen Tumoren, bei größeren RT kosmetisch besser
- keine RT bei Knochenbeteiligung wegen Osteoradionekrosegefahr
- RT bei Tumoren der Kommissur günstiger als OP wegen hohem Rezidivrisiko (Therapie wie bei Wangenkarzinom)
- bei N+ Neck Dissection und evtl. RT

► **Primäre RT**
- T1N0 und Vorliegen von Kontraindikationen gegen eine OP

► **Simultane RChT**
- Inoperabilität
- Ablehnung einer OP durch den Patienten

► **Postoperative RChT**
- 1 „Major"-Risikofaktor (s. o.)
- 2 oder mehr „Minor"-Risikofaktoren

► **Postoperative RT**
- mindestens 1 „Minor"-Risikofaktor
- Tumorausdehnung: pT3, pT4
- LK: pN2, pN3
- V1
- Pn1

► **Wange/bukkale Mukosa**
- OP oder primäre RT
- OP bei Infiltration Gingiva oder Knochen

► **Gingiva/Alveolarkamm/harter Gaumen/Trigonum retromolare**
- bei Tumoren hinter 3. Molar auf R. ascendens der Mandibula häufig Invasion von Periost, Durchbruch in die Fossa pterygopalatina und Sinus cavernosus
- RT LAW indiziert, da 40 % LK+
- bei Knocheninvasion zuerst OP

Indikation zur post OP RT:
- nach Resektion von großen Tumoren
- R1 oder Close Margin
- perineurale Infiltration
- LK+
- Kapseldurchbruch

► **Mundboden**
- frühe Infiltration von Zunge und Mandibula, dann keine primäre RT

► **Zungenkarzinom (vordere ⅔)**
- meist erfolgt die operative Versorgung (mit 1 mm Sicherheitsabstand operabel)

► **T1/T2**
- OP äquivalent zur RT
- RT post OP bei R+

► **T3/T4**
- OP + RT Primarius und LAW

RT-Indikationen:
- R1 oder Close Margin
- N+
- extrakapsuläres Wachstum
- perineurale Infiltration

RT LAW:
- frühe Stadien: Level I–III (ipsilateral submandibulär, hochzervikal)
- bei primärer RT gesamte homolaterale LAW
- bei T3/T4 bilaterale LAW

Operation

Ziele: lokale Exzision bei kosmetisch möglichst gutem Ergebnis.

Radiotherapie

Dosierungen siehe ▶ Tab. 2.6 und ▶ Tab. 2.7.

Generell:

- nicht operierte Areale mit potenziellem mikroskopischen Befall: 50–55 Gy
- Areale mit potenziellem mikroskopischen Befall post OP: 60 Gy
- makroskopischer Befall: 65–70 Gy
- großer makroskopischer Befall: 75–80 Gy
- elektive LK-RT bei Befallsrisiko > 10–20 %

RT Primarius:

- Sicherheitssaum 2 cm
- Boost: + 1 cm
- T1: 50 Gy
- T2: 60 Gy

RT der LAW:

- 50–55 Gy/60 Gy/Kapseldurchbruch 63 Gy
- submental
- submandibulär
- subdigastrisch

Mittlere und untere juguläre LK

▶ Aufklärung

- Weichgewebsnekrosen
- Knochennekrosen (Osteoradionekrose)
- Geschmacksverlust
- Xerostomie
- Zahnkaries
- Mukosadefekte
- Missempfindungen mit Brennen im Bereich der Zunge

▶ Wange/bukkale Mukosa

- OP oder primäre RT mit > 60 Gy auf den Primärtumor
- RT ipsilaterale LAW (außer pN0) 50 Gy bei cN0, 60 Gy bei N+
- RT bei Beteiligung der Kommissur
- Boost mit e-

▶ Gingiva/Alveolarkamm/harter Gaumen/Trigonum retromolare

- primäre RT 60–70 Gy
- T1–T2: 60–65 Gy
- T3–T3: 70 Gy

▶ Mundboden

- früh N+ (submandibulär, jugulodigastrisch)
- LK retromandibulär und supraklaviulär nur bei ausgedehnter Metastasierung

T1/T2:

- OP äquivalent zur RT (meist OP wegen Osteoradionekrose)

T3/T4:

- OP + RT
- bei Mittellinienbefall (bei 50 % der Patienten) RT LAW bilateral
- maximal 65 Gy perkutan

Tab. 2.6 Dosierung primäre RT.

PTV	T1–T2	T3–T4
1. Ordnung	66–70 Gy	70–72 Gy
2. Ordnung	60 Gy	
3. Ordnung	50 Gy	

Tab. 2.7 Dosierung postoperative RT.

PTV	
1. Ordnung	60–66 Gy (R1)
2. Ordnung	60–66 Gy (ECE)
3. Ordnung	50 Gy

▶ Zungenkarzinom (vordere ⅔)

T1/T2:

- OP äquivalent zur RT
- RT post OP bei R+

T3/T4:

- OP + RT Primarius und LAW
- Primarius 60–70 Gy
- N0: 50 Gy
- pN+: 60 Gy
- perkutan 75 Gy nicht überschreiten, evtl. Brachy-Boost bis 80 Gy
- evtl. hyperfraktioniert-akzelerierte RT mit simultaner ChT/Concomittant Boost

Spezielle LK-Zielvolumina:

- anteriore Zunge, Mundboden: Hinterkante Wirbelkörper

Systemische Therapie

Bei kombinierter RChT:

- Cisplatin
  - 100 mg/m^2 d1, 22, 43
  - oder bei reduziertem AZ/schlechter Verträglichkeit: Cisplatin 20 mg/m^2 d1–5 + 29–33 (maximal 3 Zyklen)
- oder Carboplatin bei KI zu Cisplatin
- oder Cetuximab
- oder Kombinationen mit 5-FU
  - Cisplatin 80 mg/m^2 d1 + 5-FU 1000 mg/m^2 über 24 h d1–4, Wiederholung: d22–29
  - Carboplatin AUC5 (AUC6) d1 + 5-FU 1000 mg/m^2 über 24 h d1–4 (d1–5), Wiederholung: d22–29
  - Mitomycin 10 mg/m^2 d1 + 5-FU 600–1000 mg/m^2 über 24 h d1–5, Wiederholung: d22–29

2.5.6 Rezidivtherapie

Operation

Individualentscheidung. Falls möglich, zweite OP mit R0-Resektion anstreben.

Radiotherapie

In Abhängigkeit von der Vorbehandlung ist eine erneute Radiatio meist nicht möglich. Sie ist zur Verbesserung der lokalen Kontrolle als Individualentscheidung denkbar.

Systemische Therapie

Individualentscheidung, abhängig von der vorhergehenden Therapie. Meist Kombinationsbehandlung (Cisplatin + 5-FU), evtl. Einsatz von Cetuximab in Kombination mit cisplatinbasierter Chemotherapie.

2.5.7 Palliative Therapie

Operation

Individualentscheidung. Evtl. OP symptomatischer Metastasen sinnvoll.

Radiotherapie

Individualentscheidung. Therapie von symptomatischen Tumormanifestationen oder Metastasen möglich. Evtl. auch Therapie in Anlehnung zur Primärtherapie, um einen lokalen Tumorprogress so lange wie möglich zu verzögern.

Systemische Therapie

Individualentscheidung wie bei der Rezidivtherapie.

2.5.8 Nachsorge

Intervalle

Keine definierten Intervalle. Engmaschige Kontrolle zur Erkennung von Lokalrezidiven oder Zweittumoren sinnvoll.

Untersuchungen

Klinische Untersuchung.

Bildgebung

In Abhängigkeit von der initialen Tumorausdehnung bzw. bei klinischem Verdacht auf eine Metastasierung, Zweittumoren oder ein Tumorrezidiv sind schnittbildgebende Verlaufskontrollen sinnvoll.

Sonstige

Keine.

Tumormarker

Keine.

2.5.9 Literatur

Berger D, Engelhardt R, Mertelsmann R, Hrsg. Das Rote Buch: Hämatologie und Internistische Onkologie. 4. Aufl. München: Ecomed Medizin; 2010
Lohr F, Wenz F, Hrsg. Strahlentherapie kompakt. 2. Aufl. München: Urban & Fischer in Elsevier; 2007
Preiß J, Dornoff W, Hagmann FG, Schmieder A, Hrsg. Taschenbuch Onkologie 2010/2011. 15. Aufl. München: W. Zuckerschwerdt Verlag; 2010
Wannenmacher M, Debus J, Wenz F. Strahlentherapie. Berlin: Springer; 2006
Wittekind C, Klimpfinger M, Sobin LH. TNM-Atlas, 5. Aufl. Berlin: Springer; 2005
Wittekind C, Meyer HJ, Hrsg. TNM-Klassifikation maligner Tumoren. 7. Aufl. Weinheim: Wiley-VCH Verlag; 2010

2.5.10 Studien

US/NIH: www.clinicaltrials.gov

Tumorerfassung: HNO / Mundhöhle und Lippen

Patient

Name ______________________________

Vorname ______________________________

Geb.-datum ______________________________

Fallnummer ______________________________

Anatomie

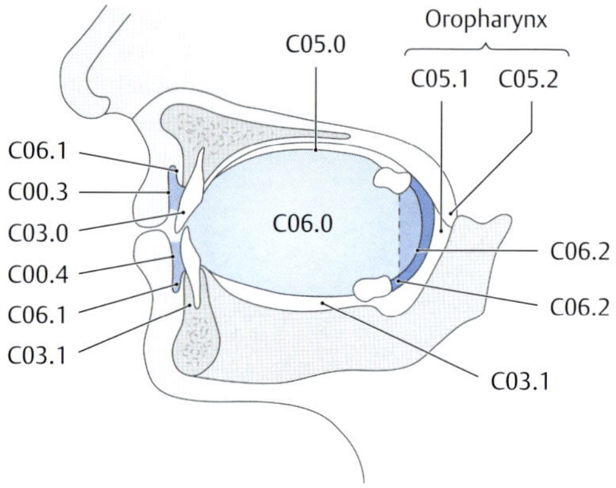

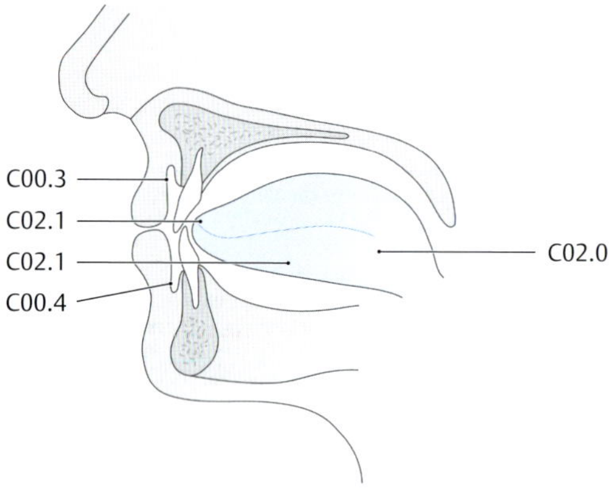

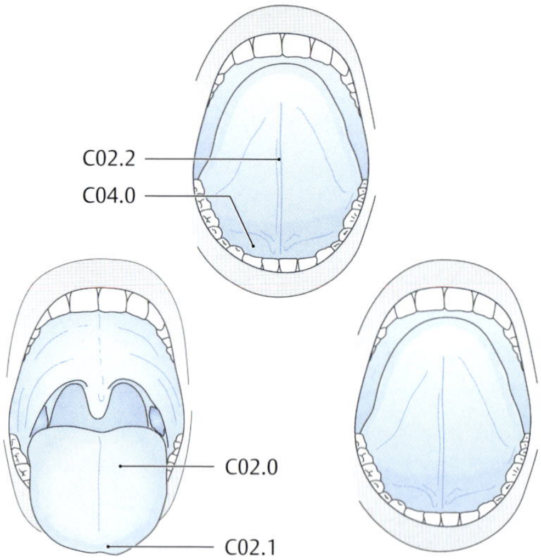

(Zunge: nur vordere ⅔ als Mundhöhlenkarzinom klassifiziert)

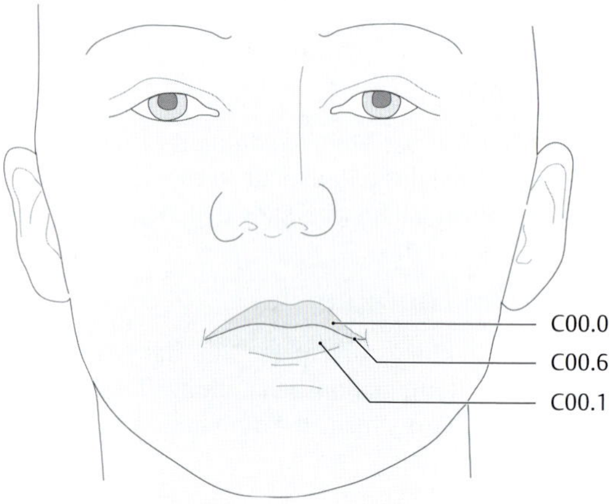

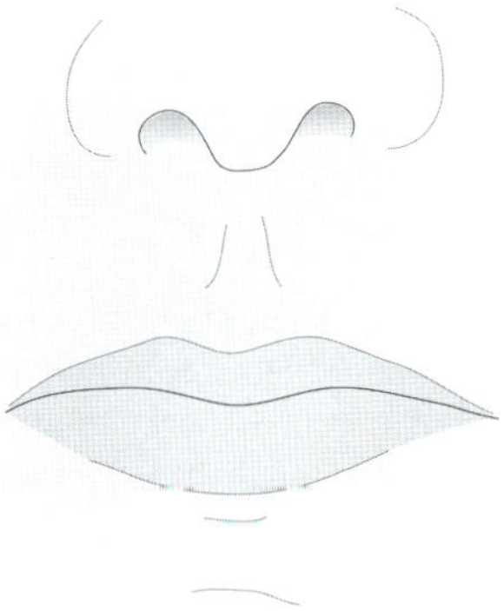

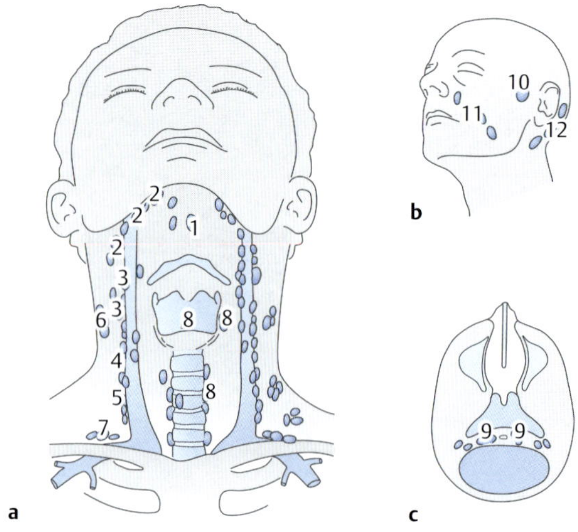

Abb. 2.3 Tumorerfassung: HNO – Mundhöhle und Lippe.

Tumorerfassung: HNO / Mundhöhle und Lippen

ICD-O

R	L	ICD-O	Lokalisation Lippe/Mundwinkel
		C00.0	Oberlippe, Lippenrot
		C00.1	Unterlippe, Lippenrot
		C00.3	Schleimhaut Oberlippe
		C00.4	Schleimhaut Unterlippe
		C00.6	Mundwinkel
R	**L**	**ICD-O**	**Lokalisation Zunge**
		C02.0	Zungenrücken (vordere ⅔)
		C02.1	Zungenspitze
		C02.2	Zungenunterseite
		C02.3	bewegliche Zunge, nicht näher bezeichnet
		C02.4	Zungentonsille
		C02.8	Zunge, mehrere Teilbereiche
		C02.9	Zunge, nicht näher bezeichnet
R	**L**	**ICD-O**	**Lokalisation Zahnfleisch**
		C03.0	Oberkieferzahnfleisch
		C03.1	Unterkieferzahnfleisch
		C03.9	Zahnfleisch, nicht näher bezeichnet
R	**L**	**ICD-O**	**Lokalisation Mundboden**
		C04.0	vorderer Teil des Mundbodens
		C04.1	seitlicher Teil des Mundbodens
		C04.8	Mundboden, mehrere Teilbereiche
		C04.9	Mundboden, nicht näher bezeichnet
R	**L**	**ICD-O**	**Lokalisation Gaumen**
		C05.0	harter Gaumen
		C05.1	weicher Gaumen
		C05.2	Uvula
		C05.8	Gaumen, mehrere Teilbereiche
		C05.9	Gaumen, nicht näher bezeichnet
R	**L**	**ICD-O**	**Lokalisation Mund**
		C06.0	Wangenschleimhaut
		C06.1	Vestibulum oris
		C06.2	Retromolargegend
		C06.8	sonstige nicht näher bezeichnete Teile des Mundes, mehrere Teilbereiche überlappend
		C06.9	Mund, nicht näher bezeichnet
			Sonstige:

Art der Klassifikation

	Symbol	Art der Klassifikation
	c	klinische Klassifikation
	p	pathologische Klassifikation
	a	Autopsie
	y	während/nach initialer multimodaler Therapie
	r	Rezidivtumor

T

R	L	Mundhöhle + Lippe		
		TX	Primärtumor kann nicht beurteilt werden	
		Tis	Carcinoma in situ	
		T0	kein Anhalt für Primärtumor	
		T1	Tumor ≤ 2 cm	
		T2	Tumor > 2 cm, ≤ 4 cm	
		T3	Tumor > 4 cm	
		T4	a	– Lippe: durch kortikalen Knochen, N. alveolaris inf., Mundboden, Haut – Mundhöhle: durch kortikalen Knochen, äußere Muskulatur der Zunge, Kieferhöhle, Haut
			b	Infiltration Spatium masticatorium, Processus pterygoideus oder Schädelbasis oder umschließt die A. carotis int.

Eine nur oberflächliche Erosion des Knochens oder eines Zahnfachs durch einen Tumor der Gingiva berechtigt nicht zur Einordnung eines Tumor als T4.

N

R	L	Lymphknotenlokalisationen/Level nach Robins		
			Nr.*	
		Ia	1	submental
		Ib	2	submandibulär
		II	3	kranial (vom Hyoid) jugulär (tief zervikal)
		III	4	mittlere (Hyoid bis Krikoid) jugulare (tief zervikale) LK
		IV	5	kaudal (vom Krikoid) jugulär (tief zervikale) LK
		V		hinteres Halsdreieck (dorsal M. sternocleidomastoideus)
			6	dorsal zervikal (oberflächlich zervikal) entlang des N. accessorius
			7	supraklavikulär
		VI	8	anteriores Kompartment: prälaryngeal („Delphi-LK"), prätracheal, paratracheal
			9	retropharyngeal
			10	Parotislymphknoten
			11	Wangenlymphknoten
			12	retroaurikulär und okzipital

Die lokoregionären LK sind die Halslymphknoten.
* Nummern siehe Abbildung

R	L	Mundhöhle + Lippe		
		NX	LK nicht beurteilbar/Staging inkomplett	
		N0	keine LK betroffen	
		N1	ipsilateral solitär ≤ 3 cm	
		N2	a	ipsilateral solitär > 3 – 6 cm
			b	ipsilateral multipel ≤ 6 cm
			c	bilateral, kontralateral ≤ 6 cm
		N3	> 6 cm	

In der Mittellinie gelegene LK gelten als ipsilateral.
pN0: selektive Neck Dissection und histologische Untersuchung von ≥ 6 LK oder radikale oder modifiziert radikale Neck Dissection und histologische Untersuchung von ≥ 10 LK

M

	Fernmetastasen Mundhöhle + Lippe	
	MX	Staging inkomplett
	M0	keine Fernmetastasen
	M1	Fernmetastasen (siehe Ergänzungsbogen)

Tumorerfassung: HNO / Mundhöhle und Lippen

Stadieneinteilung

	Tis	T1	T2	T3	T4a	T4b	M1
N0	0	I	II	III	IVA	IVB	IVC
N1		III	III	III	IVA	IVB	IVC
N2		IVA	IVA	IVA	IVA	IVB	IVC
N3		IVB	IVB	IVB	IVB	IVB	IVC

Histologie

R	
L	

R	L	Histologie	Differenzierung	
		WHO Typ 1: verhornendes Plattenepithelkarzinom	G1	gut differenziert
		WHO Typ 2: nicht verhornendes Plattenepithelkarzinom	G2	mäßig differenziert
		WHO Typ 3: undifferenziertes Karzinom	G3	schlecht differenziert
			G4	entdifferenziert

	RX		LX		VX		PnX
	R0		L0		V0		Pn0
	R1		L1		V1		Pn1
	R2				V2		

R	L	ICD-10	Präkanzerose
		K13.2	Leukoplakie
		C44.9	Morbus Bowen
		Q82.9	Melanosis circumscripta praecancerosa
		L43.9	Lichen ruber planus

Diagnostik

B	V	Untersuchung	Datum 1 / 2 / 3
		Panendoskopie/PE	
		ÖGD	
		CT Kopf/Hals	
		MRT Kopf/Hals	
		CT Thorax	
		Sono Abdomen	
		ING	
		FDG-PET-CT	
		Rö Thorax	
		CT Abdomen/Becken	
		Skelettszintigrafie	

B: Basisdiagnostik, V: Verlaufskontrolle
dunkelblau: sehr wichtig / blau: wichtig
hellblau: bei Symptom oder spezieller Tumorlage / weiß: bei Bedarf

Bisherige Therapien (OP/RT/ChT)

Datum	

R	L	Therapie Neck Dissection	Level
		radikale Neck Dissection	I–V
		modifiziert-radikale Neck Dissection, erhalten:	
		selektive Neck Dissection	
		– supraomohyoidale Ausräumung	I–III
		– posterolateral	II–V
		– lateral	II–IV
		– anterior	VI

R	L	Modifizierte Neck Dissection bei N0/N1	Level
		Mundhöhle	I–III
		Oropharynx	II–IV
		Hypopharynx + bei ösophagealer Ausdehnung	II–IV +VI
		Larynx	II–IV
		Nasopharynx	II–V
		ab N2:	I–V

Risikofaktoren

	ICD-10	Risikofaktoren
	F17.1	Nikotinabusus: .... Zigarette/Pfeife/Zigarre
	F10.1	C2-Abusus

AZ/EZ

	AZ nach Karnofsky	
	100	keine Beschwerden, keine sichtbaren Krankheitszeichen, Normalität
	90	Fähigkeit zu normaler Aktivität, keine Symptome oder Krankheitszeichen
	80	normale Aktivität unter Anstrengung, einige Krankheitszeichen oder Symptome
	70	Patient kann sich selber versorgen, ist aber zu normaler Arbeit nicht fähig
	60	Patient braucht gelegentlich Hilfe, kann aber die meisten Angelegenheiten selber erledigen
	50	Patient ist beträchtlich hilfsbedürftig, benötigt oft medizinische Hilfe
	40	Patient ist auf Pflege und Hilfe angewiesen
	30	starke Behinderung, Krankenhausaufenthalt ist indiziert, noch keine Lebensgefahr
	20	Krankenhausaufnahme notwendig, starke Krankheitszeichen, supportive Therapie notwendig
	10	Sterben

Gewicht [kg]	
Gewichtsverlust [kg]	
BMI	

Sonstiges

Zahnsanierung:
Aufbiss-Schiene:
Port/Mini-Port:
PEG:

Arzt

Name ______________________
Position ______________________
Datum ______________________

Unterschrift

2.6 Speicheldrüsenkarzinome

2.6.1 Allgemeines

Epidemiologie

Altersgipfel: 60–70 Jahre

Inzidenz: $10/10^6$

4–5 % der HNO-Tumoren

Risikofaktoren

Strahlenexposition.

Prognostische Faktoren

Das Grading ist für die Prognose wichtiger als der histologische Typ.

2.6.2 Klinik

Symptomatik

Häufig imponiert zunächst eine Schwellung der Speicheldrüsen, die häufig nicht sofort histologisch abgeklärt wird.

Befallsmuster

Kennzeichen maligner Tumoren:
- schnelles Wachstum
- Schmerzen
- Fazialislähmung
- 80 % in der Glandula parotidea

2.6.3 Tumordiagnostik

Bildgebung

CT Kopf/Hals: lokale Tumorausdehnung

MRT Kopf/Hals: Tumordarstellung, besserer Weichgewebekontrast zur Beurteilung der Gewebeinfiltration

CT Thorax: Ausschluss pulmonaler Filiae

Sono Abdomen: Ausschluss hepatischer Filiae

Rö Thorax: Ausschluss pulmonaler Filiae > 8 mm, ZVK-Lage, Pneumonie

CT Abdomen/Becken: Ausschluss Metastasen

Sonstige Untersuchung

Panendoskopie/PE: Lokale Tumorausdehnung

ÖGD: Ausschluss Zweitmalignom

Tumormarker

Keine.

Histologie

- 95 % epitheliale Karzinome

Pleomorphes Adenom:
- 70 % der Tumoren der Glandula parotidea
- Pseudokapsel
- 20 % Lokalrezidive nach OP
- histologisch benigne, aber Fernmetastasen möglich
- 5–10 % maligne Entartung
- keine RT!

Adenolymphom (Warthin-Tumor):
- heterotopes Speicheldrüsengewebe in LK
- histologisch monomorphes Adenom
- 5 % Lokalrezidive nach OP
- RT nur bei primärer Inoperabilität, dann mit 50 Gy

► **Maligne Tumoren**
Low Grade:
- Azinuszellkarzinom
  - 5–16 % LK positiv
  - 12 % M1
  - 40 % Lokalrezidive nach OP
- Mukoepidermoidkarzinom
  - 5 % LK positiv
  - selten M1
  - 15 % Rezidive nach OP

High Grade:
- niedrig differenziertes Mukoepidermoidkarzinom
  - selten
  - 50 % LK positiv
  - 30 % M+
  - 60 % Rezidive
- Plattenepithel-/Adeno-/undifferenzierte Karzinome
  - selten
  - 40–50 % LK positiv
  - 30 % M+
  - 60 % Rezidive nach OP
- adenoidzystisches Karzinom
  - 7 % der Tumoren
  - 60 % in kleinen Speicheldrüsen
  - perineurale, perivaskuläre Ausbreitung

Langsames Wachstum → Hoch-LET-Strahlung

2.6.4 Staging/Grading

Die Klassifikation erfolgt nach TNM, die Stadieneinteilung nach UICC.

2.6.5 Primärtherapie

Die primäre Therapie der Speicheldrüsenkarzinome besteht in der möglichst kompletten chirurgischen Entfernung. Im Rezidivfall kann eine RT oder als Individualentscheidung eine ChT empfohlen werden.

Benigne Tumoren:
- Stadien I–II: OP
- keine RT außer bei mehrfachen Rezidiven

Maligne Tumoren werden meist primär operiert.

Maligne Tumoren/RT-Indikation:
- Stadien III–IV bei niedriggradigen Tumoren, Stadien II–IV bei hochmalignen Tumoren
- Op + RT (weniger Rezidive)
- R1/R2
- Nerveninfiltration
- perineurale Tumorausbreitung
- Infiltration Weichgewebe, Knochen
- T4
- Rezidive
- positive LK

Operation

Lokale Exzision unter größtmöglichem Funktionserhalt. Falls onkologisch sinnvoll, bei OP der Glandula parotidea Schonung des N. facialis und seiner Äste.

Radiotherapie

▸ **Post OP RT**
Dosierung:
- R0: 60 Gy
- R1: 66 Gy
- R2: 66–72 Gy
- LK: R0: 55–60 Gy
- LK non in sano: 65 Gy

Maligne Tumoren/Dosierung:
- High Grade: 60–65 Gy
- Low Grade: 55–60 Gy

Hinweise:
- LK positiv → 20 % im hinteren Dreieck
- Glandula submandibularis: ZV inkl. Schädelbasis bei perineuraler Invasion

ZV:
- präaurikuläre, jugulodigastrische, submastoidale LK
- hochmaligne Tumoren, Rezidive, LK+: ipsilaterale, zervikale LK

Brachytherapie:
- Boost

Neutronen:
- 3–4 Fraktionen/Woche
- GD 16–20 Gy

Kohlenstoff:
- Photonen-IMRT 5 x 1,8 Gy bis 54 Gy
- Boost 7 x 3,0 Gy bis 18 Gy mit Kohlenstoffionen

Aufklärung:
- Xerostomie, Karies
- Geschmacksstörungen
- Haarausfall
- Erythem
- Epitheliolysen
- Änderung Pigmentierung
- Mukositis
- Rückenmarkschäden
- Hirnschäden/Hirnnervenschäden

Systemische Therapie

Größere Studien fehlen, für adenoidzystische Tumoren stehen Daten aus Phase-II-Studien zur Verfügung. Ob eine systemische Therapie den Krankheitsverlauf positiv beeinflusst, ist unklar. Bei symptomatischem Patienten mit disseminierter Erkrankung ist ein palliativer Therapieversuch gerechtfertigt.

Das Ansprechen scheint von der Histologie abzuhängen: Paclitaxel scheint außer bei adenoid-zystischen Karzinomen eine gewisse Wirksamkeit zu besitzen. Bei deutlicher Symptomatik und hohem Remissionsdruck kann eine Kombinationstherapie, z. B. nach dem PAC-Regime (s. u.), gerechtfertigt sein. Substanzen mit (z.T moderater) Monoaktivität sind Vinorelbin und Mitoxantron.
- PAC-Regime: Cisplatin 50 mg/m^2 d1, Adriamycin 50 mg/m^2 d1, Cyclophosphamid 500 mg/m^2 d1, alle 3 Wo, +/- Prednison

2.6.6 Rezidivtherapie

Operation

Individualentscheidung, je nach Lage und Ausdehnung des Rezidivs.

Radiotherapie

Bei lokalisierten Rezidiven kann teils nach primärer RT eine erneute Bestrahlung mit Brachytherapie erfolgen.

Systemische Therapie

Individualentscheidung.

2.6.7 Palliative Therapie

Operation

Evtl. intentional, intraläsionale Resektion bei Exulzeration. Bei fortgeschrittenen Tumoren ggf. Sicherstellung der Ernährung durch PEG/Port.

Radiotherapie

Individualentscheidung.

Systemische Therapie

Individualentscheidung.

2.6.8 Nachsorge

Intervalle

Keine definierten Intervalle. Zunächst engmaschige Nachsorge zur Kontrolle des Therapieerfolgs bzw. zur Erkennung eines Frührezidivs sinnvoll.

Untersuchungen

HNO-ärztliche Untersuchung.

Bildgebung

Schnittbildgebung der Tumorregion und angrenzenden Lymphabflusswege sinnvoll.

Sonstige

Keine.

Tumormarker

Keine.

2.6.9 Literatur

Berger D, Engelhardt R, Mertelsmann R, Hrsg. Das Rote Buch: Hämatologie und Internistische Onkologie. 4. Aufl. München: Ecomed Medizin; 2010

Lohr F, Wenz F, Hrsg. Strahlentherapie kompakt. 2. Aufl. München: Urban & Fischer in Elsevier; 2007

Preiß J, Dornoff W, Hagmann FG, Schmieder A, Hrsg. Taschenbuch Onkologie 2010/2011. 15. Aufl. München: W. Zuckerschwerdt Verlag; 2010

Wannenmacher M, Debus J, Wenz F. Strahlentherapie. Berlin: Springer; 2006

Wittekind C, Klimpfinger M, Sobin LH. TNM-Atlas, 5. Aufl. Berlin: Springer; 2005

Wittekind C, Meyer HJ, Hrsg. TNM-Klassifikation maligner Tumoren. 7. Aufl. Weinheim: Wiley-VCH Verlag; 2010

2.6.10 Studien

USA/NIH: www.clinicaltrials.gov

Tumorerfassung: HNO / Speicheldrüsenkarzinom

Patient

Name	
Vorname	
Geb.-datum	
Fallnummer	

Anatomie

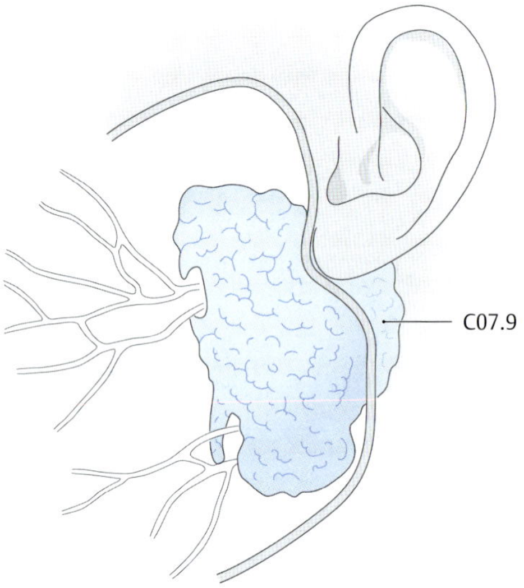

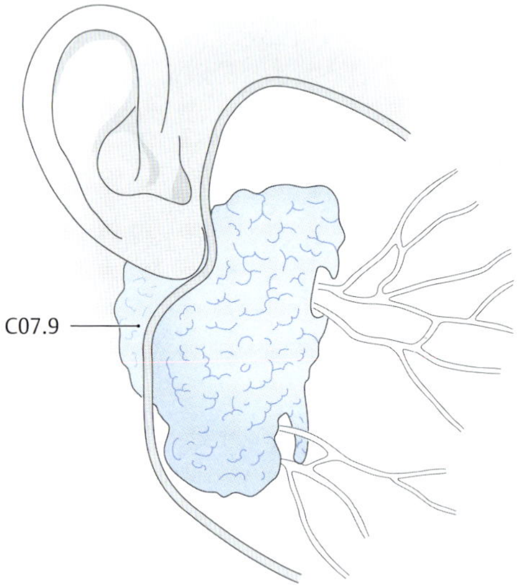

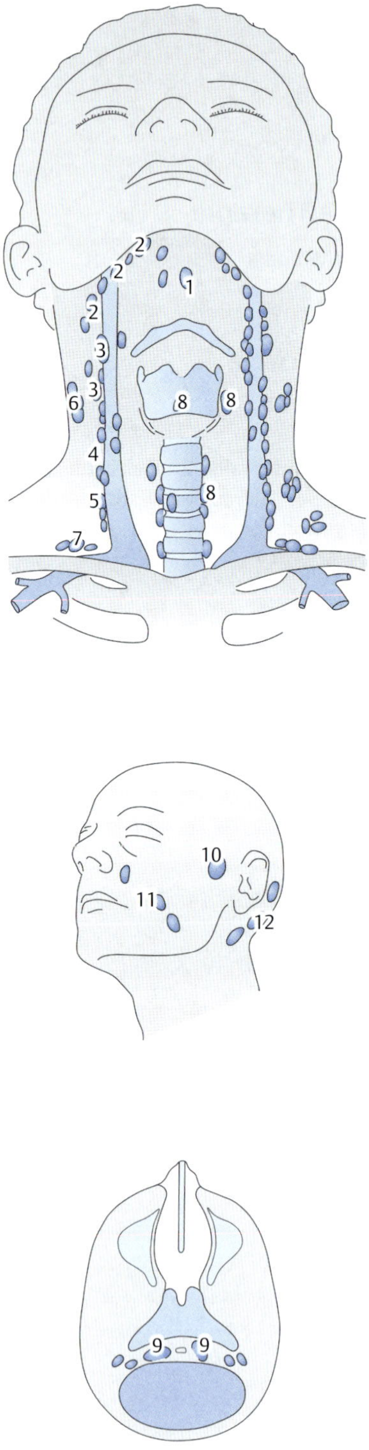

Abb. 2.4 Tumorerfassung: HNO – Speicheldrüsenkarzinom.

Tumorerfassung: HNO / Speicheldrüsenkarzinom

ICD-O

R	L	ICD-O	Lokalisation Speicheldrüsenkarzinom
		C07.9	Glandula parotis
		C08.0	Glandula submandibularis
		C08.1	Glandula sublingualis
		C08.8	große Speicheldrüsen, mehrere Teilbereiche überlappend
		C08.9	große Speicheldrüsen, nicht näher bezeichnet

Art der Klassifikation

	Symbol	Art der Klassifikation
	c	klinische Klassifikation
	p	pathologische Klassifikation
	a	Autopsie
	y	während/nach initialer multimodaler Therapie
	r	Rezidivtumor

T

R	L	Schilddrüsenkarzinom		
		TX	Primärtumor kann nicht beurteilt werden	
		T0	kein Anhalt für Primärtumor	
		T1	Tumor ≤ 2 cm, keine extraparenchymatöse Ausbreitung	
		T2	Tumor > 2 cm, ≤ 4 cm, keine extraparenchymatöse Ausdehnung	
		T3	Tumor > 4 cm und/oder extraparenchymatöse Ausbreitung	
		T4	a	Infiltration Haut, Unterkiefer, äußerer Gehörgang, N. facialis
			b	Infiltration Schädelbasis, Processus pterygoideus, A. carotis int.

Der lediglich mikroskopische Nachweis entspricht nicht der „extraparenchymatösen Ausbreitung" als Klassifikationskriterium.

N

R	L	Lymphknotenlokalisationen/Level nach Robins		
			Nr.*	
		Ia	1	submental
		Ib	2	submandibulär
		II	3	kranial (vom Hyoid) jugulär (tief zervikal)
		III	4	mittlere (Hyoid bis Krikoid) jugulare (tief zervikale) LK
		IV	5	kaudal (vom Krikoid) jugulär (tief zervikale) LK
		V		hinteres Halsdreieck (dorsal M. sternocleidomastoideus)
			6	dorsal zervikal (oberflächlich zervikal) entlang des N. accessorius
			7	supraklavikulär
		VI	8	anteriores Kompartment: prälaryngeal („Delphi-LK"), prätracheal, paratracheal
			9	retropharyngeal
			10	Parotislymphknoten
			11	Wangenlymphknoten
			12	retroaurikulär und okzipital

Die lokoregionären LK sind die Halslymphknoten.
* Nummern siehe Abbildung

R	L	Speicheldrüsenkarzinom		
		NX	LK nicht beurteilbar/Staging inkomplett	
		N0	keine LK betroffen	
		N1	ipsilateral solitär ≤ 3 cm	
		N2	a	ipsilateral solitär > 3–6 cm
			b	ipsilateral multipel ≤ 6 cm
			c	bilateral, kontralateral ≤ 6 cm
		N3	> 6 cm	

In der Mittellinie gelegene LK gelten als ipsilateral.
pN0: selektive Neck Dissection und histologische Untersuchung von 6 ≥ LK oder radikale oder modifiziert-radikale Neck Dissection und histologische Untersuchung von ≥ 10 LK

M

	Fernmetastasen Mundhöhlenkarzinom	
	MX	Staging inkomplett
	M0	keine Fernmetastasen
	M1	Fernmetastasen (siehe Ergänzungsbogen)

Stadieneinteilung

	Tis	T1	T2	T3	T4a	T4b	M1
N0	0	I	II	III	IVA	IVB	IVC
N1		III	III	III	IVA	IVB	IVC
N2		IVA	IVA	IVA	IVA	IVB	IVC
N3		IVB	IVB	IVB	IVB	IVB	IVC

Histologie

R	
L	

R	L	Histologie	Differenzierung	
		benigne Tumoren:	G1	gut differenziert
		pleomorphes Adenom	G2	mäßig differenziert
		monomorphes Adenom	G3	schlecht differenziert
		Warthin-Tumor (Adenolym.)	G4	entdifferenziert
		Onkozytom, Myoepithel		
		maligne Tumoren low grade:		
		Mukoepidermoidkarzinom G1–2		
		Azinuszellkarzinom		
		maligne Tumoren high grade:		
		Mukoepidermoidkarzinom G3		
		Adenokarzinome		
		adenoidzystisches Karzinom		
		Plattenepithelkarzinome		
		maligne Mischtumoren		
		undifferenzierte Karzinome		

	RX		LX		VX		PnX	
	R0		L0		V0		Pn0	
	R1		L1		V1		Pn1	
	R2				V2			

Tumorerfassung: HNO / Speicheldrüsenkarzinom

Diagnostik

B	V	Untersuchung	Datum 1 / 2 / 3
		Panendoskopie/PE	
		ÖGD	
		CT Kopf/Hals	
		MRT Kopf/Hals	
		CT Thorax	
		Sono Abdomen	
		Rö Thorax	
		CT Abdomen/Becken	

B: Basisdiagnostik, V: Verlaufskontrolle
dunkelblau: sehr wichtig / blau: wichtig
hellblau: bei Symptom oder spezieller Tumorlage / weiß: bei Bedarf

Bisherige Therapien (OP/RT/ChT)

Datum	

R	L	Therapie Neck Dissection	Level
		radikale Neck Dissection	I–V
		modifiziert-radikale Neck Dissection, erhalten:	
		selektive Neck Dissection	
		– supraomohyoidale Ausräumung	I–III
		– posterolateral	II–V
		– lateral	II–IV
		– anterior	VI

Risikofaktoren

	ICD-10	Risikofaktoren
	T66	Strahlenexposition
	Z92.3	Strahlenbehandlung in der Anamnese

AZ/EZ

	AZ nach Karnofsky	
	100	keine Beschwerden, keine sichtbaren Krankheitszeichen, Normalität
	90	Fähigkeit zu normaler Aktivität, keine Symptome oder Krankheitszeichen
	80	normale Aktivität unter Anstrengung, einige Krankheitszeichen oder Symptome
	70	Patient kann sich selber versorgen, ist aber zu normaler Arbeit nicht fähig
	60	Patient braucht gelegentlich Hilfe, kann aber die meisten Angelegenheiten selber erledigen
	50	Patient ist beträchtlich hilfsbedürftig, benötigt oft medizinische Hilfe
	40	Patient ist auf Pflege und Hilfe angewiesen
	30	starke Behinderung, Krankenhausaufenthalt ist indiziert, noch keine Lebensgefahr
	20	Krankenhausaufnahme notwendig, starke Krankheitszeichen, supportive Therapie notwendig
	10	Sterben

Gewicht [kg]	
Gewichtsverlust [kg]	
BMI	

Sonstiges

Zahnsanierung:
Aufbiss-Schiene:
Port/Mini-Port:
PEG:

Arzt

Name ______________________
Position ______________________
Datum ______________________

Unterschrift

2.7 Larynxkarzinom

2.7.1 Allgemeines

Epidemiologie

Altersgipfel: 50–70 Jahre

Inzidenz: ♀:♂ = 1:4,5–6

Risikofaktoren

- Nikotinabusus
- C2-Konsum

Prognostische Faktoren

Aufgrund von Frühsymptomen werden Larynxkarzinome häufig früher als andere HNO-Tumoren entdeckt. Entsprechend ist die Prognose meist besser.

Subglottische Larynxkarzinome sind aufgrund der früher einsetzenden Metastasierung von der Prognose schlechter.

2.7.2 Klinik

Symptomatik

Raumforderung im Bereich der Stimmlippen kann zu Heiserkeit führen. Bei fortgeschrittenen Tumoren Stimmbandfixation. Sehr weit fortgeschrittene Tumoren können eine Dyspnoe verursachen.

Befallsmuster

- supraglottisch: 40–45 %
  - 30–54 % der Patienten LK positiv
  - 16 % LK bilateral, oft Kieferwinkel
- glottisch: 55 %
  - Stimmbandfixation → LK häufig positiv
  - delphischer LK (= prälaryngealer LK): Risiko für bilateralen Befall
- subglottisch: selten

2.7.3 Tumordiagnostik

Bildgebung

CT Kopf/Hals: lokale Tumorausdehnung

MRT Kopf/Hals: Tumordarstellung, besserer Weichgewebekontrast zur Beurteilung der Gewebeinfiltration

CT Thorax: Ausschluss pulmonaler Filiae

Sono Abdomen: Ausschluss hepatischer Filiae

ING: seitengetrennte Nierenfunktionsprüfung vor platinhaltiger ChT

Rö Thorax: Ausschluss pulmonaler Filiae > 8 mm, ZVK-Lage, Pneumonie

CT Abdomen/Becken: Ausschluss Metastasen

FDG-PET-CT: lokale CT-Bildgebung, LK-Metastasen, Fernmetastasierung

Sonstige Untersuchung

Panendoskopie/PE: lokale Tumorausdehnung

ÖGD: Ausschluss Zweitmalignom/Infiltration

Bronchoskopie: Tumorausdehnung

Tumormarker

Keine.

Histologie

95 % Plattenepithelkarzinome.

2.7.4 Staging/Grading

Die Klassifikation erfolgt nach TNM, die Stadieneinteilung nach UICC.

2.7.5 Primärtherapie

Durch intensive Therapieformen (RChT oder sequenzielle ChT + RChT) ist ein organerhaltender Ansatz auch bei lokal fortgeschrittenen Tumoren (operabel/inoperabel) möglich geworden.

Der genaue Therapiealgorithmus ist wesentlich von der Tumorlage (supraglottisch/glottisch/subglottisch) abhängig.

▸ Supraglottisches Larynxkarzinom
T1/T2:
- N0: alleinige RT
- bei pT1/pT2 R1: erneute OP

T3/T4:
- OP + post OP RT
- oder: Induktions-ChT + RChT oder + OP + RChT

Risikofaktoren:
- ≥ 2 LK positiv
- extrakapsulärer Befall
- R1/R2
  → RChT

Sequenzielle RChT:
- Wunsch: Larynxfunktionserhalt und bestehende Indikation zur Laryngektomie
- experimentell/Einzelfallentscheidung: Induktions-ChT + RChT

Simultane RChT:
- OP nicht möglich oder nicht sinnvoll
- in der Regel nur bei Patienten < 70 Jahre und Karnofsky-Index > 80 %

Post OP RChT (ohne Risikofaktoren):
- pT3 pN0–1
- pT1–2 pN1
- fakultativ pT2 pN0 (falls keine elektive Neck Dissection durchgeführt wurde)

▸ Glottisches Larynxkarzinom

Allgemein:
- bei Risikofaktoren immer RChT

Sequenzielle RChT:
- Wunsch: Larynxfunktionserhalt und bestehende Indikation zu Laryngektomie

Simultane RChT:
- OP nicht möglich oder nicht sinnvoll

Tis/T1:
- OP
- RT erst bei Rezidiv

T1/T2:
- Radiatio (T1-2 N0)
- fakultativ RChT bei pT1–2 pN1
- 50 % Rezidive nach RT, also Hemilaryngektomie + RT

T3:
- RChT zum Larynxerhalt
- post OP immer RT/RChT
  - pT3 pN0–1

T3/T4:
- Radiatio
- post OP immer RT/RChT

Post OP RChT (bei Risikofaktoren):
- R1/R2
- ≥ 2 LK-Metastasen
- Kapseldurchbruch

▸ Subglottisches Larynxkarzinom
- Laryngektomie + Thyroidektomie + RT oder RChT

Primäre RT:
- Alternative zur OP

Post OP RChT:
- alle subglottischen Karzinome

Operation

Tis, T1, T2:
- transoral endoskopische laserchirurgische Resektion
- Larynxteilresektion von außen, wenn Lasereingriff nicht möglich

T3, T4:
- Laryngektomie

Je nach Tumorausdehnung:
- Chordektomie
- suprakrikoidale partielle Laryngektomie
  - frontolaterale Larynxteilresektion
  - frontoanteriore Larynxteilresektion
  - Hemilaryngektomie
  - horizontale Larynxteilresektion
  - Near Total Laryngectomy

Radiotherapie

Indikationen zur adjuvanten Radiatio:
- R1/R2
- Close Margin
- Infiltration Knorpel/präepiglottischer Raum
- paratracheale Ausbreitung
- perineurale Ausbreitung
- subglottische Tumoren > 1 cm
- G3/G4
- vorausgegangene notfallmäßige Tracheotomie

▸ Supraglottisches Larynxkarzinom

Grundlagen:
- ZV immer inkl. LAW (auch T1)
- 55 % LK positiv
- normalerweise kein Befall LK submandibulär/nuchal
- adjuvante RT 6 Wochen nach OP

RT LK:
- immer Level II–IV
- LK+: auch Level IV
- ausgedehnter Befall: + Level V

Bessere Ergebnisse durch:
- Hyperfraktionierung: 2 x 1,2 Gy/d bis 76,8 Gy
- Akzeleration (Concomittant Boost in den letzten 2–3 Wochen)
- IMRT: integrierter Boost

T1/T2:
- T1, N0: 50 Gy, Boost 66 Gy
- T2: 70 Gy

T3/T4:
- OP + post OP RT

▸ Glottisches Larynxkarzinom

Tis/T1:
- OP
- RT erst bei Rezidiv

T1/T2:
- kleinvolumig 5 x 5 cm^2
- Shrinking Field ab 60 Gy
- 64–66 Gy über seitliche Gegenfelder 0 ± 2 Keilfilter bzw. anteriore Schrägfelder
- T2b: LK einschließen

T3:
- RChT zum Larynxerhalt
- post OP immer RT/RChT

T3/T4:
- LK einschließen (wie bei supraglottischen Karzinomen)
- ZV bei Hypopharynxbefall wie bei Hypopharynxkarzinom
- T3, N0: LAW nicht ganz bis zur Schädelbasis (Schonung Parotisteil und Level I)

T4:
- post OP immer RT/RChT

Dosierung:
- T1: 66 Gy
- T2: 70 Gy

Fortgeschrittene Tumoren:
- PTV 1. Ordnung: 70 Gy
- PTV 2. Ordnung: 60 Gy
- PTV 3. Ordnung: 50 Gy

Post OP RT:
- PTV 1. Ordnung: 60–66 Gy
- PTV 2. Ordnung: 60 Gy
- PTV 3. Ordnung: 50 Gy

▸ **Subglottisches Larynxkarzinom**
- ZV Larynx + LK + vorderes oberes Mediastinum
- keine Schonung Tracheostoma
- 50 % paratracheale und prälaryngeale LK

Systemische Therapie

Bei kombinierter RChT:
- Cisplatin
  - 100 mg/m^2 d1, 22, 43
  - oder bei reduziertem AZ/schlechter Verträglichkeit: Cisplatin 20 mg/m^2 d1–5 + 29–33 (maximal 3 Zyklen)
- oder Carboplatin bei KI zu Cisplatin
- oder Cetuximab
- oder Kombinationen mit 5-FU
  - Cisplatin 80 mg/m^2 d1 + 5-FU 1000 mg/m^2 über 24 h d1–4, Wiederholung: d22–29
  - Carboplatin AUC5 (AUC6) d1 + 5-FU 1000 mg/m^2 über 24 h d1–4 (d1–5), Wiederholung: d22–29
  - Mitomycin 10 mg/m^2 d1 + 5-FU 600–1000 mg/m^2 über 24 h d1–5, Wiederholung: d22–29

Bei lokal fortgeschrittenen Tumoren bestehen derzeit mehrere, z.T. konkurrierende Verfahren, deren Stellenwert noch nicht abschließend geklärt ist, wie kombinierte RChT oder sequenzielle Therapie mit intensiver Chemotherapie (3-fach Kombination von Cisplatin, Docetaxel und 5-FU), gefolgt von OP oder definitiver RChT.

2.7.6 Rezidivtherapie

Operation

Individualentscheidung, häufig Laryngektomie nötig.

Radiotherapie

Falls initial noch keine RT erfolgt ist, kann wie bei der Primärtherapie vorgegangen werden.

Systemische Therapie

Individualentscheidung, abhängig von der vorhergehenden Therapie. Meist Kombinationsbehandlung (Cisplatin + 5-FU), evtl. Einsatz von Cetuximab in Kombination mit cisplatinbasierter Chemotherapie.

2.7.7 Palliative Therapie

Operation

Debulking großer Tumoren zur Verkleinerung der verlegenden Tumormassen und Freihalten der Atemwege.

Radiotherapie

Individualentscheidung. Therapie von symptomatischen Tumormanifestationen oder Metastasen möglich. Evtl. auch Therapie in Anlehnung zur Primärtherapie, um einen lokalen Tumorprogress so lange wie möglich zu verzögern.

Systemische Therapie

Individualentscheidung wie bei der Rezidivtherapie.

2.7.8 Nachsorge

Intervalle

Engmaschige Kontrollen in den ersten 3 Jahren.

Untersuchungen

HNO-Untersuchung. Ggf. Panendoskopie mit PE.

Bildgebung

In den ersten Monaten nach der Therapie ist eine Schnittbildgebung (CT/MRT) sinnvoll, um ein frühes Tumorrezidiv oder eine Tumorpersistenz auszuschließen.

Sonstige

Keine

Tumormarker

Keine.

2.7.9 Literatur

Berger D, Engelhardt R, Mertelsmann R, Hrsg. Das Rote Buch: Hämatologie und Internistische Onkologie. 4. Aufl. München: Ecomed Medizin; 2010
Lohr F, Wenz F, Hrsg. Strahlentherapie kompakt. 2. Aufl. München: Urban & Fischer in Elsevier; 2007
Preiß J, Dornoff W, Hagmann FG, Schmieder A, Hrsg. Taschenbuch Onkologie 2010/2011. 15. Aufl. München: W. Zuckerschwerdt Verlag; 2010
Wannenmacher M, Debus J, Wenz F. Strahlentherapie. Berlin: Springer; 2006
Wittekind C, Klimpfinger M, Sobin LH. TNM-Atlas, 5. Aufl. Berlin: Springer; 2005
Wittekind C, Meyer HJ, Hrsg. TNM-Klassifikation maligner Tumoren. 7. Aufl. Weinheim: Wiley-VCH Verlag; 2010

2.7.10 Studien

Deutsche Krebsgesellschaft: www.studien.de

EORTC: www.eortc.be

Tumorerfassung: HNO / Larynxkarzinom

Patient

Name ______________________

Vorname ______________________

Geb.-datum ______________________

Fallnummer ______________________

Anatomie

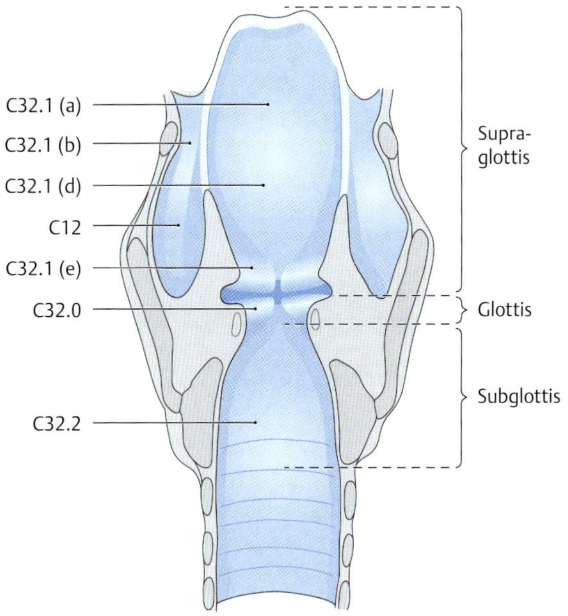

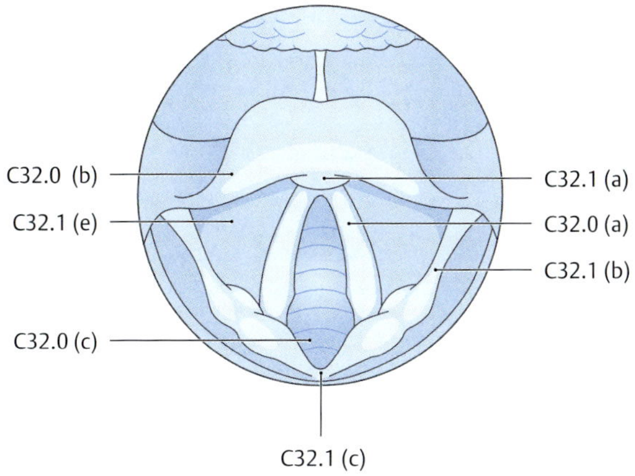

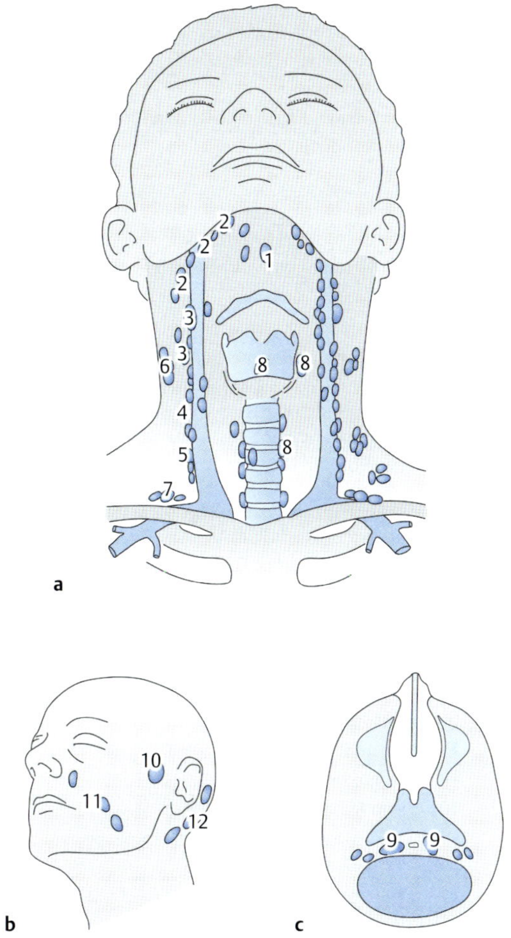

ICD-O

R	L	ICD-O	Lokalisation
		Supraglottis	
		C32.1	suprahyoidale Epiglottis einschließlich freiem Epiglottisrand, lingualer (vorderer C10.1) und laryngealer Oberfläche
		C32.1	aryepiglottische Falte, laryngeale Oberfläche
		C32.1	Arythenoidgegend
		C32.1	infrahyoidale Epiglottis
		C32.1	Taschenfalten
		Glottis	
		C32.0	Stimmlippen
		C32.0	vordere Kommissur
		C32.0	hintere Kommissur
		Subglottis	
		C32.2	alle Regionen
		C32.3	Cartilago arytaenoidea
		C32.8	mehrere Regionen überlappend
		C32.9	nicht näher bezeichnet

Abb. 2.5 Tumorerfassung: HNO – Larynxkarzinom.

Tumorerfassung: HNO / Larynxkarzinom

Art der Klassifikation

	Symbol	Art der Klassifikation
	c	klinische Klassifikation
	p	pathologische Klassifikation
	a	Autopsie
	y	während/nach initialer multimodaler Therapie
	r	Rezidivtumor

T

R	L		Supraglottisches Larynxkarzinom
		TX	Primärtumor kann nicht beurteilt werden
		Tis	Carcinoma in situ
		T0	kein Anhalt für Primärtumor
		T1	1 Unterbezirk, normal bewegliche Stimmlippen
		T2	Schleimhaut von mehr als 1 Unterbezirk von Supraglottis/Glottis oder Schleimhaut eines Areals außerhalb Supraglottis, keine Larynxfixation
		T3	begrenzt auf Larynx, mit Stimmlippenfixation und/oder Invasion von Postkrikoidregion, präepiglottischem Gewebe, paraglottischem Raum, geringgradige Schildknorpelerosion
		T4a	Ausbreitung durch Schildknorpel: Trachea, Halsweichteile, äußere Muskulatur der Zunge, gerade Halsmuskulatur, Schilddrüse/Ösophagus
		T4b	Prävertebralraum, mediastinale Strukturen, A. carotis int.

R	L		Glottisches Larynxkarzinom
		TX	Primärtumor kann nicht beurteilt werden
		Tis	Tumor in situ
		T0	kein Anhalt für Primärtumor
		T1	auf Stimmlippe(n) begrenzt, normal bewegliche Stimmlippen
		T1a	eine Stimmlippe
		T1b	beide Stimmlippen
		T2	Ausbreitung auf Supra- oder Subglottis, eingeschränkte Stimmlippenbeweglichkeit
		T3	Stimmlippenfixation, Ausbreitung auf präepiglottischen Raum, geringgradige Erosion des Schildknorpels
		T4a	Ausbreitung durch Schildknorpel: Trachea, Halsweichteile, äußere Muskulatur der Zunge, gerade Halsmuskulatur, Schilddrüse/Ösophagus
		T4b	Prävertebralraum, mediastinale Strukturen, A. carotis int.

R	L		Subglottisches Larynxkarzinom
		TX	Primärtumor kann nicht beurteilt werden
		Tis	Tumor in situ
		T0	kein Anhalt für Primärtumor
		T1	begrenzt auf Subglottis
		T2	Ausbreitung auf Stimmlippe(n), normal oder eingeschränkt beweglich
		T3	Stimmlippenfixation
		T4a	Ausbreitung durch Schildknorpel: Trachea, Halsweichteile, äußere Muskulatur der Zunge, gerade Halsmuskulatur, Schilddrüse/Ösophagus
		T4b	Prävertebralraum, mediastinale Strukturen, A. carotis int.

N

R	L	Lymphknotenlokalisationen/Level nach Robins		
			Nr.*	
		Ia	1	submental
		Ib	2	submandibulär
		II	3	kranial (vom Hyoid) jugulär (tief zervikal)
		III	4	mittlere (Hyoid bis Krikoid) jugulare (tief zervikale) LK
		IV	5	kaudal (vom Krikoid) jugulär (tief zervikale) LK
		V		hinteres Halsdreieck (dorsal M. sternocleidomastoideus)
			6	dorsal zervikal (oberflächlich zervikal) entlang des N. accessorius
			7	supraklavikulär
		VI	8	anteriores Kompartment: prälaryngeal („Delphi-LK"), prätracheal, paratracheal
			9	retropharyngeal
			10	Parotislymphknoten
			11	Wangenlymphknoten
			12	retroaurikulär und okzipital

Die lokoregionären LK sind die Halslymphknoten.
* Nummern siehe Abbildung

R	L	Larynxkarzinom (alle Regionen)		
		NX	LK nicht beurteilbar/Staging inkomplett	
		N0	keine LK betroffen	
		N1	ipsilateral solitär ≤ 3 cm	
		N2	a	ipsilateral solitär > 3–6 cm
			b	ipsilateral multipel ≤ 6 cm
			c	bilateral, kontralateral ≤ 6 cm
		N3	> 6 cm	

pN0: selektive Neck Dissection und histologische Untersuchung von 6 ≥ LK oder radikale oder modifiziert-radikale Neck Dissection und histologische Untersuchung von ≥ 10 LK

M

	Fernmetastasen Larynxkarzinom	
	MX	Staging inkomplett
	M0	keine Fernmetastasen
	M1	Fernmetastasen (siehe Ergänzungsbogen)

Stadieneinteilung

	Tis	T1	T2	T3	T4a	T4b	M1
N0	0	I	II	III	IVA	IVB	IVC
N1		III	III	III	IVA	IVB	IVC
N2		IVA	IVA	IVA	IVA	IVB	IVC
N3		IVB	IVB	IVB	IVB	IVB	IVC

Tumorerfassung: HNO / Larynxkarzinom

Histologie

	Perineurale Infiltration? Kapseldurchbruch? Close margin? Extrakapsulär? R1/R2?
R	
L	

R	L	Histologie	Differenzierung	
		Plattenepithelkarzinom	G1	gut differenziert
			G2	mäßig differenziert
			G3	schlecht differenziert
			G4	entdifferenziert

	RX		LX		VX		PnX
	R0		L0		V0		Pn0
	R1		L1		V1		Pn1
	R2				V2		

Diagnostik

B	V	Untersuchung	Datum 1 / 2 / 3
		Panendoskopie/PE	
		ÖGD	
		CT Kopf/Hals	
		MRT Kopf/Hals	
		CT Thorax	
		Sono Abdomen	
		Bronchoskopie	
		ING	
		Rö Thorax	
		CT Abdomen/Becken	
		FDG-PET-CT	

B: Basisdiagnostik, V: Verlaufskontrolle
dunkelblau: sehr wichtig / blau: wichtig
hellblau: bei Symptom oder spezieller Tumorlage / weiß: bei Bedarf

Bisherige Therapien (OP/RT/ChT)

Datum	

R	L	Therapie Neck Dissection	Level
		radikale Neck Dissection	I–V
		modifiziert-radikale Neck Dissection, erhalten:	
		selektive Neck Dissection	
		– supraomohyoidale Ausräumung	I–III
		– posterolateral	II–V
		– lateral	II–IV
		– anterior	VI

R	L	Modifizierte Neck Dissection bei N0/N1	Level
		Mundhöhle	I–III
		Oropharynx	II–IV
		Hypopharynx + bei ösophagealer Ausdehnung	II–IV + VI
		Larynx	II–IV
		Nasopharynx	II–V
		ab N2:	I–V

Risikofaktoren

	ICD-10	Risikofaktoren
	F17.1	Nikotinabusus: .... Zigarette/Pfeife/Zigarre
	F10.1	C2-Abusus

AZ/EZ

	AZ nach Karnofsky	
	100	keine Beschwerden, keine sichtbaren Krankheitszeichen, Normalität
	90	Fähigkeit zu normaler Aktivität, keine Symptome oder Krankheitszeichen
	80	normale Aktivität unter Anstrengung, einige Krankheitszeichen oder Symptome
	70	Patient kann sich selber versorgen, ist aber zu normaler Arbeit nicht fähig
	60	Patient braucht gelegentlich Hilfe, kann aber die meisten Angelegenheiten selber erledigen
	50	Patient ist beträchtlich hilfsbedürftig, benötigt oft medizinische Hilfe
	40	Patient ist auf Pflege und Hilfe angewiesen
	30	starke Behinderung, Krankenhausaufenthalt ist indiziert, noch keine Lebensgefahr
	20	Krankenhausaufnahme notwendig, starke Krankheitszeichen, supportive Therapie notwendig
	10	Sterben

Gewicht [kg]	
Gewichtsverlust [kg]	
BMI	

Sonstiges

Zahnsanierung:
Aufbiss-Schiene:
Port/Mini-Port:
PEG:

Arzt

Name ______________________
Position ______________________
Datum ______________________

Unterschrift

2.8 Schilddrüsenkarzinom

2.8.1 Allgemeines

Epidemiologie

Altersgipfel:
- papilläre Karzinome: 30–60 Jahre
- follikuläre Karzinome: 50–60 Jahre
- anaplastisches Karzinom: > 60 Jahre

Inzidenz: ♂: $13/10^6$; ♀: $25–30/10^6$

Risikofaktoren

Genetische Prädisposition, siehe Tumorerfassungsbogen (▸ Abb. 2.6). An familiäre Tumorsyndrome (MEN, FAP, etc) denken!

Prognostische Faktoren

Die Prognose ist wesentlich von der Histologie abhängig.

Papilläres und follikuläres Schilddrüsenkarzinom:
- gute Prognose (10-JÜ 60–80%)

Medulläres Karzinom/C-Zellkarzinom:
- 10-JÜ ca. 55%

Risikofaktoren:
- keine R0-Resektion
- Tumorgröße
- lymphogene Metastasen

Undifferenziertes/anaplastisches Karzinom:
- Prognose meist infaust, 10-JÜ < 1%

2.8.2 Klinik

Symptomatik

Häufig sind die Tumoren in frühen Stadien asymptomatisch und oft fallen sie im Rahmen einer Schilddrüsendiagnostik auf („kalter Knoten" im Szintigramm). Bei Organüberschreitung kann es zu einer sichtbaren Raumforderung, evtl. auch verbunden mit einer Rekurrensparese (Cave: persistierende Heiserkeit) und einem Stridor kommen. Insbesondere ossäre Metastasen können starke Schmerzen verursachen.

Befallsmuster

Papilläres Schilddrüsenkarzinom:
- Metastasen vorwiegend in benachbarten zervikalen LK
- Fernmetastasen bei Patienten < 40 Jahre selten

Follikuläres Schilddrüsenkarzinom:
- LYM selten
- PUL, OSS auch bei kleinen Tumoren möglich

Medulläres Karzinom/C-Zellkarzinom:
- lokoregionäre LK-Metastasen bis 90%
- später hämatogene Metastasen

Undifferenziertes/anaplastisches Karzinom:
- frühzeitige Metastasierung
  - lokoregionär
  - hämatogen in allen Organen

2.8.3 Tumordiagnostik

Bildgebung

Cave: Kein jodhaltiges KM, um die nuklearmedizinische Diagnostik und Radiojodtherapie nicht zu beeinträchtigen!

Sono Hals: Knotendetektion in der Schilddrüse, Nachweis vergrößerter Halslymphknoten

Schilddrüseszintigramm: Schilddrüsenkarzinome sind quasi immer kalte Knoten

CT Kopf/Hals: retrosternale Tumorausdehnung

MRT Kopf/Hals: retrosternale Tumordarstellung, besserer Weichgewebekontrast zur Beurteilung der Gewebeinfiltration

CT Thorax: Ausschluss pulmonaler Filiae

Sono Abdomen: Ausschluss hepatischer Filiae

Rö Thorax: Ausschluss pulmonaler Filiae > 8 mm, ZVK-Lage, Pneumonie

CT Abdomen/Becken: Ausschluss Metastasen

Skelettszintigrafie: Ausschluss ossärer Metastasen

Medulläre Karzinome: evtl. szintigrafisches Screening
- ^{111}In-Octreotid
- ^{123}I-MIBIG-Szintigrafie

Sonstige Untersuchung

Bei suspekten Knoten immer Feinnadelpunktion.

▸ Papilläre und follikuläre Karzinome
- Thyreoglobulin nur nach OP und ablativer Radiojodtherapie aussagefähig!
  - Tumorrezidiv?

▸ Medulläre Karzinome
- Pentagastrin-Test
- Genanalyse, MEN II
- Ausschluss Phäochromozytom + Hyperparathyreoidismus
  - Serumkalzitonin im 24h-Urin
  - Metanephrin
  - Katecholamine

Bestimmung des TSH, fT3, fT4 zur Erkennung einer Hyper- oder Hypothyreose.

Tumormarker

▸ Differenzierte Karzinome

- Thyreoglobulin

▸ Medulläre (C-Zell-)Karzinome

- Serumkalzitonin
- CEA

Histologie

Hauptsächliche Histologien der Schilddrüsenkarzinome:

- papillär (60–70 %)
- follikulär (10–20 %)
- medullär (< 10 %)
- anaplastisch (undifferenziert; < 10 %)

Weitere mögliche Histologien siehe Tumorerfassungsbogen (▸ Abb. 2.6).

2.8.4 Staging/Grading

Die Klassifikation erfolgt nach TNM, die Stadieneinteilung nach UICC.

2.8.5 Primärtherapie

Das primäre therapeutische Vorgehen bei differenzierten Tumoren (papillär, follikulär) ist multimodal unter Einschluss von OP (wichtigste Therapiemaßnahme), Radiojodtherapie und ggf. RT bei R-Situation, sowie suppressive Hormontherapie. Medulläre und anaplastische Tumoren werden in erster Linie operiert: Thyreoidektomie einschließlich zervikaler Lymphknotendissektion im zentralen Kompartiment (erweitert beim medullären Schilddrüsenkarzinom). Beim papillären und follikularen Schilddrüsenkarzinom erfolgt 4–6 Wochen post OP die ablative Radiojodtherapie unter TSH-Stimulation (Thyroxinkarenz/rTSH). Eine adjuvante Radiatio/Chemotherapie ist nur selten indiziert.

▸ Differenzierte Schilddrüsenkarzinome

- papilläres Schilddrüsenkarzinom pT1 N0 M0, Alter < 45 Jahre
  - Hemithyreoidektomie unter Mitnahme des Isthmus
  - totale Thyreoidektomie und anschließende Radiojodtherapie sind wegen des geringen Lokal- und Fernmetastasierungsrisikos nicht erforderlich
- alle anderen papillären und follikulären Karzinome
  - totale Thyreoidektomie obligat
  - LK-Dissektion im zentralen Kompartiment
  - 4–6 Wochen post OP ablative Radiojodtherapie unter TSH-Stimulation
  - R1/R2/Inoperabilität: perkutane RT (eher selten!)

▸ Medulläres Karzinom

- Thyreoidektomie + aggressive LK-Resektion (LK-Kompartmentresektion)
  - mediastinaler Befall: radikale zervikomediastinale Ausräumung der oberen tracheoösophagealen und mediastinalen LK
- kurative Chance nur bei vollständiger radikaler chirurgischer Sanierung von Tumorregion und LAW
- Metastasen: mäßig chemosensibel gegen Dacarbazin

▸ Anaplastisches Karzinom

- möglichst vollständige Resektion + aggressive RT von Hals und oberem Mediastinum; allerdings oft nur palliative Tumorresektion möglich
- fraglicher Stellenwert einer Hyperfraktionierung
- fraglicher Stellenwert einer RChT mit Doxorubicin niedrig dosiert (Cave: Toxizität!)

▸ Lymphom

- keine OP
- niedrigmaligne: 30–40 Gy
- ChT: CHOP + RT, wenn möglich im Rahmen von Studienprotokollen für aggressive Lymphome

Operation

▸ Ipsilaterale Hemithyreoidektomie

- inkl. Isthmus
- suffizient für okkultes papilläres Mikrokarzinom < 1 cm, sonst obligat vollständige Thyreoidektomie + LK-Dissektion im zentralen Kompartiment

Radiojodtherapie

Indikation:

- bei allen papillären + follikulären Schilddrüsenkarzinom (außer papilläres T1)
- ^{131}I (Betastrahler, Halbwertsschichtdicke 5 mm, maximal 2 mm, T1/2 = 8 d, Dosis 1000 Gy (aber Dosimetrie wegen schlecht abgrenzbarem Zielvolumen wenig genau)
- KI: Schwangerschaft
- sinnlos: medulläres, anaplastisches, onkozytäres Karzinom

Vorbereitung:

- kein Rö-KM (sonst 10 Wochen Verzögerung)
- 4–6 Wo Thyroxinkarenz, jodarme Diät, Ziel: TSH > 80 mU/l; alternativ unter laufender Thyroxinmedikation 2x Gabe von rTHS (Thyrogen) 48 h und 24 h vor Radiojodgabe, damit: TSH > 80 mU/l
- am Entlassungstag Ganzkörperscan

Radiojoddosis:

- 3,7 GBq ^{131}I bei Ersttherapie
- bis 7,4 GBq ^{131}I bei Folgetherapie
- Radiojoddiagnostik unter TSH-Stimulation (Schema s. o.) mit 185 MBq ^{131}I 4–6 Monate nach letzter Radiojodtherapie
- Therapie bis zum Nachweis einer fehlenden pathologischen ^{131}I-Speicherung, ggf. risikoadaptierte Wiederholung nach 5 Jahren

Nebenwirkungen (insgesamt durch frühe Diagnosestellung und häufig nur einmalige ablative Radiojodtherapie selten!):

- alle Nebenwirkungen nehmen mit kumulativer Dosis zu:
  - Sialadenitis 30 % und konsekutive Speicheldrüsenschädigung
  - Gastritis 30 %
  - Leuko-/Thrombopenie 25 %

- Leukämie: ca. 1 % ab kumulativer Dosis von 37 GBq ^{131}I
- Lungenfibrose bei Lungenfiliae
- Hirnödem bei Hirnmetastasen (Dexamethason prophylaktisch)
- Erbgutschäden: Zunahme um 15 %

Bei Lungen- oder Knochenfiliae zuerst OP.

Keine Jodspeicherung → Versuch Redifferenzierung mit Retinsäure.

Radiotherapie

Indikation:
- lokale Manifestation, die kein Jod speichert (selten)
- keine Indikation bei papillärem/follikulärem T1–3 N0 M0-Karzinom
- selten Indikation bei papillärem/follikulärem T4
- follikuläres T4: 85 % Tod durch Fernmetastasen → keine RT

Also: alle T4 (egal ob R0, R+, LK+, nur nach individuellen Risikofaktoren).
- medulläres Karzinom: 50 Gy + 10–20 Gy Boost (1–2 cm)
- differenziertes Karzinom: 50 Gy LAW + Boost 10–20 Gy

Anaplastisches Karzinom:
- immer RT, auch bei R0
- Low-Dose-Doxorubicin 10 mg/m² 1x/Woche während der RT
- 50–70 Gy (LAW 50 Gy)

Dosen Risikoorgane:
- Rückenmark < 45 Gy
- Armplexus < 56 Gy

Systemische Therapie

▸ Hormontherapie
- TSH wirkt als Wachstumsfaktor → lebenslange Thyroxingabe mit risikoadaptiertem Ziel der TSH-Suppression (Ziel < 0,1 mU/l bei High-Risk- bzw. differenzierten Karzinomen, 0,3–0,5 mU/l bei Low-Risk- bzw. undifferenzierten oder medullären Karzinomen), ca. 2 µg/kg/d Levothyroxin (meist 150–200 µg/d)

▸ Chemotherapie
Schilddrüsenkarzinome sind nur gering chemotherapiesensibel. In palliativer Situation (diffuse, inoperable Metastasierung) kann eine palliative Chemotherapie angeboten werden. Neben klassischen Zytostatika haben in Studien insbesondere bei metastasierten differenzierten Karzinomen neue Substanzen wie Tyrosinkinase-Inhibitoren (Sunitinib, Sorafinib etc.) eine gewisse Effektivität gezeigt (keine Zulassung, Off-Label-Use). Die Therapie sollte wenn möglich im Rahmen von Studien stattfinden.

Mögliche Chemotherapieregime:
- Adriamycin (wöchentlich 10–20 mg/m² oder 60–75 mg/m² alle 3 Wochen), Cisplatin (75 mg/m² alle 3 Wochen), Paclitaxel (80 mg/m² wöchentlich oder 175 mg/m² alle 3 Wochen)

2.8.6 Rezidivtherapie

Operation

Lokalrezidive von hochdifferenzierten Schilddrüsenkarzinomen sollten radikal operativ angegangen werden.

Radiojodtherapie

Fernmetastasen sind bei jodspeichernden Tumoren durch Radiojodtherapie häufig kurabel oder langfristig palliativ angehbar.

Radiotherapie

Individualentscheidung.

Systemische Therapie

Bei Progress: siehe ▸ Kap. 2.8.5 Primärtherapie, ggf. „Targeted Therapy" mit einem Tyrosinkinase-Inhibitor (Individualentscheidung).

2.8.7 Palliative Therapie

Operation

Häufig beim medullären oder anaplastischen Karzinom. Bei großen Tumoren ist eine Sicherung der Atemwege nötig.

Radiojodtherapie

Fernmetastasen sind bei jodspeichernden Tumoren durch Radiojodtherapie teilweise kurabel oder langfristig palliativ angehbar.

Radiotherapie

Individualentscheidung. Evtl. RT von Metastasen oder symptomatischen Tumormanifestationen sinnvoll.

Systemische Therapie

Siehe ▸ Kap. 2.8.5 Primärtherapie.

2.8.8 Nachsorge

Intervalle

▸ Papilläres/follikuläres Schilddrüsenkarzinom
- anfangs halbjährlich
- jährlicher Abstand danach sinnvoll
- Rezidive sind auch noch nach Jahrzehnten möglich

▸ Medulläres Schilddrüsenkarzinom
- Kalzitonin + CEA 3 Monate post OP: Residualtumor bei erhöhten Werten?

Untersuchungen

Klinische Untersuchung, Frage nach Zeichen für eine Hypo- oder Hyperthyreose. Laborwerte prüfen (papilläre und follikuläre Karzinome: TSH, fT3, fT4, hTg, WF, TAK; medullär: CEA, Kalzitonin).

Bildgebung

▸ **Papilläres/follikuläres Schilddrüsenkarzinom**

- Radiojoddiagnostik mit 185 MBq ^{131}I zur Metastasensuche (unter TSH-Stimulation: 4–5 Wochen Thyroxinkarenz, da nachfolgende Radiojodtherapie möglich) → bei Nachweis einer pathologischen ^{131}I-Speicherung anschließende Radiojodtherapie mit 7,4 GBq ^{131}I
- Sonografie Hals halbjährlich
- Skelettszintigramm, Röntgen oder CT/MRT bei Skelettschmerzen
- FDG-PET-CT (nur bei hTg-Anstieg und negativer Radiojoddiagnostik)

▸ **Medulläres Schilddrüsenkarzinom**

- Ultraschall

Sonstige

▸ **Kalziumkontrolle**

- operativ bedingter Hypoparathyreoidismus

▸ **Papilläres/follikuläres Schilddrüsenkarzinom**

▸ **Hormontherapie**

- TSH wirkt als Wachstumsfaktor → lebenslange Thyroxingabe mit risikoadaptiertem Ziel der TSH-Suppression (Ziel < 0,1 mU/l bei High Risk, 0,3–0,5 mU/l bei Low Risk), ca. 2 µg/kg/d Levothyroxin

Tumormarker

▸ **Hochdifferenzierte Tumoren**

- Thyreoglobulin
  - falsch negative Werte durch Kontrolle von Wachstumsfaktor und TG-Antikörpern ausschließen

▸ **Medulläre Karzinome**

- Kalzitonin
- CEA

2.8.9 Leitlinien

DKG/AWMF: www.awmf.org/leitlinien/aktuelle-leitlinien.html

2.8.10 Literatur

Berger D, Engelhardt R, Mertelsmann R, Hrsg. Das Rote Buch: Hämatologie und Internistische Onkologie. 4. Aufl. München: Ecomed Medizin; 2010
Lohr F, Wenz F, Hrsg. Strahlentherapie kompakt. 2. Aufl. München: Urban & Fischer in Elsevier; 2007
Preiß J, Dornoff W, Hagmann FG, Schmieder A, Hrsg. Taschenbuch Onkologie 2010/2011. 15. Aufl. München: W. Zuckerschwerdt Verlag; 2010
Wannenmacher M, Debus J, Wenz F. Strahlentherapie. Berlin: Springer; 2006
Wittekind C, Klimpfinger M, Sobin LH. TNM-Atlas, 5. Aufl. Berlin: Springer; 2005
Wittekind C, Meyer HJ, Hrsg. TNM-Klassifikation maligner Tumoren. 7. Aufl. Weinheim: Wiley-VCH Verlag; 2010

2.8.11 Studien

AIO-Studienportal: www.aio-portal.de

Tumorerfassung: HNO / Schilddrüsenkarzinom

Patient

Name ____________________

Vorname ____________________

Geb.-datum ____________________

Fallnummer ____________________

Anatomie

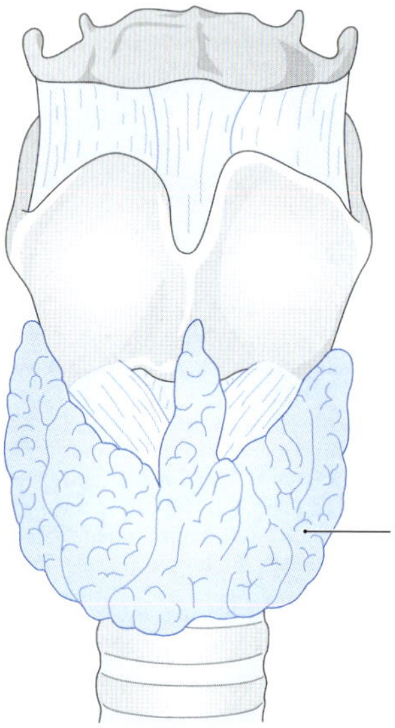

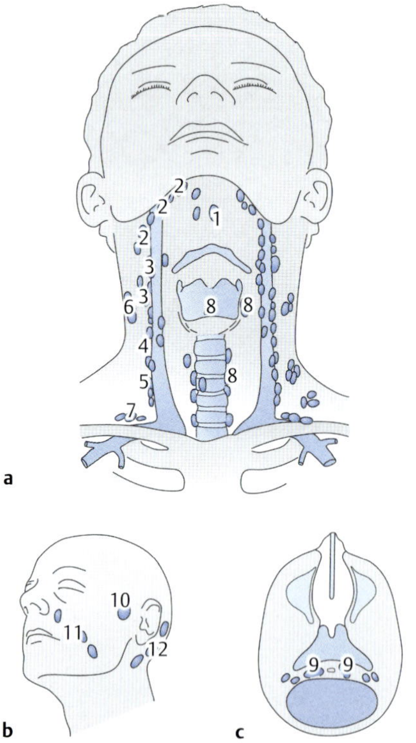

ICD-O

R	L	ICD-O	Lokalisation Schilddrüsenkarzinom
		C73	Schilddrüse

Art der Klassifikation

Symbol	Art der Klassifikation
c	klinische Klassifikation
p	pathologische Klassifikation
a	Autopsie
y	während/nach initialer multimodaler Therapie
r	Rezidivtumor

T

R	L	Schilddrüsenkarzinom: papillär, follikulär und medullär		
		TX	Primärtumor kann nicht beurteilt werden	
		T0	kein Anhalt für Primärtumor	
		T1	Tumor ≤ 2 cm, begrenzt auf Schilddrüse	
			a	≤ 1 cm, begrenzt auf Schilddrüse
			b	1–2 cm, begrenzt auf Schilddrüse
		T2	Tumor > 2 cm, ≤ 4 cm	
		T3	Tumor > 4 cm oder minimale Ausbreitung jenseits der Schilddrüse	
		T4	a	Subkutangewebe, Larynx, Trachea, Ösophagus, N. recurrens
			b	prävertebrale Faszie, mediastinale Gefäße, A. carotis
R	**L**	**Schilddrüsenkarzinom: undifferenziert/anaplastisch**		
		T4	a	begrenzt auf Schilddrüse
			b	Ausbreitung jenseits der Schilddrüse

N

R	L	Lymphknotenlokalisationen/Level nach Robins		
			Nr.*	
		Ia	1	submental
		Ib	2	submandibulär
		II	3	kranial (vom Hyoid) jugulär (tief zervikal)
		III	4	mittlere (Hyoid bis Krikoid) jugulare (tief zervikale) LK
		IV	5	kaudal (vom Krikoid) jugulär (tief zervikale) LK
		V		hinteres Halsdreieck (dorsal M. sternocleido-mastoideus)
			6	dorsal zervikal (oberflächlich zervikal) entlang des N. accessorius
			7	supraklavikulär
		VI	8	anteriores Kompartment: prälaryngeal („Delphi-LK“), prätracheal, paratracheal
			9	retropharyngeal
			10	Parotislymphknoten
			11	Wangenlymphknoten
			12	retroaurikulär und okzipital

Die lokoregionären LK sind die zervikalen und oberen mediastinalen LK.
* Nummern siehe Abbildung

R	L	Schilddrüsenkarzinom		
		NX	LK nicht beurteilbar/Staging inkomplett	
		N0	keine LK betroffen	
		N1	a	LK in Level VI
			b	andere regionäre LK

pN0: selektive Neck Dissection und histologische Untersuchung von ≥ 6 LK

Abb. 2.6 Tumorerfassung:HNO – Schilddrüsenkarzinom.

Tumorerfassung: HNO / Schilddrüsenkarzinom

M

	Fernmetastasen Schilddrüsenkarzinom	
	MX	Staging inkomplett
	M0	keine Fernmetastasen
	M1	Fernmetastasen (siehe Ergänzungsbogen)

Stadieneinteilung

Papillär oder follikulär, Patient < 45a

	T1	T2	T3	T4	M1
N0	I	I	I	I	II
N1	I	I	I	I	II

Papillär oder follikulär, Patient ≧ 45a

	T1a	T1b	T2	T3	T4a	T4b	M1
N0	I	I	II	III	IVA	IVB	IVC
N1a	III	III	III	III	IVA	IVB	IVC
N1b	IVA	IVA	IVA	IVA	IVA	IVB	IVC

Medullär

	T1a	T1b	T2	T3	T4a	T4b	M1
N0	I	I	II	III	IVA	IVB	IVC
N1a	III	III	III	III	IVA	IVB	IVC
N1b	IVA	IVA	IVA	IVA	IVA	IVB	IVC

Undifferenziert

	T4a	T4b	M1
N0	IVA	IVB	IVC
N1	IVA	IVB	IVC

Histologie

	Histologie		Differenzierung	
	papilläres Karzinom		G1	gut differenziert
	follikuläres Karzinom		G2	mäßig differenziert
	gering differenziertes Karzinom		G3	schlecht differenziert
	undifferenziertes (anaplastisches Karzinom)		G4	entdifferenziert
	Plattenepithelkarzinom			
	Mukoepidermoidkarzinom		**Histologie**	
	skleros. Mukoepidermoid-karzinom mit Eosinophilie		Tumor der follikulären dendritischen Zellen	
	muzinöses Karzinom		Plasmozytom	
	medulläres Karzinom = C-Zell-Karzinom		Langerhans-Zellhistiozytose	
	gemischtes medulläres und Follikelzellkarzinom		Angiosarkom	
	Spindelzelltumor mit thymusähnlicher Differenzierung		Tumor der glatten Muskulatur	
	Karzinom mit thymusähnlicher Differenzierung		peripherer Nervenscheidentumor	
	Teratom		Paragangliom	
	Lymphom		solitärer fibröser Tumor	
	ektopisches Thymom		Metastase	

	RX		LX		VX		PnX
	R0		L0		V0		Pn0
	R1		L1		V1		Pn1
	R2				V2		

Diagnostik

B	V	Untersuchung	Datum 1 / 2 / 3
		Szintigrafie	
		Sonografie	
		ÖGD	
		CT Kopf/Hals *	
		MRT Kopf/Hals	
		CT Thorax *	
		Sono Abdomen	
		Rö Thorax	
		CT Abdomen/Becken *	
		Skelettszintigrafie	
		FDG-PET-CT *	

B: Basisdiagnostik, V: Verlaufskontrolle
dunkelblau: sehr wichtig / blau: wichtig
hellblau: bei Symptom oder spezieller Tumorlage / weiß: bei Bedarf
* *Cave:* Kein jodhaltiges KM, um nuklearmedizinische Diagnostik und Radiojodtherapie nicht zu beeinträchtigen.

Tumormarker

	Marker	Datum 1 / 2 / 3
	Kalzitonin	
	CEA	
	Thyreglobulin	

Bisherige Therapien (OP/Radiojod/RT/ChT)

Datum	

Tumorerfassung: HNO / Schilddrüsenkarzinom

R	L	Therapie Neck Dissection	Level
		radikale Neck Dissection	I – V
		modifiziert-radikale Neck Dissection, erhalten:	
		selektive Neck Dissection	
		– supraomohyoidale Ausräumung	I – III
		– posterolateral	II – V
		– lateral	II – IV
		– anterior	VI

Risikofaktoren

	ICD-10	Risikofaktoren
	F17.1	Nikotinabusus: .... Zigarette/Pfeife/Zigarre
	F10.1	C2-Abusus
	D69.2	Gardner-Syndrom → Kolon
	Q89.8	Cowen-Syndrom → Hamartome
	Z80.9 C18.9 C50.9 Z92.3	FAP Kolonkarzinom Mammakarzinom Radiatio in der Anamnese
	D94.9 D35.0 Q87.8	MEN IIa (→ C-Zell-Karzinom) Phäochromozytom Hyperparathyreoidismus
	D44.9 D35.0 Q87.8	MENIIb (→ meist bilateral, Calcitoninproduktion) Phäochromozytom marfanoider Habitus
	X	familiäre Form: bilateral + multizentrisch
	X	sporadische Form: unilokulär

AZ/EZ

	AZ nach Karnofsky	
	100	keine Beschwerden, keine sichtbaren Krankheitszeichen, Normalität
	90	Fähigkeit zu normaler Aktivität, keine Symptome oder Krankheitszeichen
	80	normale Aktivität unter Anstrengung, einige Krankheitszeichen oder Symptome
	70	Patient kann sich selber versorgen, ist aber zu normaler Arbeit nicht fähig
	60	Patient braucht gelegentlich Hilfe, kann aber die meisten Angelegenheiten selber erledigen
	50	Patient ist beträchtlich hilfsbedürftig, benötigt oft medizinische Hilfe
	40	Patient ist auf Pflege und Hilfe angewiesen
	30	starke Behinderung, Krankenhausaufenthalt ist indiziert, noch keine Lebensgefahr
	20	Krankenhausaufnahme notwendig, starke Krankheitszeichen, supportive Therapie notwendig
	10	Sterben

Gewicht [kg]	
Gewichtsverlust [kg]	
BMI	

Sonstiges

Zahnsanierung:
Aufbiss-Schiene:
Port/Mini-Port:
PEG:

Arzt

Name ______________________
Position ______________________
Datum ______________________

Unterschrift

2.9 Cancer of unknown Primary (CUP)

2.9.1 Allgemeines

Epidemiologie

Altersgipfel: 60 Jahre

Inzidenz: 65–90/10^6

3–5 % der Tumoren im Kopf-Hals-Bereich

Risikofaktoren

Allgemein: Nikotin, C2

Nasopharynx: EBV

Oropharynx: HPV 16, HPV 18

Prognostische Faktoren

- 5-JÜ bei kranialen LK 63 %
- 5-JÜ bei kaudalen LK 10 %
- AZ wichtiger prognostischer Faktor

2.9.2 Klinik

Symptomatik

Beim HNO-CUP-Syndrom werden die Patienten zumeist durch LK-Schwellungen klinisch auffällig. Häufig werden diese zunächst als unspezifisch betrachtet und erst bei Progress einer weiterführenden Diagnostik zugeführt.

Befallsmuster

- ungewöhnliche Metastasierungswege
- 70 % LK-Metastasen Level I–III (Tonsillen-, Zungengrund-, Nasopharynxkarzinom)
- LK Level IV + V (Hypopharynx-, Ösophagus- oder Bronchialkarzinom)
- PET findet bei 20 % der Patienten mit PEC den Tumor

2.9.3 Tumordiagnostik

Bildgebung

FDG-PET-CT: Suche des Primarius, lokale CT-Bildgebung, funktionelle Bildgebung, Suche LK-Metastasen, Fernmetastasierung

CT Kopf/Hals: lokale Tumorausdehnung

MRT Kopf/Hals: Tumordarstellung, besserer Weichgewebekontrast zur Beurteilung der Gewebeinfiltration

CT Thorax: Ausschluss pulmonaler Filiae

Sono Abdomen: Ausschluss hepatischer Filiae

CT Abdomen/Becken: Ausschluss Metastasen

MRT Becken: Ausschluss Metastasen

Skelettszintigrafie: Ausschluss ossärer Metastasen

ING: seitengetrennte Nierenfunktionsprüfung vor platinhaltiger ChT

Rö Thorax: Ausschluss pulmonaler Filiae > 8 mm, ZVK-Lage, Pneumonie

Sonstige Untersuchung

Panendoskopie + PE: auch wenn makroskopisch kein Primarius zu erkennen ist, werden exemplarisch an unterschiedlichen Stellen (z. B. Rachenhinterwand, Tonsille, Zungengrund etc.) Proben entnommen

ÖGD: Ausschluss Zweitmalignom/Infiltration

Bronchoskopie: Primarius? Tumorausdehnung?

Gyn. Untersuchung: Primarius im gynäkologischen Bereich?

Rekto-Koloskopie: Tumor im GI-Trakt?

Tumormarker

Keine gesicherten Erkenntnisse. Evtl. Marker in Abhängigkeit von der Tumorhistologie.

Histologie

- 55–60 % Adenokarzinome
- 30 % undifferenzierte bzw. neuroendokrine Karzinome
- 5–10 % Plattenepithelkarzinome
- 5 % undifferenzierte Malignome bzw. sonstige

2.9.4 Staging/Grading

Eine Klassifikation erfolgt als T0/Tx nach TNM.

2.9.5 Primärtherapie

Generelle Ziele:
- Suche nach einem Primarius durch diverse Mapping-PE
- lokale Resektion der befallenen Lymphknoten soweit operativ sinnvoll
- Nachbestrahlung der befallenen LAW + potenziellen Tumorregion inkl. angrenzenden LAW
- ChT meist nur parallel zur RT als Radiosensitizer

N1:
- modifiziert-radikale Neck Dissection ipsilateral
- Indikation zur Nachbestrahlung nicht ganz sicher

N2a/b:
- modifiziert-radikale Neck Dissection ipsilateral
- selektive Neck Dissection nur bei ipsilateralem Befall von Level I/II

N2c:
- modifiziert-radikale Neck Dissection ipsilateral
- selektive Neck Dissection kontralateral

Operation

Zunächst erfolgt meist eine ausgedehnte Panendoskopie mit multiplen PE, um einen Primarius an den typischen Lokalisationen soweit wie möglich auszuschließen.

Ziel ist eine R0-Resektion der befallenen und angrenzenden LAW.

Radiotherapie

Dosis:
- > 54 Gy elektive RT
- 60 Gy befallen R0
- bei R1: zusätzlich Boost 6 Gy

Hinweis: RT 3–6 Wochen nach OP.

Systemische Therapie

ChT:
- meist kein Vorteil durch eine alleinige Chemotherapie
- mögliche Indikationen:
  - R1/R2
  - Kapseldurchbruch
  - ausgedehnte LK-Metastasen
- häufig in Kombination mit RT:
  - Anpassung an die Histologie
    - Plattenepithelkarzinom: cisplatinbasierte Therapie
    - Adenokarzinom: 5-FU + Cisplatin

2.9.6 Rezidivtherapie

Operation

Individualentscheidung.

Radiotherapie

Je nach Vorbehandlung ist eine erneute Bestrahlung möglich.

Systemische Therapie

Individualentscheidung. Anpassung an die Histologie.

2.9.7 Palliative Therapie

Operation

Je nach Tumorausdehnung mag ein Debulking sinnvoll erscheinen. Bei drohender Verlegung der Atemwege Anlage eines Tracheostomas. Zur Sicherstellung der Ernährung ggf. Anlage einer PEG-Magensonde sinnvoll.

Radiotherapie

Individualentscheidung. Evtl. palliative Radiatio von Metastasen oder symptomatischen Tumormanifestationen.

Systemische Therapie

Individualentscheidung. Anpassung an die Histologie.

2.9.8 Nachsorge

Intervalle

Keine gesicherten Erkenntnisse zu den Intervallen, jedoch ist eine rechtzeitige Erkennung eines Rezidivs sinnvoll, um ggf. auf einen Tumorprogress oder einen Zweittumor reagieren zu können. Deshalb engmaschige Kontrollen in den ersten 3 Jahren sinnvoll.

Untersuchungen

HNO-ärztliche Kontrolluntersuchung. Hinweise für ein Rezidiv oder einen erst später sichtbaren Primarius?

Bildgebung

Sonografie der LAW sowie des Abdomens.

Sonstige

HNO-Untersuchung, Panendoskopie.

Tumormarker

Keine.

2.9.9 Leitlinien

AIO: www.aio-portal.de/studien

USA/NIH: www.clinicaltrials.gov

2.9.10 Literatur

Berger D, Engelhardt R, Mertelsmann R, Hrsg. Das Rote Buch: Hämatologie und Internistische Onkologie. 4. Aufl. München: Ecomed Medizin; 2010

Lohr F, Wenz F, Hrsg. Strahlentherapie kompakt. 2. Aufl. München: Urban & Fischer in Elsevier; 2007

Preiß J, Dornoff W, Hagmann FG, Schmieder A, Hrsg. Taschenbuch Onkologie 2010/2011. 15. Aufl. München: W. Zuckerschwerdt Verlag; 2010

Wannenmacher M, Debus J, Wenz F. Strahlentherapie. Berlin: Springer; 2006

Wittekind C, Klimpfinger M, Sobin LH. TNM-Atlas, 5. Aufl. Berlin: Springer; 2005

Wittekind C, Meyer HJ, Hrsg. TNM-Klassifikation maligner Tumoren. 7. Aufl. Weinheim: Wiley-VCH Verlag; 2010

2.9.11 Studien

DKG: www.studien.de

EORTC: www.eortc.be

Tumorerfassung: HNO / CUP

Patient

Name	
Vorname	
Geb.-datum	
Fallnummer	

Anatomie

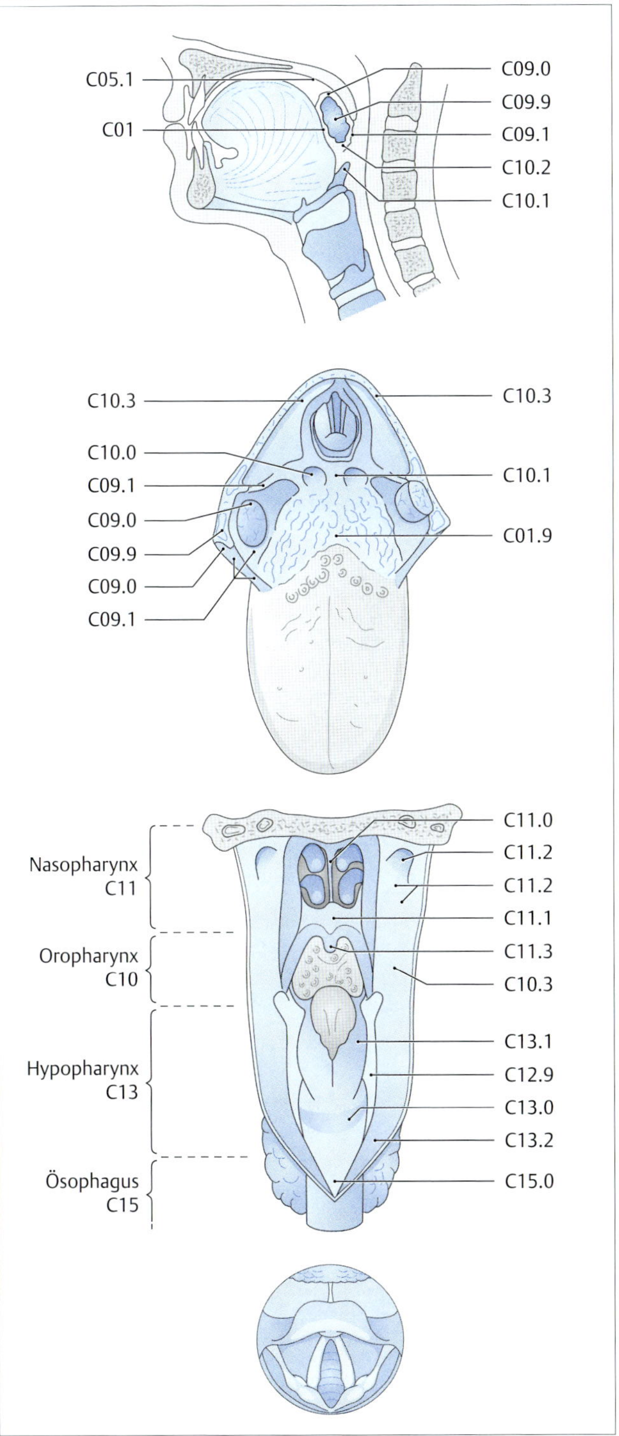

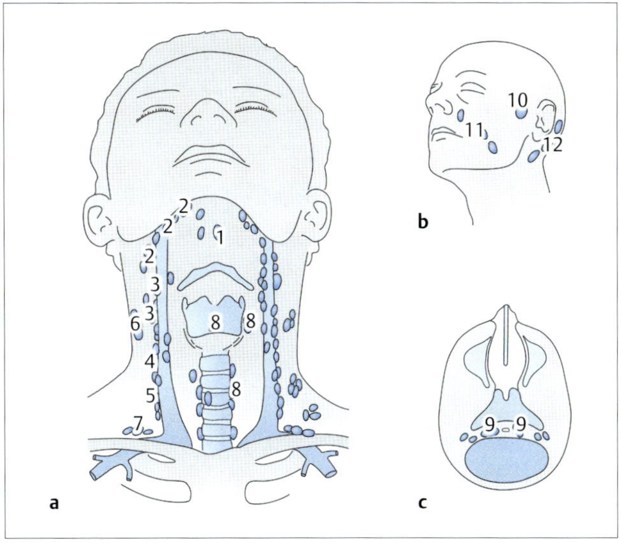

ICD-O

	ICD-O	Lokalisation
	C76.0	Kopf, Hals, Gesicht

Art der Klassifikation

	Symbol	Art der Klassifikation
	c	klinische Klassifikation
	p	pathologische Klassifikation
	a	Autopsie
	y	während/nach initialer multimodaler Therapie
	r	Rezidivtumor

T

	HNO/CUP	
	TX	Primärtumor kann nicht beurteilt werden
	T0	kein Anhalt für Primärtumor

N

R	L	Lymphknotenlokalisationen/Level nach Robins		
			Nr.*	
		Ia	1	submental
		Ib	2	submandibulär
		II	3	kranial (vom Hyoid) jugulär (tief zervikal)
		III	4	mittlere (Hyoid bis Krikoid) jugulare (tief zervikale) LK
		IV	5	kaudal (vom Krikoid) jugulär (tief zervikale) LK
		V		hinteres Halsdreieck (dorsal M. sternocleido-mastoideus)
			6	dorsal zervikal (oberflächlich zervikal) entlang des N. accessorius
			7	supraklavikulär
		VI	8	anteriores Kompartment: prälaryngeal („Delphi-LK"), prätracheal, paratracheal
			9	retropharyngeal
			10	Parotislymphknoten
			11	Wangenlymphknoten
			12	retroaurikulär und okzipital

* Nummern siehe Abbildung

Abb. 2.7 Tumorerfassung: HNO – CUP.

Tumorerfassung: HNO / CUP

M

		Fernmetastasen HNO/CUP
	MX	Staging inkomplett
	M0	keine Fernmetastasen
	M1	Fernmetastasen (siehe Ergänzungsbogen)

Histologie

	Perineurale Infiltration? Kapseldurchbruch? Close margin? Extrakapsulär? EBV? Mittellinie? Oropharynx: HPV16, HPV18
R	
L	

R	L	Histologie	Differenzierung	
		WHO Typ 1: verhornendes Plattenepithelkarzinom	G1	gut differenziert
		WHO Typ 2: nicht verhornendes Plattenepithelkarzinom	G2	mäßig differenziert
		WHO Typ 3: undifferenziertes Karzinom	G3	schlecht differenziert
		Adenokarzinom	G4	entdifferenziert
		juveniles Angiofibrom		
		Lymphom		
		Melanom		
		Angiosarkom		
		Plasmozytom		

	RX		LX		VX		PnX	
	R0		L0		V0		Pn0	
	R1		L1		V1		Pn1	
	R2				V2			

Diagnostik

B	V	Untersuchung	Datum 1 / 2 / 3
		Panendoskopie/PE	
		ÖGD	
		FDG-PET-CT	
		CT Kopf/Hals	
		MRT Kopf/Hals	
		CT Thorax	
		Sono Abdomen	
		CT Abdomen/Becken	
		Bronchoskopie	
		gyn. Untersuchung	
		MRT Becken	
		Rekto-Koloskopie	
		Skelettszintigrafie	
		ING	
		Rö Thorax	

B: Basisdiagnostik, V: Verlaufskontrolle
dunkelblau: sehr wichtig / blau: wichtig
hellblau: bei Symptom oder spezieller Tumorlage / weiß: bei Bedarf

Bisherige Therapien (OP/RT/ChT)

Datum	

R	L	Therapie Neck Dissection	Level
		radikale Neck Dissection	I–V
		modifiziert-radikale Neck Dissection, erhalten:	
		selektive Neck Dissection	
		– supraomohyoidale Ausräumung	I–III
		– posterolateral	II–V
		– lateral	II–IV
		– anterior	VI

R	L	Modifizierte Neck Dissection bei N0/N1	Level
		Mundhöhle	I–III
		Oropharynx	II–IV
		Hypopharynx + bei ösophagealer Ausdehnung	II–IV + VI
		Larynx	II–IV
		Nasopharynx	II–V
		ab N2:	I–V

Risikofaktoren

	ICD-10	Risikofaktoren
	F17.1	Nikotinabusus: .... Zigarette/Pfeife/Zigarre
	F10.1	C2-Abusus
	B00.9	Nasopharynx: EBV
	B97.7	Oropharynx: HPV16
	B97.7	Oropharynx: HPV18

AZ/EZ

	AZ nach Karnofsky	
	100	keine Beschwerden, keine sichtbaren Krankheitszeichen, Normalität
	90	Fähigkeit zu normaler Aktivität, keine Symptome oder Krankheitszeichen
	80	normale Aktivität unter Anstrengung, einige Krankheitszeichen oder Symptome
	70	Patient kann sich selber versorgen, ist aber zu normaler Arbeit nicht fähig
	60	Patient braucht gelegentlich Hilfe, kann aber die meisten Angelegenheiten selber erledigen
	50	Patient ist beträchtlich hilfsbedürftig, benötigt oft medizinische Hilfe
	40	Patient ist auf Pflege und Hilfe angewiesen
	30	starke Behinderung, Krankenhausaufenthalt ist indiziert, noch keine Lebensgefahr
	20	Krankenhausaufnahme notwendig, starke Krankheitszeichen, supportive Therapie notwendig
	10	Sterben

Gewicht [kg]	
Gewichtsverlust [kg]	
BMI	

Sonstiges

Zahnsanierung:
Aufbiss-Schiene:
Port/Mini-Port:
PEG:

Arzt

Name ______________________
Position ______________________
Datum ______________________

Unterschrift

Kapitel 3

Verdauungstrakt

3

3 Verdauungstrakt

3.1 Ösophagus

3.1.1 Allgemeines

Epidemiologie

Altersgipfel: 65 Jahre

Inzidenz: $50/10^6$, ♀:♂ = 1:3

Inzidenz in asiatischen Ländern deutlich höher (Nordchina, Kasachstan, Kirgistan, Tschetschenien > $1000/10^6$).

Risikofaktoren

Siehe Tumorerfassungsbogen (▶ Abb. 3.1).

Prognostische Faktoren

- Tumorausdehnung
- p53-Mutation oder -verlust
- chromosomale Aberration (p15, p16)
- OP: extensive Lymphadenektomie (mediastinal, zöliakal und möglicherweise auch zervikal) verbessert in Subgruppen die Langzeitprognose
- siehe ▶ Tab. 3.1 und ▶ Tab. 3.2

▶ **Alternative Gruppeneinteilung**

Gruppe1:
- T1–2, N0–1: potenziell resektabel
- 40 % bei Erstdiagnose
- maximal 10–25 % 5-JÜ

Gruppe2:
- T3–4, N0–1: lokal fortgeschritten (potenziell resektabel)
- < 10 % 5-JÜ

Gruppe3:
- M1 < 10 % 5-JÜ

3.1.2 Klinik

Symptomatik

Frühsymptome:
- Dysphagie (Globusgefühl)
- substernale Schmerzen
- Übelkeit

Tab. 3.1 Prognostische Gruppen Plattenepithelkarzinom M0.

N	Tis	T1a	T1b	T2	T3	T4a	T4b
N0	0 (G1)	IA (G1,X) IB (G2,3)	IA (G1,X) IB (G2,3)	IB (G1,X; IT unten, X) IIA (G1,X; IT oben; IT, Mitte) IIA (G2,3; IT unten, X) IIB (G2,3; IT oben; IT Mitte)	IB (G1,X; IT unten, X) IIA (G1,X; IT oben; IT, Mitte) IIA (G2,3; IT unten, X) IIB (G2,3; IT oben; IT Mitte)	IIIA	IIIC
N1		IIB	IIB	IIB	IIIA	IIIC	IIIC
N2		IIIA	IIIA	IIIA	IIIB	IIIC	IIIC
N3		IIIC	IIIC	IIIC	IIIC	IIIC	IIIC

IT: intrathorakal
Gruppe IV: jedes M1

Tab. 3.2 Prognostische Gruppen Adenokarzinom M0.

N	Tis	T1a	T1b	T2	T3	T4a	T4b
N0	0 (G1)	IA (G1,2,X) IB (G3)	IA (G1,2,X) IB (G3)	IB (G1,2,X) IIA (G3)	IIB	IIIA	IIIC
N1		IIB	IIB	IIB	IIIA	IIIC	IIIC
N2		IIIA	IIIA	IIIA	IIIB	IIIC	IIIC
N3		IIIC	IIIC	IIIC	IIIC	IIIC	IIIC

Gruppe IV: jedes M1

Befallsmuster

Häufig an den 3 physiologischen Engen: Krikropharyngealraum, Trachealbifurkation, sphinkternahe Metastasierung primär in die regionären LK.

3.1.3 Tumordiagnostik

Bildgebung

CT Hals/Thorax: lokale Tumorausdehnung, Metastasen

CT Abdomen: Metastasen?

Sono Abdomen: Metastasen?

Rö Breischluck: Tumorstenose? Fistel?

MRT Abdomen: Metastasen?

FDG-PET-CT: lokale Tumorausdehnung, funktionelle Bildgebung, LK-Metastasen (insbesondere: mediastinal, abdominell), Fernmetastasierung

Rö Thorax: Ausschluss pulmonaler Filiae > 8 mm, ZVK-Lage, Pneumonie

Skelettszintigrafie: Ausschluss ossärer Metastasen

Sonstige Untersuchung

Endoskopie und Endosonografie: Bestimmung der lokalen Tumorausbreitung, Tumorinfiltration (T-Stadium) und des N-Status.

ÖGD mit Clips + Rö: Vor Beginn der RT ÖGD mit Clipmarkierung des Tumorbereichs sowie sofort anschließender Rö-Thoraxaufnahme zur Dokumentation der Clips sinnvoll (= Lagebestimmung der Tumorausdehnung für die Bestrahlungsplanung).

Bronchoskopie: Ausschluss einer Tumorinfiltration oder einer ösophagotrachealen Fistel.

Histologie

Adenokarzinom meist im unteren Drittel. Im mittleren und oberen Drittel meist Plattenepithelkarzinom.

Tab. 3.3 Primärtherapie Plattenepithelkarzinom.

N	Tis	T1	T2	T3	T4
N0	OP			proximal: • definitive RChT • Mitte/distal: • alleinige OP • oder RChT + OP • oder definitive RChT	
N1	OP + evtl. RChT (insbesondere bei R+)				
N2					
N3					

3.1.4 Staging/Grading

Die Klassifikation erfolgt nach TNM, die Stadieneinteilung nach UICC.

3.1.5 Primärtherapie

Die Primärtherapie ist von der Histologie abhängig (▸ Tab. 3.3 und ▸ Tab. 3.4).

Operation

Falls möglich, sollte eine operative Versorgung mit ausgedehnter Lymphadenektomie erfolgen. Die Indikation zur präoperativen Therapie wird kontrovers diskutiert.

Bei Adenokarzinomen:
- entweder ChT → OP (Deutschland, UK)
- oder RChT → OP (ab T2 in NL, teils USA, Deutschland: POET-Studie: besseres Überleben aber hohe Mortalität)

Bei Plattenepithelkarzinomen:
- ab T2N0 RChT → OP möglich (NL: CROSS-Studie; Metaanalysen)

Falls absehbar keine R0-Resektion erreicht werden kann, ist eine neoadjuvante RChT mit nachfolgendem Re-Staging, andernfalls eine definitive palliative RChT indiziert.

Bei Tis bis T1 m endoskopische Mukosektomie.

Adjuvante RChT:
- bei R+ individuell zu erwägen (keine prospektiven Studien)

Radiotherapie

RT ist primär, prä OP oder post OP oder als alleinige palliativ-ablative Therapie möglich. Bei Adenokarzinomen ohne präoperative Therapie kann eine post OP RT erwogen werden. Falls möglich, sollte eine RChT statt einer alleinigen RT (diese ist immer palliativ) erfolgen.

Tab. 3.4 Primärtherapie Adenokarzinom.

N	Tis	T1	T2	T3	T4
N0	OP			• OP alleine • oder ChT → OP • oder RChT + OP • oder OP + RChT • oder RChT	
N1	• OP alleine • oder: ChT → OP • oder RChT → OP (OP → evtl. RChT, insbesondere bei R+)				
N2					
N3					
Adenokarzinom (distal) Prä-OP RT / RChT wie beim Magen-Ca					

Voraussetzungen für die RChT:

- Karnofsky-Index > 60 %/WHO Performance I–II
- Lebenserwartung mindestens 6 Monate
- Stadium II (umstritten)/III
- Alter maximal 70–75 Jahre
- keine Funktionseinschränkung von Niere, Herz, Lunge

Bei primär nicht R0-resektablen Tumoren ist eine RChT bis 45 Gy indiziert. Bei Erreichen von 45 Gy sollte zeitnah ein Restaging stattfinden und eine Entscheidung über die Operabilität erfolgen. Wenn nach 45 Gy keine Operabilität gegeben ist, sollte die RChT als dann definitive RChT fortgesetzt werden.

Kurativ: uT1, uT2

- 60–66 Gy (ED 1,8–2,0 Gy)

Palliativ: uT3, uT4

- 50–66 Gy (ED 1,8–2,0 Gy)

Allgemein:

- subklinischer Befall: 50 Gy
- makroskopischer Tumor: 60–64 Gy
- absolutes Maximum 70 Gy
- prä OP: 30–40/45 Gy
- primäre RChT: 50–54 Gy

Adjuvante Therapie:

- keine adjuvante Therapie bei T1/T2 N0 R0
- evtl. Vorteil bei N+, R+ → RChT

Brachytherapie:

- 3–5 x 5–8 Gy in wöchentlichen Abständen als alleinige Therapie
- Dosierung auf 5 mm Gewebetiefe
- Boost: 2 x 7,5 Gy oder 4 x 4 Gy jeweils am Anfang oder Ende der perkutanen RT, dann perkutan nur 50 Gy
- palliativ: 1 x 12 Gy

Cave:

- Abbruch der RT bei manifester Fistelbildung
- Perikarditis ab 40 Gy auf das gesamte Herz → Panzerherz
- ab 45 Gy Myokardfibrose

Systemische Therapie

Verschiedene Schemata parallel zur RT:

- Cisplatin 75 mg/m^2 d1 + 5-FU 1000 mg/m^2 d1–4 (kontinuierlich), 4 Zyklen Wo 1, 5 (8, 11 nach RT)
- Cisplatin 20 mg/m^2 d1–5 + 5-FU 1000 mg/m^2 d1–4 (kontinuierlich), 4 Zyklen Wo 1, 5 (8, 11 nach RT)
- Mitomycin C 10 mg/m^2 d1 + 5-FU 1000 mg/m^2 d1–4 (kontinuierlich), 4 Zyklen Wo 1, 5 (8, 11 nach RT)

Weitere Optionen für eine RChT:

- Carboplatin (statt Cisplatin) + 5-FU
- Paclitaxel

3.1.6 Rezidivtherapie

Operation

Falls ein lokalisiertes Rezidiv besteht, kann im Einzelfall eine erneute OP sinnvoll sein.

Radiotherapie

Individuelles Vorgehen. Bei lokalisierter Erkrankung und fehlender Vorbestrahlung evtl. Versuch der kurativen RChT.

Systemische Therapie

Individualentscheidung.

3.1.7 Palliative Therapie

Operation

- StentversorgungTubus (nicht im Zervikalbereich):
  - Abdichtung bei Fisteln in Ösophagus/Trachea
- Laser- oder Argon-Beamer-Therapie
- Bougierung
- PEG-Anlage

Radiotherapie

- AL: 1–2x/Woche 5–8 Gy auf 5 mm Gewebetiefe

Radiatio von Metastasen möglich.

Systemische Therapie

Bei metastasiertem Adenokarzinom des distalen Ösophagus Therapie wie beim Magenkarzinom. Die Rolle von Trastuzumab ist beim distalen Ösophaguskarzinom formal nicht untersucht.

Metastasiertes Plattenepithelkarzinom:

- Standard: Cisplatin + 5-FU
- alternativ: Taxane/Platinderivate
- aktuelle Studien mit EGFR-Antikörpern

3.1.8 Nachsorge

Intervalle

Überlebensverlängerung durch Nachsorge nicht beweisen. Sinnvoll ist jedoch eine Kontrolle alle 3 Monate.

Untersuchungen

Ernährungssituation?

Früherkennung von Zweitkarzinomen (Kopf-/Hals-Tumor oder Bronchialkarzinom).

Bildgebung

Schnittbildgebung zur lokalen Überwachung.

Sonstige

ÖGD zur lokalen Kontrolle mit Endosonografie sinnvoll. Frühzeitige Erkennung von Lokalrezidiven und therapiebedürftigen Stenosen (evtl. zugleich Bougierung).

3.1.9 Leitlinien

NCCN: www.nccn.org

ESMO Minimal Clinical Recommendations for diagnosis, treatment and follow-up of esophageal cancer (vgl. Stahl et al. 2009)

DKG: S3-Leitlinie Magenkarzinom

3.1.10 Literatur

Berger D, Engelhardt R, Mertelsmann R, Hrsg. Das Rote Buch: Hämatologie und Internistische Onkologie. 4. Aufl. München: Ecomed Medizin; 2010

Lohr F, Wenz F, Hrsg. Strahlentherapie kompakt. 2. Aufl. München: Urban & Fischer in Elsevier; 2007

Preiß J, Dornoff W, Hagmann FG, Schmieder A, Hrsg. Taschenbuch Onkologie 2010/2011. 15. Aufl. München: W. Zuckerschwerdt Verlag; 2010

Stahl M, et al. Ann Oncol 2009; 20 (Suppl 4): 32-33

Wannenmacher M, Debus J, Wenz F. Strahlentherapie. Berlin: Springer; 2006

Wittekind C, Klimpfinger M, Sobin LH. TNM-Atlas, 5. Aufl. Berlin: Springer; 2005

Wittekind C, Meyer HJ, Hrsg. TNM-Klassifikation maligner Tumoren. 7. Aufl. Weinheim: Wiley-VCH Verlag; 2010

3.1.11 Studien

AIO: www.aio-portal.de

DKG: www.studien.de

EORTC: www.eortc.be

NIH/USA: www.clinicaltrials.gov

Tumorerfassung: Verdauungstrakt / Ösophagus

Patient

Name ____________________

Vorname ____________________

Geb.-datum ____________________

Fallnummer ____________________

Anatomie

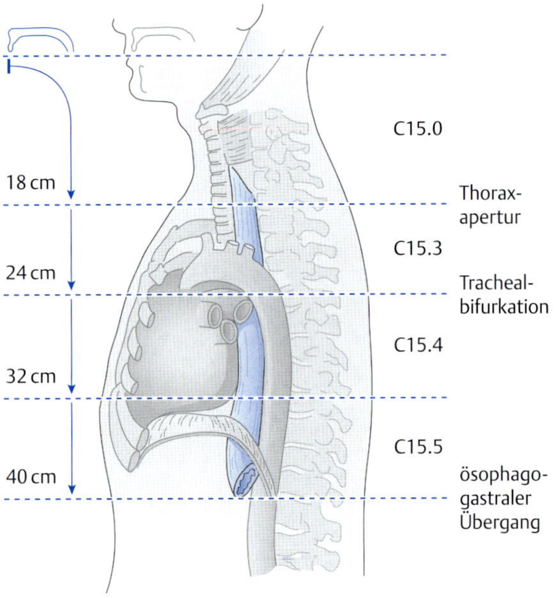

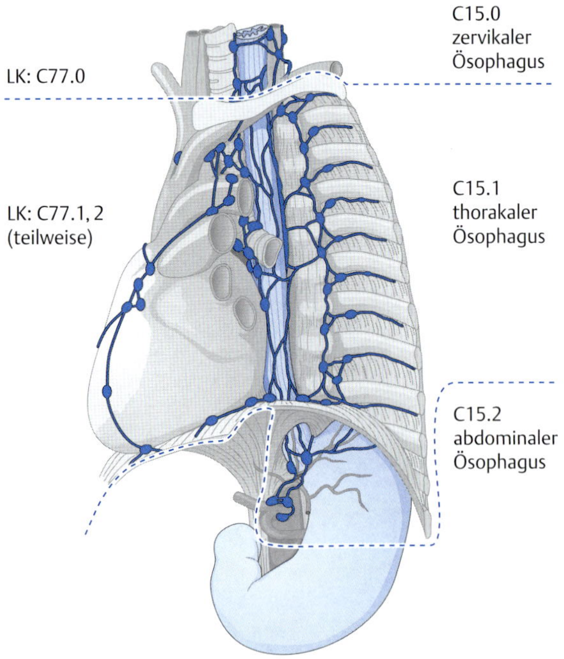

ICD-O

	ICD-10	Lokalisation Ösophagustumor
	C15.0	zervikaler Ösophagus
	C15.1	thorakaler Ösophagus
	C15.2	abdominaler Ösophagus
	C15.3	proximales Drittel
	C15.4	mittleres Drittel
	C15.5	unteres Drittel
	C15.8	mehrere Teilbereiche überlappend
	C15.9	nicht näher bezeichnet
	C16.0	ösophagogastraler Übergang

Art der Klassifikation

	Symbol	Art der Klassifikation
	c	klinische Klassifikation
	p	pathologische Klassifikation
	a	Autopsie
	y	während/nach initialer multimodaler Therapie
	r	Rezidivtumor

Hinweis zur pN-Klassifikation: regionäre Lymphadenektomie und histologische Untersuchung von ≥ 6 LK

T

	Primärtumor Ösophagus		
	TX	Primärtumor kann nicht beurteilt werden	
	T0	kein Anhalt für Primärtumor	
	Tis	Carcinoma in situ	
	T1		Lamina propria, Muscularis mucosae oder Submukosa
		a	Lamina propria oder Muscularis mucosae
		b	Submukosa
	T2	Muscularis propria	
	T3	Adventitia	
	T4		Nachbarstrukturen
		a	Pleura, Perikard, Diaphragma
		b	andere Nachbarstrukturen wie Aorta, Wirbelkörper, Trachea

N

	Regionäre Lymphknoten Ösophagus
	Skalenus-LK
	LK an der V. jugularis int.
	obere und untere zervikale LK
	periösophageale LK
	obere periösophageale LK (oberhalb V. azygos)
	subkarinäre LK
	untere periösophageale LK (unterhalb V. azygos)
	mediastinale LK
	perigastrische LK
	zöliakale LK

Neu: supraklavikuläre LK = M1

	Lymphknoten Ösophagus	
	NX	LK nicht beurteilbar/Staging inkomplett
	N0	keine LK betroffen
	N1	1–2 regionäre LK
	N2	3–6 regionäre LK
	N3	7 oder mehr LK

Abb. 3.1 Tumorerfassung: Verdauungstrakt – Ösophagus.

Tumorerfassung: Verdauungstrakt / Ösophagus

M

	Fernmetastasen Ösophagus	
	MX	Staging inkomplett
	M0	keine Fernmetastasen
	M1	Fernmetastasen (siehe Ergänzungsbogen)

Stadieneinteilung

	Tis	T1	T2	T3	T4a	T4b	M1
N0	0	IA	IB	IIA	IIIA	IIIC	IV
N1		IIB	IIB	IIIA	IIIC	IIIC	IV
N2		IIIA	IIIA	IIIB	IIIC	IIIC	IV
N3		IIIC	IIIC	IIIC	IIIC	IIIC	IV

Histologie

	Histologie	Differenzierung	
	Plattenepithelkarzinom	GX	nicht bestimmbar
	Adenokarzinom	G1	gut differenziert
	undifferenziertes Karzinom	G2	mäßig differenziert
		G3	schlecht differenziert
		G4	undifferenziert

	RX		LX		VX		PnX
	R0		L0		V0		Pn0
	R1		L1		V1		Pn1
	R2				V2		

Diagnostik

B	V	Untersuchung	Datum 1 / 2 / 3
		Endoskopie	
		Endosonografie	
		CT Hals/Thorax	
		CT Abdomen	
		Sono Abdomen	
		ÖDG mit Clips + Rö	
		Rö Breischluck	
		MRT Abdomen	
		FDG-PET-CT	
		Rö Thorax	
		Bronchoskopie	
		Skelettszintigrafie	

B: Basisdiagnostik, V: Verlaufskontrolle
dunkelblau: sehr wichtig / blau: wichtig
hellblau: bei Symptom oder spezieller Tumorlage / weiß: bei Bedarf

Bisherige Therapien (OP/RT/ChT)

Datum	

Risikofaktoren

	ICD-10	Risikofaktoren Ösophaguskarzinom
	F17.1	Nikotinabusus: .... Zigarette/Pfeife/Zigarre
	F10.1	C2-Abusus
	Z92.3	Radiatio in der Anamnese
	X	heiße Speisen
	X	Nitrosamine
	K22.0	Achalasie
	T28.1	Verätzungen (Laugen)
	K22.7	Barrett-Ösophagus
	D50.1	Plummer-Vinson-Syndrom
	Z80.9	Ptylosis palmaris et plantaris (autosomal-dominant)

AZ/EZ

	AZ nach Karnofsky	
	100	keine Beschwerden, keine sichtbaren Krankheitszeichen, Normalität
	90	Fähigkeit zu normaler Aktivität, keine Symptome oder Krankheitszeichen
	80	normale Aktivität unter Anstrengung, einige Krankheitszeichen oder Symptome
	70	Patient kann sich selber versorgen, ist aber zu normaler Arbeit nicht fähig
	60	Patient braucht gelegentlich Hilfe, kann aber die meisten Angelegenheiten selber erledigen
	50	Patient ist beträchtlich hilfsbedürftig, benötigt oft medizinische Hilfe
	40	Patient ist auf Pflege und Hilfe angewiesen
	30	starke Behinderung, Krankenhausaufenthalt ist indiziert, noch keine Lebensgefahr
	20	Krankenhausaufnahme notwendig, starke Krankheitszeichen, supportive Therapie notwendig
	10	Sterben

Gewicht [kg]	
Gewichtsverlust [kg]	
BMI	

Sonstiges

Zahnsanierung:
Aufbiss-Schiene:
Port/Mini-Port:
PEG:

Arzt

Name ______
Position ______
Datum ______

Unterschrift

3.2 Magen

3.2.1 Allgemeines

Epidemiologie

Altersgipfel: 50–70 Jahre

Inzidenz: 60/10^6, ♀:♂ = 1:2

Erkrankung sehr häufig in Japan, Südamerika und Osteuropa, deutlich niedriger in den USA, Israel und Westeuropa mit sinkender Tendenz beim „klassischen“ Magenkarzinom und steigender Inzidenz beim Karzinom des gastroösophagealen Übergangs.

Risikofaktoren

Ernährungsgewohnheiten haben einen wesentlichen Einfluss.
- erhöhtes Risiko nach Magen-OP: Billroth II ohne Braunsche Fußpunktanastomose bei Ulcus ventriculi und Alter > 45 Jahre bei Erst-OP
- Übergewicht (bei Tumoren des gastroösophagealen Übergangs)
- Verwandte ersten Grades erkrankt: genetische Belastung möglich (CDH-1 Gen, HNPCC)
- epitheliale Polypen > 2 cm; villöse Polypen
- perniziöse Anämie
- Hiatushernie; gastroösophagealer Reflux (bei Tumoren des gastroösophagealen Übergangs)
- Morbus Ménétrier
- Helicobacter pylori: intestinales Magenkarzinom + MALT-Lymphome

Prognostische Faktoren

Lokalisation und Ausmaß des Primärtumorsitzes, des LK-Befalls sowie einer positiven Peritonealzytologie.

Ausmaß der Lymphonodektomie, R0-Status, L-/V-Status. Ungünstigere Prognose bei Alter < 45 Jahre.

3.2.2 Klinik

Symptomatik

Screeninguntersuchungen (selten bei wenigen Risikokonstellationen): Entdeckung von Frühkarzinomen oder Dysplasien.

Frühsymptome: keine oder uncharakteristisch
- dumpfe oder stechende Schmerzen
- Foetor ex ore
- Übelkeit/Erbrechen
- Appetitlosigkeit
- Dysphagie
- unklarer Gewichtsverlust

Befallsmuster

Infiltration der Nachbarorgane (Pankreas, Milz, Leber), Peritonealkarzinose. Ovarialmetastasen (Krukenberg-Tumoren). Fernmetastasen in Leber, Knochen und Lunge.

3.2.3 Tumordiagnostik

Bildgebung

CT Thorax: Metastasen?

CT Abdomen in Doppelkontrast/„Hydrotechnik“: Goldstandard, lokale Tumorausdehnung, Metastasen

Sono Abdomen: Ausschluss hepatischer Filiae

Rö Magen-Darm: Darstellung des Tumors (nur wenn endoskopisch wegen Stenose nicht möglich)

MRT Abdomen: besserer Weichgewebekontrast zur Beurteilung der Gewebeinfiltration

Sono Hals: ggf. bei Tumoren des gastroösophagealen Übergangs zum Ausschluss einer Metastasierung

Rö Thorax: Ausschluss pulmonaler Filiae > 8 mm, ZVK-Lage, Pneumonie

Skelettszintigrafie: Ausschluss ossärer Metastasen

FDG-PET-CT: lokale Tumorausdehnung, funktionelle Bildgebung, LK-Metastasen, Fernmetastasierung

Sonstige Untersuchung

ÖGD/Endoskopie: Staging, Histologiegewinnung

Endosonografie: Tumorstaging

evtl. Laparoskopie: Ausschluss einer Peritonealkarzinose (+ evtl. Lavage-Zytologie)

Tumormarker

Laut S3-Leitlinie keine Evidenz, jedoch werden folgende Marker häufig praktisch genutzt: CEA, CA19-9, CA72-4.

Histologie

Siehe Tumorerfassungsbogen (▸ Abb. 3.2).

3.2.4 Staging/Grading

Die Klassifikation erfolgt nach TNM, die Stadieneinteilung nach UICC.

3.2.5 Primärtherapie

Die primäre Therapie (▶ Tab. 3.5) besteht meist in der operativen Versorgung inkl. Lymphonodektomie im Kompartment I und II (D2-Lymphadenektomie); bei T3–T4 oder N+ mit perioperativer ChT.

Endoskopische Therapie möglich: Mukosakarzinom bei T1a N0, G1–3, Tumoren < 2 cm bei erhabenen Typen und < 1 cm bei flachen Typen; Submukosakarzinom (sm1) bei Größe < 3 cm.

Operation

Operative Verfahren:

- endoskopische Mukosektomie: En-bloc-Entfernung der Mukosa bis in die Submukosa bzw. Vollwandexzision – Ausschneidung der kompletten Magenwand unter Mitnahme des perigastralen Fett- und Lymphgewebes (nur durch erfahrene Endoskopiker)
- Resektion: Teilentfernung des Magens, Anastomose mit Ösophagus, Duodenum oder Jejunum
- Gastrektomie: komplette Magenentfernung, Anastomose vom Ösophagus zum Jejunum
- Gastrektomie, meist partiell
  - 65 % operabel, davon 75 % R0
  - proximal → mit Ösophagusresektion
  - distal → Billroth II oder totale Gastrektomie mit Roux-en-Y-Ösophagojejunostomie
  - Sitz an der großen Kurvatur → Splenektomie + Omentektomie
- LK-Dissektion:
  - D1: perigastrische LK (große und kleine Kurvatur)
  - D2: LK am Truncus coeliacus, Milzarterie, Milzhilus
  - D3, D4: erweiterte D2-Resektion (nicht empfohlen)
  - es sollen mindestens 16 LK zur sicheren Bestimmung eines pN0-Status untersucht werden

Radiotherapie

Präoperativ:

- bei GEJ-Tumoren T3 oder T4 als RChT (alternativ zur ausschließlichen perioperativen ChT): 30–45 Gy, 5-FU/Cisplatin, ggf. plus Taxane
- keine Indikation bei (distalen) Magenkarzinomen

Tab. 3.5 Primärtherapie Magenkarzinom.

N	T1	T2	T3	T4a	T4b
N0	T1a: Mukosaresektion	OP alleine (oder perioperative ChT → OP)	perioperative ChT (bzw. RChT bei GEJ-Tumoren) → OP		
N1	perioperative ChT → OP				
N2					
N3					

GEJ: gastroösophagealer Übergang

Postoperativ:

- adjuvante RChT zu erwägen, falls keine präoperative ChT und „Risikosituation“, insbesondere fehlender D2-Lymphadenektomie (McDonald et al. 2001); neue Studie mit Intensivierung der periradiotherapeutischen ChT um die RChT herum ohne Prognoseverbesserung (CALGB80101)
- additive Therapie bei inkompletter Resektion (falls Nachresektion nicht möglich)

Definitiv:

- palliative RChT (mit kurativem Potenzial) bei funktioneller Inoperabilität

Intraoperative RT:

- IORT: 15 Gy Boost, ohne EBRT 25–30 Gy

Zielvolumen:

- Tumorbett
- Anastomose
- Stumpf
- regionäre LK (große + kleine Kurvatur, Truncus coeliacus, pankreatikoduodenale LK, Milzhilus, suprapankreatische LK, LK Leberpforte, LK paraaortal)
- proximal → 3–5 cm Ösophagus
- Fundus → Diaphragma
- distal → ganzes Duodenum

Systemische Therapie

Standard einer perioperativen ChT:

- Fluoropyrimidin (5-FU oder Capecitabin) + Cisplatin oder Oxaliplatin (Cave: Zulassungsstatus)
- ECF (Epirubicin/Cisplatin/5-FU) bzw. Modifikationen (EOX, ECX)
- experimentell in der perioperativen Therapie (bei potenziell resektablen Patienten): bei HER2-positiven Tumoren Trastuzumab

3.2.6 Rezidivtherapie

Operation

Falls möglich, erneute operative Versorgung.

Radiotherapie

Meist nur palliative RT möglich.

Systemische Therapie

ChT wie in der primären Situation. Individualentscheidung je nach Ausmaß des Rezidivs. Bei HER2-positiven Tumoren Trastuzumab in Kombination mit 5-FU oder Capecitabin und Cisplatin.

3.2.7 Palliative Therapie

Operation

OP zum Erhalt der Nahrungspassage.

Radiotherapie

Palliative Radiatio eines symptomatischen Tumorbulkes oder von symptomatischen Metastasen möglich.

Systemische Therapie

Erst- und Zweitlinientherapien haben eine Verbesserung der Überlebenszeit und der Lebensqualität in randomisierten Studien gezeigt!

- Fluoropyrimidn (5-FU/Folinsäure oder Capecitabin) plus Platinderivat (Cisplatin oder Oxaliplatin), offenbar äquieffektiv
- ggf. plus Docetaxel (Überlebensvorteil vs. „Doublet", aber deutlich höhere Toxizität)
- bei HER2-/neu positiven (IHC; FISH): Trastuzumab zusätzlich zur ChT
- Zweitlinientherapie: Irinotecan mono oder 5-FU/Folinsäure/Irinotecan
- Docetaxel bei Taxan-naiven Patienten

3.2.8 Nachsorge

Intervalle

Es gibt keinen etablierten Standard. Sie ist jedoch insbesondere bei kurativ operierten Patienten mit Frühkarzinomen wichtig und sollte alle 3 Monate durchgeführt werden.

Untersuchungen

Klinische Untersuchung. Nahrungspassage?

Bildgebung

CT Abdomen (Hydro-CT).

Sonstige

Gastroskopie.

Tumormarker

CEA, CA19-9, CA72-4 (nur falls initial erhöht).

3.2.9 Leitlinien

Deutsche Fachgesellschaften: S3-Leitlinie 2011 (Möhler et al. 2011)

NCCN: www.nccn.org

3.2.10 Literatur

Berger D, Engelhardt R, Mertelsmann R, Hrsg. Das Rote Buch: Hämatologie und Internistische Onkologie. 4. Aufl. München: Ecomed Medizin; 2010

Lohr F, Wenz F, Hrsg. Strahlentherapie kompakt. 2. Aufl. München: Urban & Fischer in Elsevier; 2007

McDonald J. S. et al. Chemoradiotherapy after surgery compared with surgery alone for adenocarcinoma of the stomach or gastroesophageal junction. NEJM 2001; 345 (10): 725-30

Möhler M, et al. S3-Leitlinie „Magenkarzinom"-Diagnostik und Therapie der Adenokarzinome des Magens und önophagogastralen Übergangs (AWMF-Regist.-Nr. 032-009-OL). Z Gastroenterol 2011; 49: 461-531

Preiß J, Dornoff W, Hagmann FG, Schmieder A, Hrsg. Taschenbuch Onkologie 2010/2011. 15. Aufl. München: W. Zuckerschwerdt Verlag; 2010

Wannenmacher M, Debus J, Wenz F. Strahlentherapie. Berlin: Springer; 2006

Wittekind C, Klimpfinger M, Sobin LH. TNM-Atlas, 5. Aufl. Berlin: Springer; 2005

Wittekind C, Meyer HJ, Hrsg. TNM-Klassifikation maligner Tumoren. 7. Aufl. Weinheim: Wiley-VCH Verlag; 2010

3.2.11 Studien

AIO: www.aio-portal.de

USA/NIH: www.clinicaltrials.gov

Tumorerfassung: Verdauungstrakt / Magen

Patient

Name ____________________

Vorname ____________________

Geb.-datum ____________________

Fallnummer ____________________

Anatomie

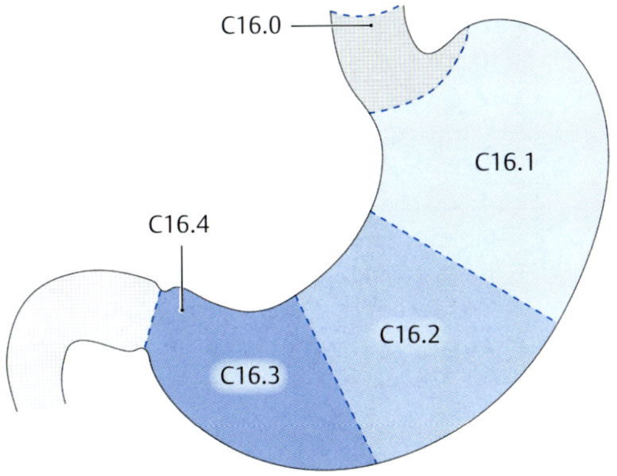

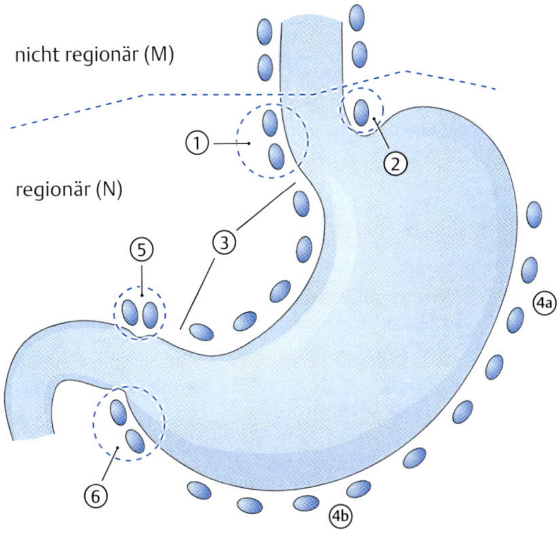

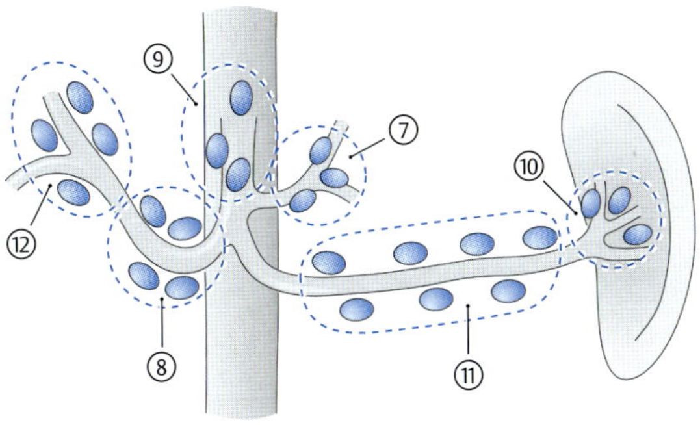

ICD-O

ICD-10	Lokalisation
C16.0	Kardia und gastroösophagealer Übergang
C16.1	Fundus
C16.2	Korpus
C16.3	Antrum
C16.4	Pylorus
C16.5	kleine Magenkurvatur
C16.6	große Magenkurvatur
C16.8	mehrere Teilbereiche überlappend
C19.9	nicht näher spezifiziertes Magenkarzinom

Art der Klassifikation

Symbol	Art der Klassifikation
c	klinische Klassifikation
p	pathologische Klassifikation
a	Autopsie
y	während/nach initialer multimodaler Therapie
r	Rezidivtumor

T

Primärtumor Magen		
TX		Primärtumor kann nicht beurteilt werden
T0		kein Anhalt für Primärtumor
Tis		Carcinoma in situ
T1		
	a	Lamina propria, Muscularis mucosae
	b	Submukosa
T2		Muscularis propria
T3		Subserosa
T4		Perforation der Serosa, Nachbarstrukturen (Milz, Colon transversum, Leber, Diaphragma, Pankreas, Bauchwand, Nebennieren, Niere, Dünndarm, Retroperitoneum)

N

Nr.*	Regionäre Lymphknoten Magen
1, 2	parakardial
3, 7	entlang A. gastrica sinistra
1, 3, 5	entlang der kleinen Kurvatur
2, 4a, 4b, 6	entlang der großen Kurvatur
8	entlang der A. hepatica communis
9	entlang der A. coeliaca
10, 11	entlang der A. lienalis
12	hepatoduodenale LK

M1: LK paraaortal, parakaval, mesenterial, intraabdominell
* Nummern siehe Abbildung

Lymphknoten Magen		
NX		LK nicht beurteilbar/Staging inkomplett
N0		keine LK betroffen
N1		1–2 regionäre LK
N2		3–6 regionäre LK
N3		≥ 7 regionäre LK
	a	7–15 regionäre LK
	b	> 15 regionäre LK

Hinweis zu pN-Klassifikation: regionäre Lymphadenektomie und histologische Untersuchung von ≥ 16 LK

Abb. 3.2 Tumorerfassung: Verdauungstrakt – Magen.

Tumorerfassung: Verdauungstrakt / Magen

M

	Fernmetastasen Magen	
	MX	Staging inkomplett
	M0	keine Fernmetastasen
	M1	Fernmetastasen (siehe Ergänzungsbogen)

Stadieneinteilung

	Tis	T1	T2	T3	T4a	T4b	M1
N0	0	IA	IB	IIA	IIB	IIIB	IV
N1		IB	IIA	IIB	IIIA	IIIB	IV
N2		IIA	IIB	IIIA	IIIB	IIIC	IV
N3		IIB	IIIA	IIIB	IIIC	IIIC	IV

Histologie

	Histologie		Differenzierung	
	intestinaler Typ:		GX	nicht bestimmbar
	– Adenokarzinom		G1	gut differenziert
	diffuser Typ:		G2	mäßig differenziert
	– Siegelringzellkarzinom		G3	schlecht differenziert
	– szirrhöses Karzinom		G4	undifferenziert
	Lymphome (NHL):			
	– MALT-Typ			
	Leiomyosarkom			
	Karzinoid			

	RX		LX		VX		PnX
	R0		L0		V0		Pn0
	R1		L1		V1		Pn1
	R2				V2		

Diagnostik

B	V	Untersuchung	Datum 1 / 2 / 3
		Endoskopie ÖGD	
		CT Thorax	
		CT Abdomen	
		Sono Abdomen	
		Rö Magen-Darm	
		MRT Abdomen	
		Endosonografie	
		Laparoskopie	
		Rö Thorax	
		Skelettszintigrafie	
		FDG-PET-CT	

B: Basisdiagnostik, V: Verlaufskontrolle
dunkelblau: sehr wichtig / blau: wichtig
hellblau: bei Symptom oder spezieller Tumorlage / weiß: bei Bedarf

Tumormarker

	Marker (*)	Datum 1 / 2 / 3
	CEA	
	CA19-9	
	CA72-4	

(*) laut S3-Leitlinie keine Evidenz, jedoch praktisch häufig genutzt

Bisherige Therapien (OP/RT/ChT)

Datum	

Risikofaktoren

	ICD-10	Risikofaktoren
	F17.1	Nikotinabusus: .... Zigarette/Pfeife/Zigarre
	F10.1	C2-Abusus
		Nitrate (Nitrosaminbildung)
	Z57	Asbest
	K21.9	gastroösophagealer Reflux (proximaler Typ)
	D51.0	perniziöse Anämie
	K25.9	Narbenkarzinom (auch nach Ulkus-OP)
	B98.0	chronische Gastritis (Helicobacter pylori)
		Blutgruppe A
	D13.1	villöse Adenome

AZ/EZ

	AZ nach Karnofsky	
	100	keine Beschwerden, keine sichtbaren Krankheitszeichen, Normalität
	90	Fähigkeit zu normaler Aktivität, keine Symptome oder Krankheitszeichen
	80	normale Aktivität unter Anstrengung, einige Krankheitszeichen oder Symptome
	70	Patient kann sich selber versorgen, ist aber zu normaler Arbeit nicht fähig
	60	Patient braucht gelegentlich Hilfe, kann aber die meisten Angelegenheiten selber erledigen
	50	Patient ist beträchtlich hilfsbedürftig, benötigt oft medizinische Hilfe
	40	Patient ist auf Pflege und Hilfe angewiesen
	30	starke Behinderung, Krankenhausaufenthalt ist indiziert, noch keine Lebensgefahr
	20	Krankenhausaufnahme notwendig, starke Krankheitszeichen, supportive Therapie notwendig
	10	Sterben

Gewicht [kg]	
Gewichtsverlust [kg]	
BMI	

Sonstiges

Port:
Mini-Port:

Arzt

Name ______
Position ______
Datum ______

Unterschrift

3.3 Leber

3.3.1 Allgemeines

Epidemiologie

Altersgipfel: 60 Jahre

Inzidenz: 20/10^6, ♀:♂ = 1:2

Primäre Lebertumoren in Europa selten, in südostasiatischen Ländern sehr häufig.

Risikofaktoren

Risikofaktoren des hepatozellulären Karzinoms (HCC):
- chronische Hepatitis B
- chronische Hepatitis C
- C2-Leberzirrhose

Cholangiozelluläres Karzinom (CCC):
- intrahepatische Gallensteine
- Opisthorchis viverrini (Wurm)

Prognostische Faktoren

Das seltene fibrolamelläre hepatozelluläre Karzinom hat nach Resektion oder Transplantation eine bessere Prognose.

Hauptprognosefaktoren:
- Child-Stadium
- Tumorgröße
- Pfortaderthrombose
- AFP (Clip-Score)

3.3.2 Klinik

Symptomatik

Cholangiozelluläres Karzinom (CCC):
- Leitsymptom Ikterus nur bei distaler Lokalisation, sonst keine spezifischen Symptome

Hepatozelluläres Karzinom (HCC):
- keine spezifischen Symptome
- ED als Zufallsbefund oder bei Symptomen erst in fortgeschrittenen Stadien

Befallsmuster

Cholangiozelluläres Karzinom (CCC):
- intrahepatische Manifestation und/oder an den extrahepatischen Gallenwegen

Hepatozelluläres Karzinom (HCC):
- multizentrisch

3.3.3 Tumordiagnostik

Bildgebung

CT Abdomen: lokale Tumorausdehnung, Metastasen

MRT/MRCP: lokale Tumorausdehnung, Metastasen; Feindiagnostik mit leberspezifischem KM

CT Thorax: Metastasen?

Sono Abdomen: hepatische Filiae? Tumorausdehnung?

Rö Thorax: Ausschluss pulmonaler Filiae > 8 mm

Skelettszintigrafie: Ausschluss ossärer Metastasen

FDG-PET-CT: lokale Tumorausdehnung, funktionelle Bildgebung, LK-Metastasen, Fernmetastasierung beim Gallengangstumor

Sonstige Untersuchung

Endoskopie/ERCP: lokale Tumorausdehnung, Darstellung der Gallengänge; Intervention (bei Ikterus)

Endosonografie: lokale Tumorausdehnung

Tumormarker

Cholangiozelluläres Karzinom:
- CEA
- CA 19-9

Hepatozelluläres Karzinom:
- AFP

Histologie

Siehe Tumorerfassungsbogen (▶ Abb. 3.3).

3.3.4 Staging/Grading

Die Klassifikation erfolgt nach TNM, die Stadieneinteilung nach UICC.

3.3.5 Primärtherapie

Die kurativ intendierte Resektion ist bei beiden Entitäten die Therapie der Wahl.

HCC:
- im Einzelfall Lebertransplantation
- ablative Therapieverfahren spielen bei Inoperabilität bzw. zusätzlich zur Resektion eine Rolle

Bei inoperablen fortgeschrittenen Stadien ist eine palliative systemische Therapie mit Sorafenib (HCC), bzw. ChT (CCC) möglich.

Operation

Oberflächliche Tumoren:
- Keilresektion

Sonstige solitäre Tumoren:
- Segmentresektion
- Hemihepatektomie
- erweiterte Hemihepatektomie
- Trisegmentresektion
- atypische Resektion

Sinnvoll operabel: Stadium A nach Child-Pugh.

Orthotope Lebertransplantation:
- nicht disseminierte Tumoren
- nur für Tumoren < 5 cm sinnvoll

Perkutane Ethanolinjektion:
- resektabel, aber funktionelle Reserve zu schlecht

Transarterielle Chemoembolisation (TACE):
- nicht resektabel, funktionelle Reserve gut
- geringerer Blutverlust bei OP → gut für Überleben

Laserinduzierte Thermoablation, Kryoablation:
- Experimentell

Radiofrequenzthermoablation (RFA):
- technisch inoperabel
- guter AZ
- Tumoren < 4 cm

Selektive interne Radiotherapie (SIRT):
- SIRT = Radioembolisation
- bei nicht operablen Tumoren
- Einbringung von mit dem β-Strahler ^{90}Yttrium versehenen Kügelchen direkt in den Tumor

Radiotherapie

Indikationen:
- keine Indikation für adjuvante RT oder ChT
- konformale RT Option bei lokalisierter Erkrankung
- häufig zusammen mit Embolisation

Konformale RT:
- 2 x 1,5 Gy hyperfraktioniert → > 70 Gy möglich (mittlere Leberdosis < 31 Gy); nur falls keine Zirrhose!

Evtl. schwere Ionen von Vorteil.

Stereotaktische Radiatio möglich, am besten mit Atemgating.

Japan:
- 50 Gy + TACE (transarterielle Chemoembolisation)

Toleranzdosen:
- Lebertoleranz 30–35 Gy für die gesamte Leber
- tödlich ab 38,85 Gy
- bei Doxorubicin 24 Gy fatal
- TD 5/5 90 Gy für ⅓ Volumen
- TD 5/5 47 Gy für ⅔ Volumen
- TD 5/5 31 Gy für gesamte Leber

Systemische Therapie

HCC:
Sorafenib (Nexavar) 2 x 400 mg/d p.o. führt bei Patienten mit guter Leberfunktion (≤ Child-Pugh A) zu einer Lebensverlängerung, wenn keine lokale Therapie möglich ist. Frühere Stadien zeigen, dass die gleiche Wirksamkeit auch bei Patienten mit fortgeschrittener Leberdysfunktion (Child-Pugh B) zu erwarten ist. ChT mit (liposomalem) Doxorubicin nach Versagen einer Sorafenibtherapie und bei noch guter Leberfunktion. Weitere Optionen: 5-FU + Oxaliplatin.

Intraarterielle Therapie (TACE):
- Doxorubicin
- Cisplatin

CCC:
Siehe Kapitel Gallenblase und Gallenwege.

3.3.6 Rezidivtherapie

Operation

Falls möglich und onkologisch sinnvoll, kann eine erneute OP indiziert sein.

Radiotherapie

Individualentscheidung, keine etablierte Therapie.

Systemische Therapie

Siehe Primärtherapie.

3.3.7 Palliative Therapie

Operation

Bei großen Tumoren kann eine palliative Operation eine Linderung der Symptome bewirken.

Radiotherapie

Palliative RT:
- bei Kapselspannungsschmerz oder diffuser Metastasierung
- 16 x 1,6 Gy oder 7 x 3,0 Gy
- Nierenblock ab 12–14 Gy

Stereotaktische RT von Metastasen:
- in Erprobung

Systemische Therapie

Siehe Primärtherapie.

3.3.8 Nachsorge

Intervalle

Es gibt keine definierten Intervalle. In den ersten Monaten nach Therapie ist eine engmaschige Verlaufskontrolle sinnvoll, um eine Tumorpersistenz oder ein frühes Rezidiv zu erfassen.

Untersuchungen

Klinische Untersuchung.

Bildgebung

Meist Sonografie, weitere Verfahren siehe primäre Diagnostik.

Sonstige

Kontrolle der Leberenzyme sowie weiteren Laborparameter.

Tumormarker

AFP-Bestimmung alle 3–6 Monate.

3.3.9 Leitlinien

Deutsche S3-Leitlinie in Erstellung

ASSL: Bruix und Sherman 2005

3.3.10 Literatur

Berger D, Engelhardt R, Mertelsmann R, Hrsg. Das Rote Buch: Hämatologie und Internistische Onkologie. 4. Aufl. München: Ecomed Medizin; 2010

Bruix J, Sherman M: Practice Guidelines Committee, American Association for the Study of Liver Diseases. Management of hepatocellulr carcinoms. Hepatology 2005; 42: 1208–1236

Lohr F, Wenz F, Hrsg. Strahlentherapie kompakt. 2. Aufl. München: Urban & Fischer in Elsevier; 2007

Preiß J, Dornoff W, Hagmann FG, Schmieder A, Hrsg. Taschenbuch Onkologie 2010/2011. 15. Aufl. München: W. Zuckerschwerdt Verlag; 2010

Wannenmacher M, Debus J, Wenz F. Strahlentherapie. Berlin: Springer; 2006

Wittekind C, Klimpfinger M, Sobin LH. TNM-Atlas, 5. Aufl. Berlin: Springer; 2005

Wittekind C, Meyer HJ, Hrsg. TNM-Klassifikation maligner Tumoren. 7. Aufl. Weinheim: Wiley-VCH Verlag; 2010

3.3.11 Studien

DKG: www.studien.de

EORTC: www.eortc.be

USA/NIH: www.cliniclatrails.gov

Tumorerfassung: Verdauungstrakt / Leber

Patient

Name ______________________

Vorname ______________________

Geb.-datum ______________________

Fallnummer ______________________

Anatomie

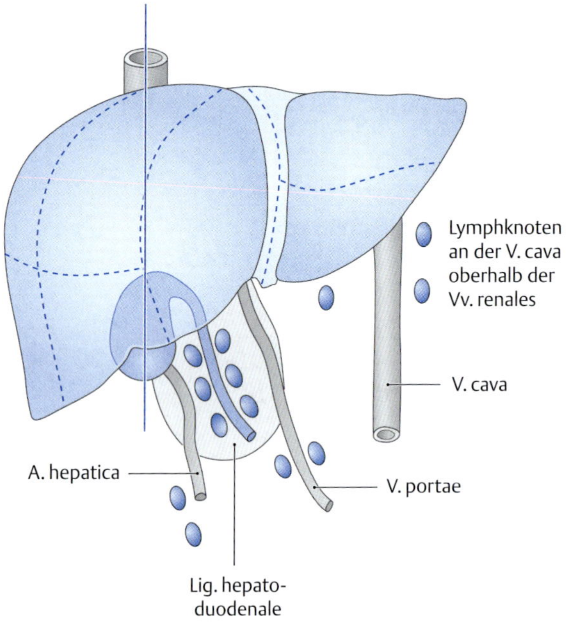

ICD-O

ICD-10	Lokalisation
C22.0	Leber
C22.1	intrahepatische Gallengänge
C22.2	Hepatoblastom
C22.3	Angiosarkom der Leber
C22.4	gemischter mesodermaler Lebertumor
C22.7	sonstiges näher bezeichnetes Leberkarzinom
C22.9	Leber, nicht näher bezeichnet

Art der Klassifikation

Symbol	Art der Klassifikation
c	klinische Klassifikation
p	pathologische Klassifikation
a	Autopsie
y	während/nach initialer multimodaler Therapie
r	Rezidivtumor

Hinweis zu pNx-Klassifikation: regionäre Lymphadenektomie und histologische Untersuchung von ≥ 3 LK

T

Primärtumor Leber		
TX	Primärtumor kann nicht beurteilt werden	
T0	kein Anhalt für Primärtumor	
T1	solitär ohne Gefäßinvasion	
T2	solitär mit Gefäßinvasion: multipel < 5 cm	
T3		
	a	multipel > 5 cm
	b	Invasion großer Äste der V. portae oder Vv. hepaticae
T4	Invasion von Nachbarorganen (ausgenommen Gallenblase), Perforation des viszeralen Peritoneums	

Primärtumor intrahepatische Gallengänge		
TX	Primärtumor kann nicht beurteilt werden	
T0	kein Anhalt für Primärtumor	
T1	solitär, ohne Gefäßinvasion	
T2		
	a	solitär mit Gefäßinvasion
	b	multipel
T3	Perforation viszerales Peritoneum oder Infiltration extrahepatischer Nachbarstrukturen	
T4	periduktale Invasion	

N

Regionäre Lymphknoten Leber
Leberhilus
hepatisch: LK entlang A. hepatica propria
periportal: LK entlang V. portae
LK entlang abdominale V. cava inf. oberhalb des Diaphragmas

Regionäre Lymphknoten intrahepatische Gallengänge	
rechte Leberseite	**linke Leberseite**
hiläre LK: – Ductus choledochus – A. hepatica communis – V. portae – Ductus cysticus	hiläre LK: – Ductus choledochus – A. hepatica communis – V. portae – Ductus cysticus
periduodenale LK	gastrohepatische LK
peripankreatische LK	

M1: LK zöliakal, paraaortal, parakaval

Lymphknoten Leber/intrahepatische Gallengänge	
NX	LK nicht beurteilbar/Staging inkomplett
N0	keine LK betroffen
N1	regionäre LK (siehe oben)

M

Fernmetastasen Leber/intrahepatische Gallengänge	
MX	Staging inkomplett
M0	keine Fernmetastasen
M1	Fernmetastasen (siehe Ergänzungsbogen)

© Georg Thieme Verlag KG – Stuttgart – New York – 2012; Frenzel et al.: Tumorerfassung – ISBN 9783131539618

Abb. 3.3 Tumorerfassung: Verdauungstrakt – Leber.

Tumorerfassung: Verdauungstrakt / Leber

Stadieneinteilung

	Stadien Leber					
	T1	T2	T3a	T3b	T4	M1
N0	I	II	IIIA	IIIB	IIIC	IVB
N1	IVA	IVA	IVA	IVA	IVA	IVB

	Stadien intrahepatische Gallengänge					
	T1	T2a	T2b	T3	T4	M1
N0	I	II	II	III	IVA	IVB
N1	IVA	IVA	IVA	IVA	IVA	IVB

Histologie

	Histologie		Differenzierung	
	HCC (hepatozelluläres Karzinom)		GX	nicht bestimmbar
	diffus/massiv		G1	gut differenziert
	nodulär		G2	mäßig differenziert
	fibrolamelläres Karzinom		G3	schlecht differenziert
	CCC (cholangiozelluläres Karzinom)		G4	undifferenziert
	= CCA (Cholangiokarzinom)			
	ICH intrahepatisches CCA			
	PHC perihiläres CCA = Klatskin-Tumor			
	distales CCA			
	Hepatoblastom			

	RX		LX		VX		PnX
	R0		L0		V0		Pn0
	R1		L1		V1		Pn1
	R2				V2		

Diagnostik

B	V	Untersuchung	Datum 1 / 2 / 3
		CT Abdomen	
		MRT/MRCP	
		CT Thorax	
		Sono Abdomen	
		Endoskopie/ERCP	
		Endosonografie	
		Rö Thorax	
		Skelettszintigrafie	
		FDG-PET-CT	

B: Basisdiagnostik, V: Verlaufskontrolle
dunkelblau: sehr wichtig / blau: wichtig
hellblau: bei Symptom oder spezieller Tumorlage / weiß: bei Bedarf

Tumormarker

	Marker	Datum 1 / 2 / 3
	CEA	
	CA19-9	
	AFP	

Bisherige Therapien (OP/RT/ChT)

Datum	

Risikofaktoren

	ICD-10	Risikofaktoren
		Leberzirrhose
	K70.3	– C2
	K75.4	– Autoimmunhepatitis
	K83.0	– PSC
	B18.1	Hepatitis B
	B18.2	Hepatitis C
	E83.1 E83.0	Hämochromatose Morbus Wilson
	T64	chronische Aflatoxin-B Intoxikation
	E88.0	α-1-Antitrypsinmangel
	K80.51	intrahepatische Gallensteine

AZ/EZ

	AZ nach Karnofsky	
	100	keine Beschwerden, keine sichtbaren Krankheitszeichen, Normalität
	90	Fähigkeit zu normaler Aktivität, keine Symptome oder Krankheitszeichen
	80	normale Aktivität unter Anstrengung, einige Krankheitszeichen oder Symptome
	70	Patient kann sich selber versorgen, ist aber zu normaler Arbeit nicht fähig
	60	Patient braucht gelegentlich Hilfe, kann aber die meisten Angelegenheiten selber erledigen
	50	Patient ist beträchtlich hilfsbedürftig, benötigt oft medizinische Hilfe
	40	Patient ist auf Pflege und Hilfe angewiesen
	30	starke Behinderung, Krankenhausaufenthalt ist indiziert, noch keine Lebensgefahr
	20	Krankenhausaufnahme notwendig, starke Krankheitszeichen, supportive Therapie notwendig
	10	Sterben

Gewicht [kg]	
Gewichtsverlust [kg]	
BMI	

Sonstiges

Port:
Mini-Port:

Arzt

Name ____________________
Position ____________________
Datum ____________________

Unterschrift

3.4 Gallenblase und Gallenwege

3.4.1 Allgemeines

Epidemiologie

Altersgipfel: > 70 Jahre

Gallenblase : Gallenwege = 3:1

Inzidenz: ♀:♂ = 2,5:1

Risikofaktoren

- erhöhter BMI
- Tabakabusus
- industrielle Umwelteinflüsse
- Rolle der Gallensteine unklar
- möglicherweise chronische Entzündung

Prognostische Faktoren

- negativ: Befall des Ductus cysticus
- Prognose stadien- und altersabhängig

3.4.2 Klinik

Symptomatik

Verschlussikterus mögliches frühzeitiges Symptom; insbesondere bei Tumoren der Papilla Vateri.

Befallsmuster

Bei ED sind die Tumoren häufig fortgeschritten, jedoch ohne Fernmetastasen.

3.4.3 Tumordiagnostik

Bildgebung

CT Abdomen: lokale Tumorausdehnung/Metastasen

MRT Abdomen: besser Weichgewebekontrast zur Beurteilung der Gewebeinfiltration

MRCP: lokale Tumorausdehnung

CT Thorax: Metastasen?

Sono Abdomen: Tumordarstellung, Metastasen

FDG-PET-CT: lokale Tumorausdehnung, funktionelle Bildgebung, LK-Metastasen, Fernmetastasierung beim Gallengangstumor

Rö Thorax: Ausschluss pulmonaler Filiae > 8 mm

Skelettszintigrafie: Ausschluss ossärer Metastasen

Sonstige Untersuchung

ERCP: Tumordarstellung, Histologiegewinnung

Tumormarker

CA 19-9, CEA.

Histologie

Siehe Tumorerfassungsbogen (▸ Abb. 3.4).

3.4.4 Staging/Grading

Die Klassifikation erfolgt nach TNM, die Stadieneinteilung nach UICC.

3.4.5 Primärtherapie

Die Therapie des Gallenblasen-/Gallenwegkarzinoms besteht, sofern möglich, aus einer radikalen Resektion. Der Stellenwert einer adjuvanten Therapie (RChT) ist nicht durch Studien abgesichert, wird in Leitlinien (NCCN, ESMO) z.T. empfohlen. Patienten in gutem AZ im metastasierten Stadium profitieren von einer palliativen Chemotherapie.

▸ Stadium I/II (= bis T2N0)
- radikale Cholezystektomie
- Resektion von LK
- Resektion von Lebergewebe
- evtl. Pankreatikoduodenektomie
- kurative Option

▸ Stadium III/IV
- falls möglich, radikale Resektion anstreben und ggf. adjuvante Therapie (nicht aus Studien gesichert); wenn metastasiert → siehe palliative Therapie

Operation

Wenn möglich komplette Resektion. Die Ausdehnung des Eingriffs bestimmt signifikant das Überleben. Arterielle und portale Resektion erweitern die operative Radikalität.

Gallenblasenhinterwand: partielle Resektion der angrenzenden Leberanteile (Segment IVb, V).

Zufallsbefund lokal begrenzter Tumoren: Nachresektion ab Stadium 1b; evtl. Nachresektion der Trokarkanäle. Lymphadenektomie obligat. Anheftende Strukturen (Kolon, Magen) werden teilreseziert, wenn eine kurative Chance besteht.

Gallenwege: Resektion des Tumors und Rekonstruktion des Gallenabflusses.

Klatskin-Tumor (hoher Sitz in der Hepatikusgabel): erweiterte Hemihepatektomie.

Distale Gallengangtumoren: Whipple-OP. Vereinzelt auch ausgedehnte OP oder Leber-TX.
- laserinduzierte Thermoablation
- Radiofrequenzablation
- Kryoablation
- perkutane Alkoholinjektion
- transarterielle Chemoembolisation

Radiotherapie

Indikationen (nicht bewiesen):
- transmurale Gallenblasentumoren
- R+
- N+
- proximale cholangiozelluläre Karzinome
- kein Vorteil durch intraoperative RT

Palliative RT:
- Stadien III + IV

Dosierung:
- 55–60 Gy (maximal 70 Gy)
- 45–50 Gy + Boost 10–15 Gy
- kleine Volumina
- Größe Sicherheitssaum nicht definiert
- Tumorbett + Leberpforte
- zöliakale + pankreatikoduodenale LK

Systemische Therapie

Die adjuvante ChT ist gegenwärtig (noch) nicht als Standard anzusehen.

Studien:
- RChT nach R0/R1 mit Gemcitabin und/oder Fluoropyrimidin (Capecitabin wie in ESPAC-Studie)

3.4.6 Rezidivtherapie

Operation

Individualentscheidung.

Radiotherapie

Individualentscheidung, keine etablierten Therapiekonzepte.

Systemische Therapie

Individualentscheidung.

3.4.7 Palliative Therapie

Operation

OP zur Beseitigung der Cholestase: biliodigestive Anastomose (Hepatojejunostomie) oder endoskopische bzw. perkutane Stenteinlage.

Radiotherapie

Bestrahlung von Metastasen möglich.

Systemische Therapie

Palliative ChT:
- Gemcitabin plus Cisplatin (Standard wenn keine Kontraindikationen), ansonsten Gemcitabin alleine
- 5-FU/Folinsäure oder Capecitabin (ggf. auch Kombination), ggf. mit Platinderivat (nur wenige Untersuchungen; Analogie zum Pankreaskarzinom)
- moderat wirksam: Taxane

3.4.8 Nachsorge

Intervalle

Gesicherte Daten liegen nicht vor. In den ersten Monaten nach der Primärtherapie ist eine Kontrolle sinnvoll, um eine Tumorpersistenz oder ein frühes Rezidiv erkennen zu können.

Untersuchungen

Klinische Untersuchung: Nebenwirkungen der bisherigen Therapie? Abdominelle Probleme?

Bildgebung

Es sind eine sonografische Kontrolle sowie eine CT- oder MRT-Bildgebung sinnvoll.

Sonstige

Keine.

Tumormarker

CA 19-9, CEA

3.4.9 Literatur

Berger D, Engelhardt R, Mertelsmann R, Hrsg. Das Rote Buch: Hämatologie und Internistische Onkologie. 4. Aufl. München: Ecomed Medizin; 2010
Lohr F, Wenz F, Hrsg. Strahlentherapie kompakt. 2. Aufl. München: Urban & Fischer in Elsevier; 2007
Preiß J, Dornoff W, Hagmann FG, Schmieder A, Hrsg. Taschenbuch Onkologie 2010/2011. 15. Aufl. München: W. Zuckerschwerdt Verlag; 2010
Wannenmacher M, Debus J, Wenz F. Strahlentherapie. Berlin: Springer; 2006
Wittekind C, Klimpfinger M, Sobin LH. TNM-Atlas, 5. Aufl. Berlin: Springer; 2005
Wittekind C, Meyer HJ, Hrsg. TNM-Klassifikation maligner Tumoren. 7. Aufl. Weinheim: Wiley-VCH Verlag; 2010

3.4.10 Studien

AIO: www.aio-portal.de

USA/NIH: www.clinicaltrials.gov

Tumorerfassung: Verdauungstrakt / Gallenblase und Gallenwege

Patient

Name ______________________

Vorname ______________________

Geb.-datum ______________________

Fallnummer ______________________

Anatomie

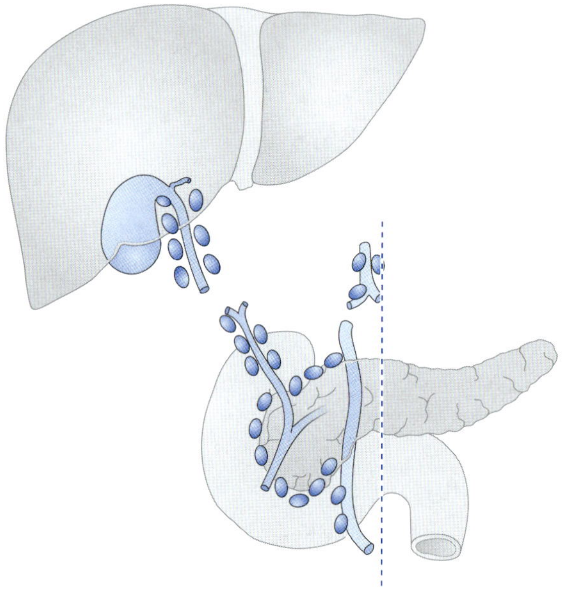

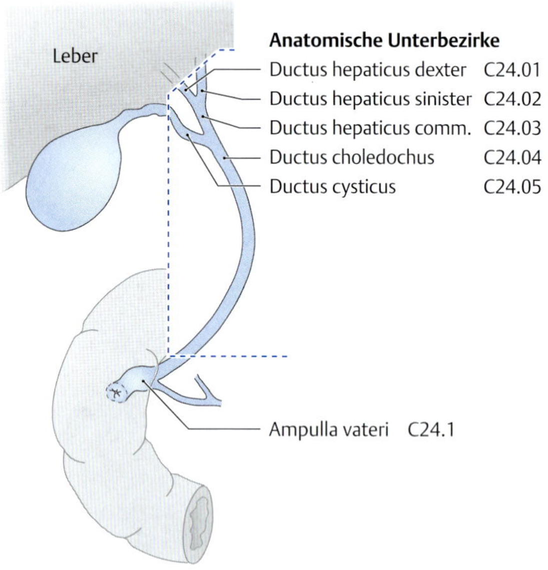

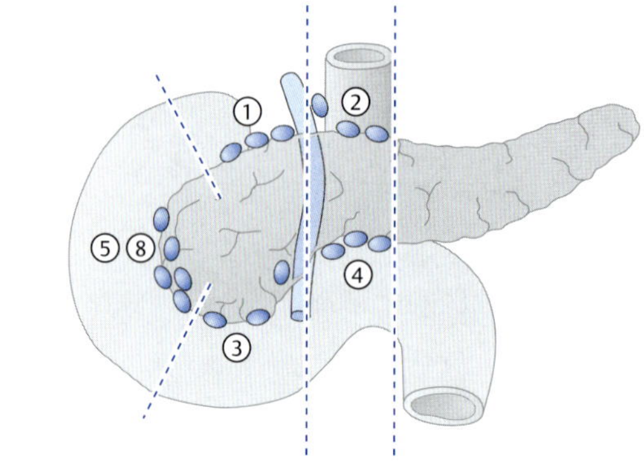

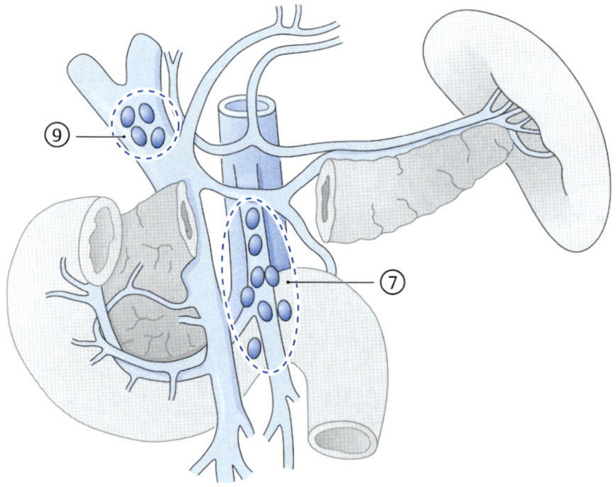

ICD-O

ICD-10	Lokalisation
C23.0	**Gallenblase**
C24.0	**Gallenwege**
C24.01	Ductus hepaticus dexter
C24.02	Ductus hepaticus sinister
C24.03	Ductus hepaticus comm.
C24.04	Ductus choledochus
C24.05	Ductus cysticus
C24.8	mehrere Teilbereiche
C24.9	Gallenwege, nicht näher bezeichnet
C24.1	**Ampulla vateri**

Art der Klassifikation

Symbol	Art der Klassifikation
c	klinische Klassifikation
p	pathologische Klassifikation
a	Autopsie
y	während/nach initialer multimodaler Therapie
r	Rezidivtumor

Hinweis zu pNx-Klassifikation:
Gallenblase, Ductus cysticus, Gallengänge: regionäre Lymphadenektomie und histologische Untersuchung von ≥ 3 LK
Ampulla vateri: regionäre Lymphadenektomie und histologische Untersuchung von ≥ 10 LK

Abb. 3.4 Tumorerfassung: Verdauungstrakt – Gallenblase und Gallenwege.

Tumorerfassung: Verdauungstrakt / Gallenblase und Gallenwege

T

Primärtumor Gallenblase + Ductus cysticus		
TX		Primärtumor kann nicht beurteilt werden
T0		kein Anhalt für Primärtumor
Tis		Carcinoma in situ
T1		Infiltration Schleimhaut oder Muskulatur
	a	Tumor infiltriert Schleimhaut
	b	Tumor infiltriert Muskulatur
T2		perimuskuläres Bindegewebe
T3		Serosa, ein Organ und/oder Leber
T4		V. portae, A. hepatica comm., 2 oder mehr Organe

Perihiläre Gallengänge: extrahepatische Gallengänge proximal bis zur Einmündung des Ductus cysticus

Primärtumor perihiläre Gallengänge		
TX		Primärtumor kann nicht beurteilt werden
T0		kein Anhalt für Primärtumor
Tis		Carcinoma in situ
T1		Wand des Gallengangs
T2		
	a	jenseits Wand des Gallengangs
	b	Leberparenchym infiltriert
T3		unilaterale Äste der V. portae oder A. hepatica comm.
T4		Hauptast der V. portae, bilaterale Äste, A. hepatica comm., bilaterale Gallengänge 2. Ordnung, unilaterale Gallengänge 2. Ordnung mit Befall der kontralateralen V. portae

Distale extrahepatische Gallengänge: distal der Einmündung des Ductus cysticus

Primärtumor distale extrahepatische Gallengänge	
TX	Primärtumor kann nicht beurteilt werden
T0	kein Anhalt für Primärtumor
Tis	Carcinoma in situ
T1	Gallengangswand
T2	jenseits der Gallengangswand
T3	Gallenblase, Leber, Pankreas, Duodenum, Nachbarorgane
T4	Truncus coeliacus, A. mesenterica sup.

Primärtumor Ampulla vateri	
TX	Primärtumor kann nicht beurteilt werden
T0	kein Anhalt für Primärtumor
Tis	Carcinoma in situ
T1	nur Ampulle oder Sphinkter Oddi
T2	Duodenalwand
T3	Pankreas infiltriert
T4	Infiltration jenseits des Pankreas

N

Regionäre Lymphknoten Gallenblase + Ductus cysticus
LK am Ductus choledochus
LK an A. hepatica comm.
LK entlang V. portae
LK entlang Ductus cysticus

M1: LK zöliakal, periduodenal, peripankreatisch, entlang der A. mesenterica sup.

Regionäre Lymphknoten perihiläre Gallengänge
LK am Ductus choledochus
LK an A. hepatica comm.
LK entlang V. portae
LK entlang Ductus cysticus
pericholedochale LK im Lig. hepatoduodenale

Regionäre Lymphknoten distale extrahepatische Gallengänge
LK am Ductus choledochus
LK an der A. hepatica comm.
LK Richtung Truncus coeliacus
anteriore/posteriore LK pankreatikoduodenal
LK entlang V. mesenterica sup.
LK an der rechten lateralen Wand der A. mesenterica sup.

Regionäre Lymphknoten Ampulla vateri
superior: oberhalb Caput/Corpus pancreatis
inferior: unterhalb Caput/Corpus pancreatis
anterior: vordere pankreatikoduodenale, pylorische und proximale mesenteriale LK
posterior: hintere pankreatikoduodenale LK, LK am Ductus choledochus und proximale mesenteriale LK

M1: LK Milzhilus, LK am Schwanz des Pankreas

Lymphknoten Gallenblase + Gallenwege	
NX	LK nicht beurteilbar/Staging inkomplett
N0	keine LK betroffen
N1	regionäre LK (siehe oben)

M

Fernmetastasen Gallenblase + Gallenwege	
MX	Staging inkomplett
M0	keine Fernmetastasen
M1	Fernmetastasen (siehe Ergänzungsbogen)

Stadieneinteilung

Stadien Gallenblase und Ductus cysticus

	Tis	T1	T2	T3	T4	M1
N0	0	I	II	IIIA	IVA	IV
N1		IIIB	IIIB	IIIB	IVA	IV

Stadien perihiläre extrahepatische Gallengänge

	Tis	T1	T2a	T2b	T3	T4	M1
N0	0	I	II	II	IIIA	IVA	IVB
N1		IIIB	IIIB	IIIB	IIIB	IVA	IVB

Stadien distale extrahepatische Gallengänge

	Tis	T1	T2	T3	T4	M1
N0	0	IA	IB	IIA	III	IV
N1		IIB	IIB	IIB	III	IV

Stadien Ampulla vateri

	Tis	T1	T2	T3	T4	M1
N0	0	IA	IB	IIA	III	IV
N1		IIB	IIB	IIB	III	IV

Tumorerfassung: Verdauungstrakt / Gallenblase und Gallenwege

Histologie

	Histologie		Differenzierung	
	Adenokarzinom		GX	nicht bestimmbar
	Plattenepithelkarzinom		G1	gut differenziert
	gemischte Histologie		G2	mäßig differenziert
			G3	schlecht differenziert
			G4	undifferenziert

	RX		LX		VX		PnX
	R0		L0		V0		Pn0
	R1		L1		V1		Pn1
	R2				V2		

Diagnostik

B	V	Untersuchung	Datum 1 / 2 / 3
		CT Abdomen	
		MRT Abdomen	
		MRCP	
		CT Thorax	
		Sono Abdomen	
		ERCP	
		FDG-PET-CT	
		Rö Thorax	
		Skelettszintigrafie	

B: Basisdiagnostik, V: Verlaufskontrolle
dunkelblau: sehr wichtig / blau: wichtig
hellblau: bei Symptom oder spezieller Tumorlage / weiß: bei Bedarf

Tumormarker

	Marker	Datum 1 / 2 / 3
	CA19-9	

Bisherige Therapien (OP/RT/ChT)

Datum	

Risikofaktoren

	ICD-10	Risikofaktoren
	K80.80	Cholezystolithiasis
	X	Nitrosamine

AZ/EZ

	AZ nach Karnofsky	
	100	keine Beschwerden, keine sichtbaren Krankheitszeichen, Normalität
	90	Fähigkeit zu normaler Aktivität, keine Symptome oder Krankheitszeichen
	80	normale Aktivität unter Anstrengung, einige Krankheitszeichen oder Symptome
	70	Patient kann sich selber versorgen, ist aber zu normaler Arbeit nicht fähig
	60	Patient braucht gelegentlich Hilfe, kann aber die meisten Angelegenheiten selber erledigen
	50	Patient ist beträchtlich hilfsbedürftig, benötigt oft medizinische Hilfe
	40	Patient ist auf Pflege und Hilfe angewiesen
	30	starke Behinderung, Krankenhausaufenthalt ist indiziert, noch keine Lebensgefahr
	20	Krankenhausaufnahme notwendig, starke Krankheitszeichen, supportive Therapie notwendig
	10	Sterben

Gewicht [kg]	
Gewichtsverlust [kg]	
BMI	

Sonstiges

Zahnsanierung:
Port:
Mini-Port:

Arzt

Name __________
Position __________
Datum __________

Unterschrift

3.5 Pankreas

3.5.1 Allgemeines

Epidemiologie

Altersgipfel: 65–80 Jahre

Inzidenz: $100/10^6$; ♀:♂ = 1:2

Risikofaktoren

Nikotin- und C2-Abusus; Fleisch- und Fettkonsum in erhöhtem Umfang; Patienten mit Diabetes mellitus und chronischer Pankreatitis. Ca. 5 % der Tumoren sind genetisch bedingt.

Prognostische Faktoren

Überlebenszeit vom LK-Befall abhängig, nicht jedoch von R1- oder R0-Resektion.

CEA: Prognosekriterium und post OP.

Ausgedehnte OP scheint Überlebenszeit zu erhöhen.

Adenokarzinome haben eine deutlich schlechtere Prognose als neuroendokrine Tumoren.

3.5.2 Klinik

Symptomatik

- Frühsymptome: keine
- Spätsymptome: Schmerzen, Ikterus, Magen-Darm-Obstruktion, Gewichtsverlust

Befallsmuster

Frühzeitige Metastasierung und Befall von Nachbarorganen.

3.5.3 Tumordiagnostik

Bildgebung

MRCP: lokale Tumorausdehnung

CT Abdomen: lokale Tumorausdehnung/Metastasen

MRT Abdomen: besser Weichgewebekontrast zur Beurteilung der Gewebeinfiltration

CT Thorax: Metastasen?

Sono Abdomen: Ausschluss hepatischer Filiae

FDG-PET-CT: lokale Tumorausdehnung, funktionelle Bildgebung, LK-Metastasen, Fernmetastasierung. Hilfe bei der DD zwischen chronischer Pankreratitis und einem Pankreaskarzinom

Octreotid-Szintigrafie: für neuroendokrine Pankreastumoren mit ^{111}Indium (auch im Verlauf)

Rö Thorax: Ausschluss pulmonaler Filiae > 8 mm

Skelettszintigrafie: Ausschluss ossärer Metastasen

Sonstige Untersuchung

ERCP/Endosonografie: lokale Tumorausdehnung, Metastasen.

Evtl. Staging durch **diagnostische Laparoskopie** oder **perkutane Punktionszytologie**.

Tumormarker

CEA, CA19-9 (bei leichter Erhöhung, DD chronische Pankreatitis).

Histologie

Tumoren können nach der Histologie eingeteilt werden:
- Karzinome des exokrinen Pankreas (Pankreasgang- und Adenokarzinome)
- Bindegewebstumoren (Sarkome, Lymphome)
- Karzinome des exokrinen Pankreas

3.5.4 Staging/Grading

Die Klassifikation erfolgt nach TNM, die Stadieneinteilung nach UICC.

3.5.5 Primärtherapie

Die OP ist die Therapie der Wahl. Bei komplett resezierten Tumoren verbessert eine adjuvante Chemotherapie mit Gemcitabin die Prognose (CONKO-Studie). In fortgeschrittenem (metastasiertem) Stadium verbessert eine ChT sowohl die Lebensqualität (weniger Tumorsymptome) als auch das Gesamtüberleben.
- OP falls in kurativer Intention möglich
- RChT in neoadjuvanter Intention bei Irresektabilität zu erwägen
- OP mit intraoperativer RT und post OP RChT
- RChT prä OP bei nicht metastasierten Erkrankungen zusätzlich zur systemischen ChT zu erwägen

Operation

Nur 10–25 % primär resektabel:
- Tumor < 3 cm
- keine Filiae
- keine Invasion A. mesenterica superior oder A. coeliaca
- Venenkonfluenz nicht verlagert

Techniken:
- Whipple-OP für Pankreaskopf (Mortalität < 10 %)
- distale Pankreatikektomie für Körper + Schwanz

50 % Lokalrezidive

Radiotherapie

Eine alleinige RT ist präoperativ nicht indiziert, eine RChT kann diskutiert werden.

USA:
- RChT mit Gemcitabin oder 5-FU

Europa:
- keine etablierte Standardtherapie

Intraoperative RT:
- 15–20 Gy intraoperativ + 45–50 Gy perkutan
- teils keine Vorteile wegen Metastasierung

Dosierung:
- definitiv/prä OP: 55–60 Gy (Cave: Dünndarmbelastung)
- post OP: 45–50 Gy

Lokal fortgeschritten, inoperabel:
- Tumor + LK 50,4 Gy
- Boost Tumor bis 60 Gy
- 5-FU Dauerinfusion 1. + 5. Wo
- oder Gemcitabin 1x/Woche

Aufklärung/Besonderheiten:
- Übelkeit, Erbrechen, Krämpfe
- Diarrhö
- Stenose/Strikturen
- chronische Fisteln
- Anastomoseninsuffizienz
- Laborveränderungen durch RT wie bei chronischer Pankreatitis
- Magen/Duodenum: bis 50 Gy maximal 5–10% Spätschäden, bei > 55 Gy bei mehr als 30%

Systemische Therapie

Nur bei Patienten mit gutem AZ (ECOG-Status 0 oder 1). Verbessert Lebensqualität, progressionsfreie Zeit und Gesamtüberleben. Je nach Regime ca. 20–30% Ansprechen, hinsichtlich Wahl einer Monotherapie oder Kombinationstherapie ist neben AZ und Komorbiditäten der Patientenwunsch (mehr Toxizität, aber mehr Effektivität einer Kombination) zu berücksichtigen.
- FOLFIRINOX (Leukovorin, 5-FU, Irinotecan, Oxaliplatin), bei Patienten mit gutem AZ und Bilirubin <1,5-fache des Normwerts; bei dieser Patientengruppe besseres Überleben als Gemcitabin in Phase-III-Studie gezeigt
- Gemcitabin + Erlotinib (Tyrosinkinase-Inhibitor)
- Gemcitabin
- Gemcitabin + Capecitabin oder Gemcitabin + Platinderivat: inkonsistente Datenlage; Option für Patienten in gutem AZ
- 5-FU/Capecitabin

3.5.6 Rezidivtherapie

Operation

Individualentscheidung.

Radiotherapie

Individualentscheidung.

Systemische Therapie

Wie bei primärer Therapie.

Nach Versagen von FOLFIRINOX: Gemcitabin. Nach Versagen von Gemcitabin: 5-FU/Folinsäure/Oxaliplatin.

3.5.7 Palliative Therapie

Operation

Bei hohem Bilirubin kann eine endoskopische Stenteinlage oder perkutane transhepatische Drainage erfolgen.

Häufig wird wegen der Obstruktion eine palliative Bypass-OP an Darm und Gallenwegen durchgeführt.

CT-gesteuerte Plexusblockade bei schwer kontrollierbaren Schmerzen.

Radiotherapie

Lokal fortgeschrittenes, inoperables Pankreaskarzinom: definitive, primäre RChT wirkungsvollste Maßnahme.

Radiatio eines Tumorbulks oder von Metastasen möglich.

Systemische Therapie

Wie primäre systemische Therapie.

3.5.8 Nachsorge

Intervalle

Kein Standard vorgegeben. Ein 3-monatiges Intervall erscheint sinnvoll.

Untersuchungen

Klinische Untersuchung: Metastasen?

Bildgebung

CT Abdomen oder MRCP. Bei neuroendokrinen Tumoren evtl. Octreotid-Szintigrafie.

Sonstige

Keine.

Tumormarker

CEA, CA19-9.

3.5.9 Leitlinien

DKG: S3-Leitlinie

3.5.10 Literatur

Berger D, Engelhardt R, Mertelsmann R, Hrsg. Das Rote Buch: Hämatologie und Internistische Onkologie. 4. Aufl. München: Ecomed Medizin; 2010
Lohr F, Wenz F, Hrsg. Strahlentherapie kompakt. 2. Aufl. München: Urban & Fischer in Elsevier; 2007
Preiß J, Dornoff W, Hagmann FG, Schmieder A, Hrsg. Taschenbuch Onkologie 2010/2011. 15. Aufl. München: W. Zuckerschwerdt Verlag; 2010
Wannenmacher M, Debus J, Wenz F. Strahlentherapie. Berlin: Springer; 2006
Wittekind C, Klimpfinger M, Sobin LH. TNM-Atlas, 5. Aufl. Berlin: Springer; 2005
Wittekind C, Meyer HJ, Hrsg. TNM-Klassifikation maligner Tumoren. 7. Aufl. Weinheim: Wiley-VCH Verlag; 2010

3.5.11 Studien

DKG: www.studien.de

EORTC: www.eortc.be

NIH/USA: www.clinicaltrials.gov

3.5.12 Therapie Insulinom

- OP
- ChT bei systemischer Erkrankung
  - Streptozotocin + Doxorubicin

Tumorerfassung: Verdauungstrakt / Pankreas

Patient

Name: _____
Vorname: _____
Geb.-datum: _____
Fallnummer: _____

Anatomie

Kopf C25.0 | Körper C25.1 | Schwanz C25.2

Art der Klassifikation

Symbol	Art der Klassifikation
c	klinische Klassifikation
p	pathologische Klassifikation
a	Autopsie
y	während/nach initialer multimodaler Therapie
r	Rezidivtumor

Hinweis zur pN-Klassifikation: regionäre und perirektal-pelvine LK-Adenektomie und histologische Untersuchung üblicherweise von ≥ 10 LK

T

Primärtumor Pankreas	
TX	Primärtumor kann nicht beurteilt werden
T0	kein Anhalt für Primärtumor
Tis	Carcinoma in situ (inkl. PanIN-III)
T1	Tumor ≤ 2 cm, begrenzt auf Pankreas
T2	Tumor > 2 cm, begrenzt auf Pankreas
T3	jenseits Pankreas (Duodenum, Gallengang, peripankreatisches Gewebe)
T4	Infiltration Nachbarorgane: z. B. Truncus coeliacus oder A. mesenterica sup.; nicht A./V. lienalis

N

Nr.*	Lymphknotenstationen Pankreas
1	superior: oberhalb des Kopfes
2	superior: oberhalb des Körpers
3	inferior: unterhalb des Kopfes
4	inferior: unterhalb des Körpers
5	anterior: vordere pankreatikoduodenale LK
6	anterior: pylorische LK (nur bei Kopftumoren)
7	anterior/posterior: proximale mesenteriale LK
8	posterior: hintere pankreatikoduodenale LK
9	posterior: LK am Ductus choledochus
10	lienal: LK am Hilus der Milz
11	lienal: LK um den Pankreasschwanz (nur bei Tumoren des Körpers und Schwanzes)
12	zöliakal: nur bei Kopftumoren

* Nummern siehe Abbildung

Lymphknoten Pankreas	
NX	LK nicht beurteilbar/Staging inkomplett
N0	keine LK betroffen
N1	regionäre LK-Metastasen

M

Fernmetastasen Kolon/Rektum	
MX	Staging inkomplett
M0	keine Fernmetastasen
M1	Fernmetastasen (siehe Ergänzungsbogen)

Stadieneinteilung

Stadien Gallenblase und Ductus cysticus						
	Tis	T1	T2	T3	T4	M1
N0	0	IA	IB	IIA	III	IV
N1		IIB	IIB	IIB	III	IV

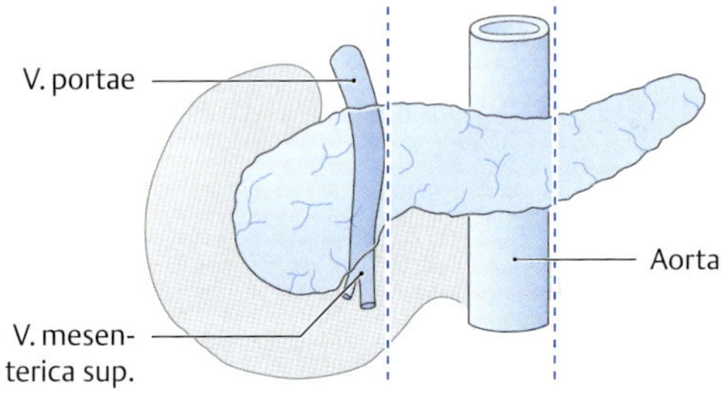

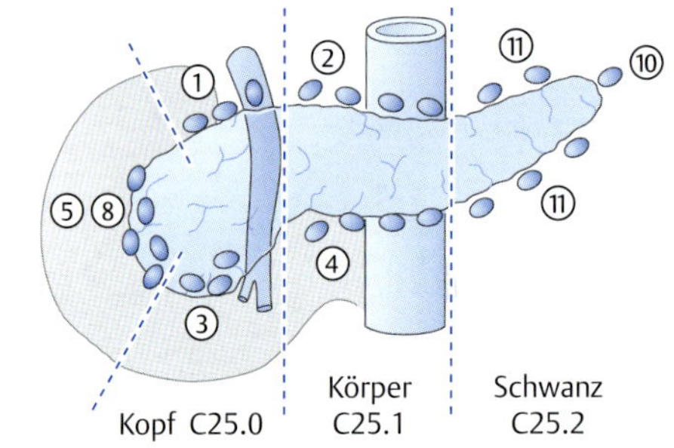

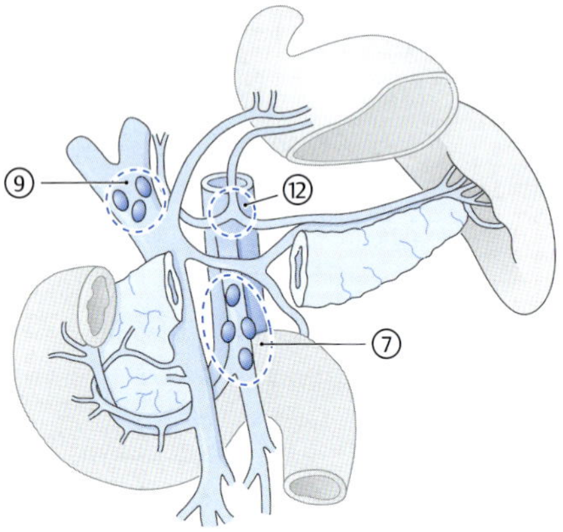

ICD-O

ICD-10	Lokalisation
C25.0	Pankreaskopf (= re. vom li. Rand der V. mesenterica sup.)
C25.1	Pankreaskörper (= zwischen li. Rand der V. mesenterica sup. und li. Rand der Aorta)
C25.2	Pankreasschwanz (= zwischen li. Rand der Aorta und Milzhilus)
C25.3	Ductus pancreaticus
C25.4	Karzinom der Langerhans-Inselzellen
C25.7	sonstige Teile des Pankreas
C25.8	Pankreas, mehrere Teilbereiche überlappend
C25.9	Pankreas, nicht näher bezeichnet

© Georg Thieme Verlag KG – Stuttgart – New York – 2012; Frenzel et al.: Tumorerfassung – ISBN 9783131539618

Abb. 3.5 Tumorerfassung: Verdauungstrakt – Pankreas.

Tumorerfassung: Verdauungstrakt/Pankreas

Histologie

	Histologie	Differenzierung	
	Adenokarzinome	GX	nicht bestimmbar
	– Inselzelltumoren	G1	gut differenziert
	– Zystadenokarzinome	G2	mäßig differenziert
	– anaplastische Adenokarzinome	G3	schlecht differenziert
	Azinuszellkarzinome	G4	undifferenziert
	– Glukagonome		
	– Insulinome		
	– Gastrinome		
	– Vipome		
	maligne Karzinoide		
	schlecht differenzierte endokrine Karzinome		

	RX		LX		VX		PnX
	R0		L0		V0		Pn0
	R1		L1		V1		Pn1
	R2				V2		

Diagnostik

B	V	Untersuchung	Datum 1 / 2 / 3
		Endoskopie ERCP	
		MRCP	
		CT Abdomen	
		MRT Abdomen	
		CT Thorax	
		Sono Abdomen	
		Endosonografie	
		diag. Laparoskopie	
		perkut. Punktionszyt.	
		FDG-PET-CT	
		Octreotid-Szintigrafie	
		Rö Thorax	
		Skelettszintigrafie	

B: Basisdiagnostik, V: Verlaufskontrolle
dunkelblau: sehr wichtig / blau: wichtig
hellblau: bei Symptom oder spezieller Tumorlage / weiß: bei Bedarf

Tumormarker

	Marker	Datum 1 / 2 / 3
	CEA	
	CA19-9	

Bisherige Therapien (OP/RT/ChT)

Datum	

Risikofaktoren

	ICD-10	Risikofaktoren
	F17.1	Rauchen
	K86.0 K86.1	chronische Pankreatitis mit C2-Abusus chronische Pankreatitis ohne C2-Abusus
	E11.90	Diabetes mellitus
	G11.3	Ataxia teleangiectatica
	K70.3 K74.6	Leberzirrhose mit C2-Abusus Leberzirrhose ohne C2-Abusus
	Z80.9	HNPCC (hereditary non-polyposis colorectal carcinoma)
	D44.9	MEN I (multiple endocrine neoplasia)
	D69.2	Gardner-Syndrom
	Q85.8	von-Hippel-Lindau-Syndrom
	X	Nahrung: viel Fett und Fleisch
	X	β-Naphthylamin, Benzidin, Benzinderivate
	Z90.4	Zustand nach Cholezystektomie

AZ/EZ

	AZ nach Karnofsky	
	100	keine Beschwerden, keine sichtbaren Krankheitszeichen, Normalität
	90	Fähigkeit zu normaler Aktivität, keine Symptome oder Krankheitszeichen
	80	normale Aktivität unter Anstrengung, einige Krankheitszeichen oder Symptome
	70	Patient kann sich selber versorgen, ist aber zu normaler Arbeit nicht fähig
	60	Patient braucht gelegentlich Hilfe, kann aber die meisten Angelegenheiten selber erledigen
	50	Patient ist beträchtlich hilfsbedürftig, benötigt oft medizinische Hilfe
	40	Patient ist auf Pflege und Hilfe angewiesen
	30	starke Behinderung, Krankenhausaufenthalt ist indiziert, noch keine Lebensgefahr
	20	Krankenhausaufnahme notwendig, starke Krankheitszeichen, supportive Therapie notwendig
	10	Sterben

Gewicht [kg]	
Gewichtsverlust [kg]	
BMI	

Sonstiges

Port:
Mini-Port:

Arzt

Name ______________________
Position ______________________
Datum ______________________

Unterschrift

3.6 Kolon

3.6.1 Allgemeines

Epidemiologie

Altersgipfel: 68 Jahre

Inzidenz: ♀: $520/10^6$; ♂: $680/10^6$

Risikofaktoren

- erkrankter Verwandter 1. Grades
- familiäre adenomatöse Polyposis (FAP): Inzidenz 70%
- HNPCC (Lynch-Syndrom: Inzidenz 80–90%)
- Gardner-Syndrom: Inzidenz 10–20%
- Peutz-Jeghers-Syndrom: Inzidenz 10–20%
- tubuläre und villöse Polypen (Entartungsrisiko steigt mit der Größe)
- Morbus Crohn (20 Jahre Latenz)
- Colitis ulcerosa
- Diätfaktoren:
  - schlackenarme Kost
  - Fettkonsum
  - Chemikalien: Nitrosamine, Asbest
- Gallensäuren fraglich
- Adipositas
- Bewegungsarmut

Prognostische Faktoren

Ungünstige prognostische Faktoren:

Histologie: kleinzellig, Siegelring oder undifferenziert. Grading: G3/G4. Extramurale Gefäßinvasion. Submuköse Gefäßinvasion bei adenomatösen Karzinomen.

Zytologie: Nachweis von Tumorzellen im Knochenmark und peripherem Blut.

Labor: erhöhter präoperativer CEA-Spiegel.

Molekularbiologie: Thymidilat-Synthase-Expression, p53-Mutation, 18q-Allelverlust, Mikrosatelliteninstabilität (MSI).

3.6.2 Klinik

Symptomatik

- häufig: Blutbeimengungen im Stuhl
- gelegentlich: paradoxe Diarrhöen
- selten: akutes Abdomen bei Ileus oder Perforation

Befallsmuster

Häufig multizentrisch. Häufig isolierte hepatische Metastasierung über die Pfortader.

3.6.3 Tumordiagnostik

Bildgebung

CT Abdomen: lokale Tumorausdehnung, Metastasen

MRT Abdomen: besserer Weichgewebekontrast zur Beurteilung der Gewebeinfiltration

CT Thorax: Metastasen?

Sono Abdomen: Ausschluss hepatischer Filiae

FDG-PET-CT: lokale Tumorausdehnung, funktionelle Bildgebung, LK-Metastasen, Fernmetastasierung. Rezidivdiagnostik: präsakrales Rezidiv vs. Narbengewebe

Skelettszintigrafie: Ausschluss ossärer Metastasen

Rö Thorax: Ausschluss pulmonaler Filiae > 8 mm

Sonstige Untersuchung

Endoskopie/Endosonografie: Tumorlokalisation ab ano; Histologiegewinnung

Tumormarker

CEA, CA 19-9 als Verlausparameter (präoperativ → Nachsorge).

Histologie

Adenokarzinome (tubulär, im villösen Polyp, im tubulovillösen Polyp, muzinöses Karzinom), Siegelringkarzinom.

3.6.4 Staging/Grading

Die Klassifikation erfolgt nach TNM, die Stadieneinteilung nach UICC. Eine ältere Einteilung ist die Klassifikation nach Dukes.

3.6.5 Primärtherapie

Im UICC-Stadium III und Stadium II bei Vorliegen von Risikofaktoren (T4, Obstruktion/Perforation, L1, V1, Notfall-OP; evtl. Defekt im Mismatch-Repair-System) sollte eine adjuvante ChT erwogen werden (▶ Tab. 3.6).

Bei Oligometastasierung ist evtl. durch Metastasektomie (evtl. auch durch ablative Verfahren) ein kurativer Therapieansatz möglich. In dieser Situation sollten unbedingt adjuvante bzw. neoadjuvante Vorgehensweisen erwogen werden.

Tab. 3.6 Primärtherapie Kolon-/Rektumkarzinom.

N	Tis	T1	T2	T3	T4a	T4b	M1a/b
N0	OP				OP (+ChT)		ChT (+ OP) +/- Metastasenresektion oder Metastasenablation bei Oligometastasierung
N1a	OP + ChT						
N1b							
N1c							
N2a							
N2b							

Operation

Generell: Mindestabstand vom makroskopischen Tumor 5 cm nach kranial und kaudal. Entfernung der proximalen und benachbarten LK-Stationen entlang der Mesenterialgefäße. Synchrone Adenome und Polypen müssen in gleicher Sitzung reseziert werden. Zur Sicherung eines UICC-Stadium II müssen mind. 12 tumorfreie LK nachgewiesen werden.

Radiotherapie

Außerhalb von Studien derzeit keine gesicherte Indikation zur RT. Bei T4-Tumoren ist eine adjuvante RT möglich:

- 45 Gy + 5 Gy Boost (ohne Dünndarm) + 225 mg/m²/d 5-FU während der RT; nach RT 6 x 5-FU/LV
- 30 Gy Ganzabdomen + 16 Gy Boost + 200 mg/m²/d 5-FU

Systemische Therapie

FOLFOX oder Capecitabin/Oxaliplatin: EBM Level 1, 24 Wochen (Cave: bei Patienten > 70 Jahre keine generelle Empfehlung für Oxaliplatin).

Capecitabin oder infusional 5-FU/Folinsäure: EBM Level 1, 24 Wochen (Cave: Bolusschemata sind heute nicht mehr empfohlen).

3.6.6 Rezidivtherapie

Operation

Falls möglich, erneute Exzision des Rezidivs.

Radiotherapie

Individualentscheidung. Falls noch keine RT erfolgt ist, evtl. adjuvante RT wie bei der Primärtherapie.

Systemische Therapie

Entscheidung je nach Ansprechen auf die primäre Therapie.

3.6.7 Palliative Therapie

Operation

Erhalt der Darmpassage durch Umgehungsenterostomie bei (drohender) Obstruktion. Wertigkeit der OP in M+ Stadien wird aktuell in Studien untersucht. Bei Oligometastasierung evtl. Metastasektomie sinnvoll. Bei ⅓ der Patienten kann eine Kuration bzw. Langzeitremission erzielt werden.

Radiotherapie

Palliative Radiatio von Metastasen oder bei lokalen Problemen (Schmerzen, Gefäßkompression etc.) möglich.

Radiotherapie als ablative Therapie bei Oligometastasierung in Studien (Phase II).

Systemische Therapie

Metastasierte Erkrankung:
- Monotherapie
  - Fluoropyrimidine: 5-FU/Folinsäure (nicht als Bolusschema!)
  - oder Capecitabin (orale 5-FU Form, z. B. Xeloda)
  - Irinotecan
- ChT-Kombinationen
  - Folinsäure/5-FU/Irinotecan (FOLFIRI; AIO-Iri)
  - oder Capecitabin/Irinotecan (CapeIri; Cave: Dosis)
  - oder Folinsäure/5-FU/Oxaliplatin (FOLFOX, FUFOX)
  - oder Capecitabin/Oxaliplatin (CapeOx)
  - hochaktive 3-fach-Kombination: FOLFOXIRI

Antikörper:
- Anti-EGFR (epidermal growth factor): Cetuximab (Erbitux), Panitumumab: aktiv als Monotherapie bei refraktären Patienten oder in Kombination (Erst-/Zweitlinientherapie)
- Anti-VEGF (vascular endothelian growth factor) – Bevacizumab (Avastin): aktiv nur in Kombination mit Fluoropyrimidinen (als 2-fach bis 4-fach Kombination; Erst- und Zweitlinientherapie)

Die Therapieintensität und -auswahl ist komplex und orientiert sich an klinischem Behandlungsziel, Symptomatik und Kofaktoren. 3 Therapielinien sind vs. Best Supportive Care durch randomisierte Studien gesichert.

3.6.8 Nachsorge

Intervalle

Alle 3–6 Monate für 3 Jahre, dann alle 6 Monate.

Untersuchungen

Anamnese, körperliche Untersuchung.

Bildgebung

Ähnlich wie bei der Primärdiagnostik.

Sonstige

Endoskopie: Bei unvollständiger präoperativer Untersuchung (z. B. Ileus, stenosierende Tumoren) nach 3–6 Monaten, sonst 1 Jahr post OP. Bei erneuten Polypen (Entfernung!) alle 1–2 Jahre. Bei unauffälligem Befund alle 3–5 Jahre (alle 3 Jahre bei Einzeltumor, bzw. alle 2 Jahre bei multiplen Tumoren).

Tumormarker

CEA-Kontrollen bei initial positivem CEA.

3.6.9 Leitlinien

S3-Leitlinie der DKG (2008): www.krebsgesellschaft.de → Leitlinien

ESMO consensus guidelines: Standards for diagnosis and treatment of colon and rectal cancer

3.6.10 Literatur

Arnold D, Seufferlein T. Targeted therapiese in colorectal cancer: State of the art and future perspectives. Gut. 2010; 59(6): 838–858
Berger D, Engelhardt R, Mertelsmann R, Hrsg. Das Rote Buch: Hämatologie und Internistische Onkologie. 4. Aufl. München: Ecomed Medizin; 2010
Lohr F, Wenz F, Hrsg. Strahlentherapie kompakt. 2. Aufl. München: Urban & Fischer in Elsevier; 2007
Preiß J, Dornoff W, Hagmann FG, Schmieder A, Hrsg. Taschenbuch Onkologie 2010/2011. 15. Aufl. München: W. Zuckerschwerdt Verlag; 2010
Wannenmacher M, Debus J, Wenz F. Strahlentherapie. Berlin: Springer; 2006
Wittekind C, Klimpfinger M, Sobin LH. TNM-Atlas, 5. Aufl. Berlin: Springer; 2005
Wittekind C, Meyer HJ, Hrsg. TNM-Klassifikation maligner Tumoren. 7. Aufl. Weinheim: Wiley-VCH Verlag; 2010

3.6.11 Studien

DKG: www.studien.de

AIO: www.aio-portal.de

EORTC: www.eortc.be

USA/NIH: www.clinicaltrails.gov

Tumorerfassung: Verdauungstrakt / Kolon und Rektum

Patient

Name ____________________

Vorname ____________________

Geb.-datum ____________________

Fallnummer ____________________

Anatomie

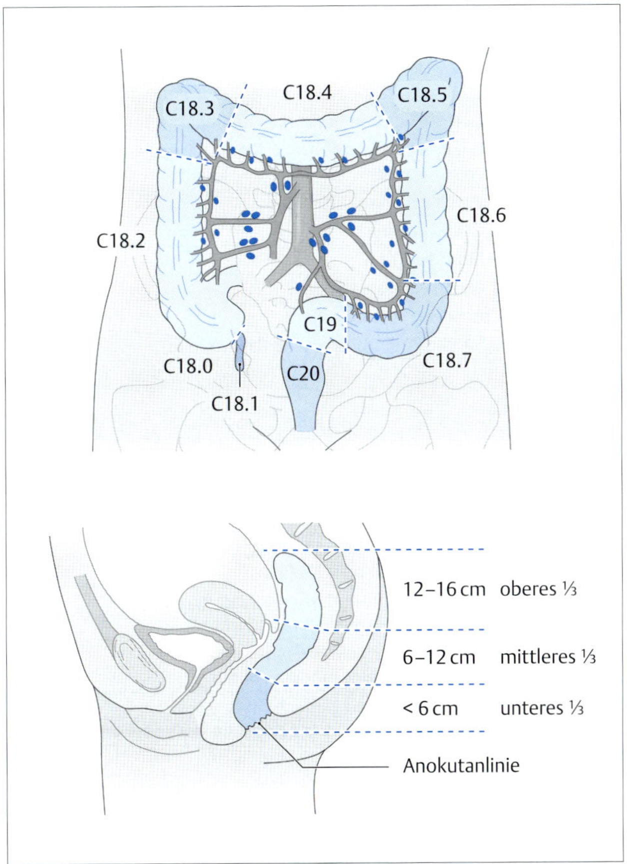

ICD-O

ICD-O	Lokalisation	ICD-O	Lokalisation
C18.0	Zäkum	C18.6	Colon descendens
C18.1	Appendix	C18.7	Colon sigmoideum
C18.2	Colon ascendens	C18.8	Kolon, mehrere Teilbereiche
C18.3	Flexura hepatica	C18.9	Kolon, nicht näher bezeichnet
C18.4	Colon transversum	C19	rektosigmoidaler Übergang
C18.5	Flexura lienalis	C20	Rektum

Art der Klassifikation

Symbol	Art der Klassifikation
c	klinische Klassifikation
p	pathologische Klassifikation
a	Autopsie
y	während/nach initialer multimodaler Therapie
r	Rezidivtumor

T

Primärtumor Kolon/Rektum		
TX		Primärtumor kann nicht beurteilt werden
Tis		Carcinoma in situ (intraepithelial oder Infiltration der Lamina propria)
T0		kein Anhalt für Primärtumor
T1		Submukosa
T2		Muscularis propria
T3		Subserosa/nicht peritonealisiertes perikolisches Gewebe/perirektales Gewebe
T4		Organe oder Strukturen, viszerales Peritoneum
	a	Perforation viszerales Peritoneum
	b	Infiltration Organe/Strukturen

N

Regionäre Lymphknotenstationen Kolon/Rektum	
Appendix	ileokolische LK
Zäkum	ileokolische + re. kolische LK
Colon ascendens	ileokolische, re. + mittlere kolische LK
Flexura hepatica	re. + mittlere kolische LK
Colon transversum	re. + mittlere + li. kolische LK, LK an der A. mesenterica inf.
Flexura lienalis	mittlere + li. kolische LK, LK an der A. mesenterica inf.
Colon descendens	li. kolische LK, LK an der A. mesenterica inf.
Colon sigmoideum	li. kolische und Sigma-LK, LK an der A. rectalis superior + A. mesenterica inf., rektosigmoidale LK
Rektum	LK an Aa. rectalis superior + media + inf., mesenterica inferior, iliaca int., mesorektale (paraproktale), laterale sakrale und präsakrale LK, sakrale LK am Promontorium (Gerota)

Lymphknoten Kolon/Rektum		
NX		LK nicht beurteilbar/Staging inkomplett
N0		keine LK betroffen (≥12 LK disseziert)
N1		≤3 regionäre LK
	a	1 regionärer LK
	b	2–3 regionäre LK
	c	Tumorknötchen/Satellit(en) im Fettgewebe der Subserosa/im nichtperitonealisierten perikolischen/perirektalem Fettgewebe ohne regionäre LK-Metastasen
N2		>3 regionäre LK
	a	4–6 regionäre LK
	b	≥7 regionäre LK

M

Fernmetastasen Kolon/Rektum		
MX		Staging inkomplett
M0		keine Metastasen
M1		Fernmetastasen (siehe Ergänzungsbogen)
	a	ein Organ, nichtregionäre LK
	b	mehr als ein Organ oder im Peritoneum

Stadieneinteilung

	Tis	T1	T2	T3	T4a	T4b	M1a/b
N0	0	I	I	IIA	IIB	IIC	IVA/B
N1a		IIIA	IIIA	IIIB	IIIB	IIIC	IVA/B
N1b		III	III	IIIB	IIIB	IIIC	IVA/B
N1c		III	III	IIIB	IIIB	IIIC	IVA/B
N2a		IIIA	IIIB	IIIB	IIIC	IIIC	IVA/B
N2b		IIIB	IIIB	IIIC	III	IIIC	IVA/B

Abb. 3.6 Tumorerfassung: Verdauungstrakt – Kolon und Rektum.

Tumorerfassung: Verdauungstrakt / Kolon und Rektum

Stadieneinteilung Kolon/Rektum nach Dukes (TNM 6. Aufl.)

	Tis	T1	T2	T3	T4	M1
N0		A	A	B	B	D
N1		C	C	C	C	D
N2		C	C	C	C	D

Histologie

	Histologie		Differenzierung	
	Adenokarzinom		GX	nicht bestimmbar
	muzinöses Adenokarzinom		G1	gut differenziert
	Plattenepithelkarzinom		G2	mäßig differenziert
	neuroendokrine Tumoren		G3	schlecht differenziert
	undifferenzierte Karzinome		G4	entdifferenziert
	Siegelringzellkarzinom			
	medulläre Karzinome			

	RX		LX		VX		PnX
	R0		L0		V0		Pn0
	R1		L1		V1		Pn1
	R2				V2		

Diagnostik

B	V	Untersuchung	Datum 1 / 2 / 3
		Endoskopie	
		CT Abdomen	
		MRT Abdomen	
		CT Thorax	
		Sono Abdomen	
		Endosonografie	
		Sphinktermanometrie	
		Zystoskopie	
		FDG-PET-CT	
		Skelettszintigrafie	
		Rö Thorax	

B: Basisdiagnostik, V: Verlaufskontrolle
dunkelblau: sehr wichtig / blau: wichtig
hellblau: bei Symptom oder spezieller Tumorlage / weiß: bei Bedarf

Tumormarker

	Marker	Datum 1 / 2 / 3
	CEA	

Bisherige Therapien (OP/RT/ChT)

Datum	

Risikofaktoren

	ICD-10	Risikofaktoren
		erbliche Risikofaktoren:
	Z80.9	FAP: familiäre adenomatöse Polyposis
	Q85.9	Hamartom-Polyposis-Syndrome
	D69.2	– Gardner-Syndrom: FAP mit Epidermoidzysten + Osteomen
	Q85.8	– Peutz-Jeghers-Syndrom (Magen-, Darm-, Keimzelltumoren)
	Q85.9	– Cowden-Syndrom: multiple Hamartome, Mammakarzinom, Schilddrüsenkarzinom
	Z80.9	Lynch-I-Syndrom (erbliches Kolonkarzinom)
	C18.9	Lynch-II-Syndrom: HNPCC (hereditary non-polyposis colcon cancer)
		andere Risikofaktoren:
	K51.9	Colitis ulcerosa
	K50.9	Morbus Crohn
	F17.1	Pfeifen-/Zigarrenrauchen
	Z57	Asbest
	X	falsche Ernährung (wenig Ballaststoffe)

AZ/EZ

	AZ nach Karnofsky	
	100	keine Beschwerden, keine sichtbaren Krankheitszeichen, Normalität
	90	Fähigkeit zu normaler Aktivität, keine Symptome oder Krankheitszeichen
	80	normale Aktivität unter Anstrengung, einige Krankheitszeichen oder Symptome
	70	Patient kann sich selber versorgen, ist aber zu normaler Arbeit nicht fähig
	60	Patient braucht gelegentlich Hilfe, kann aber die meisten Angelegenheiten selber erledigen
	50	Patient ist beträchtlich hilfsbedürftig, benötigt oft medizinische Hilfe
	40	Patient ist auf Pflege und Hilfe angewiesen
	30	starke Behinderung, Krankenhausaufenthalt ist indiziert, noch keine Lebensgefahr
	20	Krankenhausaufnahme notwendig, starke Krankheitszeichen, supportive Therapie notwendig
	10	Sterben

Gewicht [kg]	
Gewichtsverlust [kg]	
BMI	

Sonstiges

Port:
Mini-Port:

Arzt

Name ______________________
Position ______________________
Datum ______________________

Unterschrift

3.7 Rektum

3.7.1 Allgemeines

Epidemiologie

Altersgipfel: 68 Jahre

Inzidenz: ♀: 520/10^6; ♂: 680/10^6

Risikofaktoren

Es werden erbliche und nicht erbliche Risikofaktoren unterschieden. Ein besonderes Risiko stellt die familiäre adenomatöse Polyposis dar, welche zu einer weiteren Diagnostik auch bei den Familienangehörigen führen sollte.

3.7.2 Klinik

Symptomatik

- häufig: Blutauflagerungen auf dem Stuhl
- gelegentlich: paradoxe Diarrhöen
- selten: akutes Abdomen bei Perforation

Befallsmuster

Metastasierung in die lokalen Lymphknoten, hämatogen oft hepatisch, pulmonal oder ossär, zerebral.

3.7.3 Tumordiagnostik

Bildgebung

CT Abdomen: lokale Tumorausdehnung, Metastasen

MRT Abdomen: besserer Weichgewebekontrast zur Beurteilung der Gewebeinfiltration

CT Thorax: Metastasen?

Sono Abdomen: Ausschluss hepatischer Filiae

FDG-PET-CT: lokale Tumorausdehnung, funktionelle Bildgebung, LK-Metastasen, Fernmetastasierung. Rezidivdiagnostik: präsakrales Rezidiv vs. Narbengewebe

Skelettszintigrafie: Ausschluss ossärer Metastasen

Rö Thorax: Ausschluss pulmonaler Filiae > 8 mm

PET-CT: lokale Tumorausdehnung, LK-Metastasen, Fernmetastasierung

Sonstige Untersuchung

Starre Rektoskopie: Beginn und Länge der Tumorausdehnung ab ano; Histologiegewinnung

Flexibel Endoskopie: Tumorlokalisation ab ano; Ausschluss weiterer Manifestationen, Histologiegewinnung

Endosonografie: Ausdehnung (ergänzend zur MRT); In Deutschland häufig anstelle der MRT üblich

Gyn. Untersuchung: lokale Tumorinfiltration?

Sphinktermanometrie: Sphinktertonus?

Zystoskopie: Blaseninfiltration?

Tumormarker

CEA, CA 19-9 (präoperativ).

Histologie

Es überwiegen die Adenokarzinome.

3.7.4 Staging/Grading

Die Klassifikation erfolgt nach TNM. Eine ältere Einteilung ist die Klassifikation nach Dukes.

3.7.5 Primärtherapie

► **Aktuelle Therapieempfehlungen** (► Tab. 3.7)

Lokalisation mittleres/unteres Drittel:
- cT3/cT4 cN0–N2 → neoadjuvante RT (5 x 5,0 Gy) oder RChT
- T4 oder nicht sicher R0 operabel → immer RChT
- nach neoadjuvanter RChT immer adjuvante ChT
- nach neoadjuvanter RT (5 x 5 Gy): Nutzen der adjuvanten ChT nicht erwiesen, dennoch Empfehlung
- falls pN+ und keine neoadjuvante RT erfolgt („Under-Staging“): OP → adjuvante RChT
- Tumor im unteren Drittel + intendiertem Sphinktererhalt → präferentiell konventionell fraktionierte RChT

Lokalisation oberes Drittel:
- neoadjuvante RT oder RChT nicht generell empfohlen, sondern OP → adjuvante ChT

Tab. 3.7 Primärtherapie Rektumkarzinom.

N	T1	T2	T3	T4
N0	OP		RChT + OP	
N1	RChT + OP			
N2				

Operation

Generell: Mindestabstand vom makroskopischen Tumor 5 cm nach kranial und kaudal.
- obligate TME (totale Mesorektumestripation) inkl. LAW
- Exzision von mind. 12–14 LK (mittleres/unteres Drittel)
- partielle Mesorektumexstirpation (ME) im oberen Drittel möglich
- OP 6–8 Wochen nach Radiatio optimal

Anteriore Rektumresektion:
- Tumoren > 2–3 cm proximal der Linea dentata

Abdominoperineale Rektumresektion:
- Invasion des Sphinkters
- Sphinkterschwäche
- innerhalb 5 cm von der Linea dentata bei schlechter Differenzierung
- distaler Sicherheitsabstand: 2 cm für gut differenzierten Tumoren, 5 cm für schlecht differenziertes Karzinom

Karzinom im Adenom:
- > 2 mm im Gesunden und G < G3 und L0 → keine weitere Therapie
- sonst: onkologische Nachresektion

T1:
- lokale Exzision evtl. ausreichend: Tumoren < 4 cm, < 8 cm ab ano, gut differenziert, mobil, EUS N-

T2 und unfavorable T1 (schlecht diff., L1, V1):
- lokale Exzision + RChT

Radiotherapie

Indikation:
- Senkung der Lokalrezidivrate
- bei lokalisierten Stadien (kein T4, keine Sphinkterinfiltration) RChT oder RT (5 x 5,0 Gy) möglich; Vorteil RChT hinsichtlich Spättoxizität
- post OP RChT auch nach alleiniger lokaler Exzision von T1/T2 (Ausnahmen s. o.)

Alleinige RT:
- Tumoren < 10 cm ab ano
- T1–T2
- Tumoren < 3 cm x 5 cm
- keine Extension zum Anus
- gute Differenzierung
- exophytisches Tumorwachstum
- EUS N-
- → 4 x 30 Gy LDR-Brachytherapie mit endokavitärer kV-Quelle
- T2–T3 → perkutane RT

Präoperative RT/RChT:
- Kurzzeit-RT: 4–5 x 5 Gy + OP nach 7–21 d
- RChT 45–50 Gy (meist 5 x 1,8 Gy bis 50,4 Gy; evtl. Boost bis 55,8 Gy) + 5-FU oder plus Capecitabin: verschiedene Schemata untersucht
  - 5-FU während der RT entweder als Bolus („Deutsche Rektumstudie“, S3-Leitlinie) als kontinuierliche Infusion (225 mg/m²/d bis 275 mg/m²/d für die gesamte RT; US-Standard)
  - oder: 5-FU 1000 mg/m² d1–5 Wo 1+5
  - neuerdings Capecitabin (1650 mg/m²/d während der RT) als Alternative möglich
  - Studien mit weiteren Substanzen (z. B. Oxaliplatin) zusätzlich zu Fluoropyrimidin haben keinen Vorteil hinsichtlich der Erhöhung der pathohistologischen Remission (pCR) gezeigt; Langzeitergebnisse einschließlich Effekt auf das Überleben sind noch ausstehend

Intraoperative RT:
- 10–15 (25) Gy + 40–45 Gy perkutane RT

Postoperative RT:
- 45–54 Gy
- kein Nachweis eines Überlebensvorteils

Postoperative RChT:
- Überlebensvorteil RChT gegenüber ChT
- Reduktion der Lokalrezidive
- UICC II/III ohne neoadjuvante RChT → adjuvante RChT
- R1 (zu vermeiden) → immer RChT

Systemische Therapie

Adjuvante ChT:
- nach RChT nicht gesichert, wird aber aufgrund der hohen Rate an Fernmetastasierung empfohlen
- Empfehlung unabhängig vom operativen Befund (Nutzen kann gerade nach Erzielen einer pCR in der neoadjuvanten Therapie besonders hoch sein!)
- nach alleiniger RT (5 x 5,0 Gy): noch keine prospektive Untersuchung vorliegend, da allerdings gleiche Fernmetastasierungsrate wie nach RChT, ebenfalls Empfehlung hierzu
- Substanzen: 5-FU/Folinsäure (Bolus war in den alten Studien eingesetzt, wird aber beim kolorektalen Karzinom nicht mehr verwendet → besser infusionale Regime, evtl. Capecitabin)
- Rolle von Oxaliplatin noch unklar

3.7.6 Rezidivtherapie

Operation

Falls möglich, sollte eine operative Sanierung erfolgen.

Radiotherapie

Falls initial keine RT erfolgt, so ist evtl. eine RT in Anlehnung an die Primärtherapie sinnvoll. Evtl. palliative Radiatio von Metastasen.

Systemische Therapie

Bei metastasierten Erkrankungen siehe palliative Therapie.

3.7.7 Palliative Therapie

Operation

Metastasen:
- Resektion erwägen
- laserinduzierte Thermotherapie (LITT)
- Radiofrequenzablation (RIT)
- stereotaktische RT

Radiotherapie

Bei Blutungen oder dem Ziel der lokalen Kontrolle kann eine RT durchgeführt werden.

Systemische Therapie

Metastasierte Erkrankung:
- Monotherapie
  - Fluoropyrimidine: 5-FU/Folinsäure (nicht als Bolusschema!)
  - oder Capecitabin (orale 5-FU Form, z.B. Xeloda)
  - Irinotecan (Monotherapie nur Zweit- oder Drittlinie)
- ChT-Kombinationen
  - Folinsäure/5-FU/Irinotecan (FOLFIRI; AIO-Iri)
  - oder Capecitabin/Irinotecan (CapeIri; Cave: Dosis)
  - oder Folinsäure/5-FU/Oxaliplatin (FOLFOX, FUFOX)
  - oder Capecitabin/Oxaliplatin (CapeOx)
  - hochaktive 3-fach-Kombination: FOLFOXIRI

Antikörper:
- Anti-EGFR (Epidermal Growth Factor): Cetuximab (Erbitux), Panitumumab: aktiv als Monotherapie bei refraktären Patienten oder in Kombination mit ChT (Erst-/Zweitlinientherapie), Einsatz nur bei Patienten mit ausgeschlossener Mutation im KRAS-Gen
- Anti-VEGF (Vascular Endothelian Growth Factor): Bevacizumab (Avastin): Aktiv nur in Kombination mit Fluoropyrimidinen (als 2-fach bis 4-fach Kombination; Erst- und Zweitlinientherapie)

Die Therapieintensität und -auswahl ist komplex und orientiert sich an klinischem Behandlungsziel, Symptomatik und Kofaktoren. 3 Therapielinien sind vs. Best Supportive Care durch randomisierte Studien gesichert.

3.7.8 Nachsorge

Intervalle

Alle 3–6 Monate für 3 Jahre, dann alle 6 Monate.

Untersuchungen

Koloskopie alle 3 Jahre (Einzeltumor) bzw. alle 2 Jahre (multiple Tumoren).

Bildgebung

Ähnlich wie bei der Primärdiagnostik. Bei unklarer CEA-Erhöhung evtl. FDG-PET-CT zur Lokalisation des Rezidivs oder zur DD zwischen präsakralem Rezidiv und Narbe.

Tumormarker

CEA-Kontrollen bei initial positivem CEA.

Sonstige

Keine.

3.7.9 Leitlinien

DKG: S3-Leitlinie kolorektale Karzinome

ESMO Consensus 2011 (siehe Kolonkarzinom)

3.7.10 Literatur

Berger D, Engelhardt R, Mertelsmann R, Hrsg. Das Rote Buch: Hämatologie und Internistische Onkologie. 4. Aufl. München: Ecomed Medizin; 2010
Lohr F, Wenz F, Hrsg. Strahlentherapie kompakt. 2. Aufl. München: Urban & Fischer in Elsevier; 2007
Preiß J, Dornoff W, Hagmann FG, Schmieder A, Hrsg. Taschenbuch Onkologie 2010/2011. 15. Aufl. München: W. Zuckerschwerdt Verlag; 2010
Wannenmacher M, Debus J, Wenz F. Strahlentherapie. Berlin: Springer; 2006
Wittekind C, Klimpfinger M, Sobin LH. TNM-Atlas, 5. Aufl. Berlin: Springer; 2005
Wittekind C, Meyer HJ, Hrsg. TNM-Klassifikation maligner Tumoren. 7. Aufl. Weinheim: Wiley-VCH Verlag; 2010

3.7.11 Studien

USA/NIH: www.clinicaltrials.gov

DKG: www.studien.de

AIO: www.aio-portal.de

3.8 Anus

3.8.1 Allgemeines

Epidemiologie

Altersgipfel: 60 Jahre

Inzidenz: 5–10/10^6, ♀:♂ = 2:1

Weniger als 2 % der Tumoren des distalen Verdauungstrakts. Am häufigsten bei 60- bis 70-jährigen Frauen.

Risikofaktoren

Hauptsächlicher Verursacher: HPV-Virus (Typ 16, 18), Condyloma acuminata (HPV 6, 11). Risikoerhöhung bei HPV-Nachweis im Zervixabstrich bzw. bekanntem Zervix-, Vulva-, Vaginalkarzinom. Rezeptiver Analverkehr/Homosexualität. Immunsuppression, HIV, AIDS. Vorangegangene Geschlechtskrankheiten, > 10 Geschlechtspartner. Chronische entzündliche Reizung: Morbus Crohn, Colitis ulcerosa. Langfristige Einnahme von Kortikosteroiden, Rauchen.

Prognostische Faktoren

- Tumorgröße: entscheidender Prognosefaktor
- LK-Befall
- Ulzeration der perianalen Haut
- Unterbrechung der perkutanen Radiatio

3.8.2 Klinik

Symptomatik

- anorektale Blutungen beim Stuhlgang
- Schmerzen im Anorektalbereich
- Fremdkörpergefühl
- Knoten in der Leiste: LK-Metastasen
- oft verkannt als Hämorrhoiden und spät entdeckt

Befallsmuster

▸ **Analkanalkarzinom**
- LK-Metastasen inguinal, perirektal, Iliaka-interna-LK
- 10–35 % LK-Metastasen bei ED (25 % pararektal, 15 % inguinal)
- paraaortale LK-Metastasen im Verlauf möglich
- 5–10 % Fernmetastasen bei ED, 10–20 % im Verlauf

▸ **Analrandkarzinom**
- bis 30 % inguinale LK-Metastasen

3.8.3 Tumordiagnostik

Bildgebung

CT Becken: lokale Tumorausdehnung, Metastasen

MRT Becken: besser Weichgewebekontrast zur Beurteilung der Gewebeinfiltration

FDG-PET-CT: lokale Tumorausdehnung, LK-Metastasen, Fernmetastasierung. Beurteilung der inguinalen LK vor RT

CT Thorax: Metastasen?

Sono Abdomen: Ausschluss hepatischer Filiae

Skelettszintigrafie: Ausschluss ossärer Metastasen

Rö Thorax: Ausschluss pulmonaler Filiae > 8 mm

Sonstige Untersuchung

Proktoskopie: lokale Tumorausdehnung

Endosonografie: lokale Tumorausdehnung, Metastasen

Gyn. Untersuchung: lokale Tumorinfiltration? T4?

Sphinktermanometrie: Sphinktertonus?

Zystoskopie: Blaseninfiltration?

HIV-Serologie: ggf. sinnvoll

Histologie

▸ **Analkanalkarzinom**
- meist Plattenepithelkarzinom
- Lage: Linea anocutanea (Grenze zwischen äußerer Haut/Plattenepithel mit äußeren Anhangsgebilden und Anoderm/Plattenepithel ohne Hautanhangsgebilde) bis zur Linea anorectalis (tastbarer innerer Rand des Analkanals, oberer Rand des M. sphincter externus, 2 cm kranial der Linea dentata)
- basaloides, kloakogenes oder Transitionalzellkarzinom (urothelartig): in der Übergangszone proximal der Linea dentata zwischen Plattenepithel und Rektumschleimhaut

▸ **Äußerer Analrand**
- = 5 cm distal Linea anocutanea
- Bezeichnung als Hautkarzinom

▸ **Adenokarzinome**
- seltener Tumor des Analkanals (15 %)
- Therapie wie Rektumkarzinom: präoperative RChT

3.8.4 Staging/Grading

Die Klassifikation des Analkanalkarzinoms erfolgt nach TNM, die Stadieneinteilung nach UICC.

3.8.5 Primärtherapie

Ziele:
- hohe Heilungsrate durch RChT
- Vermeidung eines Kolostomas/Kontinenzerhaltung
- siehe ▶ Tab. 3.8 und ▶ Tab. 3.9

Bei nicht erfolgreicher RChT besteht meist dann noch die Option auf eine kurative Salvage-OP.

▶ Besonderheiten in Abhängigkeit von der Histologie

Adenokarzinom:
- immer OP
- stadienabhängig mit RChT des Rektums (T3/T4, N+)

Basaliome:
- lokale OP oder RT

Kleinzelliges Karzinom:
- ChT entsprechend Bronchialkarzinom
- bei lokaler Symptomatik mit lokaler RT

Operation

Häufig erfolgt eine OP unter der Annahme einer nicht malignen Erkrankung, so dass eine PE bzw. Total-PE durchgeführt wird. Dennoch sollte in der Regel anschließend eine kurative RChT durchgeführt werden, da es sonst in 30–54 % zu Rezidiven kommt.

Eine abdominoperineale Rektumexstirpation wird bei fehlendem Ansprechen auf eine RChT, Inkontinenz bei massivem Sphinkterbefall und bei Rezidiven eingesetzt. Bei fortgeschrittenen Analkarzinomen führt die OP immer zum Sphinkterverlust.

Reine Exzision als Ausnahme bei:
- T1N0 G1
- Endosonografie unauffällig
- keine Sphinkterinvasion
- In-situ- und mikroinvasive Karzinome

Radiotherapie

▶ Oberflächliche T1-Tumoren (keine Sphinkterinvasion)
- lokale Exzision oder RT (60–65 Gy) ohne ChT

▶ Tumor > 2 cm (T2, T3, T4)

1. *Radiatio der LAW*
- N0:
  - pelvine LAW (OFG L5/S1) + mediale Leisten: 30,6 Gy
  - pelvine LAW (OFG IS Fugen) + mediale Leisten: 36,0 Gy
  - pelvine LAW ohne Leisten: 45,0 Gy
- N+:
  - pelvine LAW (OFG L5/S1) + mediale + laterale LK: 30,6 Gy
  - pelvine LAW (OFG IS-Fugen) + mediale + laterale LK: 45,0 Gy
  - betroffene LK-Leisten: 55 Gy
  - betroffene LK: 50–60 Gy

Tab. 3.8 Primärtherapie Analkanalkarzinom.

N	Tis	T1	T2	T3	T4
N0	OP/RT *		RChT		
N1	RChT				
N2					
N3					

*: bei G1, kleinen Tumoren ohne Sphinkterinvasion

Tab. 3.9 Primärtherapie Analrandkarzinom.

	Tis	T1	T2	T3	T4
N0	OP + RT				RChT
N1	RChT				
N2					
N3					

- oder:
  - Leisten nur bei Befall/nur bei T3/T4
  - Leisten nur bei Abstand des Primärtumors zur Analöffnung < 1 cm und/oder pelvin N+

2. *Radiatio der Primärtumorregion*
- T1/T2: 45–50,4–54 Gy
- T3/T4: 50–55 Gy, maximal 60 Gy
- oder: perkutan 50–54 Gy + Boost 1–2 x 5 Gy HDR- oder 10–20 Gy LDR-Afterloading
- ggf. OP des Residualtumors

3. *Simultane ChT*
- RChT mit 5-FU + Mitomycin C (1. + 5. Woche)
  - 5-FU 1000 mg/m^2 d1–4(5) + d29–32(33)
  - Mitomycin C 10 mg/m^2 d1 + d29

Auch eine 5-FU-Dauerinfusion während der RT bzw. mit oraler Gabe von Capecitabin + Mitomycin C Boli ist möglich.

Systemische Therapie

Kombination mit RT s. o.

Alternative bei KI gegen Mitomycin C:
- 5-FU 1000 mg/m^2 d1–5 + d29–33
- Cisplatin 25 mg/m^2 d1–4 + d29–32

▶ Weitere ChT-Optionen

UKCCCR:
- d1 Mitomycin C 15 mg/m^2 i. v. als Bolus (Cave: Myelotoxizität)
- d1–4(5) 5-FU 1000 (750) mg/m^2 über 24 h
- d28–32 (33): 5-FU 1000 mg/m^2 über 24 h

EORTC:
- d1 Mitomycin C 10 mg/m^2 i. v.-Bolus
- d1–26 5-FU 200 mg/m^2 i. v. über 24 h
- 16 d Pause
- d1 Mitomycin C 10 mg/m^2 i. v.-Bolus
- d1–17 5-FU 200 mg/m^2 i. v. über 24 h

RTOG:
- d1 Mitomycin C 10 mg/m² i.v.-Bolus (maximal 20 mg; Cave: Myelotoxizität), alternativ Cisplatin
- d1–4(5): 5-FU 1000 (750) mg/m² i.v. über 24 h
- Wiederholung d28

Bei schlechtem AZ Mitomycin C auf 15 mg begrenzen.

3.8.6 Rezidivtherapie

Operation

Die Salvage-OP ist die Methode der Wahl bei Tumorpersistenz oder Rezidivtumor.

Radiotherapie

Meist keine erneute RT möglich. Evtl. palliative RT von Metastasen.

Systemische Therapie

Individualentscheidung.

3.8.7 Palliative Therapie

Operation

Häufig Anlage eines protektiven AP sinnvoll. Evtl. OP des Primärtumors zur lokalen Sanierung.

Radiotherapie

Kombination mit RT weniger effektiv als bei Primärtumor-RT.

Systemische Therapie

Metastasiertes Karzinom:
- Cisplatin +/- 5-FU Standardtherapie

3.8.8 Nachsorge

Intervalle

Alle 3 Monate für 3 Jahre.

RTOG:
- nach 6 Wochen PE → positiv → 9 Gy + 5-FU (4 x 1000 mg/m²) + Cisplatin (100 mg/m²) → nach 6–8 Wochen erneute PE → positiv → OP
- Problem: 10–15 % der Biopsien falsch negativ

Untersuchungen

PE bei Verdacht auf Persistenz/Rezidiv.

Bildgebung

Es sollte eine Bildgebung der Leisten sowie des Abdomens zum Ausschluss einer Metastasierung erfolgen.

Sonstige

Keine.

3.8.9 Leitlinien

National Comprehensive Cancer Network: www.nccn.org

3.8.10 Literatur

Berger D, Engelhardt R, Mertelsmann R, Hrsg. Das Rote Buch: Hämatologie und Internistische Onkologie. 4. Aufl. München: Ecomed Medizin; 2010

Lohr F, Wenz F, Hrsg. Strahlentherapie kompakt. 2. Aufl. München: Urban & Fischer in Elsevier; 2007

Preiß J, Dornoff W, Hagmann FG, Schmieder A, Hrsg. Taschenbuch Onkologie 2010/2011. 15. Aufl. München: W. Zuckerschwerdt Verlag; 2010

Wannenmacher M, Debus J, Wenz F. Strahlentherapie. Berlin: Springer; 2006

Wittekind C, Klimpfinger M, Sobin LH. TNM-Atlas, 5. Aufl. Berlin: Springer; 2005

Wittekind C, Meyer HJ, Hrsg. TNM-Klassifikation maligner Tumoren. 7. Aufl. Weinheim: Wiley-VCH Verlag; 2010

3.8.11 Studien

USA/NIH: www.clinicaltrials.gov

Tumorerfassung: Verdauungstrakt / Anus

Patient

Name	
Vorname	
Geb.-datum	
Fallnummer	

Anatomie

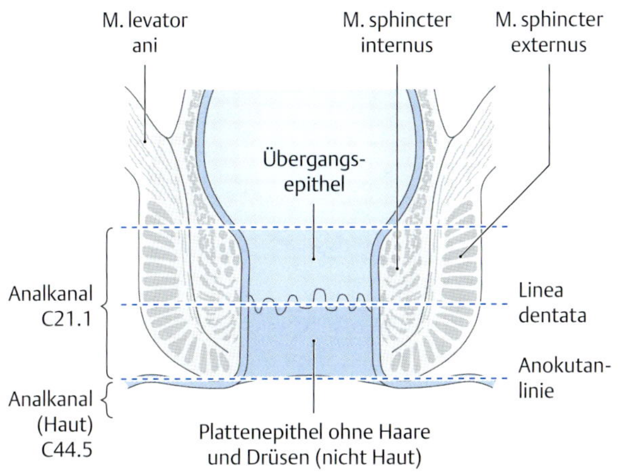

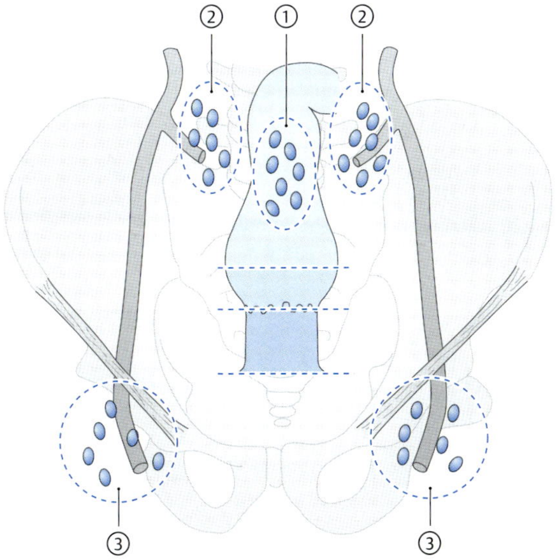

ICD-O

	ICD-O	Lokalisation
	C21.0	Anus
	C21.1	Analkanal, Sphincter ani
	C21.2	Kloakenregion
	C21.8	Rektum, Anus und Analkanal, mehrere Teilbereiche überlappend
	C44.5	Analrand (Haut)

Art der Klassifikation

Symbol	Art der Klassifikation
c	klinische Klassifikation
p	pathologische Klassifikation
a	Autopsie
y	während/nach initialer multimodaler Therapie
r	Rezidivtumor

Hinweis zur pN-Klassifikation: regionäre und perirektal-pelvine LK-Adenektomie und histologische Untersuchung üblicherweise von ≥ 12 LK und/oder inguinale LK-Adenektomie und histologische Untersuchung von ≥ 6 LK

T

	Primärtumor Analkanal	
	TX	Primärtumor kann nicht beurteilt werden
	T0	kein Anhalt für Primärtumor
	Tis	Carcinoma in situ, Morbus Bowen, hochgradige plattenepitheliale intraepitheliale Läsion (HISL), anale intraepitheliale Neoplasie (AIN II–III)
	T1	Tumor ≤ 2 cm in größter Ausdehnung
	T2	Tumor > 2 cm, ≤ 5 cm in größter Ausdehnung
	T3	Tumor > 5 cm in größter Ausdehnung
	T4	Tumor jeder Größe mit Infiltration benachbarter Organe (z. B. Vagina, Urethra, Harnblase)

N

R	L	Nr.*	Regionäre Lymphknotenstationen Analkanal
		1	perirektale LK
		2	LK an den Aa. iliacae int.
		3	Leisten-LK

* Nummern siehe Abbildung

R	L	Lymphknoten Analkanal	
		NX	LK nicht beurteilbar/Staging inkomplett
		N0	keine LK betroffen
		N1	Metastase(n) in perirektalen LK
		N2	Metastasen in LK der A. iliaca int. einer Seite und/oder in inguinalen LK einer Seite
		N3	Metastasen in perirektalen und inguinalen LK und/oder in LK an der A. iliaca int. bds. und/oder in bilateralen Leisten-LK

M

	Fernmetastasen Kolon/Rektum	
	MX	Staging inkomplett
	M0	keine Fernmetastasen
	M1	Fernmetastasen (siehe Ergänzungsbogen)

Stadieneinteilung

	Tis	T1	T2	T3	T4	M1
N0	0	I	II	II	IIIA	IV
N1		IIIA	IIIA	IIIA	IIIB	IV
N2		IIIB	IIIB	IIIB	IIIB	IV
N3		IIIB	IIIB	IIIB	IIIB	IV

Abb. 3.7 Tumorerfassung: Verdauungstrakt –Anus.

Tumorerfassung: Verdauungstrakt / Anus

Histologie

	Histologie		Differenzierung	
	Analkanal		GX	nicht bestimmbar
	– Plattenepithelkarzinom		G1	gut differenziert
	* großzellig verhornend		G2	mäßig differenziert
	* großzellig nichtverhornend		G3	schlecht differenziert
	* Basaloid		G4	entdifferenziert
	– Adenokarzinome			
	– undifferenzierte Karzinome			
	– kleinzellige Karzinome			
	– Basaliome			
	– Melanome			
	Analrand			
	– Plattenepithelkarzinom			
	– Melanome			
	– Sarkome			

	RX		LX		VX		PnX
	R0		L0		V0		Pn0
	R1		L1		V1		Pn1
	R2				V2		

Diagnostik

B	V	Untersuchung	Datum 1 / 2 / 3
		Proktoskopie	
		Endosonografie	
		CT Becken	
		MRT Becken	
		FDG-PET-CT	
		CT Thorax	
		Sono Abdomen	
		gyn. Untersuchung	
		Sphinktermanometrie	
		Zystoskopie	
		Skelettszintigrafie	
		Rö Thorax	
		HIV-Serologie	

B: Basisdiagnostik, V: Verlaufskontrolle
dunkelblau: sehr wichtig / blau: wichtig
hellblau: bei Symptom oder spezieller Tumorlage / weiß: bei Bedarf

Bisherige Therapien (OP/RT/ChT)

Datum	

Risikofaktoren

	ICD-10	Risikofaktoren Analkarzinom
	B97.7	HPV (humane Papillomaviren 16, 18)
	A63.8	Condyloma acuminata (HPV 6, 11)
	C53.9 C51.9 C52	anamnestisch Zervixkarzinom Vulvakarzinom Vaginalkarzinom
	B24	Immunsuppression, HIV, AIDS
	Z72.8	rezeptiver Analverkehr/Homosexualität
	O98.3	vorangegangene Geschlechtskrankheiten
	F66.9	> 10 Geschlechtspartner
	T88.7	langfristige Einnahme von Kortikosteroiden
	X	chronisch entzündliche Reizung
	K50.9	– Morbus Crohn
	K51.9	– Colitis ulcerosa
	F17.1	Rauchen

AZ/EZ

	AZ nach Karnofsky	
	100	keine Beschwerden, keine sichtbaren Krankheitszeichen, Normalität
	90	Fähigkeit zu normaler Aktivität, keine Symptome oder Krankheitszeichen
	80	normale Aktivität unter Anstrengung, einige Krankheitszeichen oder Symptome
	70	Patient kann sich selber versorgen, ist aber zu normaler Arbeit nicht fähig
	60	Patient braucht gelegentlich Hilfe, kann aber die meisten Angelegenheiten selber erledigen
	50	Patient ist beträchtlich hilfsbedürftig, benötigt oft medizinische Hilfe
	40	Patient ist auf Pflege und Hilfe angewiesen
	30	starke Behinderung, Krankenhausaufenthalt ist indiziert, noch keine Lebensgefahr
	20	Krankenhausaufnahme notwendig, starke Krankheitszeichen, supportive Therapie notwendig
	10	Sterben

Gewicht [kg]	
Gewichtsverlust [kg]	
BMI	

Sonstiges

Zahnsanierung:
Port:
Mini-Port:

Arzt

Name ______________________
Position ______________________
Datum ______________________

Unterschrift

3.9 Gastrointestinaler Stromatumor (GIST)

3.9.1 Allgemeines

Epidemiologie

Altersgipfel: ca. 55–65 Jahre

Inzidenz: selten, ca. 10–20/10^6, Männer sind häufiger als Frauen betroffen

Risikofaktoren

Keine spezifischen Risikofaktoren bekannt. Höhere Erkrankungswahrscheinlichkeit als auch Mortalität bei Afroamerikanern.

Prognostische Faktoren

Die Prognose ist (u. a.) von der Tumorgröße, der primären Lokalisation und der mitotischen Aktivität sowie dem Vorhandensein von Metastasen abhängig (▶ Tab. 3.10). Außerdem korreliert eine c-Kit-Mutation im Exon 11 mit einem besseren Therapieansprechen. Bei Tumorruptur während der OP verschlechtert sich die Prognose.

Die mitotische Aktivität bestimmt die Prognose. Hierzu wird die Zahl der Mitosefiguren in 50 Gesichtsfeldern bei hoher Vergrößerung („High Power Fields“, HPF) bestimmt.

Prognostisch ungünstige Faktoren:
- Zellularität (hohe Zelldichte innerhalb des Tumors)
- epitheloidzellige oder gemischt epitheloidzellige/spindelzellige Histologie
- Zell- und Kernatypien der Tumorzellen

3.9.2 Klinik

Symptomatik

Die Beschwerden sind häufig unspezifisch.

Befallsmuster

- < 3 % Ösophagus
- 60 % Magen
- 30 % Dünndarm
- < 5 % Kolon
- < 5 % Rektum und Analkanal

GIST metastasieren vor allem hepatisch und peritoneal. Gelegentlich sind auch ossäre, kutane oder Weichgewebsmetastasen möglich. Ein lymphonodulärer Befall ist selten und tritt meist bei jüngeren Patienten auf.

Tab. 3.10 Prognostische Faktoren bei GIST.

Risiko	Tumorgröße	Mitotische Aktivität
sehr niedrig	< 2 cm	< 5/50 HPF
niedrig	2–5 cm	< 5/50 HPF
intermediär	< 5 cm	6–10/50 HPF
	5–10 cm	< 5/50 HPF
hoch	> 5 cm	> 5/50 HPF
	> 10 cm	jede mitotische Aktivität

3.9.3 Tumordiagnostik

Bildgebung

CT Abdomen: lokale Tumorausdehnung, Metastasen

MRT Abdomen: lokale Tumorausdehnung/Metastasen

CT Thorax: lokale Tumorausdehnung, Metastasen

Sono Abdomen: Ausschluss hepatischer Filiae

Rö Magen-Darm: Stenosen? Passagehindernis?

Rö Thorax: Ausschluss pulmonaler Filiae > 8 mm

Skelettszintigrafie: Ausschluss ossärer Metastasen

FDG-PET-CT: lokale Tumorausdehnung, funktionelle Bildgebung, LK-Metastasen, Fernmetastasierung; Ansprechen auf eine Therapie mit Imatinib (Cave: Ausgangs-FDG-PET-CT nötig)

Sonstige Untersuchung

Endoskopie/ÖGD: lokale Tumorausdehnung, evtl. PE

Endosonografie: Tumorausdehnung

Laparoskopie: evtl. zum lokalen Staging

Klinische Untersuchung: Probleme bei Nahrungsaufnahme und Verdauung?

Tumormarker

- Expression von c-Kit-Protoonkogen (CD117, Grundlage der neuen Therapie)
- 60 % CD34
- 40 % Aktin
- einige S100

Histologie

GIST.

3.9.4 Staging/Grading

Die Klassifikation erfolgt nach TNM, die Stadieneinteilung nach UICC.

3.9.5 Primärtherapie

Grundlage der Behandlung ist meistens eine möglichst vollständige Resektion des Tumors.

Eine RT ist nicht indiziert, eine systemische Therapie kann durchgeführt werden.

Operation

Je nach Lage des Tumors kann eine vollständige Resektion erzielt werden.

Radiotherapie

Nicht indiziert.

Systemische Therapie

Adjuvante Therapie:
Insbesondere bei Hochrisikosituation (hohe Mitoserate, großer Tumor, Tumorruptur) verbessert eine 3-jährige adjuvante Imatinib-Therapie signifikant das Gesamtüberleben.

Imantinib-Mesylat (Glivec):
- Ansprechraten > 50%
- auch geeignet in der metastasierten Situation
- 3-JÜ 60%

Eine c-Kit-Mutation im Exon 11 korreliert mit besserem Therapieansprechen, eine Mutation im Exon 9 erfordert ggf. eine höhere Dosis Imatinib.

Sunitinib (Sutent) als Zweitlinientherapie.

PET 90% Sensitivität:
- zeigt Ansprechen auf Imantinib nach 24–48 h
- PET+ nach 30 d: negatives Zeichen → Therapieversagen

Zytotoxische Chemotherapie:
- häufig enttäuschend hinsichtlich Rate an Tumorverkleinerung, heute kein Standard mehr.

In Studien „Zweitgenerations"-Thyrosinkinaseinhibitoren wie z. B.:
- Sorafenib (Nexavar)
- Nilotinib (Tasigna)
- Dasatinib (Sprycel)

3.9.6 Rezidivtherapie

Operation

Individualentscheidung. Falls möglich, erneute Komplettresektion.

Radiotherapie

Nicht indiziert.

Systemische Therapie

Siehe ▶ Kap. 3.9.5 Primärtherapie.

3.9.7 Palliative Therapie

Operation

Individualentscheidung je nach Lage und Größe des Tumors.

Radiotherapie

Die Therapie symptomatischer Raumforderungen oder von Metastasen kann sinnvoll sein.

Systemische Therapie

Siehe ▶ Kap. 3.9.5 Primärtherapie.

3.9.8 Nachsorge

Intervalle

Es gibt keine definierten Intervalle. Ein Kontrolle des Therapieerfolgs bzw. die Erkennung eines Rezidivs oder einer Tumorpersistenz ist sinnvoll.

Untersuchungen

Klinische Untersuchung.

Bildgebung

Es ist einen Schnittbildgebung (CT/MRT) sinnvoll.

Sonstige

Keine.

Tumormarker

Keine.

3.9.9 Literatur

Berger D, Engelhardt R, Mertelsmann R, Hrsg. Das Rote Buch: Hämatologie und Internistische Onkologie. 4. Aufl. München: Ecomed Medizin; 2010

Lohr F, Wenz F, Hrsg. Strahlentherapie kompakt. 2. Aufl. München: Urban & Fischer in Elsevier; 2007

Preiß J, Dornoff W, Hagmann FG, Schmieder A, Hrsg. Taschenbuch Onkologie 2010/2011. 15. Aufl. München: W. Zuckerschwerdt Verlag; 2010

Wannenmacher M, Debus J, Wenz F. Strahlentherapie. Berlin: Springer; 2006

Wittekind C, Klimpfinger M, Sobin LH. TNM-Atlas, 5. Aufl. Berlin: Springer; 2005

Wittekind C, Meyer HJ, Hrsg. TNM-Klassifikation maligner Tumoren. 7. Aufl. Weinheim: Wiley-VCH Verlag; 2010

3.9.10 Studien

USA/NIH: www.clinicaltrials.gov

Tumorerfassung: Verdauungstrakt / GIST

Patient

Name ______________________

Vorname ______________________

Geb.-datum ______________________

Fallnummer ______________________

Anatomie

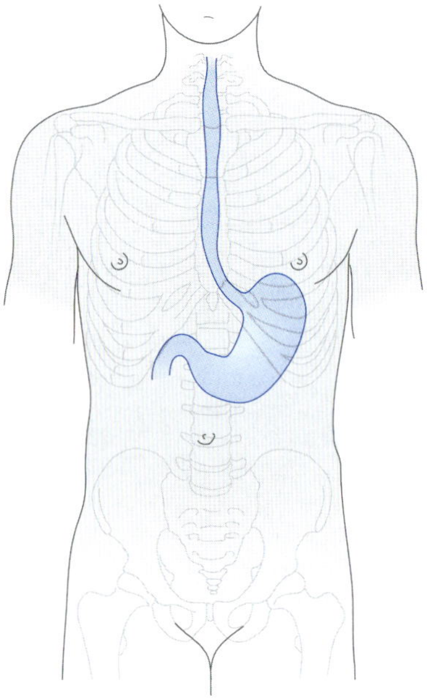

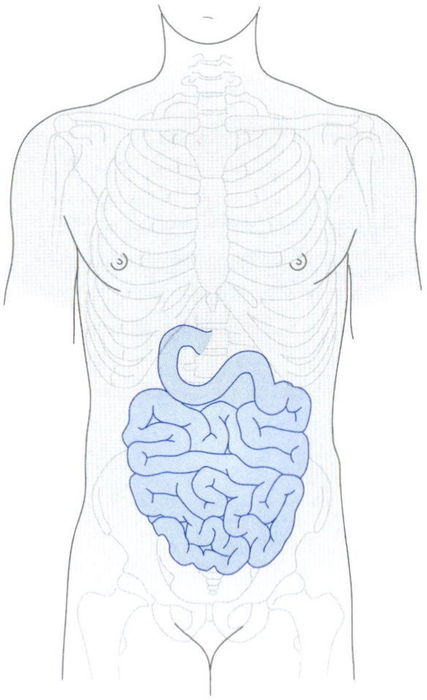

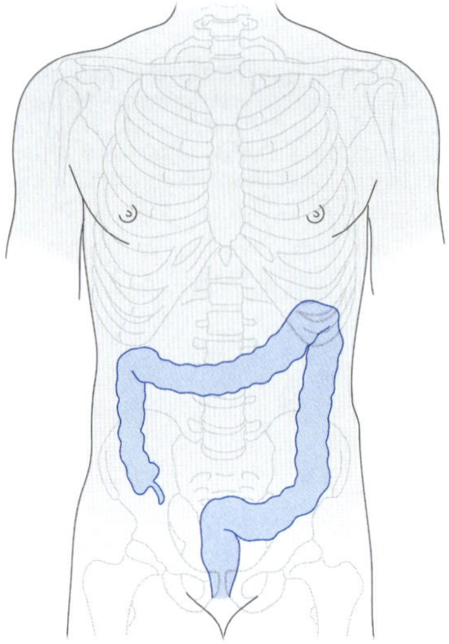

ICD-O

	ICD-10	Lokalisation
	C15	Ösophagus
	C16	Magen
	C17	Dünndarm
	C17.0	Duodenum
	C17.1	Jejunum
	C17.2	Ileum
	C18	Kolon
	C20	Rektum
	C48.1	Omentum
	C48.1	Mesenterium

Art der Klassifikation

	Symbol	Art der Klassifikation
	c	klinische Klassifikation
	p	pathologische Klassifikation
	a	Autopsie
	y	während/nach initialer multimodaler Therapie
	r	Rezidivtumor

T

	Primärtumor GIST	
	TX	Primärtumor kann nicht beurteilt werden
	T0	kein Anhalt für Primärtumor
	Tis	Carcinoma in situ
	T1	Tumor ≤ 2 cm
	T2	Tumor > 2 cm, ≤ 5 cm
	T3	Tumor > 5 cm, ≤ 10 cm
	T4	Tumor > 10 cm

N

Die regionären LK entsprechen der jeweiligen Lokalisation des Primärtumors.

	Lymphknoten GIST	
	NX	LK nicht beurteilbar/Staging inkomplett
	N0	keine regionären LK betroffen
	N1	regionäre LK-Metastasen

Abb. 3.8 Tumorerfassung: Verdauungstrakt – GIST.

Tumorerfassung: Verdauungstrakt / GIST

M

	Fernmetastasen GIST	
	MX	Staging inkomplett
	M0	keine Fernmetastasen
	M1	Fernmetastasen (siehe Ergänzungsbogen)

Stadieneinteilung

	GIST des Magens				
	T1	T2	T3	T4	M1
N0	IA Mi– II Mi+	IA Mi– II Mi+	IB Mi– IIIA Mi+	II Mi– IIIB Mi+	IV
N1	IV	IV	IV	IV	IV

Mi-: Mitoserate niedrig (5 oder weniger pro 50 hpf)
Mi+: Mitoserate hoch (über 5 pro 50 hpf)
Hpf: high power fields, 5 mm² in 50 Feldern

	GIST des Dünndarms				
	T1	T2	T3	T4	M1
N0	I Mi– IIIA Mi+	I Mi– IIIB Mi+	II Mi– IIIB Mi+	IIIA Mi– IIIB Mi+	IV
N1	IV	IV	IV	IV	IV

Histologie

	Histologie	Differenzierung	
	epitheloidzellig		
	spindelzellig		
	gemischt		

	RX		LX		VX		PnX
	R0		L0		V0		Pn0
	R1		L1		V1		Pn1
	R2				V2		

Diagnostik

B	V	Untersuchung	Datum 1 / 2 / 3
		CT Abdomen	
		MRT Abdomen	
		CT Thorax	
		Sono Abdomen	
		Endoskopie ÖGD	
		Rö Magen-Darm	
		Endosonografie	
		Rö Thorax	
		Laparoskopie	
		Skelettszintigrafie	
		FDG-PET-CT	

B: Basisdiagnostik, V: Verlaufskontrolle
dunkelblau: sehr wichtig / blau: wichtig
hellblau: bei Symptom oder spezieller Tumorlage / weiß: bei Bedarf

Pathologische Tumormarker

	Marker	Datum 1 / 2 / 3
	c-kit	
	CD34	
	Aktin	
	S100	

Bisherige Therapien (OP/RT/ChT)

Datum	

Risikofaktoren

	ICD-10	Risikofaktoren

AZ/EZ

	AZ nach Karnofsky	
	100	keine Beschwerden, keine sichtbaren Krankheitszeichen, Normalität
	90	Fähigkeit zu normaler Aktivität, keine Symptome oder Krankheitszeichen
	80	normale Aktivität unter Anstrengung, einige Krankheitszeichen oder Symptome
	70	Patient kann sich selber versorgen, ist aber zu normaler Arbeit nicht fähig
	60	Patient braucht gelegentlich Hilfe, kann aber die meisten Angelegenheiten selber erledigen
	50	Patient ist beträchtlich hilfsbedürftig, benötigt oft medizinische Hilfe
	40	Patient ist auf Pflege und Hilfe angewiesen
	30	starke Behinderung, Krankenhausaufenthalt ist indiziert, noch keine Lebensgefahr
	20	Krankenhausaufnahme notwendig, starke Krankheitszeichen, supportive Therapie notwendig
	10	Sterben

Gewicht [kg]	
Gewichtsverlust [kg]	
BMI	

Sonstiges

Port:
Mini-Port:

Arzt

Name ____________________
Position ____________________
Datum ____________________

Unterschrift

3.10 Karzinoid

3.10.1 Allgemeines

Epidemiologie

Statt Karzinoid wird auch von diffusen neuroendokrinen Neoplasien bzw. nach WHO von neuroendokrinen Tumoren (NET) gesprochen.

Altersgipfel: unbekannt

Inzidenz: $15/10^6$

Risikofaktoren

Keine bekannt.

Prognostische Faktoren

Karzinoide sind Tumoren des neuroendokrinen Systems. Sie sind meist niedrigmaligne und weisen ein langsames Wachstum und dann eine gute Prognose auf. Sie können aber auch in einer malignen Variante auftreten. Diese entsprechen undifferenzierten, kleinzelligen Karzinomen.

3.10.2 Klinik

Symptomatik

Symptome entstehen vorrangig durch die Produktion von Kallikrein und anderen Hormonen, vor allem aber Serotonin. Ansonsten unspezifische Symptome.

▸ **Karzinoidsyndrom**
- 9 % der Fälle
- Flush
  - häufig bei hepatischer Metastasierung
  - eher nicht bei intestinalen Tumoren, da das Serotonin durch die Leber abgebaut wird
- Diarrhöen
- anfallsweise Atemnot
- Herdinger-Syndrom (kardiale Manifestation des Karzinoidsyndroms)
- einzelne Symptome des Karzinoidsyndroms in 50 % der Fälle

▸ **Weitere Symptome**
- Obstipation
- abdominelle Schmerzen
- kardiale Probleme
  - Rechtsherzkomplikationen in 50 % der Fälle
  - Endokardfibrosen
  - Trikuspidalinsuffizienz
  - Pulmonalstenose
  - Tachykardien
- pellagraartige Dermatosen
- Verhaltensänderungen
- Cushing-Symptomatik durch ektope ACTH-Bildung

Befallsmuster

Die Tumoren können nach ihrer Lokalisation eingeteilt werden:
- Thymuskarzinoid
- Bronchuskarzinoid
- Magenkarzinoid
- Duodenalkarzinoid
- Appendixkarzinoid, Ileumkarzinoid
  - 80 % in Appendix/terminalem Ileum
- Rektumkarzinoid

Auch kleine Tumoren können schon metastasiert haben.

3.10.3 Tumordiagnostik

Bildgebung

CT Abdomen: Tumormanifestation, Metastasen

^{111}In-Octreotid-Szintigrafie: Tumor-, Metastasenlokalisation, Somatostatinrezeptorbesatz → Therapieoption mit ^{90}Y-DOTA-TOC

^{68}Ga-DOTATOC-PET-CT: Tumor-, Metastasenlokalisation, Somatostatinrezeptorbesatz → Therapieoption mit ^{90}Y-DOTATATE

^{123}I-MIBG: Tumor-, Metastasenlokalisation → Therapieoption mit ^{131}I-MIBG

MRT Abdomen: besser Weichgewebekontrast zur Beurteilung der Gewebeinfiltration

Sono Abdomen: Ausschluss hepatischer Filiae

Rö Thorax: Ausschluss pulmonaler Filiae > 8 mm

CT Thorax: pulmonale Metastasen

Skelettszintigrafie: Ausschluss ossärer Metastasen

Endoluminaler Ultraschall: lokale Tumorausdehnung

Sonstige Untersuchung

▸ **Diagnostik**
- erhöhte Chromogranin-A-Werte im Serum
- erhöhte Serotoninspiegel
- Serotoninmetaboliten erhöht
  - 24 h 5-Hydroxyindolessigsäure (Urin)

Tumormarker

Siehe sonstige Untersuchungen.

Histologie

- TU der APUD-Zellen
- Sekretion von Serotonin

3.10.4 Staging/Grading

Keine Klassifikation nach TNM, keine Stadieneinteilung nach UICC.

▸ **WHO-Klassifikation**

- typische Karzinoide
  - selten Metastasen
  - Prognose auch mit LK+ gut
  - 90–100 % 5-JÜ
- atypische Karzinoide
  - häufig Metastasen
  - 25–70 % 5-JÜ

3.10.5 Primärtherapie

- Appendix
  - Appendektomie Tumoren < 1 cm
  - Hemikolektomie + LK-Resektion
- Magen/Duodenum
  - lokale Exzision Tumoren < 1 cm
  - onkologische OP wie Karzinom
- Dünndarm
  - Dünndarmresektion mit Mesenterium (LK-Resektion)
- Rektum
  - Fulguration Tumoren < 1 cm
  - onkologische OP Tumoren > 1 cm, inkl. LK-Resektion
  - OP solitärer hepatischer Filiae
- Lunge
  - OP wie Lungentumor
  - mediastinale LK-Resektion
  - N2: adjuvante RT erwägen
  - ChT-Versuch, insbesondere bei undifferenzierten, kleinzelligen Tumoren
    - Cisplatin/Etoposid
    - CAV

Operation

Ziel: Möglichst vollständige Resektion des Primärtumors und der Metastasen.

Radiotherapie

Perkutane Radiatio nicht indiziert.

Bei nachgewiesenem Somatostatinrezeptorbesatz → Therapieoption mit ^{90}Y-DOTATOC oder ^{90}Y-DOTATATE bzw. bei MIBG-Speicherung auch mit ^{131}I-MIBG.

Systemische Therapie

Die Behandlung mit Octreoitid (Somatostatinanalogon) kann die Symptomatik durch Hemmung der Hormonsekretion verhindern. Auch α-Interferon und Methysergid (Serotoninantagonist) können wirkungsvoll sein. Bei undifferenzierten, kleinzelligen Tumoren ist eine adjuvante Therapie mit 4 Zyklen Cisplatin/Etoposid zu erwägen.

3.10.6 Rezidivtherapie

Operation

Falls möglich, erneute vollständige Resektion von Tumor und Metastasen.

Radiotherapie

- perkutane Radiatio nicht indiziert
- bei nachgewiesenem Somatostatinrezeptorbesatz → Therapieoption mit ^{90}Y-DOTATOC oder ^{90}Y-DOTATATE bzw. bei MIBG-Speicherung auch mit ^{131}I-MIBG

Systemische Therapie

Siehe ▸ Kap. 3.10.5 Primärtherapie.

3.10.7 Palliative Therapie

- Bei nachgewiesenem Somatostatinrezeptorbesatz → Therapieoption mit ^{90}Y-DOTATOC oder ^{90}Y-DOTATATE bzw. bei MIBG-Speicherung auch mit ^{131}I-MIBG
- Somatostatinanaloga
- ChT für differenzierte Tumoren:
  - Doxorubicin
  - 5-FU
  - neuere Therapieoptionen umfassen Sunitinib und Everolimus, Sorafenib und Pazopanib sind in Testung
- ChT für undifferenzierte, kleinzellige Karzinome
  - palliative ChT mit 6 Zyklen Cisplatin/Etoposid
  - oder Carboplatin/Etoposid

3.10.8 Nachsorge

Intervalle

Es gibt keine definierten Intervalle.

Untersuchungen

Klinische Verlaufskontrolle mit Überwachung der klinischen Zeichen der Erkrankung (z. B. Flush).

Bildgebung

Bei klinischer Symptomatik oder suspekten Laborparametern frühzeitig: ^{111}Y-Octreotid-Szintigrafie oder ^{68}Ga-DOTATOC-PET-CT.

Sonstige

Siehe ▸ Kap. 3.10.5 Primärtherapie.

Tumormarker

Siehe ▸ Kap. 3.10.5 Primärtherapie.

3.10.9 Literatur

Berger D, Engelhardt R, Mertelsmann R, Hrsg. Das Rote Buch: Hämatologie und Internistische Onkologie. 4. Aufl. München: Ecomed Medizin; 2010
Lohr F, Wenz F, Hrsg. Strahlentherapie kompakt. 2. Aufl. München: Urban & Fischer in Elsevier; 2007
Preiß J, Dornoff W, Hagmann FG, Schmieder A, Hrsg. Taschenbuch Onkologie 2010/2011. 15. Aufl. München: W. Zuckerschwerdt Verlag; 2010
Wannenmacher M, Debus J, Wenz F. Strahlentherapie. Berlin: Springer; 2006

3.10.10 Studien

USA/NIH: www.clinicaltrials.gov

3.11 Gastrinom

3.11.1 Allgemeines

Epidemiologie

Gastrinome zählen zu den neuroendokrinen Tumoren (NET)

Altersgipfel: vorwiegend im Alter zwischen 30 und 60 Jahren, jedoch in jedem Alter möglich

Inzidenz: 5–10/10^6

Risikofaktoren

Keine bekannt.

Prognostische Faktoren

Die Prognose hängt vom Ausmaß der chirurgischen Resektion ab.

3.11.2 Klinik

Symptomatik

Zollinger-Ellison-Syndrom:
- paraneoplastisches Erscheinungsbild
- vermehrte gastrale Salzsäureproduktion durch Gastrinproduktion

Durch den Säureanstieg können Ulzera des Magens und Duodenums entstehen:
- gastroösophagealer Reflux
- Hämatemesis
- Diarrhöen (ca. 50%)
- Fettstühle durch HCl-Aktivierung der Lipasen
- hypokaliämische metabolische Alkalose (Einzelfälle)
- Hyperparathyreoidismus (sehr selten)

Befallsmuster

Beim Zollinger-Ellison-Syndrom sind die Tumoren an folgenden Orten lokalisiert:
- Pankreas 75%
- oberer Anteil des Dünndarms 20%
- andere Teile des Verdauungstrakts

Sie sind zu 60% maligne. Die Metastasierung erfolgt primär in Leber und LK. 25% der Patienten mit Gastrinomen haben im Rahmen von multiplen endokrinen Neoplasien (MEN Typ1) weitere Tumoren:
- Hypophyse
- Pankreas
- Parathyroidea

3.11.3 Tumordiagnostik

Bildgebung

CT Abdomen: Tumormanifestation, Metastasen

^{111}In-Octreotid-Szintigrafie: Tumor-, Metastasenlokalisation, Somatostatinrezeptorbesatz (> 90%!) → Therapieoption mit ^{90}Y-DOTATOC

^{68}Ga-DOTATOC-PET-CT: Tumor-, Metastasenlokalisation, Somatostatinrezeptorbesatz → Therapieoption mit ^{90}Y-DOTATATE

MRT Abdomen: besser Weichgewebekontrast zur Beurteilung der Gewebeinfiltration

Sono Abdomen: Ausschluss hepatischer Filiae

Rö Thorax: Ausschluss pulmonaler Filiae > 8 mm

CT Thorax: pulmonale Metastasen

Skelettszintigrafie: Ausschluss ossärer Metastasen

Endoluminaler Ultraschall: lokale Tumorausdehnung

Sonstige Untersuchung

Labor:
- Hypergastinämie: Werte > 1000 ng/l fast beweisend
- Anstieg des Gastrinspiegels nach Provokation mit Sekretin häufig um 100%
- Nachweis von Chromogranin A im Serum

Tumormarker

Siehe Laborwerte.

Histologie

Neuroendokriner Tumor.

3.11.4 Staging/Grading

Keine Klassifikation nach TNM, keine Stadieneinteilung nach UICC.

3.11.5 Primärtherapie

Die primäre Therapie ist die OP. Eine RT + 5-FU kann für R1 und N+ erwogen werden.

Operation

Ziel: Möglichst radikale Resektion. Eine Kuration ist meist nur beim Fehlen von Metastasen möglich.

Radiotherapie

- keine etablierten Schemata. Bei nachgewiesenem Somatostatinrezeptorbesatz → Therapieoption mit ^{90}Y-DOTATOC oder ^{90}Y-DOTATATE

Systemische Therapie

Reduktion der Säuresekretion durch Protonenpumpenhemmer, Reduktion der Hormonproduktion durch Somatostatin. Eine systemische ChT ist meist wenig effizient.

3.11.6 Rezidivtherapie

- Individualentscheidung. Bei nachgewiesenem Somatostatinrezeptorbesatz → Therapieoption mit ^{90}Y-DOTATOC oder ^{90}Y-DOTATATE

3.11.7 Palliative Therapie

- Siehe Primärtherapie; bei nachgewiesenem Somatostatinrezeptorbesatz → Therapieoption mit ^{90}Y-DOTATOC oder ^{90}Y-DOTATATE

3.11.8 Nachsorge

Intervalle

Es gibt keine definierten Intervalle zur Tumornachsorge.

Untersuchungen

Siehe primäre Diagnostik.

Bildgebung

Siehe primäre Diagnostik.

Sonstige

Laborparameter wie bei der primären Diagnostik.

Tumormarker

Chromogranin A.

3.11.9 Literatur

Lohr F, Wenz F, Hrsg. Strahlentherapie kompakt. 2. Aufl. München: Urban & Fischer in Elsevier; 2007

Preiß J, Dornoff W, Hagmann FG, Schmieder A, Hrsg. Taschenbuch Onkologie 2010/2011. 15. Aufl. München: W. Zuckerschwerdt Verlag; 2010

Wannenmacher M, Debus J, Wenz F. Strahlentherapie. Berlin: Springer; 2006

Berger D, Engelhardt R, Mertelsmann R, Hrsg. Das Rote Buch: Hämatologie und Internistische Onkologie. 4. Aufl. München: Ecomed Medizin; 2010

3.11.10 Studien

USA/NIH: www.clinicaltrials.gov

Kapitel 4

Thorakale Tumoren

4

4 Thorakale Tumoren

4.1 Lunge

4.1.1 Allgemeines

Epidemiologie

Altersgipfel: 55 Jahre, 25 % jenseits 70. Lebensjahr

Inzidenz: ♀: 230/10^6; ♂: 880/10^6 (30/10^6 Nichtraucher oder 15 Jahre rauchfrei)

Mortalität:
- ♀: 150–200/10^6
- ♂: 600–700/10^6

Risikofaktoren

- Rauchen (relatives Risiko 3–4 bis 10–12 bei schweren Rauchern)
- Passivrauchen (relatives Risiko 1,3)
- Nickel (relatives Risiko 1,2–2,5)
- Chromat (relatives Risiko 1,2–2,5)
- niedrige Radonbelastung (relatives Risiko 1,2–2,5)
- Asbestbelastung (relatives Risiko 1,2–2,5)
- hohe Asbestbelastung (relatives Risiko 10)
- hohe Radonbelastung (relatives Risiko 10)

Prognostische Faktoren

- Tumorstadium
- Allgemeinzustand
- prätherapeutischer Gewichtsverlust
- molekulare Marker (insbesondere Therapietargets wie EGFR-Mutationen oder ALK-Fusionsgen)
- Abhängigkeit der Prognose von der Histologie: Plattenepithelkarzinom > Adenokarzinom > großzelliges Karzinom > kleinzelliges Karzinom

4.1.2 Klinik

Symptomatik

Unspezifische Symptome:
- trockener Husten/Änderung persistierender Husten
- Gewichtsverlust
- Dyspnoe
- Thoraxschmerzen
- Hämoptysen

Weiterhin Symptome durch Metastasen (z. B. Schmerzen) sowie paraneoplastische Syndrome, letztere insbesondere bei groß- und kleinzelligen Karzinomen (siehe Tumorerfassungsbogen; ▶ Abb. 4.1).

Befallsmuster

Die rechte Lunge ist häufiger als die linke Lunge betroffen.

Häufig Metastasenbildung in:
- Leber
- Knochen
- Gehirn
- Nebennieren
- etc.

Fernmetastasen bei Adenokarzinomen häufiger als bei anderen Histologien. Kleinzellige Bronchialkarzinome zeigen eine sehr frühe hämatogene Metastasierungstendenz und müssen immer als systemische Erkrankung aufgefasst werden.

4.1.3 Tumordiagnostik

Bildgebung

FDG-PET-CT: lokale Tumorausdehnung, funktionelle Bildgebung, LK-Metastasen, Fernmetastasierung

CT Thorax/Oberbauch: lokale Tumorausdehnung, Metastasen

Sono Abdomen: Ausschluss Metastasen

cCT/cMRT: bei klinischer Symptomatik sowie bei kleinzelligen Bronchialkarzinomen empfohlen; Ausschluss zerebraler Filiae

CT Hals: lokale Tumorausdehnung bei apikalen Tumoren

CT Abdomen: Ausschluss Metastasen

Skelettszintigrafie: Ausschluss ossärer Metastasen

Perfusionsszintigrafie: Abschätzung des potenziellen Funktionsausfalls vor OP

Sonstige Untersuchung

Bronchoskopie: zur lokalen Tumorbeurteilung sowie Histologiegewinnung

Mediastinoskopie: optional

Vor Therapie **Lungenfunktionstest** (LuFu): zur Beurteilung der Notwendigkeit von Operabilität und Bestrahlbarkeit

Tumormarker

SCC-A, CYFRA-21, NSE.

Histologie

- 40 % Plattenepithelkarzinom
- 30 % Adenokarzinom
- 20 % kleinzelliges Bronchialkarzinom
- 10 % großzellig-anaplastisches Karzinom
- 2–5 % Karzinoid
- 20–30 % gemischte Histologie

4.1.4 Staging/Grading

Die Klassifikation erfolgt nach TNM, die Stadieneinteilung nach UICC.

▶ Kleinzelliges Bronchialkarzinom
- very limited disease: nur eine Thoraxhälfte betroffen
- limited disease: auf den Thorax begrenzt
- extensive disease: Metastasierung

4.1.5 Primärtherapie

Die Therapie richtet sich nach Histologie, Tumorstadium und Allgemeinzustand der Patienten.

Nichtkleinzelliges Bronchialkarzinom

▶ Stadien I und II

▶ Primäre Therapie
OP, wenn operabel (20–25 %):
- radikale Resektion
  - Standard Lobektomie
  - ggf. Manschettenresektion
  - systematische mediastinale LK-Entfernung

RT bei funktioneller Inoperabilität oder Komorbidität:
- Primarius 60 Gy (70 Gy)
- Lymphabflusswege 50 Gy, im Stadium I/II keine zusätzliche Mediastinalbestrahlung
- hypofraktionierte Stereotaxie: 5 x 12,5 Gy oder 3 x 20 Gy
- Einzeittherapie: 1 x 30 Gy

▶ Adjuvante RT
- bei R1/R2 50–56 Gy
- evtl. bei N0 nur Primarius
- N1: evtl. mediastinale RT

▶ Adjuvante/neoadjuvante ChT
- Stadium IA: keine adjuvante ChT
- Stadium IB: adjuvante ChT individuell entscheiden (anhand Alter, Komorbidität, AZ etc.)
- Stadien IIA–IIB: post OP adjuvante ChT
- N2/N3: adjuvante RT
- Downstaging durch neoadjuvante ChT

▶ Extrakranielle Stereotaxie
- periphere inoperable Tumoren
- 1–3 Fraktionen bis 24–45 Gy

▶ Stadium IIIA
- seltenes Stadium
- weitere Unterscheidung in Subklassen nach Robinson (ACCP 2007) möglich in $IIIA_{1-4}$ (je nach Zeitpunkt der Detektion des LK-Befalls)
- bei resektabler Erkrankung OP bis N2 sinnvoll (auch T3/T4)
- adjuvante ChT bei R0-Resektion (und ggf. mediastinale RT)
- RT bei R+, pN2, pN3 sinnvoll
- Stadien $IIIA_{3-4}$: neoadjuvante ChT oder RChT

▶ Stadium IIIB
RChT:
- Induktions-ChT/Induktions RChT + anschließende OP: z. B. Cisplatin + Vinorelbin (kein Standard definiert) + 45 Gy
- Induktions-ChT + anschließende RT: ChT platinhaltig
- simultane definitive RChT: sehr toxisch → Reduktion der ChT-Dosis, aber sequenzielle Therapie überlegen; nur bei gutem AZ
- Induktions-ChT und simultane RChT: nur in Studien
- simultane RChT und konsolidierende ChT: RChT mit Cisplatin + Etoposid, anschließend Docetaxel
- Dosiseskalation:
  - konventionell fraktioniert: V20 ≤ 30 %; mittlere Ösophagusdosis ≤ 34 Gy und ösophageale V55 ≤ 30 %.
  - hyperfraktionierte Dosiseskalation: besser als konventionell
  - akzelerierte/hyperfraktionierte RT: kein Vorteil im Überleben bei höherer Toxizität

Also:
- Induktions-ChT (Cisplatin) + folgende RT mit 60–65 Gy auf Primarius + 50 Gy auf klinisch negativen LK
- simultane ChT (z. B. Cisplatin/Vinorelbin): besseres Überleben, höhere Toxizität
- alleinige ChT ohne RT ist unzureichend

▶ Stadium IV
Individuelles Therapiekonzept unter Berücksichtigung der Patientencharakteristika (Alter, Komorbidität, AZ). Ziele sind eine Verbesserung der Lebensqualität und eine moderate Verlängerung des Gesamtüberlebens. Bei synchroner solitärer Metastase (auch ZNS) Metastasektomie und additive RT oder ChT erwägen (LZ-Überleben möglich!). Die Primärtherapie sollte in Abhängigkeit von der Histologie gewählt werden. Patienten mit Adenokarzinomen und großzelligen Karzinomen profitieren von einer Kombinationstherapie mit Cisplatin/Pemetrexed, Plattenepithelkarzinome hingegen nicht. Bei Kontraindikationen zu Cisplatin sollte Carboplatin eingesetzt werden. Zunehmend werden molekulare Marker wie EGFR-Mutation oder ALK-Fusionsgene interessant, da hierfür zielgerichtete Therapien zur Verfügung stehen. Patienten mit entsprechenden Mutationen profitieren von einer zielgerichteten Erstlinientherapie. Platinhaltige Zweierkombination mit gut verträglichen und ambulant verabreichbaren Substanzen der 3. Generation (Paclitaxel, Gemcitabin, Docetaxel, Vinorelbin) sind nur bei gutem AZ des Patienten einer Monotherapie vorzuziehen.
- platinhaltige Kombinations-ChT verlängert medianes Überleben von 6 auf 8–9 Monate → Cisplatin/Etoposid Standard bei gutem AZ
- Therapie früh beginnen, selten mehr als 6 Zyklen
- evtl. zusätzlich palliative RT

- Monotherapien: Vinorelbin/Gemcitabin/Docetaxel
- Kombinations-ChT mit 2 Agenzien > Monotherapie > Best Supportive Care (nach AZ und Komorbidität)
- kein Vorteil durch mehr als Zweifachkombinationen
- Erhaltungstherapie mit einem der neuen Zytostatika oder einer zielgerichteten Therapie nach Erreichen einer Remission (stabile Erkrankung nach Induktions-ChT) scheint progressionsfreies und Gesamtüberleben zu verlängern

▸ Pancoast-Tumor

- trimodale Therapie: prä OP RChT (z. B. Cisplatin/Vinorelbin) + OP (2–3 Wochen nach RT)
- RT 45–56 Gy entspricht definitiver RT mit 60–65 Gy
- Stadium IIIa/b: hohe Fernmetastasenrate; prä OP RChT bis 45 Gy
- R1/R2: post OP nochmals 10–20 Gy auf Resttumor

▸ Prophylaktische Neurokraniumsbestrahlung

- bei Adenokarzinom mehr zerebrale Filiae → RT erwägen (kein Standard, individualisierte Entscheidung)
- 15 x 2,0 Gy bis 30 Gy oder 10 x 3,0 Gy bis 30 Gy

Kleinzelliges Bronchialkarzinom

▸ Stadien I + II (very limited disease)

- OP + post OP ChT (platinhaltig; 4 Zyklen; Standard: Cisplatin/Etoposid)
- trimodale Therapie: OP/RT/ChT (Studien)
- R+: RT bis 60 Gy

▸ Limited Disease

Sequenzielle (ChT–RT besser als alleinige ChT oder alleinige RT.

- Standard: Cisplatin + Etoposid, 4–6 Zyklen
- RT 50–60 Gy Primärtumor + LAW nach Abschluss der 4–6 Zyklen ChT
- bei initial schlechter Lungenfunktion kann es unter ChT zu einem Tumorregress mit verbesserter Lungenfunktion kommen, so dass eine RT zu einem späteren Zeitpunkt möglich wird.

Bei gutem AZ und ausreichender Lungenfunktion ist eine kombinierte RChT möglich (Ergebnisse etwas besser als sequenzielle Therapie).

▸ Extensive Disease

- Standard: palliative ChT mit 4–6 Zyklen Cisplatin/Etoposid oder Carboplatin/Etoposid bei KI zu Cisplatin oder PE/CAV, 4–6 Zyklen
- kein Benefit durch Erhaltungs-ChT
- kein Benefit durch RT von Primärtumor oder Metastasen
- palliative RT bei Progress
- ChT beginnen bei Hirnfiliae, dann RT

▸ Chemotherapie

Prinzipien:

- 4–6 Zyklen ChT
- keine Erhaltungstherapie
- ChT früh anfangen und ausreichend hoch dosieren (keine Klonselektion)
- simultane RT ChT: Dosis senken
- kein Vorteil von Hochdosis CAV oder PE

▸ Prophylaktische Ganzhirnbestrahlung

- Standard für Patienten mit CR oder guter PR (nach heutigen CT-Kriterien)
- 5 x 2,0 Gy/Woche bis 30 Gy (keine Gesamtdosen > 30 Gy mit ED 3 Gy)
- nicht parallel zur ChT, aber früh danach beginnen

▸ Konsolidierende Mediastinalbestrahlung

- nach kompletter Remission der mediastinalen LK
- evtl. operative Resektion

Operation

OP-Techniken:

- Lobektomie
- Bilobektomie (zentrale Tumoren)
- Manschettenresektion (Hauptbronchusbefall)
- Keilexzsion
- Segmentresektion (bei peripheren Tumoren; onkologisch insuffizient)

Immer systemische mediastinale Lymphadenektomie.

Radiotherapie

▸ Aufklärung

Haut:

- Hautreizung
- Epitheliolyse
- Hyperpigmentierung
- Fibrose

Ösophagus:

- Ösophagitis (ab 30 Gy/3. Woche)
- Fisteln, Strikturen: TD5/5 63 Gy, TD 50/5 66,5 Gy

Pneumonitis:

- Schwelle 20–25 Gy
- Fibrose ab 30–40 Gy

Herz:

- Perikarditis

Muskulatur

- Myelopathie

Nervensystem:

- Plexusläsion
- Lhermitte-Syndrom (Parästhesien in den oberen Extremitäten und im Rücken bei starker Beugung des Kopfes nach vorne bei chronischer Entzündung der Rückenmarkhäute)

Gefäße:

- Blutung bei Befall der großen Gefäße

Skelett:

- Rippennekrosen (insbesondere bei hypofraktionierter Einzeittherapie)

Während der RT nicht rauchen!

Systemische Therapie

Nichtkleinzelliges Bronchialkarzinom

▶ **Chemotherapeutika: aktive Substanzen**
- Carboplatin
- Cisplatin
- Docetaxel
- Gemcitabin
- Paclitaxel
- Pemetrexed
- Vinorelbin

▶ **Targeted Therapy**
EGFR-Inhibitoren (epidermal growth factor receptor; Tyrosinkinase-Inhibitoren):
- Gefitinib (Iressa): zugelassen für die Erstlinientherapie bei Patienten mit aktivierender EGFR-Mutation
- Erlotinib (Tarceva): Überlebensvorteil als Monotherapie, Second-Line beim NSCLC, hierfür sowie für Erhaltungstherapie zugelassen

VEGF-Inhibitoren (vascular endothelian growth factor):
- Bevacizumab (Avastin): Überlebensvorteil zusammen mit ChT
- Zulassung 1st line mit platinhaltiger ChT (außer Plattenepithelkarzinom)

Kleinzelliges Bronchialkarzinom

▶ **Chemotherapeutika**
- Carboplatin
- Cisplatin
- Cyclophosphamid
- Doxorubicin
- Etoposid
- Gemictabin
- Ifosfamid
- MTX
- Vincristin
- Vinorelbin

▶ **ChT-Schemata**
- PE: Cisplatin, Etoposid (äquivalent zu CAV bei weniger Toxizität)
- CA(V) (= AC(O)): Cyclophosphamid, Doxorubicin ± Vincristin; Durchführung zumeist ohne Vincritin
- EpiC(O): Epirubicin, Cyclophosphamid ± Vincristin
- VIP: Etoposid, Ifosfamid, Cisplatin

4.1.6 Rezidivtherapie

Operation

Individualentscheidung. Falls onkologisch sinnvoll, kann eine erneute Resektion angestrebt werden.

Radiotherapie

Individualentscheidung. Meist ist eine erneute Strahlenbehandlung im selben Gebiet nicht möglich.

Systemische Therapie

Nichtkleinzelliges Bronchialkarzinom

Individualisierte Therapieentscheidung, abhängig von der Ausdehnung im Rezidivfall und Vorbehandlung. Zugelassen sind Docetaxel, Erlotinib und Pemetrexed (nur bei Nicht-plattenepithelkarzinomen).

Kleinzelliges Bronchialkarzinom

Individualisierte Therapieentscheidung, abhängig von der Ausdehnung im Rezidivfall und der Vorbehandlung. Unterschieden werden refraktäre Erkrankung (Progress unter Erstlinientherapie), resistente Erkrankung (Progress bis 90 Tage nach letzter ChT) und sensitives Rezidiv (nach > 90 Tagen).

▶ **Refraktäre Erkrankung**
- Versuch Zweifachkombination Cisplatin/Etoposid nach ACO
- oder umgekehrt

▶ **Resistente Erkrankung**
- Topotecan: Rezidivtherapie der ersten Wahl

▶ **Sensitives Rezidiv**
- Behandlungsversuch mit der Erstlinientherapie im Sinne einer Re-Induktion

4.1.7 Palliative Therapie

Operation

Individualentscheidung.

Radiotherapie

▶ **Obere Einflussstauung**
- ED 4,0 Gy für 2–3 Tage, danach Dosisreduktion
- Kortikoide
- evtl. Stent

Systemische Therapie

Siehe ▶ Kap. 4.1.6 Rezidivtherapie.

4.1.8 Nachsorge

Intervalle

Nicht evidenzbasiert etabliert. Alle 3 Monate für 2 Jahre, danach halbjährlich bis zum 5. Jahr, danach erscheint jährlich sinnvoll.

Untersuchungen

Klinische Untersuchung: Atemfunktion, Metastasen.

Bildgebung

Eine erneute Schnittbildgebung (meist CT) ist zur Verlaufskontrolle nötig.

Sonstige

Pneumonitis:

- Schwelle bei 20–25 Gy (kaum Risiko bei < 10 Gy, 15 % bei 20 Gy, 50 % bei 30 Gy)
- Schädigung von Typ-II-Pneumozyten (→ mehr Surfactant-Bildung) und endothelialen Zellen
- TGF-β + Zytokine → Ausbreitung größer als RT-Feld

Therapie:
Zantic 300 0-0-1, Antibiose mit Ciprobay 500 1-0-1 oder Roxithromycin (Rulid) 1-0-1 für 10d; Prednisolon (Decortin H) 50 mg: d1 + 2: 50 mg- 0–50 mg, d 3 + 4: 50 mg – 0–25 mg, d 5 + 6: 50 mg-0-0, d 7 – 14: 25 mg -0-0; dann Prednisolon 5 mg: 3. Woche 15 mg, 4. Woche 10 mg, 5. Woche 5 mg, 6. Woche 2,5 mg.

Die Therapie sollte unter strenger Kontrolle der Wirksamkeit erfolgen.

Tumormarker

Siehe ▸ Kap. 4.1.3 Tumordiagnostik.

4.1.9 Leitlinien

DKG/DGPB: www.krebsgesellschaft.de (S3-Leitlinie)

ESMO Clinical recommendations for small cell lung caner

4.1.10 Literatur

Berger D, Engelhardt R, Mertelsmann R, Hrsg. Das Rote Buch: Hämatologie und Internistische Onkologie. 4. Aufl. München: Ecomed Medizin; 2010

ESMO. Clinical recommendations for small cell lung caner. Ann Oncol 2009; 20(4): iv71–iv72

Lohr F, Wenz F, Hrsg. Strahlentherapie kompakt. 2. Aufl. München: Urban & Fischer in Elsevier; 2007

Preiß J, Dornoff W, Hagmann FG, Schmieder A, Hrsg. Taschenbuch Onkologie 2010/2011. 15. Aufl. München: W. Zuckerschwerdt Verlag; 2010

Wannenmacher M, Debus J, Wenz F. Strahlentherapie. Berlin: Springer; 2006

Wittekind C, Klimpfinger M, Sobin LH. TNM-Atlas, 5. Aufl. Berlin: Springer; 2005

Wittekind C, Meyer HJ, Hrsg. TNM-Klassifikation maligner Tumoren. 7. Aufl. Weinheim: Wiley-VCH Verlag; 2010

4.1.11 Studien

DKG: www.studien.de

EORTC: www.eortc.be

USA/NIH: www.clinicaltrials.gov

Tumorerfassung: Thorakale Tumoren / Lunge

Patient

Name	
Vorname	
Geb.-datum	
Fallnummer	

Anatomie

a.-p.

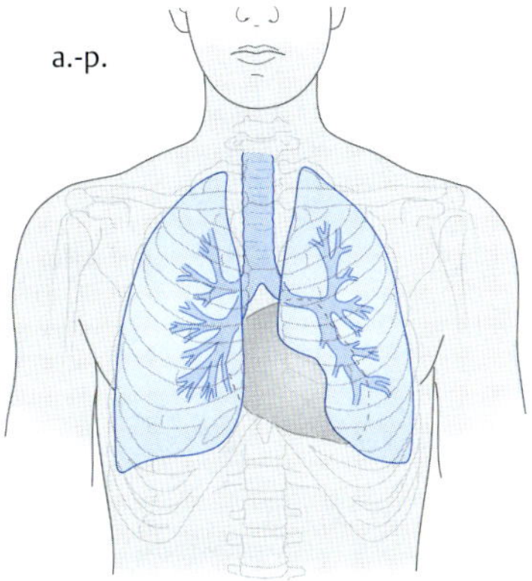

p.-a.

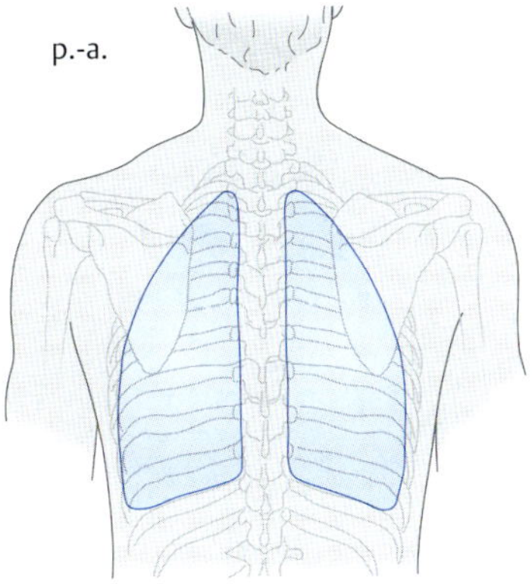

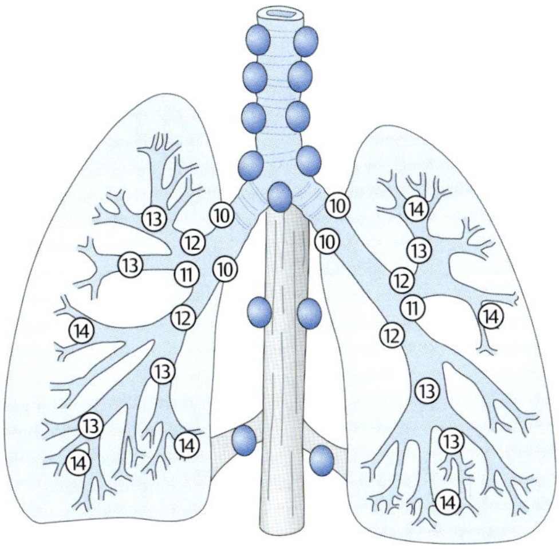

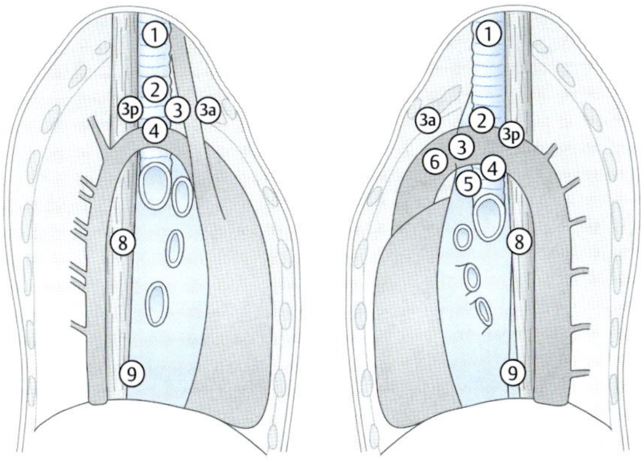

ICD-O

R	L	ICD-10	Lokalisation
		C34.0	Hauptbronchus/Lungenhilus/Carina tracheae
		C34.1	Oberlappen
		C34.2	Mittellappen (rechts)
		C43.2	Lingula (links)
		C34.3	Unterlappen (ohne Lingula links)
		C34.8	mehrere Teilbereiche
		C34.9	Haferkorn-Karzinom
		C34.9	bronchoalveoläres Karzinom

Art der Klassifikation

	Symbol	Art der Klassifikation
	c	klinische Klassifikation
	p	pathologische Klassifikation
	a	Autopsie
	y	während/nach initialer multimodaler Therapie
	r	Rezidivtumor

T

	Primärtumor Lungenkarzinom		
	T0	kein Primärtumornachweis	
	TX	positive Zytologie, unbekannte Ausdehnung	
	Tis	Carcinoma in situ	
	T1	Tumor ≤ 3 cm	
		a	Tumor ≤ 2 cm
		b	Tumor > 2–3 cm
	T2	Hauptbronchus ≥ 2 cm von der Karina, Invasion von viszeraler Pleura, partielle Atelektase oder obstruktive Entzündung bis zum Hilus (nicht die ganze Lunge)	
		a	Tumor > 3–5 cm
		b	Tumor > 5–7 cm
	T3	Tumor > 7 cm, Brustwand (inkl. Sulcus-superior-Tumor), Diaphragma, N. phrenicus, Perikard, mediastinale Pleura, oder Hauptbronchus < 2 cm von der Karina, oder totale Atelektase/obstruktive Entzündung, separate(r) Tumorherd(e) im selben Lappen	
	T4	Mediastinum, Herz, große Gefäße, Karina, Trachea, N. laryngeus recurrens, Ösophagus, Wirbelkörper, separate(r) Tumorherd(e) in einem ipsilateralen anderen Lappen der selben Seite	

Abb. 4.1 Tumorerfassung: thorakale Tumoren – Lunge.

Tumorerfassung: Thorakale Tumoren / Lunge

N

R	L	Mediastinale Lymphknoten Lungenkarzinom		
		Nr.*	**N1: peribronchiale, hiläre, intrapulmonale LK**	
		10	N1	hiläre (am Stammbronchus)
		11	N1	interlobäre
		12	N1	lobäre
		13	N1	segmentale
		14	N1	subsegmentale
		Nr.*	**N2/N3**	
		1	N2	oberste mediastinale
		2	N2	paratracheale (obere paratracheale)
		3	N2	prätracheale
		3a	N2/3	vordere mediastinale
		3p	N2	retrotracheale (hintere mediastinale)
		4	N2/3	tracheobronchiale (untere paratracheale; einschließlich Azygos-LK)
		5	N2	subaortale (im Aortenfenster)
		6	N2	paraaortale (an Aorta ascendens oder phrenische)
		7	N2	subkarinale
		8	N2	paraösophageale (unter der Karina)
		9	N2	LK im Lig. pulmonale

* Nummern siehe Abbildung

	Lymphknoten Lungenkarzinom	
	NX	LK nicht beurteilbar/Staging inkomplett
	N0	keine LK betroffen (≥ 6 LK-Stationen disseziert)
	N1	ipsilaterale peribronchiale LK und/oder ipsilaterale Hilus- oder intrapulmonale LK
	N2	ipsilaterale mediastinale und/oder subkarinale LK
	N3	kontralaterale mediastinale, kontralaterale Hilus-, ipsi- oder kontralaterale Skalenus- oder supraklavikuläre LK

M

	Fernmetastasen Kolon/Rektum		
	MX	Staging inkomplett	
	M0	keine Fernmetastasen	
	M1	Fernmetastasen (siehe Ergänzungsbogen)	
		a	vom Primarius getrennte Tumorherde in kontralateralem Lungenlappen; Pleurametastasen oder maligner Pleura- oder Perikarderguss
		b	andere Fernmetastasen

Stadieneinteilung

	Tis	T1a	T1b	T2a	T2b	T3	T4	M1
N0	0	IA	IA	IB	IIA	IIB	IIIA	IV
N1		IIA	IIA	IIA	IIB	IIIA	IIIA	IV
N2		IIIA	IIIA	IIIA	IIIA	IIIA	IIIB	IV
N3		IIIB	IIIB	IIIB	IIIB	IIIB	IIIB	IV

Kleinzelliges Bronchialkarzinom:
Very limited disease: nur eine Thoraxhälfte betroffen
Limited disease: auf den Thorax begrenzt
Extensive disease: Metastasierung
(*Cave:* Definitionen nicht einheitlich!)

Histologie

	Histologie		Differenzierung	
	Plattenepithelkarzinom (40 %)		GX	nicht bestimmbar
	Adenokarzinom (30 %)		G1	gut differenziert
	kleinzelliges Bronchialkarzinom (20 %)		G2	mäßig differenziert
	großzellig-anaplastisch (10 %)		G3	schlecht differenziert
	karzinoid		G4	entdifferenziert
	gemischte Histologie			

	RX		LX		VX		PnX
	R0		L0		V0		Pn0
	R1		L1		V1		Pn1
	R2				V2		

Diagnostik

B	V	Untersuchung	Datum 1 / 2 / 3
		Bronchoskopie	
		LuFu	
		FDG-PET-CT	
		CT Thorax/Oberbauch	
		Sono Abdomen	
		cCT/cMRT	
		CT Hals	
		CT Abdomen	
		Skelettszintigrafie	
		Perfusionsszintigrafie	

B: Basisdiagnostik, V: Verlaufskontrolle
dunkelblau: sehr wichtig / blau: wichtig
hellblau: bei Symptom oder spezieller Tumorlage / weiß: bei Bedarf

	Lungenfunktion
	FEV1 > 1,5–1,7 l (unproblematisch)
	FEV1 1,2–1,5 l (mäßiges funktionelles Risiko)
	FEV1 < 1,2 l (hohes funktionelles Risiko)

Tumormarker

	Marker	Datum 1 / 2 / 3
	SCC-A	
	CYFRA-21	
	NSE	

Tumorerfassung: Thorakale Tumoren / Lunge

Bisherige Therapien (OP/RT/ChT)

Datum	

AZ/EZ

	AZ nach Karnofsky	
	100	keine Beschwerden, keine sichtbaren Krankheitszeichen, Normalität
	90	Fähigkeit zu normaler Aktivität, keine Symptome oder Krankheitszeichen
	80	normale Aktivität unter Anstrengung, einige Krankheitszeichen oder Symptome
	70	Patient kann sich selber versorgen, ist aber zu normaler Arbeit nicht fähig
	60	Patient braucht gelegentlich Hilfe, kann aber die meisten Angelegenheiten selber erledigen
	50	Patient ist beträchtlich hilfsbedürftig, benötigt oft medizinische Hilfe
	40	Patient ist auf Pflege und Hilfe angewiesen
	30	starke Behinderung, Krankenhausaufenthalt ist indiziert, noch keine Lebensgefahr
	20	Krankenhausaufnahme notwendig, starke Krankheitszeichen, supportive Therapie notwendig
	10	Sterben

Gewicht [kg]	
Gewichtsverlust [kg]	
BMI	

Risikofaktoren

	ICD-10	Risikofaktoren
	F17.1	Nikotinabusus/Passivrauchen
	Z57	Benzpyrene/Arsen/Chrom/Nickel
	Z57	Asbest
	Z57	Radon
	Z57	polyzyklische aromatische Kohlenwasserstoffe
	ICD10	**Paraneoplastische Syndrome**
		Trommelschlägelfinger
	G73.1	Lambert-Eaton-Syndrom
	L62.0	Uhrglasnägel
	D75.9	Thrombozytose
	E24	Cushing-Syndrom
	E83.5	Hyperkalzämie
		Gynäkomastie
	E22.2	Schwarz-Bartter-Syndrom (SIADH) – hypotone Hyperhydratation – Verdünnungshyponatriämie – hypertoner Urin
	R05	Husten
	R04.2	Hämoptoe
	R06.0	Dyspnoe
	R50.9	Fieber
	J38.00	Rekurrensparese
	R13	Dysphagie

Sonstiges

Nikotinkonsum:
Port:
Mini-Port:

Arzt

Name ____________________
Position ____________________
Datum ____________________

Unterschrift

4.2 Pleuramesotheliom

4.2.1 Allgemeines

Epidemiologie

Altersgipfel: meist in fortgeschrittenem Alter

Inzidenz: ♀:♂ = 1:9, $10/10^6$

Risikofaktoren

Asbestexposition (50 % der Fälle): Latenzzeit von 20–40 Jahren. Ebenso gelten Glasstäube und Strahlenexposition als Risikofaktoren.

Prognostische Faktoren

Die Prognose ist meist ungünstig, da es sich um einen sehr aggressiven Tumor handelt und die therapeutischen Möglichkeiten häufig begrenzt sind. Das Ausbreitungsstadium (Befall regionaler LK?) ist prognoseführend. Epitheliale Mesotheliome haben einen günstigeren Verlauf als sarkomatoide Mesotheliome. Zudem scheinen Männer eine ungünstigere Prognose zu haben als Frauen.

4.2.2 Klinik

Symptomatik

Diagnostik meist erst in fortgeschrittenen Stadien. Hustenreiz, Dyspnoe (zunächst kaum merklich) und Thoraxschmerzen (schlecht lokalisierbar) sind die Leitsymptome. Weitere Symptome können sein:

- Müdigkeit, Abgeschlagenheit
- Gewichtsverlust
- Atemnot (Pleuraerguss)

Befallsmuster

Häufig sind Pleuraplaques assoziiert, welche für eine Asbestexposition sprechen. Der Tumor wächst der Pleura folgend um die Lunge, dringt in die oberflächlichen Anteile des Lungengewebes ein und infiltriert die benachbarten Gewebe wie Perikard und Diaphragma. Ein hämorrhagischer Pleuraerguss und regionale LK-Metastasen sind häufig.

4.2.3 Tumordiagnostik

Bildgebung

CT Thorax/Oberbauch: lokale Tumorausdehnung, Metastasen

FDG-PET-CT: lokale Tumorausdehnung, funktionelle Bildgebung, LK-Metastasen, Fernmetastasierung

Sono Abdomen: Ausschluss Metastasen

CT Abdomen: Ausschluss Metastasen

cCT/cMRT: bei klinischer Symptomatik: zerebrale Filiae?

CT Hals: lokale Tumorausdehnung bei apikalen Tumoren

Skelettszintigrafie: Ausschluss ossärer Metastasen

Sonstige Untersuchung

Bronchoskopie: Ausschluss eines Bronchialkarzinoms

LuFu: Lungenfunktionsprüfung zur Beurteilung der Operabilität

Pleurapunktion: in 30–50 % der Fälle Tumorzellen nachweisbar

Thorakoskopie: Tumorausbreitung, Histologiegewinnung, Nachweis von LK-Metastasen trotz negativem CT-Befund (Cave: Impfmetastasen im Stichkanal)

Laparoskopie: ggf. präoperativ zum Ausschluss einer ausgedehnten Erkrankung

Lungenperfusionsszintigrafie: seitengetrennte Untersuchung zur Beurteilung der Operabilität

Tumormarker

Siehe Tumorerfassungsbogen (▶ Abb. 4.2).

Histologie

Siehe Tumorerfassungsbogen (▶ Abb. 4.2).

4.2.4 Staging/Grading

Die Klassifikation erfolgt nach TNM, die Stadieneinteilung nach UICC.

4.2.5 Primärtherapie

Es fehlt an gut gemachten Studien, um die Wirksamkeit verschiedener Therapieoptionen (bzw. deren Kombination) abschätzen zu können. Es muss eine individuelle Therapiefestlegung anhand von Tumorstadium, AZ, Komorbidität und Patientenwunsch erfolgen.

Während Patienten mit biphasischem und sarkomatoidem Mesotheliom auch im frühen Stadium von einem aggressiven chirurgischen Vorgehen nicht profitieren, wird bei epithelialem Mesotheliom ohne LK-Befall als neuere Therapievariante die extrapleurale Pleuropneumektomie (EPP) vorgeschlagen. Diese wird meist im Rahmen einer trimodalen Therapie (neoadjuvante Therapie, EEP, anschließend adjuvante RT Hemithorax bis 54 Gy) durchgeführt (s. u.). Eine partielle Pleurektomie als Debulkingmaßnahme hat palliativen Charakter. Die Strahlentherapie hat einen Stellenwert neben der adjuvanten Therapie als Maßnahme zur Senkung der Lokalrezidivrate (s. u.) und als palliative Maßnahme zur Schmerzkontrolle, die ChT ist neben der neoadjuvanten Indikation als palliative Maßnahme einsetzbar, wobei der Stellenwert nicht abschließend geklärt ist.

► **Therapieoptionen**

- Pleurektomie
  - > 90 % Lokalrezidive
- multimodale Therapie
- extrapleurale Pneumektomie
  - neoadjuvante ChT (Pemetrexed + Cisplatin)
  - OP
  - adjuvant ipsilaterale RT 50–54 Gy
    - 50–54 Gy Pleuraraum + Mediastinum
  - Kontrollraten > 50 %

Operation

Siehe ► Kap. 4.2.5 Primärtherapie. Als mögliche kurative Maßnahme in einem multimodalen Konzept bei epithelialen Mesotheliomen im limitierten Stadium gilt die extrapleurale Pleuropneumektomie, als palliative Maßnahme partielle Pleurektomie (+ Dekortikation) zum Debulking.

Bei rezidivierenden Ergüssen sollte als palliative Maßnahme eine thorakoskopische Talkumpleurodese mit Nachbestrahlung der Zugangsbereiche erfolgen.

Radiotherapie

Ziele: Senkung der Lokalrezidivrate nach OP.

Nach der Entnahme von Proben (diagnostisch/therapeutisch) sollte der Stichkanal nachbestrahlt werden, um Verschleppung von Metastasen zu verhindern.

Bei einer Radiatio können fluenzmodulierte Bestrahlungstechniken eingesetzt werden, um konkave Dosisverteilungen zur Schonung der Lunge zu realisieren.

Nebenwirkungen:

- Strahlenpneumonitis
- Lungenfibrose
- Perikarderguss
- Ösophagitis

Systemische Therapie

Meist ist keine Heilung erreichbar, sondern nur eine Progressionsverzögerung. Ausnahme ist ein multimodales Konzept mit Induktionschemotherapie mit Pemetrexed + Cisplatin, anschließender OP und adjuvanter RT. Neben Pemetrexed und Cisplatin sind Gemcitabin und Vinorelbin und in geringem Maße auch Doxorubicin, Ifosfamid und Taxane wirksam, diese wurden aber bisher nicht in größeren randomisierten Studien geprüft. In klinischer Prüfung sind neuere Substanzen wie Bevacizumab, Tyrosinkinaseinhibitoren sowie Thalidomid.

Regime:

- Pemetrexed 500 mg/m^2 d1 + Cisplatin 75 mg/m^2 d1, alle 3 Wochen; zwingend dazu Gabe von Vitamin B_{12} und Folsäure
- Gemcitabin 1000 mg/m^2 d1, 8 + Cisplatin 70 mg/m^2 d1, alle 3 Wochen
- Vinorelbin 25 mg/m^2 d1, 8, 15 alle 4 Wochen

4.2.6 Rezidivtherapie

Individualentscheidung.

4.2.7 Palliative Therapie

Siehe ► Kap. 4.2.5 Primärtherapie.

4.2.8 Nachsorge

Intervalle

Es gibt keine fest definierten Intervalle.

Untersuchungen

Klinische Untersuchung, Lungenfunktionstest.

Bildgebung

CT-Schnittbildgebung zur Verlaufskontrolle sinnvoll.

Sonstige

Keine.

Tumormarker

Im Verlauf meist keine Bestimmung zur Kontrolle sinnvoll.

4.2.9 Literatur

Berger D, Engelhardt R, Mertelsmann R, Hrsg. Das Rote Buch: Hämatologie und Internistische Onkologie. 4. Aufl. München: Ecomed Medizin; 2010
Konietzko N, Woitowitz HJ, Sohrab S, Hinterhaner M, Stamatis G, Rödelsperger K. Das maligne Pleuramesotheliom. Dt Ärztebl 2000; 97(48): A3257–3262
Lohr F, Wenz F, Hrsg. Strahlentherapie kompakt. 2. Aufl. München: Urban & Fischer in Elsevier; 2007
Preiß J, Dornoff W, Hagmann FG, Schmieder A, Hrsg. Taschenbuch Onkologie 2010/2011. 15. Aufl. München: W. Zuckerschwerdt Verlag; 2010
Wannenmacher M, Debus J, Wenz F. Strahlentherapie. Berlin: Springer; 2006
Wittekind C, Klimpfinger M, Sobin LH. TNM-Atlas, 5. Aufl. Berlin: Springer; 2005
Wittekind C, Meyer HJ, Hrsg. TNM-Klassifikation maligner Tumoren. 7. Aufl. Weinheim: Wiley-VCH Verlag; 2010

4.2.10 Studien

USA/NIH: www.clinicaltrials.gov

Tumorerfassung: Thorakale Tumoren / Pleuramesotheliom

Patient

Name ____________________

Vorname ____________________

Geb.-datum ____________________

Fallnummer ____________________

ICD-O

R	L	ICD-10	Lokalisation
		C38.4	maligne Neubildung Pleura

Anatomie

a.-p.

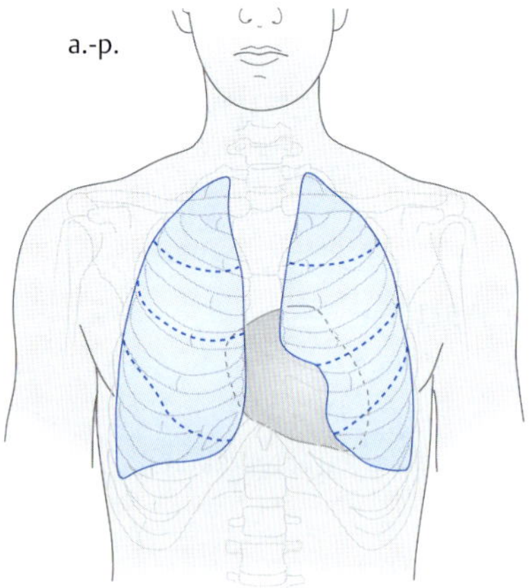

p.-a.

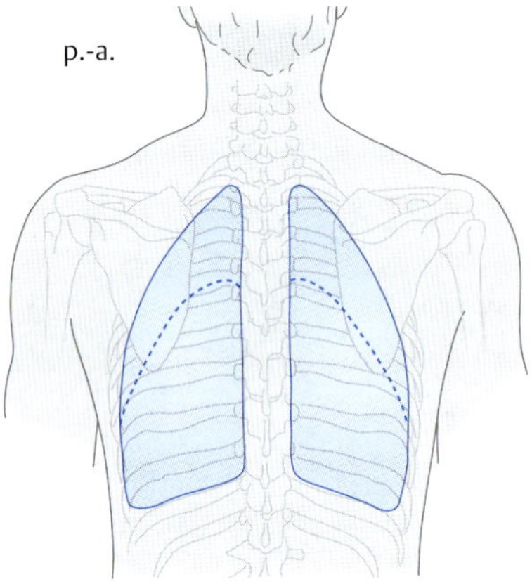

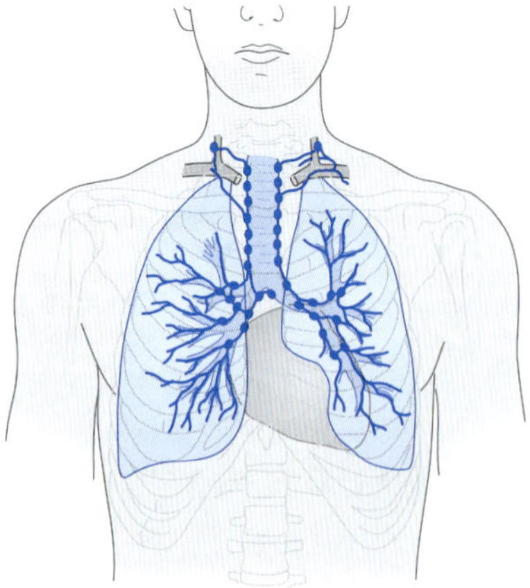

Art der Klassifikation

	Symbol	Art der Klassifikation
	c	klinische Klassifikation
	p	pathologische Klassifikation
	a	Autopsie
	y	während/nach initialer multimodaler Therapie
	r	Rezidivtumor

T

	Primärtumor Pleuramesotheliom		
	T0	kein Primärtumornachweis	
	TX	Primärtumor kann nicht beurteilt werden	
	T1	ipsilaterale parietale Pleura, mit oder ohne Beteiligung der viszeralen Pleura	
		a	keine viszerale Pleura
		b	viszerale Pleura
	T2	ipsilaterale Lunge, Diaphragma, viszerale Pleura konfluierend	
	T3	endothorakale Faszie, mediastinales Fett, Brustwand fokal, Perikard nicht transmural	
	T4	kontralaterale Pleura, Peritoneum, Rippe(n), Brustwand ausgedehnt, Mediastinum ausgedehnt, Myocard, Plexus brachialis, Wirbelsäule, Perikard transmural, maligner Perikarderguss	

T3: lokal fortgeschrittener, potenziell resektabler Tumor
T4: lokal fortgeschrittener, nicht resektabler Tumor

N

R	L	Regionale Lymphknoten Pleuramesotheliom
		intrathorakale LK
		LK entlang der Aa. mammariae int.
		Skalenus-LK
		supraklavikuläre LK

	Lymphknoten Pleuramesotheliom	
	NX	LK nicht beurteilbar/Staging inkomplett
	N0	keine LK betroffen
	N1	ipsilaterale bronchopulmonale, hiläre LK
	N2	subkarinale, ipsilaterale mediastinale LK, LK entlang der A. mammaria int.
	N3	kontralaterale mediastinale LK, LK entlang der A. mammaria int., hiläre, ipsi- oder kontralaterale Skalenus- oder supraklavikuläre LK

M

	Fernmetastasen Pleuramesotheliom	
	MX	Staging inkomplett
	M0	keine Fernmetastasen
	M1	Fernmetastasen (siehe Ergänzungsbogen)

Abb. 4.2 Tumorerfassung: thorakale Tumoren – Pleura.

Tumorerfassung: Thorakale Tumoren / Pleuramesotheliom

Stadieneinteilung

	T1a	T1b	T1	T2	T3	T4	M1
N0	IA	IB	I	II	III	IV	IV
N1			III	III	III	IV	IV
N2			III	III	III	IV	IV
N3			IV	IV	IV	IV	IV

Risikofaktoren

	ICD-10	Risikofaktoren
	Z57	Asbest (Berufserkrankung, BK Nr. 4105)
	Z57	Glasfaserstäube
	T66	Strahlung

Histologie

	Histologie	Differenzierung	
	epitheloides Mesotheliom		kein Grading
	sarkomatoides Mesotheliom		
	biphasisches Mesotheliom		

	RX		LX		VX		PnX
	R0		L0		V0		Pn0
	R1		L1		V1		Pn1
	R2				V2		

Bisherige Therapien (OP/RT/ChT)

Datum	

Diagnostik

B	V	Untersuchung	Datum 1 / 2 / 3
		Bronchoskopie	
		LuFu	
		Pleurapunktion	
		CT Thorax/Oberbauch	
		FDG-PET-CT	
		Sono Abdomen	
		CT Abdomen	
		Thorakoskopie	
		Laparoskopie	
		Lu-Perfusionsszintigr.	
		cCT/cMRT	
		CT Hals	
		Skelettszintigrafie	

B: Basisdiagnostik, V: Verlaufskontrolle
dunkelblau: sehr wichtig / blau: wichtig
hellblau: bei Symptom oder spezieller Tumorlage / weiß: bei Bedarf

AZ/EZ

	AZ nach Karnofsky	
	100	keine Beschwerden, keine sichtbaren Krankheitszeichen, Normalität
	90	Fähigkeit zu normaler Aktivität, keine Symptome oder Krankheitszeichen
	80	normale Aktivität unter Anstrengung, einige Krankheitszeichen oder Symptome
	70	Patient kann sich selber versorgen, ist aber zu normaler Arbeit nicht fähig
	60	Patient braucht gelegentlich Hilfe, kann aber die meisten Angelegenheiten selber erledigen
	50	Patient ist beträchtlich hilfsbedürftig, benötigt oft medizinische Hilfe
	40	Patient ist auf Pflege und Hilfe angewiesen
	30	starke Behinderung, Krankenhausaufenthalt ist indiziert, noch keine Lebensgefahr
	20	Krankenhausaufnahme notwendig, starke Krankheitszeichen, supportive Therapie notwendig
	10	Sterben

Gewicht [kg]	
Gewichtsverlust [kg]	
BMI	

	Lungenfunktion
	FEV1 > 1,5–1,7 l (unproblematisch)
	FEV1 1,2–1,5 l (mäßiges funktionelles Risiko)
	FEV1 < 1,2 l (hohes funktionelles Risiko)

Sonstiges

Nikotinkonsum:
Port:
Mini-Port:

Tumormarker

	Marker (optional)	Datum 1 / 2 / 3
	SMRP (*)	
	CA-125	
	CA15-3	

(*) Serum mesothelin-related protein, kein Standard

Arzt

Name ________
Position ________
Datum ________
Unterschrift

4.3 Pleurales Blastom

- sehr schlechte Prognose
- selten gut differenziertes fetales Adenokarzinom
- OP
- Wert einer adjuvanten RT und ChT ungeklärt

4.4 Thymom

4.4.1 Allgemeines

Epidemiologie

Altersgipfel: zwischen 50.–60. Lebensjahr

Risikofaktoren

Keine Risikofaktoren bekannt.

Prognostische Faktoren

Prognose:
- nichtinvasiv: 100% 5-JÜ
- invasiv: 35–50% 5-JÜ

4.4.2 Klinik

Symptomatik

Ca. 30% der Patienten sind zum Zeitpunkt der Diagnose ohne klinische Symptome. Durch den raumfordernden Aspekt können Husten, thorakales Engegefühl sowie Dyspnoe auftreten.

Häufig sind Thymome/Thymuskarzinome mit Autoimmunphänomenen assoziiert (50–70%); am häufigsten finden sich:
- Myasthenia gravis
- Hypogammaglobulinämie
- Aplasie der Erythropoese (pure red cell aplasia)
- Polymyositis
- Arthritis
- Sjögren-Syndrom

Befallsmuster

Mediastinale RF; in ca. 5% ektope Lokalisation (Lunge, Trachea, zervikal).

4.4.3 Tumordiagnostik

Bildgebung

CT Hals/Thorax: Tumorausdehnung

CT Becken: Metastasen

Sono Abdomen: Ausschluss hepatischer Filiae

MRT Hals/Thorax: Tumorausdehnung

Rö Thorax: mediastinale RF, Nachweis Metastasen > 8 mm

CT Abdomen/Becken: Metastasen?

Sonstige Untersuchung

Panendoskopie/PE: Ausschluss Tumor im HNO-Bereich

ÖGD: Ausschluss Tumorinfiltration

Bronchoskopie: Ausschluss Tumorinfiltration

Tumormarker

Keine.

Histologie

Thymom/Thymuskarzinom. Gebräuchlich ist die WHO-Klassifikation (siehe Tumorerfassungsbogen; ▸ Abb. 4.3).

4.4.4 Staging/Grading

Keine Klassifikation nach TNM.

Masaoka-Staging: siehe Tumorerfassungsbogen (▸ Abb. 4.3).

4.4.5 Primärtherapie

Die Therapie erfolgt stadienadaptiert. Während frühe Stadien (I, II) radikal operiert und nachbeobachtet werden, ist im Stadium III möglicherweise ein Therapieversuch mit neoadjuvanter Induktionschemotherapie zum Down-Staging mit anschließendem Versuch einer R0-Resektion gerechtfertigt. Im Stadium IV (disseminierte Erkrankung) sollte eine Polychemotherapie (PAC-Regime) angeboten werden. Thymome/Thymuskarzinome gelten als chemosensible Tumoren, die Ansprechraten einer cisplatinbasierten Therapie betragen ≥ 70%.

Stadium I:
- alleinige OP; bei R1 oder R2 ggf. adjuvante RT

Stadien III–IV (invasiver Typ):
- immer post OP RT (auch bei R0)
- 45–50 Gy (Stadium II: Indikation umstritten)
- Thymuskarzinom: 60 Gy/RChT

Stadium III/IV:
- ggf. neoadjuvante (Stadium III, inoperabler Tumor) oder palliative (Stadium IV) ChT
- Regime: zumeist PAC-Schema; Cisplatin 50 mg/m^2 d1, Adriamycin 50 mg/m^2 d1, Cyclophosphamid 500 mg/m^2 d1, alle 3 Wochen, +/- Prednison
- alternativ: Cisplatin + Etoposid oder Cisplatin + Etoposid + Ifosfamid

RT:
- R1: 60 Gy
- R2: 50–66 Gy
- PTV: Tumoren + 1–2 cm
- mediastinale LK nur bei Befall

4.4.6 Rezidivtherapie

Individualentscheidung. Bei operablem Tumorrezidiv, insbesondere bei Tumoren der WHO-Klassifikation B1, kann ein chirurgisches Vorgehen zu Langzeitremission führen.

4.4.7 Palliative Therapie

Operation

Individualentscheidung.

Radiotherapie

Evtl. palliative Radiatio zur Verzögerung eines lokalen Tumorprogresses und Tumorsymptomen sinnvoll.

Systemische Therapie

Individualentscheidung in Abhängigkeit von Vortherapie und Ansprechen (bei primärem Ansprechen und längerem Intervall cisplatinbasiertes Regime wiederholen).

4.4.8 Nachsorge

Intervalle

Es gibt keine vorgegebenen Intervalle. Da Spätrezidive auftreten können, erscheint eine langfristige Nachsorge (10 Jahre) gerechtfertigt. In den ersten Monaten ist eine engmaschige Verlaufskontrolle sinnvoll, um eine Tumorpersistenz oder ein frühes Rezidiv zu erkennen.

Untersuchungen

Klinische Untersuchung: Dyspnoe? Paraneoplastische Syndrome, Autoimmunphänomene?

Bildgebung

Es ist eine Schnittbildgebung (CT/MRT) der ehemaligen Tumorregion sinnvoll.

Sonstige

Keine.

Tumormarker

Keine.

4.4.9 Literatur

Berger D, Engelhardt R, Mertelsmann R, Hrsg. Das Rote Buch: Hämatologie und Internistische Onkologie. 4. Aufl. München: Ecomed Medizin; 2010
Lohr F, Wenz F, Hrsg. Strahlentherapie kompakt. 2. Aufl. München: Urban & Fischer in Elsevier; 2007
Preiß J, Dornoff W, Hagmann FG, Schmieder A, Hrsg. Taschenbuch Onkologie 2010/2011. 15. Aufl. München: W. Zuckerschwerdt Verlag; 2010
Wannenmacher M, Debus J, Wenz F. Strahlentherapie. Berlin: Springer; 2006

4.4.10 Studien

USA/NIH: www.clinicaltrials.gov

Tumorerfassung: Thorakale Tumoren / Thymom

Patient

Name ____________________
Vorname ____________________
Geb.-datum ____________________
Fallnummer ____________________

Anatomie

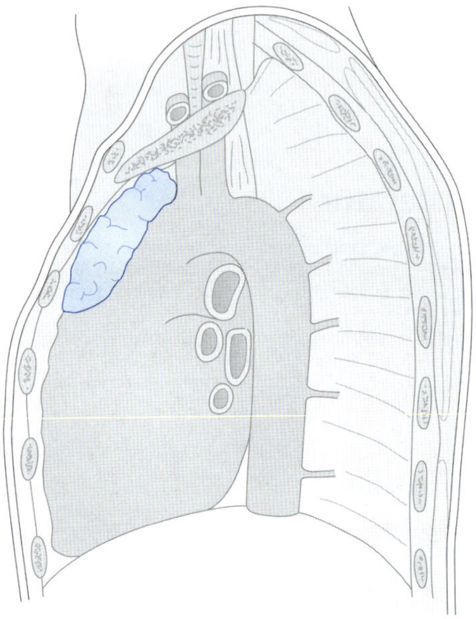

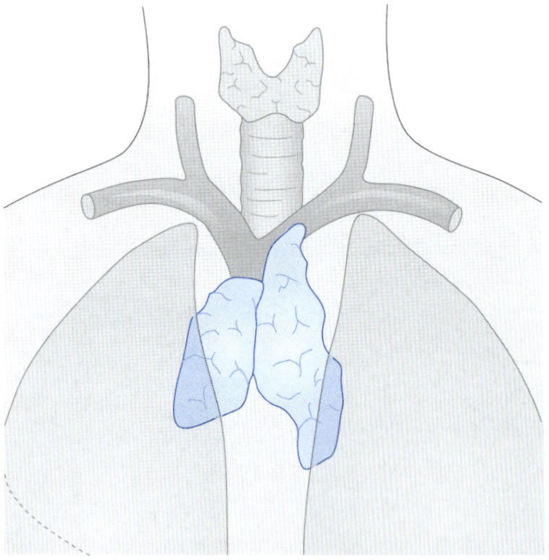

ICD-O

L	ICD-O	Lokalisation Lippenkarzinom
	C37	maligne Neubildung Thymus
	D15.0	benigne Neubildung Thymus

Art der Klassifikation

	Symbol	Art der Klassifikation
	c	klinische Klassifikation
	p	pathologische Klassifikation
	a	Autopsie
	y	während/nach initialer multimodaler Therapie
	r	Rezidivtumor

T

Keine Klassifikation nach TNM.

N

R	L	Lymphknotenlokalisationen/Level nach Robins		
		Ia	1	submental
		Ib	2	submandibulär
		II	3	kranial (vom Hyoid) jugulär (tief zervikal)
		III	4	mittlere (Hyoid bis Krikoid) juguläre (tief zervikale) LK
		IV	5	kaudal (vom Krikoid) jugulär (tief zervikale) LK
		V		hinteres Halsdreieck (dorsal M. sternocleidomastoideus)
			6	dorsal zervikal (oberflächlich zervikal) entlang des N. accessorius
			7	supraklavikulär
		VI	8	anteriores Kompartment: prälaryngeal („Delphi-LK“), prätracheal, paratracheal
			9	retropharyngeal
			10	Parotislymphknoten
			11	Wangenlymphknoten
			12	retroaurikulär und okzipital

Keine Klassifikation nach TNM.

M

Analog zu TNM:

	Fernmetastasen Lippenkarzinom	
	MX	Staging inkomplett
	M0	keine Fernmetastasen
	M1	Fernmetastasen (siehe Ergänzungsbogen)

Stadieneinteilung

Keine Stadieneinteilung nach TNM.

WHO-Klassifikation

A	medulläres, spindelzelliges Thymom
AB	gemischtes Thymom
B1	prädominant kortikales und lymphozytenreiches Thymom
B2	kortikales Thymom
B3	epitheliales, atypisches, gut differenziertes Thymuskarzinom
C	Thymuskarzinom

Abb. 4.3 Tumorerfassung: thorakale Tumoren – Thymom.

Tumorerfassung: Thorakale Tumoren / Thymom

Masaoka-Staging

I	Tumor vollständig verkapselt, keine Kapselinvasion (nur 4 % Lokalrezidive)
II–1	makroskopische Infiltration von Fettgewebe oder mediastinaler Pleura (bis 30 % Lokalrezidive)
II–2	mikroskopische Kapselinvasion
III	mikroskopische Invasion der umgebenden Organe (nur 50 % R0 möglich) und/oder intrathorakale Metastase
IVa	pleurale oder perikardiale Impfmetastasen
IVb	N+, M+

Histologie

R	
L	

R	L	Histologie	Differenzierung	
		Thymom	G1	gut differenziert
		Thymuskarzinom	G2	mäßig differenziert
			G3	schlecht differenziert
			G4	entdifferenziert

	RX		LX		VX		PnX
	R0		L0		V0		Pn0
	R1		L1		V1		Pn1
	R2				V2		

Diagnostik

B	V	Untersuchung	Datum 1 / 2 / 3
		CT Hals/Thorax	
		Panendoskopie/PE	
		ÖGD	
		Bronchoskopie	
		Sono Abdomen	
		MRT Hals/Thorax	
		Rö Thorax	
		CT Abdomen/Becken	

B: Basisdiagnostik, V: Verlaufskontrolle
dunkelblau: sehr wichtig / blau: wichtig
hellblau: bei Symptom oder spezieller Tumorlage / weiß: bei Bedarf

Bisherige Therapien (OP/RT/ChT)

Datum	

Begleitsymptome

	ICD-10	Symptom
	G70.0	Myasthenia gravis
	M33.2	Polymyositis
	M13.0	Arthritis
	M35.0	Sjögren-Syndrom

AZ/EZ

	AZ nach Karnofsky	
	100	keine Beschwerden, keine sichtbaren Krankheitszeichen, Normalität
	90	Fähigkeit zu normaler Aktivität, keine Symptome oder Krankheitszeichen
	80	normale Aktivität unter Anstrengung, einige Krankheitszeichen oder Symptome
	70	Patient kann sich selber versorgen, ist aber zu normaler Arbeit nicht fähig
	60	Patient braucht gelegentlich Hilfe, kann aber die meisten Angelegenheiten selber erledigen
	50	Patient ist beträchtlich hilfsbedürftig, benötigt oft medizinische Hilfe
	40	Patient ist auf Pflege und Hilfe angewiesen
	30	starke Behinderung, Krankenhausaufenthalt ist indiziert, noch keine Lebensgefahr
	20	Krankenhausaufnahme notwendig, starke Krankheitszeichen, supportive Therapie notwendig
	10	Sterben

Gewicht [kg]	
Gewichtsverlust [kg]	
BMI	

Sonstiges

Port/Mini-Port:

Arzt

Name ______________________

Position ______________________

Datum ______________________

Unterschrift

Kapitel 5

Haut

5

5 Haut

5.1 Melanom

5.1.1 Allgemeines

Epidemiologie

Altersgipfel: 30–60 Jahre

Inzidenz: ♀: 40/10^6; ♂: 40/10^6, Lebenszeitrisiko 1/75
- 5–10 % der Hauttumoren
- 70 % der Letalität

Risikofaktoren

- Immunsuppression
- Verwandte 1. Grades mit Melanom
- blasenbildende Sonnenbrände in Kindheit und Jugend
- Melanom in der Anamnese
- > 5 Nävi
- mindestens 1 Nävus > 5 mm
- großer kongenitaler oder Anzahl dysplastischer Nävi

Prognostische Faktoren

Tumorstadium, Clark-Level (Invasionstiefe), Tumordicke nach Breslow, Wachstumsphase (horizontal, vertikal), Mitosedichte, Fehlen einer Ulzeration oder Ausdehnung der Ulzeration. Ebenso werden intra-/subtumorale lymphozytäre Infiltrationen sowie Regressionsanteile innerhalb des Tumors beurteilt.

5.1.2 Klinik

Symptomatik

ABCDE-Regel:
- **A**symmetrie
- **B**egrenzung: unregelmäßig
- **C**olor: inhomogen, gesprenkelt, hell bis dunkelbraun, violettschwarz, weiße Inseln
- **D**urchmesser: > 5 mm
- **E**rhabenheit: in mm (Enlargement: Flächenzunahme in mm)

Befallsmuster

Männer: am Rücken

Frauen: untere Extremität

Nichtkaukasier:
- Nagelbett
- Handfläche
- Fußfläche
- Schleimhäute

Lymphogene und hämatogene Metastasierung erfolgen häufig gleichzeitig, sind aber klinisch meist sequenziell manifest.

Metastasierung:
- regionäre LK
- Lungenmetastasen
- Lebermetastasen (später)
- Skelettmetastasen (später)
- Hirnmetastasen (später)
- atypische Metastasen nicht selten

5.1.3 Tumordiagnostik

Bildgebung

Sono Abdomen: Ausschluss hepatischer Filiae

Sono Lymphabflusswege: Suche nach lokalen Filiae

CT Thorax/Abdomen: Metastasen?

FDG-PET-CT: Metastasen, Abklärung unklarer Befunde im CT

CT Tumorregion: lokale Ausbreitung/Metastasierung bei fortgeschrittenen Tumoren

MRT Tumorregion: lokale Tumorausdehnung/Metastasen bei fortgeschrittenen Tumoren

MRT Neurokranium: bei Verdacht auf Metastasen oder Staging bei bekannten weiteren Metastasen

Rö Thorax: Ausschluss pulmonaler Filiae > 8 mm

Skelettszintigrafie: Ausschluss ossärer Metastasen

Sonstige Untersuchung

Dermatologische Untersuchung: stets Untersuchung der gesamten Haut nötig, um weitere Läsionen oder Metastasen zu entdecken

Auch zu untersuchen sind:
- Uvea (Auge)
- Mundschleimhaut
- Rektum
- Vagina/Penis

Hautkrebsscrenning: monatliche Selbstuntersuchung

Computergestützte Topodermatografie, (digitale) Auflichtmikroskopie

SLN-Szintigrafie: Darstellung der LAW vor OP (ab maximal Tumordicke von 1 mm oder Ulzeration oder hohem Mitoseindex)

Tumormarker

S100 (unspezifisch)

HMB45 (100% Spezifität, 80% Sensitivität)

Zytokeratin

CEA

Histologie

- superfiziell spreitendes Melanom (SSM): ca. 60%
- primär noduläres Melanom (PNM): ca. 15%
- Lentigo-maligna-Melanom (LMM): ca. 15%
- akrolentiginöses Melanom (ALM): ca. 5%
- Sonderformen
- okkultes Primärmelanom: unbekannter Primärtumorsitz

5.1.4 Staging/Grading

Die Klassifikation erfolgt nach TNM, die Stadieneinteilung nach UICC/AJCC.

5.1.5 Primärtherapie

In den meisten Fällen erfolgt eine operative Versorgung, welche den Tumor im Gesunden entfernen soll und für ein Staging unabdingbar ist, ggf. werden auch Lymphknoten disseziert.

In Einzelfällen kann auch eine Strahlenbehandlung primär oder adjuvant sinnvoll erscheinen.

Operation

▸ Exzisionsbiopsie
- 1–2 mm im Gesunden
- tief ins subkutane Fettgewebe

▸ Punch-Biopsie
- Läsion allseits vollständig umfasst
- bei sehr kleinen Veränderungen

Cave: Keine Inzisionsbiopsie oder Feinnadelbiopsie, da die Diagnose bei nicht repräsentativer Probe verfehlt werden kann.

▸ OP des Primärtumors
- Resektionsabstand:
  - 0,5 cm bei Melanoma in situ
  - 1 cm bei Tumordicke bis 2 mm
  - 2 cm bei Tumordicke > 2 mm
- Amputation nur noch in Ausnahmefällen
  - Endglied- bzw. Strahlamputation bei akrolentiginösem Melanom an Finger und Zehen

▸ OP Lymphknoten
- Indikation zur Lymphoszintigrafie
  - Melanom > 1 mm vertikal
  - evtl. Melanom > 0,75 mm vertikal bei jüngeren Patienten < 40 Jahre sowie Melanomen mit Regressionsanteilen
  - Melanom mit Ulzeration
  - Melanom mit hohem Mitoseindex
- Darstellung des Sentinel-LK
- operative Entfernung des Sentinel-LK
- bei mikrometastatischem Befall operative Ausräumung der gesamten LK-Station

Radiotherapie

▸ Primäre RT

Lentigo maligna (In-situ-Melanom):
- 20 x 2,5 Gy (falls keine OP möglich)
- > 90% Kontrollrate

Superfiziell spreitende Melanome:
- 3 x 4 Gy/Woche (ältere Patienten)
- > 80% Kontrollrate

Sonst nur palliative RT.

▸ Adjuvante RT

Indikationen nach Perez:
- LK-Dissektion bei > 4 LK
- Kapseldurchbruch
- fixierte LK

Beobachtungsstudien:
- Kopf-Hals-Melanome > 1,5 mm Tiefe
  - 24–30 Gy in 4–5 Fraktionen
  - 88% lokale Kontrolle nach 5 Jahren

Systemische Therapie

▸ Adjuvante Immuntherapie
- bei LK+ nach Dissektion
- IFN-α (niedrig dosiert)
  - Melanome ab 2 mm maximale Tumordicke (zugelassen ab 1,5 mm) ohne Metastasen
  - evtl. auch bei Ulzerationen
  - auch im Stadium III zugelassen
- IFN-α (hochdosiert)
  - ab Stadium III
- Stadium IIB: Benefit nicht gesichert→ Studien

▸ Antikörpertherapie
- Studien mit CTLA-4-Antikörper Ipilimumab
- Studien mit MAGE-3-Antikörper
- Studien mit B-RAF-Inhibitoren oder MEK-Inhibitoren

5.1.6 Rezidivtherapie

Operation

Individualentscheidung. Bei nicht metastasierter Erkrankung sollte eine Exzision aller Befunde erfolgen.

Radiotherapie

Meist keine Bedeutung bei der Rezidivtherapie. Ein mögliches Schema wäre:

- 2–3 x 4 Gy/Woche bis 40–50 Gy

Systemische Therapie

Therapie bei Rezidiven oder lokal fortgeschrittenen Tumoren:

- hypertherme Extremitätenperfusion
  - Melphalan +/- TNF-α
  - 40 % Remission
- ChT/Antikörpertherapie
  - 1. Linie: möglichst Studieneinschluss, bei B-RAF-Mutation, B-RAF-Inhibitor, DTIC (Dacarbazin)
  - 2. Linie:
    - Ipilimumab
    - B-RAF-mutierte Patienten: B-RAF-Inhibitor, ggf. MEK-Inhibitor
    - Paclitaxel + Carboplatin
    - Fotemustine
    - Temozolomid
    - Treosulfan + Gemcitabine
    - Vindesin
    - Polychemotherapie möglich
- Hormontherapie: Tamoxifen optional
- kein Vorteil: Hochdosis-ChT mit autologer Stammzelltransplantation

5.1.7 Palliative Therapie

Operation

Es ist eine palliative Resektion von Lymphomen oder Metastasen möglich. Insbesondere der Resektion zerebraler Metastasen kommt eine große Bedeutung zu, da diese häufig schlecht auf eine systemische Chemotherapie ansprechen. Größere Metastasen sind auch mit einer Strahlenbehandlung teils nur schwer zu kontrollieren.

Radiotherapie

In der palliativen Situation können symptomatische Tumorkonglomerate, Lymphome oder Metastasen einer palliativen Radiatio zugeführt werden. Bei zerebralem Befall ist eine stereotaktische Radiatio einzelner Metastasen möglich. Bei multiplem Befall ist ggf. eine Ganzhirnbestrahlung mit oder ohne Boost zu diskutieren.

Als Sonderform können Aderhautmetastasen z. B. mit einem Rutheniumapplikator behandelt werden, welcher operativ aufgebracht und nach entsprechender Dosisapplikation auch wieder operativ entfernt wird.

Systemische Therapie

Die systemische Chemotherapie ist bei Fernmetastasierung oft nur begrenzt wirksam. Eine Polychemotherapie ist gegenüber einer Monotherapie mit Dacarbacin nicht überlegen. Bei Patienten mit B-RAF-Mutation kann mit einem B-RAF-Inhibitor eine deutlich höhere Ansprechrate als mit einer ChT erreicht werden. Ebenfalls zeigt der CTLA-4-Antikörper Ipilimumab eine Lebensverlängerung gegenüber DTIC.

Bei zerebralen Metastasen kann Temozolomid oder Fotemustine eingesetzt werden.

5.1.8 Nachsorge

Intervalle

Suspekte Hautbefunde sollten engmaschig innerhalb weniger Monate im Verlauf kontrolliert werden. Lokalrezidiv und regionale LK- oder Fernmetastasen sind sofort operativ zu entfernen.

Ansonsten werden die notwendigen Intervalle durch das Ausmaß der Erkrankung und die zu erwartende Progression vorgegeben.

Auch nach großer Latenzzeit von mehreren Jahren können noch Metastasen auftreten.

Untersuchungen

Siehe initiales Staging (▶ Kap. 5.1.4).

Bildgebung

Bei Verdacht auf einen Tumorprogress sollten schnittbildgebende Verfahren (CT/MRT) zur Verlaufskontrolle eingesetzt werden.

Sonstige

Keine.

Tumormarker

S100 alle 3–6 Monate bei metastasierten Patienten.

5.1.9 Leitlinien

ADO: ado-homepage.de

DGHO: www.dgho.de

DKG/ADO/AWMF: leitlinien.net

DKG: www.krebsgesellschaft.de/melanom

NCCN (USA): www.nccn.org

5.1.10 Literatur

Berger D, Engelhardt R, Mertelsmann R, Hrsg. Das Rote Buch: Hämatologie und Internistische Onkologie. 4. Aufl. München: Ecomed Medizin; 2010
Lohr F, Wenz F, Hrsg. Strahlentherapie kompakt. 2. Aufl. München: Urban & Fischer in Elsevier; 2007
Preiß J, Dornoff W, Hagmann FG, Schmieder A, Hrsg. Taschenbuch Onkologie 2010/2011. 15. Aufl. München: W. Zuckerschwerdt Verlag; 2010
Wannenmacher M, Debus J, Wenz F. Strahlentherapie. Berlin: Springer; 2006
Wittekind C, Klimpfinger M, Sobin LH. TNM-Atlas, 5. Aufl. Berlin: Springer; 2005
Wittekind C, Meyer HJ, Hrsg. TNM-Klassifikation maligner Tumoren. 7. Aufl. Weinheim: Wiley-VCH Verlag; 2010

5.1.11 Studien

Generell sollten Patienten im Stadium IV Studien zugeführt werden. Hier sind aktuell besonders Patienten mit B-RAF-Mutation im Fokus.

Eine Übersicht befindet sich unter:

ADO: ado-hompage.de

NCCN (USA): www.nccn.org

Tumorerfassung: Haut/Melanom

Patient

Name ______________________

Vorname ______________________

Geb.-datum ______________________

Fallnummer ______________________

Anatomie

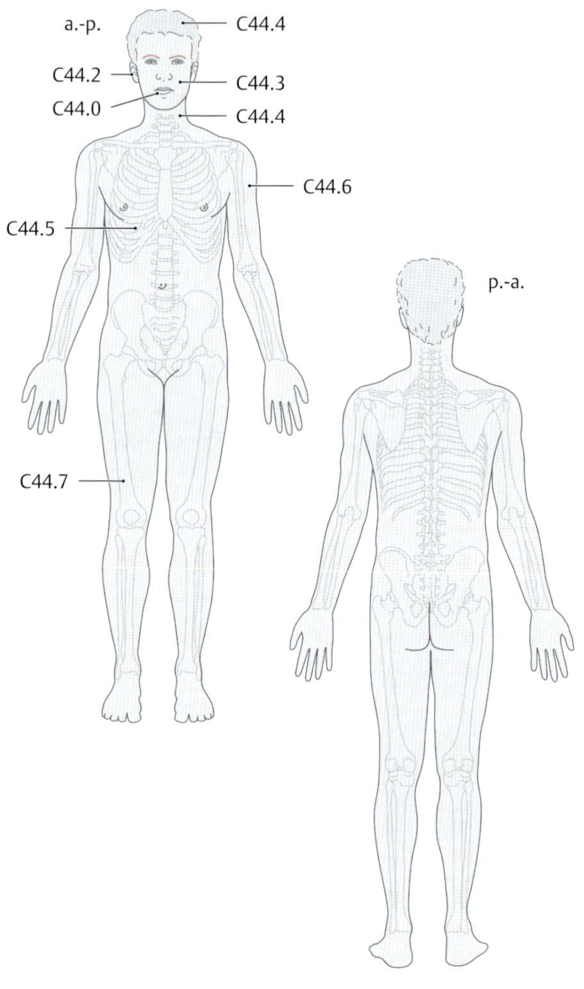

ICD-O

ICD-O	Lokalisation
C44.0	Lippenhaut
C44.2	Haut des Ohrs und des äußeren Gehörgangs
C44.3	sonstige Haut Gesicht
C44.4	behaarte Kopfhaut, Haut des Halses
C44.5	Haut des Rumpfs
C44.6	Haut der oberen Extremität, inkl. Schulter
C44.7	Haut der unteren Extremität, inkl. Hüfte
C44.8	sonstige Haut, mehrere Teilbereiche
C44.9	sonstige maligne Neubildung der Haut
C63.2	maligne Neubildung Scrotum
C51.0	Labium-majus-Vulva
C60.9	Penis

Art der Klassifikation

Symbol	Art der Klassifikation
c	klinische Klassifikation
p	pathologische Klassifikation
a	Autopsie
y	während/nach initialer multimodaler Therapie
r	Rezidivtumor

T

Clark Level	
I	Melanoma in situ
II	Infiltration Stratum papillare
III	Erreichen oder Infiltration Stratum reticulare
IV	Tumor infiltriert Stratum reticulare

Breslow-Index = Angabe der größten Tiefenausdehnung in mm

Klassifikation erst nach Exzision!

Primärtumor Melanom (nach AJCC 2009)		
pTX	Primärtumor kann nicht beurteilt werden	
pT0	kein Primärtumor	
pTis	Melanoma in situ	
pT1	a	≤ 1 mm, keine Ulzeration und Mitoserate < 1/mm²
	b	≤ 1 mm, mit Ulzeration oder Mitoserate ≧ 1/mm²
pT2	a	> 1–2 mm, keine Ulzeration
	b	> 1–2 mm, mit Ulzeration
pT3	a	> 2–4 mm, keine Ulzeration
	b	> 2–4 mm, mit Ulzeration
pT4	a	> 4 mm, keine Ulzeration
	b	> 4 mm, mit Ulzeration

N

Lymphknoten Melanom		
NX	LK nicht beurteilbar/Staging inkomplett	
N0	keine LK betroffen	
N1	1 regionärer LK mit Metastase(n)	
	a	Mikrometastase(n)
	b	Makrometastase(n)
N2	2–3 regionäre LK mit Metastasen oder Satellit(en)/ In-transit-Metastase(n) ohne LK-Metastasen	
	a	2–3 regionäre LK mit Metastasen, mikroskopisch
	b	2–3 regionäre LK mit Metastasen, makroskopisch
	c	Satellit(en) oder In-transit-Metastase(n) ohne LK-Metastasen
N3	≥ 4 regionäre LK-Metastasen; verbackene LK; Satellit(en)/ In-transit-Metastase(n) mit regionären LK-Metastasen	

Satellit: Tumornester oder -knoten (makroskopisch oder mikroskopisch), Abstand von 2 cm vom Primarius
In-transit-Metastasen: Metastasen der Haut oder Subkutis mehr als 2 cm vom Primarius entfernt, aber nicht jenseits der regionären LK

M

Fernmetastasen Melanom		
MX	Staging inkomplett	
M0	keine Fernmetastasen	
M1	Fernmetastasen (siehe Ergänzungsbogen)	
	a	Haut, Subkutis, LK jenseits der regionären LK
	b	Lungenmetastasen
	c	Fernmetastase(n) anderer Lokalisation oder Fernmetastase(n) jeder Lokalisation mit erhöhten Serumwerten der Laktatdehydrogenase (LDH)

Abb. 5.1 Tumorerfassung: Haut – Melanom.

Tumorerfassung: Haut/Melanom

Stadieneinteilung

	pTis	pT1	pT1a	pT1b	pT2a	pT2b
N0	0	I	IA	IB	IB	IIA
N1		III	III	III	III	III
N1a		III	IIIA	IIIB	IIIA	IIIB
N1b		III	IIIB	IIIC	IIIB	IIIC
N2		III	III	III	III	III
N2a		III	IIIA	IIIB	IIIA	IIIB
N2b		III	IIIB	IIIC	IIIB	IIIC
N2c		III	IIIB	IIIC	IIIB	IIIC
N3		IIIC	IIIC	IIIC	IIIC	IIIC

	pT3a	pT3b	pT4a	pT4b	M1
N0	IIA	IIB	IIB	IIC	IV
N1	III	III	III	III	IV
N1a	IIIA	IIIB	IIIA	IIIB	IV
N1b	IIIB	IIIC	IIIB	IIIC	IV
N2	III	III	III	III	IV
N2a	IIIA	IIIB	IIIA	IIIB	IV
N2b	IIIB	IIIC	IIIB	IIIC	IV
N2c	IIIB	IIIC	IIIB	IIIC	IV
N3	IIIC	IIIC	IIIC	IIIC	IV

Histologie

B-RAF-Mutation? / C-KIT-Mutation? / N-RAS-Mutation?

	Histologie		Differenzierung
	Melanom		keine G-Angabe!
	– superfiziell spreitend		
	– nodulär		
	– akral lentiginös		
	– Lentigo-maligna-Melanom		

	RX		LX		VX		PnX
	R0		L0		V0		Pn0
	R1		L1		V1		Pn1
	R2				V2		

Diagnostik

B	V	Untersuchung	Datum 1 / 2 / 3
		dermat. Untersuchung	
		Sono Abdomen	
		Sono Lymphabfluss	
		CT Thorax/Abdomen	
		FDG-PET-CT	
		SLN-Szintigrafie	
		CT Tumorregion	
		MRT Tumorregion	
		MRT Neurocranium	
		Skelettszintigrafie	
		Rö Thorax	

B: Basisdiagnostik, V: Verlaufskontrolle
dunkelblau: sehr wichtig / blau: wichtig
hellblau: bei Symptom oder spezieller Tumorlage / weiß: bei Bedarf

Tumormarker

	Marker	Datum 1 / 2 / 3
	S100 (unspezifisch)	
	HMB 45 (100 % spez., 80 % sens.)	
	Zytokeratin	
	CEA	

Bisherige Therapien (OP/RT/ChT)

Datum	

Risikofaktoren

	ICD-10	Risikofaktoren Melanom
	D89.9	Immunsuppression (rel. Risiko 4)
	Z82	Verwandte 1. Grades mit Melanom (x10)
	L57.8	Sonnenexposition
	Z91.8	Melanom in der Anamnese
		> 5 Nävi
		mind. 1 Nävus > 5 mm
	D22.9	großer kongenitaler oder Anzahl dysplastischer Nävi

AZ/EZ

	AZ nach Karnofsky	
	100	keine Beschwerden, keine sichtbaren Krankheitszeichen, Normalität
	90	Fähigkeit zu normaler Aktivität, keine Symptome oder Krankheitszeichen
	80	normale Aktivität unter Anstrengung, einige Krankheitszeichen oder Symptome
	70	Patient kann sich selber versorgen, ist aber zu normaler Arbeit nicht fähig
	60	Patient braucht gelegentlich Hilfe, kann aber die meisten Angelegenheiten selber erledigen
	50	Patient ist beträchtlich hilfsbedürftig, benötigt oft medizinische Hilfe
	40	Patient ist auf Pflege und Hilfe angewiesen
	30	starke Behinderung, Krankenhausaufenthalt ist indiziert, noch keine Lebensgefahr
	20	Krankenhausaufnahme notwendig, starke Krankheitszeichen, supportive Therapie notwendig
	10	Sterben

Gewicht [kg]	
Gewichtsverlust [kg]	
BMI	

Sonstiges

Port:
Mini-Port:

Arzt

Name ____________________
Position ____________________
Datum ____________________

Unterschrift

5.2 Malignes Melanom Uvea

5.2.1 Allgemeines

Epidemiologie

Altersgipfel: 60.–70. Lebensjahr

Inzidenz: $10/10^6$

Häufigster maligner intraokulärer Tumor.

Risikofaktoren

Risiko: hellhäutig, blaue Augen.

Prognostische Faktoren

Die Prognose wird durch die Metastasierung bestimmt. Risikofaktoren sind Tumorgröße und Lokalisation. Eine Ziliarkörperbeteiligung wird als schlechtes Zeichen gewertet.

5.2.2 Klinik

Symptomatik

Tumoren im Bereich der Fovea oder bei Netzhautablösung bewirken eine Visusverschlechterung, welche zu einer weiterführenden Diagnostik führt. Teils sind sie auch Zufallsbefund bei einer Routineuntersuchung.

Befallsmuster

Lokalisation:
- 85 % choroidal
- 15 % Ziliarkörper + Iris

M1:
- < 10 % bei ED
- 40–50 % in 10 Jahren

Am häufigsten hepatische Filiae. Da die Aderhaut über keine Lymphgefäße verfügt, erfolgt die Metastasierung zunächst ausschließlich hämatogen.

5.2.3 Tumordiagnostik

Bildgebung

Sono Abdomen: Ausschluss hepatischer Filiae

Sono LK: Suche nach lokalen Filiae

MRT Tumorregion: lokale Tumorausdehnung/Metastasen bei fortgeschrittenen Tumoren

CT Thorax/Abdomen: Metastasen?

FDG-PET-CT: Metastasen, funktionelle Bildgebung, Abklärung unklarer Befunde im CT

CT Tumorregion: lokale Ausbreitung/Metastasierung bei fortgeschrittenen Tumoren

Rö Thorax: Ausschluss pulmonaler Filiae > 8 mm

Skelettszintigrafie: Ausschluss ossärer Metastasen

Sonstige Untersuchung

Augenuntersuchung: Netzhautspiegelung, Ultraschall zur Bestimmung von Ausdehnung und Lokalisation

Fluorezenzangiografie: Darstellung der Blutgefäße

Dermatologische Untersuchung: stets Untersuchung der gesamten Haut nötig, um weitere Läsionen oder Metastasen zu entdecken

Auch zu untersuchen sind:
- Mundschleimhaut
- Rektum
- Vagina/Penis

Hautkrebsscrenning: monatliche Selbstuntersuchung

Computergestützte Topodermatografie, (digitale) Auflichtmikroskopie

Tumormarker

Keine.

Histologie

Malignes Melanom.

5.2.4 Staging/Grading

Die Klassifikation erfolgt nach TNM, die Stadieneinteilung nach UICC.

5.2.5 Primärtherapie

Falls möglich, erfolgt die operative Versorgung:
- Tumoren < 3 mm: Kontrolle, Exzision, Photokoagulation
- großer Tumor
  - Enukleation
  - Exenteratio orbitae bei extrabulbärem Tumor
  - 50–60 Gy post OP

Operation

Neben einer chirurgischen Entfernung des Tumors oder Enukleation kommen auch eine Lasertherapie oder Kryotherapie in Frage.

Radiotherapie

- ^{106}Ru-Applikatoren
  - 150 Gy Tumorspitzendosis
  - 500–700 Gy Skleradosis
  - bis 8–9 mm Tumordicke
- ^{125}I
  - größere Tumoren
  - 90 Gy Apex (Spitze)
- 80–90 % Augenerhalt
- 50 % Erblindung bei hinteren Tumoren
- Protonentherapie
  - 60–65 MV
  - ZV: PT + 2–3 mm
  - 60 Gy in 4 Fraktionen
  - 90 % Kontrolle nach 5 Jahren
  - 5 % Enukleation

Systemische Therapie

Keine Indikation zur primären Therapie.

5.2.6 Rezidivtherapie

Operation

Enukleation.

Radiotherapie

Eine erneute Radiatio ist nicht sinnvoll.

Systemische Therapie

Keine Indikation.

5.2.7 Palliative Therapie

Operation

Evtl. Enukleation bei lokalen Problemen.

Radiotherapie

Keine Indikation.

Systemische Therapie

Meist schlechte Prognose bei hepatischer Metastasierung. Keine festen Schemata. Die Patienten sollten möglichst in eine Studie eingeschlossen werden.

- 1. Linie:
  - Treosulfan + Gemcitabine
  - Fotemustine
  - bei alleiniger hepatischer Metastasierung lokale ChT möglich (Applikation in Leberarterie)
- 2. Linie:
  - siehe Therapie der metastasierten malignen Melanome (▸ Kap. 5.1.7)

5.2.8 Nachsorge

Intervalle

Keine definierten Intervalle. Zunächst ist eine engmaschige Nachsorge sinnvoll, um den Therapieerfolg zu kontrollieren oder einen Tumorprogress zu erkennen.

Untersuchungen

Augenärztliche Untersuchung inkl. Ultraschall.

Bildgebung

Je nach Klinik bei Verdacht auf Metastasen Bildgebung sinnvoll.

Sonstige

Keine.

Tumormarker

Keine.

5.2.9 Leitlinien

ADO: ado-homepage.de

5.2.10 Literatur

Berger D, Engelhardt R, Mertelsmann R, Hrsg. Das Rote Buch: Hämatologie und Internistische Onkologie. 4. Aufl. München: Ecomed Medizin; 2010
Lohr F, Wenz F, Hrsg. Strahlentherapie kompakt. 2. Aufl. München: Urban & Fischer in Elsevier; 2007
Preiß J, Dornoff W, Hagmann FG, Schmieder A, Hrsg. Taschenbuch Onkologie 2010/2011. 15. Aufl. München: W. Zuckerschwerdt Verlag; 2010
Wannenmacher M, Debus J, Wenz F. Strahlentherapie. Berlin: Springer; 2006
Wittekind C, Klimpfinger M, Sobin LH. TNM-Atlas, 5. Aufl. Berlin: Springer; 2005
Wittekind C, Meyer HJ, Hrsg. TNM-Klassifikation maligner Tumoren. 7. Aufl. Weinheim: Wiley-VCH Verlag; 2010

5.2.11 Studien

ADO: ado-homepage.de

Tumorerfassung: Haut / Malignes Melanom Uvea

Patient

Name ______________________

Vorname ______________________

Geb.-datum ______________________

Fallnummer ______________________

Anatomie

rechts

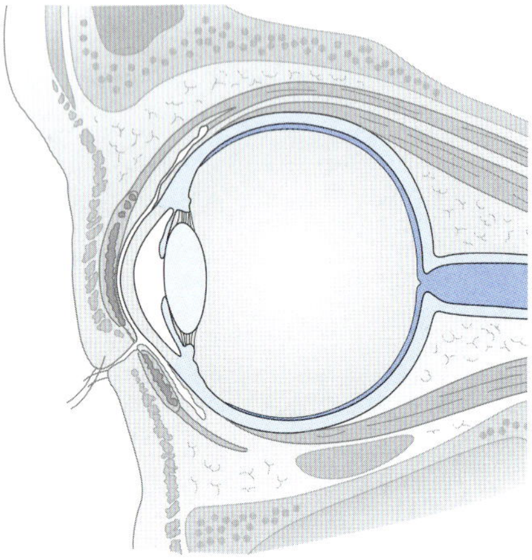

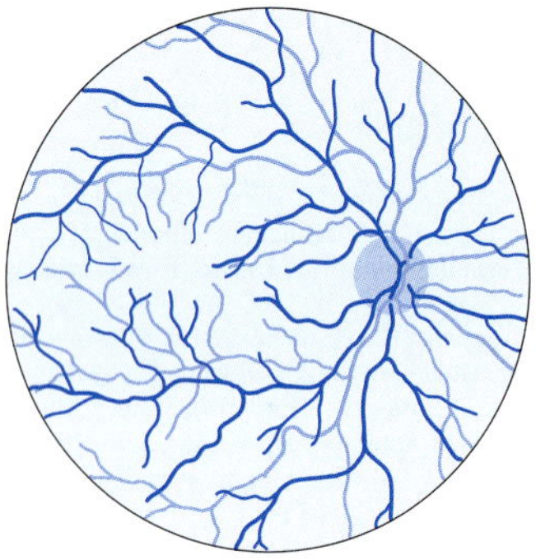

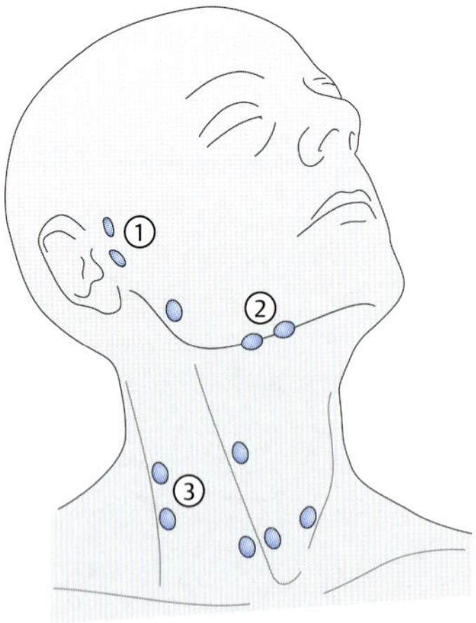

links

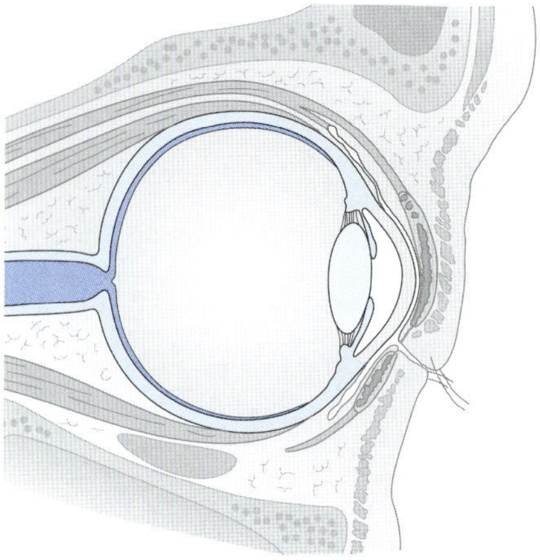

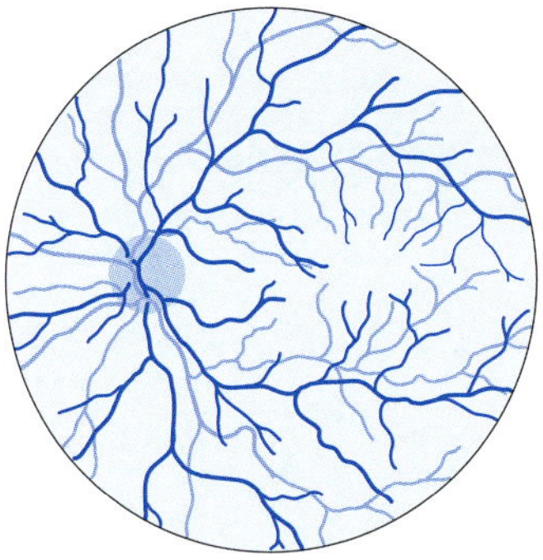

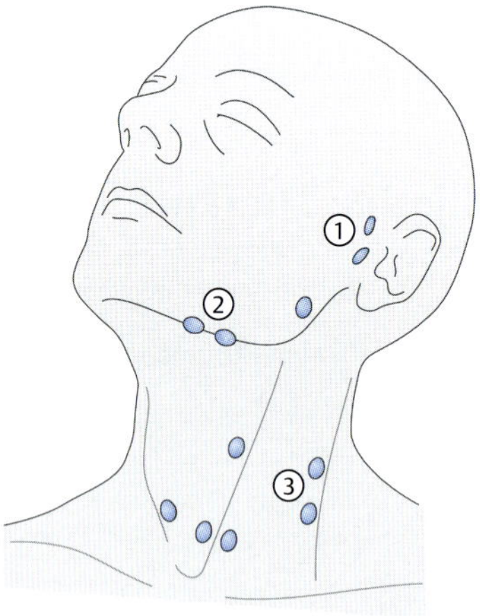

ICD-O

R	L	ICD-O	Lokalisation
		C69.42	Iris
		C69.43	Ziliarkörper
		C69.3	Choroidea

Abb. 5.2 Tumorerfassung: Haut – malignes Melanom Uvea.

Tumorerfassung: Haut / Malignes Melanom Uvea

Art der Klassifikation

	Symbol	Art der Klassifikation
	c	klinische Klassifikation
	p	pathologische Klassifikation
	a	Autopsie
	y	während/nach initialer multimodaler Therapie
	r	Rezidivtumor

T

R	L	Malignes Melanom Iris		
		TX	Primärtumor kann nicht beurteilt werden	
		T0	kein Anhalt für Primärtumor	
		T1	Tumor begrenzt auf Iris	
			a	nicht mehr als 3 Uhrzeiten groß
			b	mehr als 3 Uhrzeiten groß
			c	mit sekundärem Glaukom
		T2	Tumor konfluierend, Ziliarkörper und/oder Choroidea	
			a	mit sekundärem Glaukom
		T3	Tumor konfluierend, Ziliarkörper und/oder Choroidea oder Sklera	
			a	mit sekundärem Glaukom
		T4	extraokuläre Ausbreitung	
			a	≤ 5 mm Ausdehnung
			b	> 5 mm Ausdehnung

Dicke mm	Kategorien Melanome, Ziliarkörper und Choroidea						
> 15					4	4	4
12,1–15,0				3	3	4	4
9,1–12,0		3	3	3	3	3	4
6,1–9,0	2	2	2	2	3	3	4
3,1–6,0	1	1	1	2	2	3	4
≤ 3,0	1	1	1	1	2	3	4
(X)	≤ 3,0	3,1–6,0	6,1–9,0	9,1–12,0	12,1–15,0	15,1–18	>18

(X): größter basaler Durchmesser in mm

R	L	Malignes Melanom, Ziliarkörper und Choroidea		
		TX	Primärtumor kann nicht beurteilt werden	
		T0	kein Anhalt für Primärtumor	
		T1	Kategorie 1	
			a	ohne Ziliarkörper, ohne extraokuläre Ausbreitung
			b	Beteiligung des Ziliarkörpers
			c	ohne Ziliarkörper, extraokuläre Ausdehnung ≤ 5 mm
			d	Ziliarkörper, extraokuläre Ausdehnung ≤ 5 mm
		T2	Kategorie 2	
			a	ohne Ziliarkörper, ohne extraokuläre Ausbreitung
			b	Beteiligung des Ziliarkörpers
			c	ohne Ziliarkörper, extraokuläre Ausdehnung ≤ 5 mm
			d	Ziliarkörper, extraokuläre Ausdehnung ≤ 5 mm
		T3	Kategorie 3	
			a	ohne Ziliarkörper, ohne extraokuläre Ausbreitung
			b	Beteiligung des Ziliarkörpers
			c	ohne Ziliarkörper, extraokuläre Ausdehnung ≤ 5 mm
			d	Ziliarkörper, extraokuläre Ausdehnung ≤5 mm
		T4	Kategorie 4	
			a	ohne Ziliarkörper, ohne extraokuläre Ausbreitung
			b	Beteiligung des Ziliarkörpers
			c	ohne Ziliarkörper, extraokuläre Ausdehnung ≤ 5 mm
			d	Ziliarkörper, extraokuläre Ausdehnung ≤ 5 mm
			e	Ziliarkörper, extraokuläre Ausdehnung > 5 mm

N

	Regionäre Lymphknotenstationen Uvea
1	präaurikuläre LK
2	submandibuläre LK
3	Hals-LK

	Lymphknoten Uvea	
	NX	LK nicht beurteilbar/Staging inkomplett
	N0	keine LK betroffen
	N1	regionäre LK-Metastasen

M

	Fernmetastasen Uvea	
	MX	Staging inkomplett
	M0	keine Fernmetastasen
	M1	Fernmetastasen (siehe Ergänzungsbogen)

Stadieneinteilung

	T1 a	T1 b–d	T2 a	T2 b	T2 c–d	T3 a	T3 b–c	T3 d	T4 a	T4 b–c	T4 d–e
N0	I	IIA	IIA	IIB	IIIA	IIB	IIIA	IIIB	IIIA	IIIB	IIIC
N1	IV	IV	IV	IV	IV	IV	IV	IV	IV	IV	IV

M1: Stadium IV

Histologie

GNA-11-Mutation? / GNA Q-Mutation?

	Histologie	Differenzierung	
	malignes Melanom	GX	nicht bestimmbar
		G1	gut differenziert
		G2	mäßig differenziert
		G3	schlecht differenziert
		G4	entdifferenziert

Tumorerfassung: Haut / Malignes Melanom Uvea

	RX		LX		VX		PnX
	R0		L0		V0		Pn0
	R1		L1		V1		Pn1
	R2				V2		

Diagnostik

B	V	Untersuchung	Datum 1 / 2 / 3
		Augenuntersuchung	
		dermat. Untersuchung	
		Sono Abdomen	
		Sono LK	
		MRT Tumorregion	
		CT Thorax/Abdomen	
		FDG-PET-CT	
		CT Tumorregion	
		Rö Thorax	
		Skelettszintigrafie	

B: Basisdiagnostik, V: Verlaufskontrolle
dunkelblau: sehr wichtig / blau: wichtig
hellblau: bei Symptom oder spezieller Tumorlage / weiß: bei Bedarf

Bisherige Therapien (OP/RT/ChT)

Datum	

Risikofaktoren

	ICD-10	Risikofaktoren
		hellhäutig, blaue Augen

AZ/EZ

	AZ nach Karnofsky	
	100	keine Beschwerden, keine sichtbaren Krankheitszeichen, Normalität
	90	Fähigkeit zu normaler Aktivität, keine Symptome oder Krankheitszeichen
	80	normale Aktivität unter Anstrengung, einige Krankheitszeichen oder Symptome
	70	Patient kann sich selber versorgen, ist aber zu normaler Arbeit nicht fähig
	60	Patient braucht gelegentlich Hilfe, kann aber die meisten Angelegenheiten selber erledigen
	50	Patient ist beträchtlich hilfsbedürftig, benötigt oft medizinische Hilfe
	40	Patient ist auf Pflege und Hilfe angewiesen
	30	starke Behinderung, Krankenhausaufenthalt ist indiziert, noch keine Lebensgefahr
	20	Krankenhausaufnahme notwendig, starke Krankheitszeichen, supportive Therapie notwendig
	10	Sterben

Gewicht [kg]	
Gewichtsverlust [kg]	
BMI	

Sonstiges

Arzt

Name ______________________
Position ______________________
Datum ______________________

Unterschrift

5.3 Hautkarzinome

5.3.1 Allgemeines

Epidemiologie

Hautkarzinome sind die häufigsten Tumoren insgesamt.

▸ **Basaliom und Plattenepithelkarzinom**
Prämaligne Läsion:
- aktinische Keratose
- arsenische Keratose
- Leukoplakie
  - 80% benigne
  - 17% mit In-situ-Karzinom
  - 3% mit Plattenepithelkarzinom
- In-situ-Karzinom
  - Morbus Bowen
  - Erythroplasie Queyrat (Morbus Bowen auf Penis)
  - Erythroplasie (Morbus Bowen auf Mukosa)
- Basaliom
  - $1000/10^6$
  - Altersgipfel: 60–80 Jahre
  - 84% Kopf/Hals
    - Unterlippe: 6 mm → 74% LK-Metastasen

Risikofaktoren

- UV-Exposition
- Immunsuppression
- HPV-Infektion
- chronische Wunden
- blonder Pigmentationstyp
- Xerodermia pigmentosa
- Gorlin-Golz-Syndrom

Prognostische Faktoren

Die Prognose ist von der Histologie und dem Tumorstadium abhängig.

Negative Faktoren Spinaliom:
- Tumordicke > 6 mm
- Tumordurchmesser > 20 mm
- starke Entdifferenzierung
- desmoplastischer Typ
- Immunsuppression

5.3.2 Klinik

Symptomatik

Fortgeschrittene Tumoren fallen als nicht heilende Ulzerationen auf.

Befallsmuster

Im Zusammenhang mit der Sonnenexposition sind die sonnenexponierten Körperareale häufiger betroffen (Gesicht, Extremitäten) als weniger exponierte Hautareale.

5.3.3 Tumordiagnostik

Bildgebung

Sono Abdomen: Ausschluss hepatischer Filiae

Sono Lymphabflusswege: Suche nach lokalen Filiae

CT Thorax: Metastasen?

MRT Tumorregion: lokale Tumorausdehnung/Metastasen bei fortgeschrittenen Tumoren

CT Tumorregion: lokale Ausbreitung/Metastasierung bei fortgeschrittenen Tumoren

Rö Thorax: Ausschluss pulmonaler Filiae > 8 mm

Skelettszintigrafie: Ausschluss ossärer Metastasen

FDG-PET-CT: lokale Tumorausdehnung, funktionelle Bildgebung, LK-Metastasen, Fernmetastasierung

Sonstige Untersuchung

Dermatologische Untersuchung: stets Untersuchung der gesamten Haut nötig, um weitere Läsionen oder Metastasen zu entdecken

Tumormarker

Keine spezifischen Tumormarker.

Histologie

Siehe Tumorerfassungsbogen (▸ Abb. 5.3).

5.3.4 Staging/Grading

Die Klassifikation erfolgt nach TNM, die Stadieneinteilung nach UICC.

5.3.5 Primärtherapie

▸ **Aktinische Keratose**
- OP
- topisch 5-FU (evtl. + Salizylsäure)
- topisch Diclofenac/Hyaluronsäure (Solaraze 3% Gel)
- topisch Imiquimod (Aldara 5% Creme)
- Kryotherapie
- photodynamische Therapie

▶ **Basaliom**
- OP
- bei Rumpfhautbasaliomen/schlecht operablen Lokalisationen:
  - topisch 5-FU (evtl. + Salizylsäure)
  - topisch Diclofenac/Hyaluronsäure (Solaraze 3 % Gel)
  - topisch Imiquimod (Aldara 5 % Creme)
  - Kryotherapie
  - photodynamische Therapie
- RT bei:
  - primär inoperabel
  - R1/R2 bei kosmetisch ungünstiger Lage

▶ **Spinaliom**
- OP (bei hohem Risiko + ggf. SLND)
- RT post OP bei
  - R+
  - perineurale Ausdehnung
  - infiltrativ/ulzerierend
  - Knochen-/Knorpelinvasion
  - ungünstige Histologie
  - Rezidivsituation

Operation

▶ **Aktinische Keratose**
- Kürettage
- Kryochirurgie
- lokale Exzision/Elektroresektion

▶ **Basaliom**
- OP mit 0,3–1 cm Sicherheitssaum
  - mikrografisch kontrollierte Chirurgie
- Kryochirurgie
- Elektrodesikkation

▶ **Spinaliom**
- lokale Exzision
  - mikrografisch kontrollierte Chirurgie
- bei hohem Risiko ggf. SLND erwägen

Radiotherapie

▶ **Basaliom**

Radiatio:
- 0,5–1 cm Sicherheitssaum
- 60–70 Gy, 2 Gy ED
- 50–200 kV
- Elektronen 3–10 MeV
- 2 x 5 Gy/Woche bis 40–50 Gy bei alten Patienten
- nie LK mit bestrahlen

▶ **Spinaliome**
- 60–70 Gy
- RT der ipsilateralen LAW

▶ **Grenzstrahltherapie**
- 6–12 kV
- Gewebehalbwerttiefe 0,5 mm

▶ **Nahstrahltherapie**
- FHA 1,5–5 cm
- stark gefilterte Strahlung bis 60 kV
- GHWT 5 mm
- Feldgröße maximal 4 cm Durchmesser

▶ **Weichstrahltherapie (= 10–50 kV)**
- Al-Filterung 0,05–1 mm
  - Gewebehalbwertstiefe 1–15 mm
  - je mehr Al desto tiefer
- 50 % Isodose soll Tumor umfassen
- FHA 15–30 cm
- Felder bis 15 cm Durchmesser
- GHWT 0,5–15 mm
- Felddurchmesser sollte die Hälfte des FHA nicht überschreiten

▶ **Elektronen**
- ab 10 mm Tiefe besser (80 % = therapeutische Tiefe)
- Dosierung auf 100 %
- tumorumfassend 80 % Isodose
- Tiefe = ⅓ der Energie in MeV

Praktische Reichweite (= 50 %) = ½ der Energie in MeV.

Systemische Therapie

Bei multiplen Basaliomen systemische Antikörpertherapie: Smoothend Receptor Antagonist (Vismodegib)

5.3.6 Rezidivtherapie

Operation

▶ **Basaliome**

Rezidive: Mohs Micrografic Surgery (Resektionsverfahren mit histologischem Mapping).

Radiotherapie

Individuelle Therapieentscheidung. Therapie von Metastasen oder symptomatischen Tumormanifestationen möglich.

Systemische Therapie

Individualentscheidung.

5.3.7 Palliative Therapie

Operation

Lokale Exzision zur Sanierung von Ulzera möglich.

Radiotherapie

Individuelle Therapieentscheidung. Therapie von Metastasen oder symptomatischen Tumormanifestationen möglich.

Systemische Therapie

Individuelle Therapieentscheidung in Abhängigkeit von der Histologie.

5.3.8 Nachsorge

Intervalle

Keine gesicherten Intervalle. Kurzfristige Kontrollen weiterer Präkanzerosen häufig sinnvoll. Bei Basaliomen und Plattenepithelkarzinomen Kontrolle alle 3 Monate in den ersten 2 Jahren sinnvoll, danach alle 6 Monate.

Untersuchungen

Wie bei den Basisuntersuchungen.

Bildgebung

Je nach Symptomatik. Evtl. Sono der Lymphabflusswege sowie der Leber zum Ausschluss von Metastasen sinnvoll.

Sonstige

Keine.

Tumormarker

Keine spezifischen Marker vorhanden.

5.3.9 Leitlinien

ADO: ado-homepage.de

5.3.10 Literatur

Berger D, Engelhardt R, Mertelsmann R, Hrsg. Das Rote Buch: Hämatologie und Internistische Onkologie. 4. Aufl. München: Ecomed Medizin; 2010
Lohr F, Wenz F, Hrsg. Strahlentherapie kompakt. 2. Aufl. München: Urban & Fischer in Elsevier; 2007
Preiß J, Dornoff W, Hagmann FG, Schmieder A, Hrsg. Taschenbuch Onkologie 2010/2011. 15. Aufl. München: W. Zuckerschwerdt Verlag; 2010
Wannenmacher M, Debus J, Wenz F. Strahlentherapie. Berlin: Springer; 2006
Wittekind C, Klimpfinger M, Sobin LH. TNM-Atlas, 5. Aufl. Berlin: Springer; 2005
Wittekind C, Meyer HJ, Hrsg. TNM-Klassifikation maligner Tumoren. 7. Aufl. Weinheim: Wiley-VCH Verlag; 2010

5.3.11 Studien

ADO: ado-homepage.de

Tumorerfassung: Haut/ Hautkarzinome (exklusive Augenlid, Vulva, Penis)

Patient

Name ______________________

Vorname ______________________

Geb.-datum ______________________

Fallnummer ______________________

Anatomie

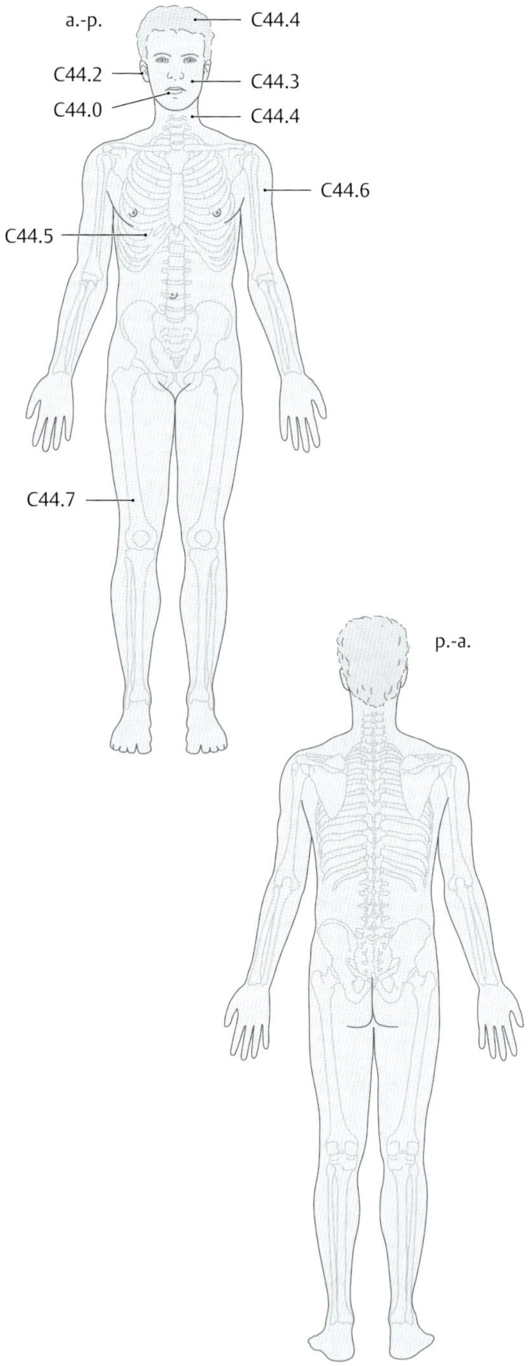

ICD-O

ICD-O	Lokalisation
C44.0	Lippenhaut
C44.2	Haut des Ohrs und des äußeren Gehörgangs
C44.3	sonstige Haut Gesicht
C44.4	behaarte Kopfhaut, Haut des Halses
C44.5	Haut des Rumpfs
C44.6	Haut der oberen Extremität, inkl. Schulter
C44.7	Haut der unteren Extremität, inkl. Hüfte
C44.8	sonstige Haut, mehrere Teilbereiche
C44.9	sonstige maligne Neubildung der Haut
C63.2	maligne Neubildung Skrotum

Art der Klassifikation

Symbol	Art der Klassifikation
c	klinische Klassifikation
p	pathologische Klassifikation
a	Autopsie
y	während/nach initialer multimodaler Therapie
r	Rezidivtumor

T

	Primärtumor Hautkarzinome
TX	Primärtumor kann nicht beurteilt werden
T0	kein Anhalt für Primärtumor
Tis	Carcinoma in situ
T1	Tumor ≤ 2 cm
T2	Tumor > 2 cm
T3	tiefe extradermale Strukturen: Skelettmuskel, Knochen, Knorpel, Kiefer, Orbita
T4	Schädelbasis, Achsenskelett

Multiple simultane Tumoren: Klassifikation nach höchster T-Kategorie, Anzahl abgrenzbarer Tumoren in Klammern

N

	Lymphknoten Hautkarzinome
NX	LK nicht beurteilbar/Staging inkomplett
N0	keine LK betroffen
N1	einzelne LK, ≤ 3 cm
N2	einzeln, > 3–6 cm
	multiple LK, < 6 cm
N3	LK > 6 cm

pN0: regionäre Lymphadenektomie und histologische Untersuchung von ≥ 6 LK

M

	Fernmetastasen Hautkarzinome
MX	Staging inkomplett
M0	keine Fernmetastasen
M1	Fernmetastasen (siehe Ergänzungsbogen)

Stadieneinteilung

	Tis	T1	T2	T3	T4	M1
N0	0	I	II	III	IV	IV
N1		III	III	III	IV	IV
N2		IV	IV	IV	IV	IV
N3		IV	IV	IV	IV	IV

Abb. 5.3 Tumorerfassung: Haut –Hautkarzinome (exkl. Augenlid, Vulva, Penis).

Tumorerfassung: Haut/Hautkarzinome (exklusive Augenlid, Vulva, Penis)

Histologie

	Histologie		Differenzierung	
	Plattenepithelkarzinom		GX	nicht bestimmbar
	– aktinische Keratose		G1	gut differenziert
	– arsenische Keratose		G2	mäßig differenziert
	– Leukoplakie		G3	schlecht differenziert
	– Morbus Bowen		G4	undifferenziert
	– Erythroplasie			
	– Erythroplasie de Queyrat			
	– Keratoakanthom			
	Basaliom			

	RX		LX		VX		PnX
	R0		L0		V0		Pn0
	R1		L1		V1		Pn1
	R2				V2		

Diagnostik

B	V	Untersuchung	Datum 1 / 2 / 3
		dermat. Untersuchung	
		Sono Abdomen	
		Sono Lymphabfluss	
		CT Thorax	
		MRT Tumorregion	
		CT Tumorregion	
		Rö Thorax	
		Skelettszintigrafie	
		FDG-PET-CT	

B: Basisdiagnostik, V: Verlaufskontrolle
dunkelblau: sehr wichtig / blau: wichtig
hellblau: bei Symptom oder spezieller Tumorlage / weiß: bei Bedarf

Tumormarker

Keine spezifischen Marker.

Bisherige Therapien (OP/RT/ChT)

Datum	

Risikofaktoren

	ICD-10	Risikofaktoren Hautkarzinome
		Tiefe/Invasion: – > 4 mm Dicke – Clark-Level IV – perineurale Invasion – Lymphgefäßinvasion (L1)
	C44.2 C44.0	anatomische Lokalisation: – Primärlokalisation Ohr – Primärlokalistation behaarte Lippe
		Differenzierung – schlecht differenziert – undifferenziert
	L56.9	UV-Exposition
	D89.9	Immunsuppression
	B97.7	HPV
	T14.1	chronische Wunden, Narben
		blonder Pigmentationstyp, Hauttypen I+II
	Q82.1	Xerodermia pigmentosum
	Z82	Gorlin-Golz-Syndrom → Basalzellkarzinome

AZ/EZ

	AZ nach Karnofsky	
	100	keine Beschwerden, keine sichtbaren Krankheitszeichen, Normalität
	90	Fähigkeit zu normaler Aktivität, keine Symptome oder Krankheitszeichen
	80	normale Aktivität unter Anstrengung, einige Krankheitszeichen oder Symptome
	70	Patient kann sich selber versorgen, ist aber zu normaler Arbeit nicht fähig
	60	Patient braucht gelegentlich Hilfe, kann aber die meisten Angelegenheiten selber erledigen
	50	Patient ist beträchtlich hilfsbedürftig, benötigt oft medizinische Hilfe
	40	Patient ist auf Pflege und Hilfe angewiesen
	30	starke Behinderung, Krankenhausaufenthalt ist indiziert, noch keine Lebensgefahr
	20	Krankenhausaufnahme notwendig, starke Krankheitszeichen, supportive Therapie notwendig
	10	Sterben

Gewicht [kg]	
Gewichtsverlust [kg]	
BMI	

Sonstiges

Port:
Mini-Port:

Arzt

Name ______________________
Position ______________________
Datum ______________________

Unterschrift

5.4 Merkelzellkarzinom

5.4.1 Allgemeines

Epidemiologie

Inzidenz: $1–3/10^6$

Risikofaktoren

Keine gesicherten Risikofaktoren, evtl. Assoziation mit Virusinfektion (Merkelzell-Polyomavirus) und UV-Exposition.

Prognostische Faktoren

Die Prognose ist vom Tumorstadium abhängig.

Ungünstige Prognosefaktoren:
- Tumoren > 2 cm
- Einbruch Blutgefäßsystem
- regionäre Ausbreitung
- Lokalisation Kopf-Hals-Bereich
- Alter < 60 Jahre
- Immunsuppression

5.4.2 Klinik

Symptomatik

Die Tumoren imponieren als Raumforderung mit Größenzunahme zunächst unklarer Dignität. Sie können rötlich-kugelig aussehen.

Befallsmuster

Die Tumoren treten bevorzugt an lichtexponierten Hautstellen des Gesichts und der Extremitäten auf. Deshalb wird ein Zusammenhang von Tumorentstehung und UV-Exposition vermutet.
- kutanes neuroendokrines Karzinom
- 45–80 % positive LK
- 22–54 % M+
- 50 % Kopf-Hals-Region, 40 % Extremitäten, 10 % Körperstamm

5.4.3 Tumordiagnostik

Bildgebung

Sono Abdomen: Ausschluss hepatischer Filiae

Sono Lymphabflusswege: Suche nach lokalen Filiae

CT Tumorregion: lokale Ausbreitung/Metastasierung bei fortgeschrittenen Tumoren

MRT Tumorregion: lokale Tumorausdehnung/Metastasen bei fortgeschrittenen Tumoren

Lymphoszintigrafie: Darstellung der LAW vor OP

CT Thorax/Abdomen: Metastasen?

MRT Neurokranium: Metastasen?

FDG-PET-CT: lokale Tumorausdehnung, funktionelle Bildgebung, LK-Metastasen, Fernmetastasierung

Octreotid-Szintigrafie: lokale Tumorausdehnung, LK-Metastasen, Fernmetastasierung

Rö Thorax: Ausschluss pulmonaler Filiae > 8 mm

Skelettszintigrafie: Ausschluss ossärer Metastasen

Sonstige Untersuchung

Dermatologische Untersuchung: stets Untersuchung der gesamten Haut nötig, um weitere Läsionen oder Metastasen zu entdecken

Tumormarker

Keine spezifischen Tumormarker.

Histologie

Siehe Tumorerfassungsbogen (▶ Abb. 5.4).

5.4.4 Staging/Grading

Die Klassifikation erfolgt nach TNM, die Stadieneinteilung nach UICC.

5.4.5 Primärtherapie

Der primäre Therapieansatz besteht zumeist in der lokalen Exzision einschließlich SLND. Die adjuvante Radiatio kann die lokale Tumorkontrolle verbessern und sollte die nächste LK-Station mit umfassen. Bei Lymphknotenbefall sollte ebenfalls eine lokale Exzision mit anschließender RT angestrebt werden. Bei nicht komplett resezierten Tumoren kann eine systemische Chemotherapie erfolgen.

Operation

- weite Exzision
- Sicherheitssaum von 3 cm anstreben
- Sentinellymphonodektomie, bei positiven LK totale Lymphonodektomie
  - für klinisch N+ im Halsbereich: Neck Dissection

Radiotherapie

- 50 Gy post OP
  - 97 % lokale Kontrolle R0/R1
  - 43 % lokale Kontrolle R2

- also:
  - 50 Gy R0
  - 60 Gy R1
  - 70 Gy R2
- Zielvolumen: Primärtumor + 5 cm inkl. komplette Narbe sowie erste LK-Station
- LAW
  - 50 Gy adjuvant
  - 60 Gy bei R+

Systemische Therapie

Chemotherapie:
- nicht operabler LK-Befall
- evtl. bei überwiegend kleinzelliger Histologie

5.4.6 Rezidivtherapie

Operation

Individuelle Therapieentscheidung. Bei kurativem Ansatz Versorgung wie bei der Primärtherapie.

Radiotherapie

Individuelle Therapieentscheidung, RT in derselben Region in der Regel nicht mehr möglich. Therapie von Metastasen oder symptomatischen Tumormanifestationen möglich.

Systemische Therapie

Individualentscheidung. Mögliche Substanzen z. B. Etoposid +/- Cisplatin, Doxorubicin.

5.4.7 Palliative Therapie

Operation

Lokale Exzision zur Sanierung von Ulzera möglich.

Radiotherapie

Individuelle Therapieentscheidung. Therapie von Metastasen oder symptomatischen Tumormanifestationen möglich.

Systemische Therapie

Individuelle Therapieentscheidung in Abhängigkeit von der Histologie, z. B. ChT mit Etoposid/Cisplatin, Doxorubicin.

5.4.8 Nachsorge

Intervalle

Keine gesicherten Intervalle. Da es rasch zu einer Metastasierung kommen kann, sind kurzfristige Kontrollen nötig.

Untersuchungen

Wie bei den Basisuntersuchungen.

Bildgebung

Je nach Symptomatik. Evtl. Sono der Lymphabflusswege sowie der Leber zum Ausschluss von Metastasen sinnvoll.

Sonstige

Keine.

Tumormarker

Keine spezifischen Marker vorhanden.

5.4.9 Leitlinien

ADO: ado-homepage.de

5.4.10 Literatur

Berger D, Engelhardt R, Mertelsmann R, Hrsg. Das Rote Buch: Hämatologie und Internistische Onkologie. 4. Aufl. München: Ecomed Medizin; 2010
Lohr F, Wenz F, Hrsg. Strahlentherapie kompakt. 2. Aufl. München: Urban & Fischer in Elsevier; 2007
Preiß J, Dornoff W, Hagmann FG, Schmieder A, Hrsg. Taschenbuch Onkologie 2010/2011. 15. Aufl. München: W. Zuckerschwerdt Verlag; 2010
Wannenmacher M, Debus J, Wenz F. Strahlentherapie. Berlin: Springer; 2006
Wittekind C, Klimpfinger M, Sobin LH. TNM-Atlas, 5. Aufl. Berlin: Springer; 2005
Wittekind C, Meyer HJ, Hrsg. TNM-Klassifikation maligner Tumoren. 7. Aufl. Weinheim: Wiley-VCH Verlag; 2010

5.4.11 Studien

ADO: ado-homepage.de

Tumorerfassung: Haut/Merkelzellkarzinom

Patient

Name ____________________

Vorname ____________________

Geb.-datum ____________________

Fallnummer ____________________

Anatomie

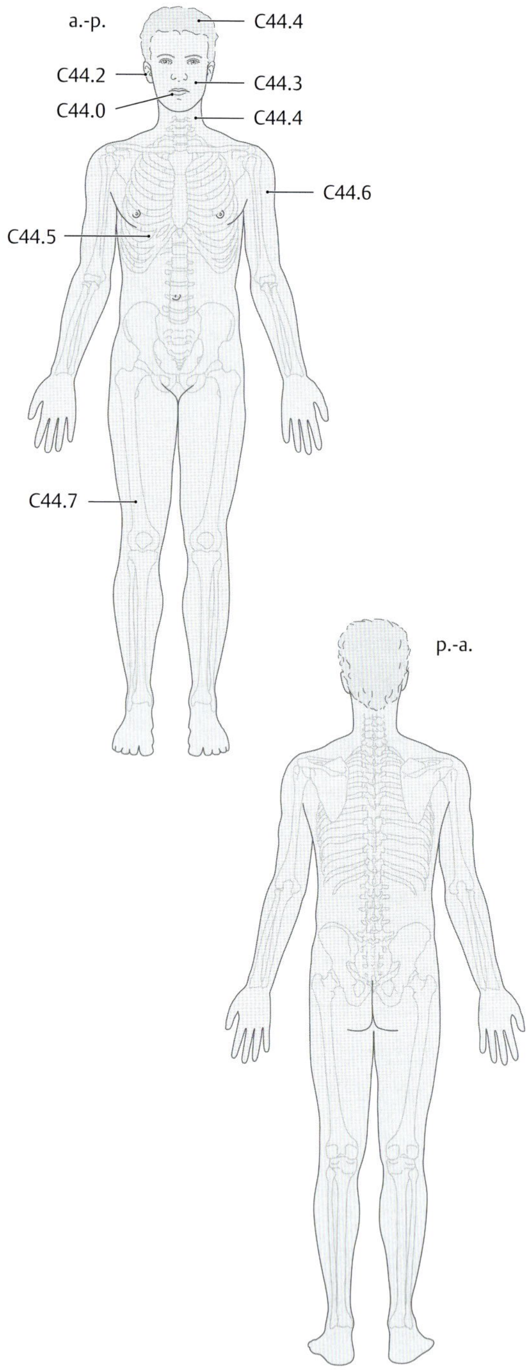

ICD-O

	ICD-O	Lokalisation
	C44.0	Lippenhaut
	C44.2	Haut des Ohrs und des äußeren Gehörgangs
	C44.3	sonstige Haut Gesicht
	C44.4	behaarte Kopfhaut, Haut des Halses
	C44.5	Haut des Rumpfs
	C44.6	Haut der oberen Extremität, inkl. Schulter
	C44.7	Haut der unteren Extremität, inkl. Hüfte
	C44.8	sonstige Haut, mehrere Teilbereiche
	C44.9	sonstige maligne Neubildung der Haut

Art der Klassifikation

	Symbol	Art der Klassifikation
	c	klinische Klassifikation
	p	pathologische Klassifikation
	a	Autopsie
	y	während/nach initialer multimodaler Therapie
	r	Rezidivtumor

T

	Primärtumor Merkelzelltumor	
	TX	Primärtumor kann nicht beurteilt werden
	T0	kein Anhalt für Primärtumor
	Tis	Carcinoma in situ
	T1	Tumor ≤ 2 cm
	T2	Tumor > 2–5 cm
	T3	Tumor > 5 cm
	T4	tiefe extradermale Strukturen (Knorpel, Skelettmuskel, Faszie, Knochen)

N

	Lymphknoten Merkelzelltumor		
	NX	LK nicht beurteilbar/Staging inkomplett	
	N0	keine LK betroffen	
	N1	regionäre LK-Metastase(n)	
		a	mikroskopische Metastase(n)
		b	makroskopische Metastase(n)
	N2	In-transit-Metastasen	

pN0: regionäre Lymphadenektomie und histologische Untersuchung von ≥ 6 LK

In-transit-Metastasen: Metastasen der Haut oder Subkutis, die vom Primarius getrennt und zwischen Primarius und regionären LK oder distal des Primarius liegen.

M

	Fernmetastasen Merkelzelltumor		
	MX	Staging inkomplett	
	M0	keine Fernmetastasen	
	M1	Fernmetastasen (siehe Ergänzungsbogen)	
		a	Haut, Subkutangewebe, nicht regionäre LK
		b	Lunge
		c	andere Lokalisation(en)

Abb. 5.4 Tumorerfassung: Haut Merkel-Zellkarzinom.

Tumorerfassung: Haut/ Merkelzellkarzinom

Stadieneinteilung

	Tis	T1	T2	T3	T4	M1
N0	0	I			IIC	IV
cN0		IB	IIB	IIB	IIC	IV
pN0		IA	IIA	IIA	IIC	IV
N1a		IIIA	IIIA	IIIA	IIIA	IV
N1b		IIIB	IIIB	IIIB	IIIB	IV
N2		IIIB	IIIB	IIIB	IIIB	IV

Histologie

	Histologie		Differenzierung
	Merkelzellkarzinom	GX	nicht bestimmbar
	– trabekulär	G1	gut differenziert
	– intermediär	G2	mäßig differenziert
	– kleinzelliger Typ	G3	schlecht differenziert
		G4	undifferenziert

	RX		LX		VX		PnX
	R0		L0		V0		Pn0
	R1		L1		V1		Pn1
	R2				V2		

Diagnostik

B	V	Untersuchung	Datum 1 / 2 / 3
		dermat. Untersuchung	
		Sono Abdomen	
		Sono Lymphabfluss	
		CT Tumorregion	
		MRT Tumorregion	
		Lymphoszintigrafie	
		CT Thorax/Abdomen	
		MRT Neurocranium	
		FDG-PET-CT	
		Octreotid-Szintigrafie	
		Rö Thorax	
		Skelettszintigrafie	

B: Basisdiagnostik, V: Verlaufskontrolle
dunkelblau: sehr wichtig / blau: wichtig
hellblau: bei Symptom oder spezieller Tumorlage / weiß: bei Bedarf

Tumormarker

Keine.

Bisherige Therapien (OP/RT/ChT)

Datum	

Risikofaktoren

Keine.

AZ/EZ

	AZ nach Karnofsky	
	100	keine Beschwerden, keine sichtbaren Krankheitszeichen, Normalität
	90	Fähigkeit zu normaler Aktivität, keine Symptome oder Krankheitszeichen
	80	normale Aktivität unter Anstrengung, einige Krankheitszeichen oder Symptome
	70	Patient kann sich selber versorgen, ist aber zu normaler Arbeit nicht fähig
	60	Patient braucht gelegentlich Hilfe, kann aber die meisten Angelegenheiten selber erledigen
	50	Patient ist beträchtlich hilfsbedürftig, benötigt oft medizinische Hilfe
	40	Patient ist auf Pflege und Hilfe angewiesen
	30	starke Behinderung, Krankenhausaufenthalt ist indiziert, noch keine Lebensgefahr
	20	Krankenhausaufnahme notwendig, starke Krankheitszeichen, supportive Therapie notwendig
	10	Sterben

Gewicht [kg]	
Gewichtsverlust [kg]	
BMI	

Sonstiges

Port:
Mini-Port:

Arzt

Name ______________________
Position ______________________
Datum ______________________

Unterschrift

5.5 Kaposi-Sarkom

5.5.1 Allgemeines

Epidemiologie

Klassisches Kaposi-Sarkom:
- ältere Männer der Mittelmeerregion
- Ashkenazy-Juden

Immundefizienzassoziiertes Kaposi-Sarkom:
- epidemisch: HIV-assoziiert
- immunsuppressiv

Lymphadenopathisches (endemisches) Kaposi-Sarkom:
- junge Afrikaner

Risikofaktoren

- HIV-Infektion
- Immunsuppression: transplantationsassoziiert
- HHV-8-assoziiert (humanes Herpesvirus Typ 8)

Prognostische Faktoren

Medianes Überleben hängt vom Therapieansprechen ab.

5.5.2 Klinik

Symptomatik

Der Verlauf ist häufig chronisch. Eine lymphogene und viszerale Metastasierung ist möglich. Bei nicht vorhandener HIV-Assoziation ist ein direkter Befall der Lymphgefäße mit anschließender Ausbreitung auf die inneren Organe möglich.

Befallsmuster

Endemisches Kaposi-Sarkom:
- HIV → GI-Befall
- 15% intraoral

5.5.3 Tumordiagnostik

Bildgebung

Sono Lymphabfluss: Metastasen?

Sono Abdomen: Ausschluss hepatischer Filiae

CT Thorax/Abdomen: Metastasen?

CT Tumorregion: lokale Tumorausdehnung/Metastasen

MRT Tumorregion: lokale Tumorausdehnung/Metastasen

Rö Thorax: Ausschluss pulmonaler Filiae > 8 mm

Sonstige Untersuchung

HIV-Serologie: HIV-assoziierte Erkrankung?

ÖGD: Ausschluss weiterer Läsionen

Koloskopie: Ausschluss weiterer Läsionen

Tumormarker

Keine.

Histologie

Kaposi-Sarkom.

5.5.4 Staging/Grading

Keine Klassifikation nach TNM, keine Stadieneinteilung nach UICC. Bei HIV-positiven Patienten siehe Einteilung der Stadien der HIV-Infektion.

5.5.5 Primärtherapie

Es ist in erster Linie wichtig, die Funktion des Immunsystems aufrecht zu erhalten (antivirale Kombinationstherapie bei HIV). Bei Immunsupprimierten kann eine Umstellung der immunsuppressiven Therapie zu einer Rückbildung des Kaposi-Sarkoms führen.

Daneben gibt es lokale und systemische Therapien.

Operation

▸ **OP-Techniken**
- Exzision bei einzelnen Läsionen
- Kryotherapie
- Lasertherapie

Radiotherapie

▸ **Indikationen**
- Gesicht
- Körperstamm
- Extremitäten
- Penis
- 1,5–2 cm Sicherheitsabstand
  - 6 MV Photonen mit Bolus
  - 10 x 3,0 Gy (oberflächlich)
  - 20 x 2,0 Gy (tief)
  - 1 x 8,0 Gy palliativ
  - Cave Mundhöhle: heftige Reaktionen bei niedrigen Dosen
- 6–10 x 1,5 Gy, 1x/Woche bei therapierefraktärer Lungenaffektion
- Hämosiderinring nach RT

Systemische Therapie

- Vinblastin intraläsional
- oder Interferon-α intraläsional
- systemisch Bleomycin, Vincristin und Steroide
  - aggressive Hautläsionen
  - viszeraler Befall
- liposomales Doxorubicin, liposomales Daunorubicin
- Paclitaxel
- Interferon-α

Experimentell:
- Antiangiogenesetherapie (SU5416)
- Thalidomid
- Imatinib

5.5.6 Rezidivtherapie

Siehe primäre Therapie (▶ Kap. 5.5.5).

5.5.7 Palliative Therapie

Siehe primäre Therapie (▶ Kap. 5.5.5).

5.5.8 Nachsorge

Intervalle

Es gibt keine festen Intervalle. Bei HIV-Erkrankung und Immunsuppression ist der Immunstatus weiter engmaschig zu kontrollieren.

Untersuchungen

Dermatologische Untersuchung zur Kontrolle der Therapieerfolgs und der Suche nach neuen Läsionen.

Bildgebung

Je nach Klinik bei Verdacht auf Metastasierung Schnittbildgebung sinnvoll.

Sonstige

Keine.

Tumormarker

Keine.

5.5.9 Leitlinien

ADO: ado-hompage.de

5.5.10 Literatur

Berger D, Engelhardt R, Mertelsmann R, Hrsg. Das Rote Buch: Hämatologie und Internistische Onkologie. 4. Aufl. München: Ecomed Medizin; 2010
Lohr F, Wenz F, Hrsg. Strahlentherapie kompakt. 2. Aufl. München: Urban & Fischer in Elsevier; 2007
Preiß J, Dornoff W, Hagmann FG, Schmieder A, Hrsg. Taschenbuch Onkologie 2010/2011. 15. Aufl. München: W. Zuckerschwerdt Verlag; 2010
Wannenmacher M, Debus J, Wenz F. Strahlentherapie. Berlin: Springer; 2006

5.5.11 Studien

USA/NIH: www.clinicaltrials.gov

Tumorerfassung: Haut/ Kaposi-Sarkom

Patient

Name ____________________

Vorname ____________________

Geb.-datum ____________________

Fallnummer ____________________

Anatomie

a.-p.

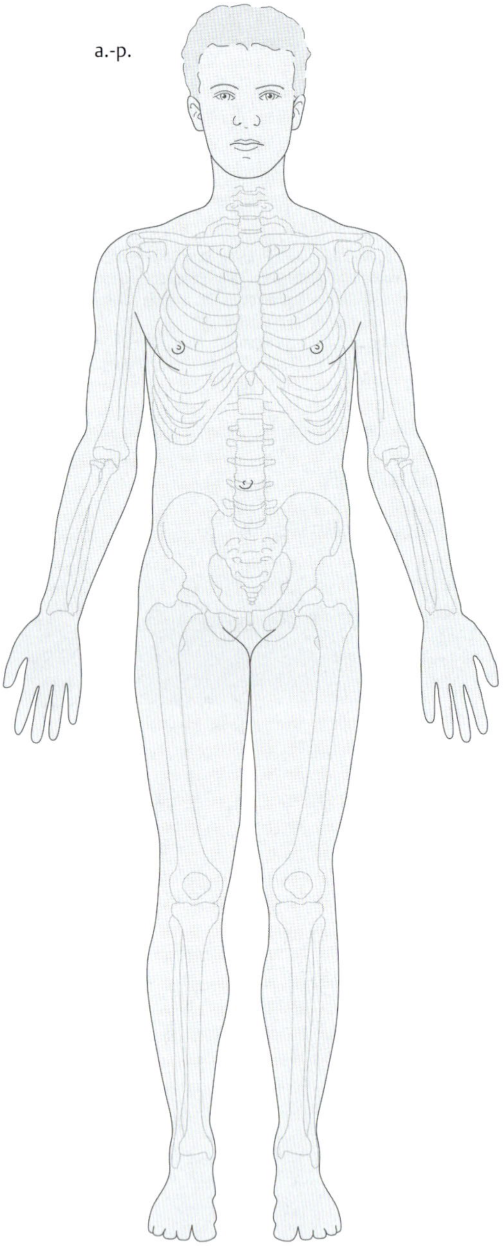

p.-a.

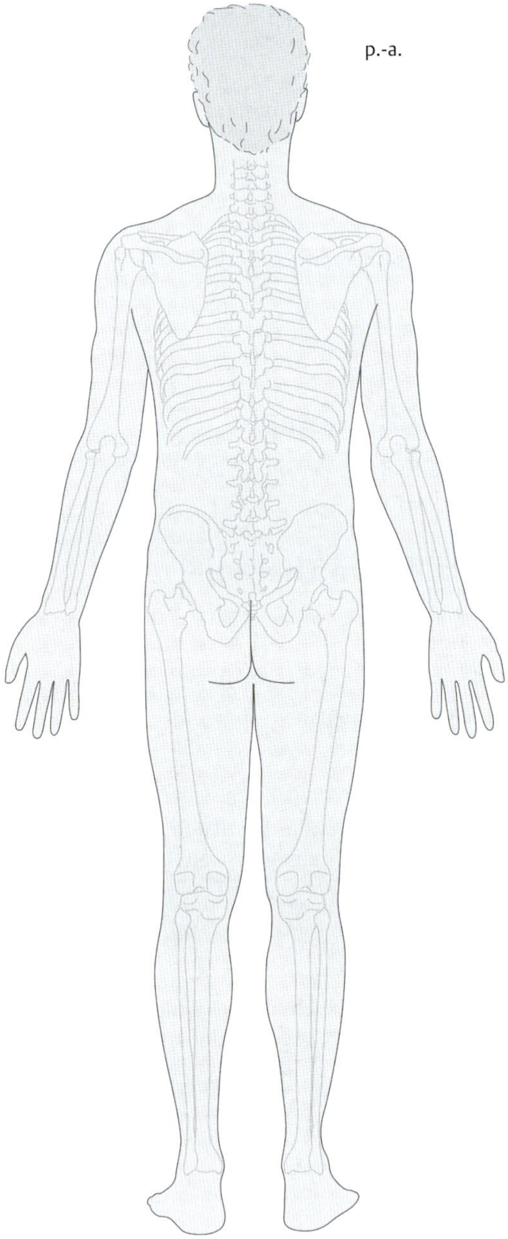

ICD-O

	ICD-O	Lokalisation
	C46.0	Kaposi-Sarkom der Haut
	C46.1	Kaposi-Sarkom des Weichteilgewebes
	C46.2	Kaposi-Sarkom des Gaumens
	C46.3	Kaposi-Sarkom der Lymphknoten
	C46.7	Kaposi-Sarkom sonstiger Lokalisation
	C46.8	Kaposi-Sarkom mehrere Organe
	C46.9	Kaposi-Sarkom, nicht näher bezeichnet

Abb. 5.5 Tumorerfassung: Haut – Kaposi-Sarkom.

Tumorerfassung: Haut/ Kaposi-Sarkom

Art der Klassifikation

keine Klassifikation nach TNM

T

keine Klassifikation nach TNM

N

keine Klassifikation nach TNM

M

keine Klassifikation nach TNM

Stadieneinteilung

keine Klassifikation nach TNM

Histologie

	Histologie		Differenzierung	
	Kaposi-Sarkom		kein Grading	
	– makulös			– angiomatös
	– plaqueförmig			– spindelzellig
	– nodulär			

Diagnostik

B	V	Untersuchung	Datum 1 / 2 / 3
		Sono Lymphabfluss	
		Sono Abdomen	
		HIV-Test	
		CT Thorax/Abdomen	
		CT Tumorregion	
		MRT Tumorregion	
		ÖGD	
		Koloskopie	
		Rö Thorax	

B: Basisdiagnostik, V: Verlaufskontrolle
dunkelblau: sehr wichtig / blau: wichtig
hellblau: bei Symptom oder spezieller Tumorlage / weiß: bei Bedarf

Tumormarker

Keine.

Bisherige Therapien (OP/RT/ChT)

Datum	

Risikofaktoren

	ICD-10	Risikofaktor
	B21	HIV-Infektion
	B00.9	HHV-8-Infektion
	D89.9	Immunsuppression

AZ/EZ

	AZ nach Karnofsky	
	100	keine Beschwerden, keine sichtbaren Krankheitszeichen, Normalität
	90	Fähigkeit zu normaler Aktivität, keine Symptome oder Krankheitszeichen
	80	normale Aktivität unter Anstrengung, einige Krankheitszeichen oder Symptome
	70	Patient kann sich selber versorgen, ist aber zu normaler Arbeit nicht fähig
	60	Patient braucht gelegentlich Hilfe, kann aber die meisten Angelegenheiten selber erledigen
	50	Patient ist beträchtlich hilfsbedürftig, benötigt oft medizinische Hilfe
	40	Patient ist auf Pflege und Hilfe angewiesen
	30	starke Behinderung, Krankenhausaufenthalt ist indiziert, noch keine Lebensgefahr
	20	Krankenhausaufnahme notwendig, starke Krankheitszeichen, supportive Therapie notwendig
	10	Sterben

Gewicht [kg]	
Gewichtsverlust [kg]	
BMI	

Sonstiges

Arzt

Name ______________________

Position ______________________

Datum ______________________

Unterschrift

Kapitel 6

Knochen und Weichteile

6 Knochen und Weichteile

6.1 Knochentumoren

6.1.1 Allgemeines

Epidemiologie

► **Osteosarkom**
- Altersgipfel 15–20 Jahre
- Inzidenz $1{,}5/10^6$
- häufigster primärer maligner Tumor des Skeletts

► **Chondrosarkom**
- Altersgipfel 60 Jahre
- bevorzugt bei Männern

► **Ewing-Sarkom**
- Altersgipfel 14,5 Jahre (5–25 Jahre)
- Inzidenz $3{,}0/10^6$
- meist Kinder und Jugendliche/junge Erwachsene von 5–27 Jahren
- 2 % aller Malignome im Kindesalter, 10–15 % aller primären Knochenmalignome

Risikofaktoren

► **Osteosarkom.** Induktion des Tumors durch vorherige Strahlenbehandlung möglich. An der Tumorentstehung spielt eine Veränderung des RB-Gens eine Rolle, so dass Patienten überproportional häufig auch an einem Retinoblastom erkranken.

► **Chondrosarkom.** Ursache primärer Chondrosarkome unklar. Sekundäre Chondrosarkome können sich selten aus benignen Primärtumoren entwickeln. Bei Erkrankungen mit multiplem Vorkommen von Enchondromen bzw. Osteochondromen besteht ein höheres Entartungsrisiko.

► **Ewing-Sarkom.** Ätiologie unklar. Risikofaktoren unbekannt. Selten in der afrikanischen und ostasiatischen Population. Die Tumorzellen haben eine Aberration im EWS-Gen auf Chromosom 22 (Ewing-Sarkom-Gen). In 90–95 % der Fälle liegt eine Translokation t(11;22)(q24;p12) zwischen dem EWS- und dem FLI-1-Gen auf Chromosom 11 vor.

Prognostische Faktoren

► **Osteosarkom**
- Tumorvolumen
- Ansprechen auf eine initiale ChT
- R0-Resektion

► **Chondrosarkom**
- Risiko für Metastasen korreliert mit dem Grad der Entdifferenzierung

► **Ewing-Sarkom**
- Metastasierung
- Tumorausbreitung bei Diagnose

6.1.2 Klinik

Symptomatik

► **Osteosarkom**
- Schmerzen: oft als belastungsabhängig empfunden
- derbe Schwellung und Überwärmung, Gefäßzeichnung
- pathologische Fraktur
- Bewegungseinschränkungen

► **Chondrosarkom**
- Schmerzen: oft nur gering ausgeprägt

► **Ewing-Sarkom**
- Schwellung
- Fieber
- BSG-Erhöhung, Leukozytose, CRP-Erhöhung
- dolor, rubor, calor

Befallsmuster

► **Osteosarkom**
- 50 % Kniebereich
- typischerweise Befall der Metaphysen der langen Röhrenknochen
- 20 % bei ED Metastasen (meist Lunge)
- 80–90 % Mikrometastasen bei ED

► **Chondrosarkom**
- meist im Achsenskelett
- Becken (in der Nähe des Hüftgelenks am häufigsten)
- Wirbelsäule
- Femur
- Humerus

► **Ewing-Sarkom**
- meist im Beckengürtel und in der unteren Extremität
- oft in flachen Knochen und Diaphysen der langen Röhrenknochen (Femur/Tibia), auch extraossärer Befall möglich
- auch in Schultergürtel/Becken
- Metastasierung bevorzugt ossär und pulmonal
- per definitionem Grad 4

6.1.3 Tumordiagnostik

Bildgebung

CT Tumorregion: lokale Tumorausdehnung

MRT Tumorregion: lokale Tumorausdehnung

Sono Abdomen: Ausschluss hepatischer Filiae

CT Thorax: Metastasen?

CT Abdomen: Metastasen?

Rö Tumorregion: lokale Tumorausdehnung

MRT Abdomen: Metastasen?

Skelettszintigrafie: lokaler Befall

FDG-PET-CT: lokale Tumorausdehnung, funktionelle Bildgebung, LK-Metastasen, Fernmetastasierung, Therapieansprechen Osteosarkom

Rö Thorax: Ausschluss pulmonaler Filiae > 8 mm

Sonstige Untersuchung

Klinische Untersuchung: Funktionsausfälle? Schmerzen?

Tumormarker

▸ **Osteosarkom.** Labor meist unspezifisch, BSG, AP, LDH können erhöht sein.

▸ **Chondrosarkom.** Keine spezifischen Tumormarker.

▸ **Ewing-Sarkom/PNET.** LDH, NSE.

Histologie

Siehe Tumorerfassungsbogen (▸ Abb. 6.1).

6.1.4 Staging/Grading

Die Klassifikation erfolgt nach TNM, die Stadieneinteilung nach UICC. Sie gilt für alle primären malignen Knochentumoren mit folgenden Ausnahmen:

- maligne Lymphome
- Plasmozytome (multiple Myelome)
- Oberflächen-/juxtakortikale Osteosarkome
- juxtakortikale Chondrosarkome

6.1.5 Primärtherapie

Das Therapiekonzept ist von der Histologie abhängig und wird meist nach Studienprotokollen durchgeführt.

▸ **Osteosarkom**

- immer als systemische Erkrankung betrachten und deshalb entsprechend behandeln
- interdisziplinäre Therapie, nur in spezialisierten Zentren, nach Möglichkeit in Studienprotokollen (s. u.)
- Therapieprinzip: ChT – OP – ChT; Ausnahme: Low-Grade-Osteosarkome (alleinige OP)
- alleinige adjuvante Therapie nur in Ausnahmefällen (z. B. bei Diagnosestellung erst durch definitive OP)
- nach prä OP ChT: OP-Präparat auf histologisches Ansprechen beurteilen, ggf. postoperative Modifikation des ChT-Regimes (s. Studienprotokoll)
- wichtigste Therapeutika: Doxorubicin, Cisplatin, Ifosfamid, Methotrexat; ggf. auch Einsatz von Mifamurtid (seit 2009 zugelassen)
- Tumor wenig strahlensensibel, deshalb normalerweise keine RT
- Resektion von Lungenmetastasen (möglicherweise kurativ!)
- ältere Patienten: Therapie nach EURO-B. O.S. S.

▸ **Studien**

EURAMOS 1:

- Nachfolger von COSS 96 für Osteosarkome
- Therapie nach EURAMOS1/COSS (Kooperative Osteosarkom-Studiengruppe)
  - Studie 30.06.2011 geschlossen
  - Stadien II, III, IV
  - neue Patienten im Register melden, es existiert eine Therapieoptimierungsstudie (Empfehlung: Behandlung mit Standardarm MAP)
- primär operabler Tumor
- prä OP 2 Zyklen Cisplatin/Doxorubicin + 4 Zyklen Methotrexat (MAP)
- OP nach Erholung von ChT; Beurteilung des histopathologischen Ansprechens auf neoadjuvante Chemotherapie
- bisheriges Studienprotokoll bei Ansprechen auf ChT:
  - MAP mit Interferon-α (MAPinf)
  - oder MAP ohne Interferon-α
- bei schlechtem Ansprechen auf ChT
  - MAP
  - oder MAP + Ifosfamid/Etoposid (MAPIE)

EURO-B. O.S. S.:

- Patienten 40–65 Jahre
- Osteosarkome, zusätzlich MFH, Leiomyosarkome, dedifferenziertes Chondrosarkom (> Grad 2), Angiosarkom, Fibrosarkom
- wichtigste Therapeutika: Methotrexat, Adriamycin, Cisplatin, Ifosfamid
- nach prä OP ChT: OP-Präparat auf histologisches Ansprechen beurteilen, ggf. postoperative Modifikation des ChT-Regimes, vermehrt MTX (s. Studienprotokoll)
- (ChT →) OP → ChT bei Ansprechen

▸ **Malignes fibröses Histiozytom, Fibrosarkom, Leiomyosarkom des Knochens**

- Therapie wie Osteosarkom (EURO-B. O.S. S.)

▸ **Ewing-Sarkom**

- immer als systemische Erkrankung betrachten und deshalb entsprechend behandeln
- interdisziplinäre Therapie nur in spezialisierten Zentren, nach Möglichkeit in Studienprotokoll (EWING 2008, s. u.)
- Therapieprinzip: ChT (ggf. RT) – OP (ggf. RT) – ChT
- prä OP ChT zur Tumorreduktion, 6 Zyklen mit Vincristin, Ifosfamid, Doxorubicin und Etoposid (VIDE)
  - Verkleinerung des Tumors, Senkung der Wahrscheinlichkeit für eine operative Tumorzellverschleppung
- ggf. prä OP RT, um Operabilität sonst inoperabler Tumoren zu erreichen
- Lokaltherapie: OP oder OP + RT
- OP: 5 cm Sicherheitsabstand im Gesunden
- post OP: ChT nach histopathologischem Ansprechen; ggf. RT (abhängig von Radikalität der OP und Ansprechen auf neoadjuvante ChT)

- Studien:
  - EURO-E.W.I.N.G. 99 (EUROpean Ewing Tumor Working Initiative of National Groups – Ewing Tumor Studies 1999), inzwischen geschlossen
  - Nachfolgeprotokoll EWING 2008 (s. u.)

▸ Studien

EWING-2008:
- 6 Kurse Induktions-ChT mit Vincristin, Ifosfamid, Doxorubicin und Etoposid (VIDE)
- anschließend Lokaltherapie (OP oder OP + RT)
- danach ChT nach Risikogruppen: Standardrisiko (R1), High Risk (R2), Very High Risk (R3)

Gruppe R1:
- lokalisierter Tumorbefall
- gutes Ansprechen (< 10 % vitale Tumorzellen)
- weitere ChT
  - männliche Patienten: 8 Blöcke VAI
  - weibliche Patienten: 8 Blöcke VAC
- ab 5. Block Randomisation einer 6 Monatstherapie mit 4-wöchentlich Fenretinid, Zolendronsäure oder Fenretinid + Zolendronsäure oder keine zusätzliche Therapie

Gruppe R2:
- schlechtes Tumoransprechen bei lokalisiertem Tumorbefall oder primär zusätzlich isolierter pulmonaler Befall
- Fortsetzung mit 8 Blöcken VAI
- oder Hochdosistherapie (Busulfan-Melphalan/BuMel) mit anschließender autologer Stammzellreinfusion (SZT)

Gruppe R3:
- Patienten mit primären Knochen- und/oder Lungen- oder anderen Metastasen
- 8 Kurse VAC
- oder HDChT (Treosulfan-Melphalan/TreMEL) mit anschließender autologer SZT gefolgt von 8 Kursen VAC
- bei erwarteter Immobilisierung (OP im Beckenbereich) ggf. HDChT vor OP

Operation

Lokale Therapie:
- Feinnadelbiopsie oder Inzisionsbiopsie immer longitudinal
- Biopsieweg immer mit entfernen (Impfmetastasen)
- weite Exzision mit Weichteilmanschette
- radikale OP mit Entfernung des ganzen Knochens nur bei intraossären Skip-Metastasen oder massivem Befall des ganzen Knochens
- Low-Grade-Läsionen sind meist mit lokaler Therapie allein kontrolliert

Radiotherapie

▸ Osteo- und Chondrosarkome
- als Palliativtherapie
- Primärtherapie bei Inoperabilität im Achsenskelett
- bei R1, R2, Close Margin

▸ Chondrosarkom

PTV:
- ehemaliger Tumor +
  - 5 cm proximal + distal
  - evtl. Kompartment
  - Narben
  - Drainagestellen
  - 2–3 cm Tiefe
  - bis 50,4 Gy, ED 1,8–2,0 Gy
- Boost 1: ehemaliger Tumor + 2 cm
  - R0: 10 Gy
  - R1: 16 Gy
- Boost 2: R2/R1-Region
  - 4–10 Gy (70–76 Gy)

Brachytherapie post OP:
- ab d5 post OP
- 2 Gy ED, GD 10 Gy

Prä OP:
- Tumoren + 3 cm G1/G2
- Tumoren + 6 cm G3
- GD 50 Gy, ED 1,8–2Gy

OP 2–3 Wochen nach RT.

▸ Ewing-Sarkom
- operative Entfernung wird gegenüber der RT favorisiert
- Kompartmentdosis 45 Gy, Boost Tumorregion 55 Gy
- je nach Operabilität alleinige, prä oder post OP RT des Primärtumorbereichs als individuelle Therapieentscheidung
- Dosen siehe Protokoll EWING-2008-Studie

Systemische Therapie

▸ Osteosarkom
- Doxorubicin
- Methotrexat (MTX)
- Cisplatin
- Carboplatin (nur bei Kontraindikation für Cisplatin)
- Ifosfamid
- bisher kein Vorteil Hochdosistherapie

▸ Chondrosarkom und Chordom
- differenzierter Tumor nicht chemosensitiv, dedifferenzierte Chondrosarkome werden analog Osteosarkomprotokollen (z. B. EURO-B.O.S.S.) behandelt

▸ Ewing-Sarkom

Kombinationen:
- Vincristin
- Doxorubicin
- Actinomycin D
- Ifosfamid
- Etoposid
  → VIDE, VAC, VAI

6.1.6 Rezidivtherapie

Operation

Falls möglich, erneute Resektion im Gesunden anstreben. Ebenso Metastasektomie anstreben.

Radiotherapie

Individualentscheidung.

Systemische Therapie

Rücksprache mit den Studienzentralen! Ggf. Einschluss in Phase-II-Studien; individuell Indikation für HDChT und autologe Stammzellreinfusion prüfen.

6.1.7 Palliative Therapie

Individualentscheidung.

6.1.8 Nachsorge

Intervalle

▶ **Osteosarkom.** Siehe Protokolle EURAMOS 1 bzw. EURO-B.O.S.S.

In den ersten 3 Jahren engmaschige Nachsoge aufgrund des Risikos für Lokalrezidiv und pulmonale Metastasierung.

Im 1. und 2. Jahr alle 3 Monate klinische Untersuchung, lokale Röntgenkontrolle, Labor, CT Thorax, Ganzkörper-Skelettszintigrafie; alle 6 Monate lokales MRT.

Im Jahr 3–5 alle 6 Monate klinische Untersuchung, lokale Röntgenkontrolle, Labor, Thorax-CT, Ganzkörper-Skelettszintigrafie; alle 12 Monate lokales MRT.

Ab dem 6. Jahr alle 12 Monate lokale Röntgenkontrolle, Labor, Thorax-CT. Ganzkörper-Skelettszintigrafie, lokales MRT.

▶ **EWING-Sarkom.** Siehe Protokoll EWING-2008-Studie.

Untersuchungen

Siehe Nachsorgeintervalle (▶ Kap. 6.1.8).

Bildgebung

Bildgebung der ehemaligen Tumorregion mit konventionellem Röntgen und Schnittbildgebung (CT/MRT) sinnvoll, sowie Skelettszintigrafie.

Sonstige

Nach Doxorubicin sind langzeitige EKG-Kontrollen wegen der Gefahr einer Entwicklung einer Herzinsuffizienz nötig.

Tumormarker

Keine.

6.1.9 Leitlinien

GPOH: www.krebsinfo.de

AWMF: http://www.awmf.org/leitlinien/aktuelle-leitlinien.html

DKG: www.krebsgesellschaft.de

6.1.10 Literatur

Berger D, Engelhardt R, Mertelsmann R, Hrsg. Das Rote Buch: Hämatologie und Internistische Onkologie. 4. Aufl. München: Ecomed Medizin; 2010
Lohr F, Wenz F, Hrsg. Strahlentherapie kompakt. 2. Aufl. München: Urban & Fischer in Elsevier; 2007
Preiß J, Dornoff W, Hagmann FG, Schmieder A, Hrsg. Taschenbuch Onkologie 2010/2011. 15. Aufl. München: W. Zuckerschwerdt Verlag; 2010
Wannenmacher M, Debus J, Wenz F. Strahlentherapie. Berlin: Springer; 2006
Wittekind C, Klimpfinger M, Sobin LH. TNM-Atlas, 5. Aufl. Berlin: Springer; 2005
Wittekind C, Meyer HJ, Hrsg. TNM-Klassifikation maligner Tumoren. 7. Aufl. Weinheim: Wiley-VCH Verlag; 2010
www.onkologie2011.de

6.1.11 Studien

USA/NIH: www.clinicaltrials.gov

Siehe auch im Text.

6

Tumorerfassung: Knochen und Weichteile/Knochentumoren

Patient

Name ______________________________

Vorname ______________________________

Geb.-datum ______________________________

Fallnummer ______________________________

Anatomie

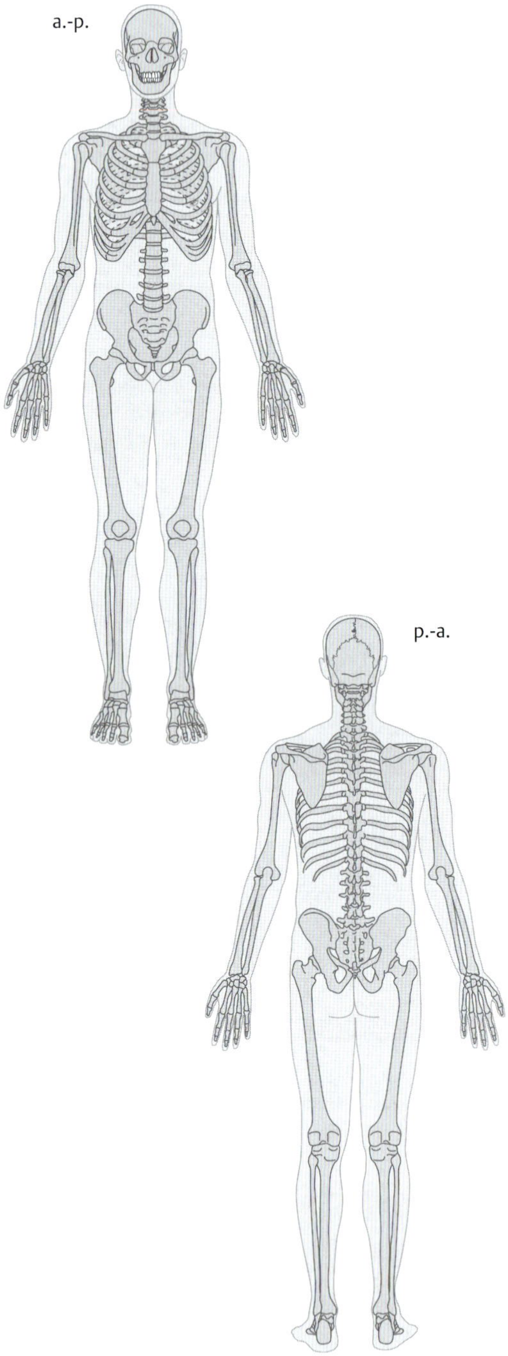

ICD-O

ICD-O	Lokalisation Knochen/Knorpel
C40.0	Skapula, lange Knochen obere Extremität
C40.1	kurze Knochen obere Extremität
C40.2	lange Knochen untere Extremität
C40.3	kurze Knochen untere Extremität
C40.8	mehrere Teilbereiche überlappend
C40.9	nicht näher bezeichnet
C41.0	Hirn- und Gesichtsschädel
C41.1	Unterkiefer
C41.2	Wirbelsäule
C41.3	Rippen, Sternum, Klavikula
C41.4	Becken
C41.8	mehrere Teilbereiche überlappend
C41.9	nicht näher bezeichnet

Art der Klassifikation

Symbol	Art der Klassifikation
c	klinische Klassifikation
p	pathologische Klassifikation
a	Autopsie
y	während/nach initialer multimodaler Therapie
r	Rezidivtumor

T

Primärtumor Knochen/Knorpel	
TX	Primärtumor kann nicht beurteilt werden
T0	kein Anhalt für Primärtumor
T1	Tumor ≤ 8 cm
T2	Tumor > 8 cm
T3	diskontinuierlich in primär befallenem Knochen

N

Lymphknoten Knochen/Knorpel	
NX	LK nicht beurteilbar/Staging inkomplett
N0	keine LK betroffen
N1	Metastasen in regionären LK

Regionär sind die LK, die der Lage des Primärtumors entsprechen. Fälle, bei denen der Nodalstatus weder klinisch noch pathologisch bestimmt werden kann, können als N0 anstelle von NX oder pNX klassifiziert werden.

M

Fernmetastasen Knochentumoren		
MX	Staging inkomplett	
M0	keine Fernmetastasen	
M1	Fernmetastasen (siehe Ergänzungsbogen)	
	a	Lunge
	b	andere Fernmetastasen

Stadieneinteilung

	T1	T2	T3	M1a	M1b
N0/NX	IA [1]	IB [1]	III	IVA	IVB
	IIA [2]	IIB [2]			
N1	IVB	IVB	IVB	IVB	IVB

[1] niedriggradiger Tumor
[2] hochgradig maligner Tumor

Abb. 6.1 Tumorerfassung: Knochen und Weichteile – Knochentumoren.

Tumorerfassung: Knochen und Weichteile/Knochentumoren

Histologie

	Histologie		Differenzierung	
	Osteosarkom		GX	nicht bestimmbar
	Chondrosarkom		G1	gut differenziert
	Ewing-Sarkom (inkl. maligne periphere neuroektodermale Tumoren [PNET])		G2	mäßig differenziert
			G3	schlecht differenziert
			G4	entdifferenziert
			oder:	
	Leiomyosarkom		niedriggradig maligne	
	Fibrosarkom		hochgradig maligne	
	MFH			

	RX		LX		VX		PnX
	R0		L0		V0		Pn0
	R1		L1		V1		Pn1
	R2				V2		

Diagnostik

B	V	Untersuchung	Datum 1 / 2 / 3
		CT Tumorregion	
		MRT Tumorregion	
		Sono Abdomen	
		CT Thorax	
		CT Abdomen	
		Skelettszintigrafie	
		Rö Tumorregion	
		MRT Abdomen	
		FDG-PET-CT	
		Rö Thorax	

B: Basisdiagnostik, V: Verlaufskontrolle
dunkelblau: sehr wichtig / blau: wichtig
hellblau: bei Symptom oder spezieller Tumorlage / weiß: bei Bedarf

Tumormarker

	Marker	Datum 1 / 2 / 3
	AP	
	LDH	
	NSE	

Bisherige Therapien (OP/RT/ChT)

Datum	

Risikofaktoren

	ICD-10	Risikofaktoren Osteosarkom
	C41.9	Osteosarkom:
	M88.99	– Morbus Paget des Knochens
	T66 Z92.3	– Strahlenexposition – Strahlenbehandlung in der Anamnese
	X	– Li-Fraumeni-Syndrom (p53-Mutation)
	C69.2	– Retinoblastom

	ICD-10	Risikofaktoren Chondrosarkom
	C41.9	Chondrosarkom:
	Q78.6	– multiple hereditäre Exostosen
	Q78.4	– multiple Enchondrome (Morbus Ollier)

AZ/EZ

	AZ nach Karnofsky	
	100	keine Beschwerden, keine sichtbaren Krankheitszeichen, Normalität
	90	Fähigkeit zu normaler Aktivität, keine Symptome oder Krankheitszeichen
	80	normale Aktivität unter Anstrengung, einige Krankheitszeichen oder Symptome
	70	Patient kann sich selber versorgen, ist aber zu normaler Arbeit nicht fähig
	60	Patient braucht gelegentlich Hilfe, kann aber die meisten Angelegenheiten selber erledigen
	50	Patient ist beträchtlich hilfsbedürftig, benötigt oft medizinische Hilfe
	40	Patient ist auf Pflege und Hilfe angewiesen
	30	starke Behinderung, Krankenhausaufenthalt ist indiziert, noch keine Lebensgefahr
	20	Krankenhausaufnahme notwendig, starke Krankheitszeichen, supportive Therapie notwendig
	10	Sterben

Gewicht [kg]	
Gewichtsverlust [kg]	
BMI	

Sonstiges

Port:

Mini-Port:

Arzt

Name ______________________

Position ______________________

Datum ______________________

Unterschrift

6.2 Weichteiltumoren

6.2.1 Allgemeines

Epidemiologie

Altersgipfel: keiner

Inzidenz: $20/10^6$, ♀:♂ = 1:1

Ca. 1 % aller maligner Tumoren Erwachsener.

Risikofaktoren

Siehe Tumorerfassungsbogen (▶ Abb. 6.2). Die Ätiologie bleibt oft unklar. Strahleninduzierte Tumoren treten in einem Zeitraum von ca. 10–30 Jahren nach einer RT auf. Diese Tumoren sprechen schlechter auf eine ChT an als andere Sarkome.

Prognostische Faktoren

Metastasierung:
- 90 % bei Diagnose lokalisiert
- > 50 % Metastasen im Verlauf bei höhergradigen Tumoren
- < 15 % Metastasen bei niedriggradigen Tumoren
- 70–80 % der Fernmetastasen pulmonal
- Ausnahme Liposarkome: bei 60 % M1 außerhalb der Lunge

LK-Befall:
- vor allem beim Rhabdomyosarkom
- Synovialzellsarkom
- Angiosarkom
- Epitheloidzellsarkom

Prognosefaktoren:
- Grading (am wichtigsten)
- Größe des Primärtumors
- Vorliegen von Metastasen
- Tiefe (mit oder ohne Faszienbeteiligung)
- Patientenalter (Prognose bei Kindern besser als bei Erwachsenen)
- positive Schnittränder
- Rezidivtumor?
- p53+ schlechtere Prognose
- bcl-2 bessere Prognose

6.2.2 Klinik

Symptomatik

Die Tumoren umfassen eine sehr heterogene Gruppe mit unterschiedlicher Histologie, Symptomatik und unterschiedlichem klinischen Verlauf. In Zukunft wird sich deshalb die Therapie der Weichteilsarkome zunehmend differenzieren.

Die Tumoren imponieren häufig als unklare Weichteilschwellung und werden daher häufig zunächst fehlgedeutet und falsch therapiert.

Befallsmuster

- > 50 % Extremitäten
- 43 % untere Extremitäten (Oberschenkel am häufigsten)
- 16 % obere Extremitäten
- 35 % viszeral/retroperitoneal (dort 50 % Lokalrezidive)/Rumpf
- 5 % Kopf/Hals
- 3 % thorakal

Metastasierung fast nur hämatogen in die Lunge. Regionäre LK-Metastasen sind selten (5 %), jedoch bei Epitheloid-, Rhabdomyo- und Synovialzellsarkomen (bis 25 %) häufiger. Skelettmetastasen sind selten (< 5 %).

6.2.3 Tumordiagnostik

Bildgebung

CT Tumorregion: lokale Tumorausdehnung

MRT Tumorregion: lokale Tumorausdehnung

CT Thorax: Nachweis auch kleiner Metastasen

CT Abdomen: lokale Tumorausdehnung/Metastasen

Sono Abdomen: Ausschluss hepatischer Filiae

MRT Abdomen: lokale Tumorausdehnung/Metastasen

FDG-PET-CT: lokale Tumorausdehnung, funktionelle Bildgebung, LK-Metastasen, Fernmetastasierung, Verlaufskontrolle der Therapie

Rö Thorax: Ausschluss pulmonaler Filiae > 8 mm

Sonstige Untersuchung

Keine.

Tumormarker

Keine.

Histologie

Weichteiltumoren oder -sarkome umfassen eine sehr heterogene Gruppe von Tumoren mit unterschiedlicher Histologie.

▶ **Malignes fibröses Histiozytom**
- 35 %, häufigstes Weichteilsarkom der Extremitäten-

▶ **Liposarkom**
- 30 %, häufigstes retroperitoneales Weichteilsarkom

▶ **Synovialsarkom**
- 10 %
- meist bei Patienten < 35 Jahre
- per definitionem immer G3

▸ **Neurosarkom**
- 10 %

▸ **Leiomyosarkom**
- vornehmlich Uterus
- oft Grad III/IV → schlechtere Prognose
- gastrointestinal: meist therapierefraktär

▸ **Fibromyosarkom**
- hohes Lokalrezidiv- und Metastasierungsrisiko

▸ **Angiomyosarkom**

▸ **Rhabdomyosarkom**
- alveolär
- embryonal (häufigstes kindliches Weichteilsarkom)

▸ **Epitheloides Sarkom**

▸ **Alveoläres Sarkom**

▸ **Malignes Hämangioendotheliom**

▸ **Multifokales Angiosarkom nach Lymphadenektomie/RT**
- nach chronischem Lymphödem (Stewart-Treves-Syndrom)

▸ **Maligne Nervenscheidentumoren**
- hohes Lokalrezidiv- und Metastasierungsrisiko

6.2.4 Staging/Grading

Die Klassifikation erfolgt nach TNM, die Stadieneinteilung nach UICC.

6.2.5 Primärtherapie

Die Therapie ist u. a. von der Histologie abhängig und sollte immer interdisziplinär besprochen werden (ggf. Planung einer multimodalen Therapie). Das Vorgehen kann je nach Größe, Grading, Lokalisation und Metastasierungstendenz deutlich variieren.

▸ **Kindliche Weichteilsarkome**
- CWS 2002 Protokoll
- 50–60 % Heilung
- monofraktioniert 1,8 Gy ED
- hyperfraktioniert akzeleriert ED 2 x 1,6 Gy, Intervall mind. 6 h
- hyperfraktioniert 2 x 1,2 Gy, Intervall mind. 6 h
- Faktoren für die Gesamtdosis: Indikation, Histologie, Response auf ChT, Lokalisation/Absprache mit Studienleitung

▸ **Retroperitoneale Weichteilsarkome**
- adjuvante ChT nur in Studien
- OP + RT oder RT + OP
- Dosislimit 40–50 Gy
- IORT 10–20 Gy Boost

▸ **Weichteilsarkome Kopf/Hals**
- schlechtere Ergebnisse durch Dosislimitierung
- häufig Angiosarkome und maligne Schwannome

▸ **Uterine Sarkome**
- OP + adjuvante RT
- Verbesserung der lokalen Kontrolle und des Gesamtüberlebens durch RT

▸ **Desmoide**
- primär immer OP
- bei R0/R1 abwarten, da Rezidive 50 %
- post OP RT senkt Rezidivrate auf 10–30 %
- Tamoxifen
- Indometacin oder Sulindac
- Doxorubicin
- IFN-α

Operation

Amputation:
- radikale organerhaltende alleinige OP
- meist mit starker Funktionseinschränkung

Kompartmentresektion:
- 7–28 % Lokalrezidive
- kaum noch durchgeführt
- Vorteil der adjuvanten RT nicht nachgewiesen

Weite Exzision:
- anschließend RT
- weitgender Funktionserhalt
- 50 % Lokalrezidive
- minimal 2 cm Sicherheitsabstand
- keine LK-Dissektion, außer vergrößerte LK

Immer Biopsieweg bei definitiver OP mit exzidieren.

▸ **Definitive OP**
- bei intraläsionaler oder marginaler Resektion immer Nachresektion anstreben (sonst 90–100 % Lokalrezidive)
- Notwendigkeit der R0-Resektion
  - 60–66 Gy liefern 80 % lokale Kontrolle

Weitere OP-Indikationen:
- Operation von Lungenmetastasen
- Re-OP + RT

Radiotherapie

Sichere Indikation zur postoperativen adjuvanten (post OP) RT bei Extremitätensarkomen. Ausnahmen: radikale Kompartmentresektion oder Amputation, kleine (pT1a–b) G1-Tumoren. Bei höhergradigen Weichteilsarkomen verbessert die adjuvante RT außer der lokalen Rezidivfreiheit auch das Osteosarkom. Ergebnisse der eingeschränkt radikalen OP + RT äquivalent zu verstümmelnder OP.

Auch bei R0-Resektion (mit 2–5 cm Abstand) ist die RT zwingend indiziert. Bei R1-Resektion und immer bei R2-Resektion sollte, sofern technisch möglich, vor RT eine Nachresektion durchgeführt werden.

Das Bestrahlungsfeld richtet sich nach der präoperativen MRT des Tumors (das Boostfeld nach vom Operateur gesetzten Clips an den Tumorgrenzen), schließt das betroffene Kompartiment mit der gesamten OP-Narbe und Drainagewunden ein.

- Beginn nach Heilung/innerhalb 4–6 Wochen post OP
- adjuvante RT auch als Brachytherapie möglich
- Trend: neoadjuvante RChT
- hohe Toxizität

► **Prä OP RT**

- Vorteil für Tumoren > 15 cm
- OP 2–4 Wochen nach RT
- 50 Gy prä OP + 15 Gy Brachytherapie/intra OP/post OP
- Sterilisierung von Tumorzellen vor OP (→ Aussaat von Tumorzellen während der OP)
- bei Kontamination oder R1/R2
- besser als post OP (weniger Nebenwirkungen, Tumor zur OP kleiner)
- Wundheilung schlechter
- histologische Beurteilung erschwert

► **Prä OP RChT**

- große, höhergradige Tumoren
- MAID ChT und 2 x 22 Gy split course (Cave: hohe Toxizität)
- 50 Gy + Doxorubicin (Cave: hohe Toxizität)

► **Intra OP Brachytherapie**

- individuelle Entscheidung: für hochgradige Tumoren u. U. geeignet, nicht für niedriggradige
- kein Überlebensvorteil

► **Intra OP Teletherapie**

- Studie NCI bei retroperitonealen Sarkomen
- höhere Lokalkontrolle
- mehr Nebenwirkungen

► **Post OP RT**

- reduziert Lokalrezidivrate für nieder- und höhergradige Tumoren
- kein Benefit für vollständig resezierte Tumoren < 5 cm
- 50–60 Gy

► **Primäre RT**

- sollte vermieden werden
- 70–80 Gy: nur 30 % langfristige Kontrolle
- 60–65 Gy
- intraabdominell 36–50 Gy

RT 3 Wochen nach OP beginnen.

► **Teilchenstrahlen**

- Vorteil von Neutronen bei Weichteilsarkomen nachgewiesen
- schwere Spätnebenwirkungen (Fibrosen, pathologische Knochenfrakturen, Kontrakturen)
- Kohlenstoffionen: Boostbestrahlung von makroskopischen Resttumoren

► **Aufklärung**

- Lymphödem, insbesondere wenn Zirkumferenz > 40 Gy
- Hornhautnekrose des Fußes bei > 30 Gy
- Fibrosen/Hautveränderungen
- Gelenkkontrakturen
- pathologische Knochenfraktur

Systemische Therapie

Weichteilsarkome neigen zur frühzeitigen hämatogenen Aussaat (in nahezu 50 % Fernmetastasierung, meist pulmonal). Indikationen zur systemischen Therapie: adjuvant zur Senkung des Rezidivrisikos, palliativ zur Symptomkontrolle.

Wesentlich in jedem Stadium des Rhabdomyosarkoms:

- Doxorubicin + Ifosfamid (besser als Cyclophosphamid), analog kindlichen CWS-Protokollen
- DTIC
- Vincristin

Kombinations-ChT:

- CyVADIC (Cyclophosphamid, Vincristin, Doxorubicin und DTIC)
- MAID (Doxorubicin, Ifosfamid, Mesna, Dacarbazin): aggressiv
- AI: aggressiv
- AD
- > Überleben unterscheidet sich nicht

Antikörper:

- TNF
- Melphalan und TNF

► **Adjuvante ChT**

- Metaanalyse von 2008: geringer, aber signifikanter Vorteil adjuvante ChT bei lokalisierten und resezierbaren Tumoren (Risikoreduktion für Lokal- und Gesamtrezidive)
- Kombinations-ChT mit Doxorubicin und Ifosfamid verbessert gegenüber Monotherapie Gesamt-ÜL signifikant (um 11 %)
- auf individueller Basis sollte Patient in gutem AZ mit Hochrisikotumoren (G2–3; Extremitätenbefall; Tumor > 5 cm) oder nach radikaler Entfernung metachroner Lungenmetastasen eine adjuvante ChT, vorzugsweise als Kombinationstherapie, angeboten werden
- bei Rhabdomyosarkomen adjuvante ChT nach pädiatrischen CWS-Protokollen sinnvoll

► **Neoadjuvante ChT**

Standard für:

- Osteosarkome
- Ewing-Sarkome
- pädiatrische Rhabdomyosarkome

Experimentell/als individuelle Entscheidung für Weichteilsarkome beim Erwachsenen:

- Erreichen von Operabilität?
- Serien von UCLA und MDACC erfolgversprechend

► **Palliative ChT**

- neuere Ergebnisse belegen, dass Effektivität systemischer Therapie von der Histologie abhängt (Entwicklung hin zu individualisierter Therapie)

- kein gesicherter Einfluss der ChT auf Überleben, aber oft guter palliativer Effekt
- Doxorubicin 60–90 mg/m^2 alle 3–4 Wochen
- alternativ Ifosfamid 9g/m^2 alle 3–4 Wochen (Synovialsarkome besonders empfindlich)
- Kombinationstherapie Anthrazyklin + Ifosfamid (Kombination effektiver hinsichtlich Ansprechraten und verbessertem progressionsfreien Überleben, aber toxischer)
- Gemcitabin/Docetaxel-Kombination: besonders wirksam beim Leiomyosarkom des Uterus
- Trabectedin (zugelassen in der Second-Line-Therapie, aktiv insbesondere bei Liposarkom, Leiomyosarkom)
- weitere Substanzen: Actinomycin D, Cis- u. Carboplatin, DTIC, Etoposid, Topotecan, Taxane (Paclitaxel beim Angio- und Kaposi-Sarkom), Trofosfamid, Temozolomid, Vinca-Alkaloide, insbesondere Vinorelbin, und Cyclophosphamid (beim Rhabdomyosarkom)
- zielgerichtete Ansätze sind aktiv, aber noch nicht zugelassen (Sunitinib insbesondere desmoplastischer Rundzelltumor, maligner Riesenzelltumor, Sorafenib insbesondere bei Angiosarkom, Liposarkom, Leiomyosarkom, Pazopanib insbesondere bei Leiomyosarkom, Synovialsarkom; Remissionsraten z.T. bis 50%)

6.2.6 Rezidivtherapie

Operation

Möglichst sollte eine erneute R0-Resektion im Gesunden nach onkologischen Kriterien angestrebt werden.

Radiotherapie

Bei vorhergehender Radiatio häufig keine sinnvolle Therapieoption mehr.

Systemische Therapie

Individualentscheidung. In Abhängigkeit von der Histologie sowie Vortherapie.

6.2.7 Palliative Therapie

Operation

Individualentscheidung. Ggf. kann ein Tumordebulking sinnvoll sein.

Radiotherapie

Individualentscheidung.

Systemische Therapie

Individualentscheidung.

6.2.8 Nachsorge

Intervalle

Hochgradige Tumoren:

- alle 3 Monate für 3 Jahre
  - Rö Thorax
- danach halbjährlich für 2 Jahre
- danach jährlich

Untersuchungen

Klinische Untersuchung.

Bildgebung

MRT-Bildgebung zur Verlaufskontrolle des Lokalbefundes sowie bei Verdacht auf Tumorrezidiv sinnvoll.

CT Thorax zum Ausschluss pulmonaler Filiae sinnvoll.

Sonstige

Keine.

Tumormarker

Keine.

6.2.9 Literatur

Berger D, Engelhardt R, Mertelsmann R, Hrsg. Das Rote Buch: Hämatologie und Internistische Onkologie. 4. Aufl. München: Ecomed Medizin; 2010
Lohr F, Wenz F, Hrsg. Strahlentherapie kompakt. 2. Aufl. München: Urban & Fischer in Elsevier; 2007
Preiß J, Dornoff W, Hagmann FG, Schmieder A, Hrsg. Taschenbuch Onkologie 2010/2011. 15. Aufl. München: W. Zuckerschwerdt Verlag; 2010
Wannenmacher M, Debus J, Wenz F. Strahlentherapie. Berlin: Springer; 2006
Wittekind C, Klimpfinger M, Sobin LH. TNM-Atlas, 5. Aufl. Berlin: Springer; 2005
Wittekind C, Meyer HJ, Hrsg. TNM-Klassifikation maligner Tumoren. 7. Aufl. Weinheim: Wiley-VCH Verlag; 2010

6.2.10 Studien

USA/NIH: www.clinicaltrials.gov

Tumorerfassung: Knochen und Weichteile / Weichteiltumoren

Patient

Name ______________________________

Vorname ______________________________

Geb.-datum ______________________________

Fallnummer ______________________________

Anatomie

a.-p.

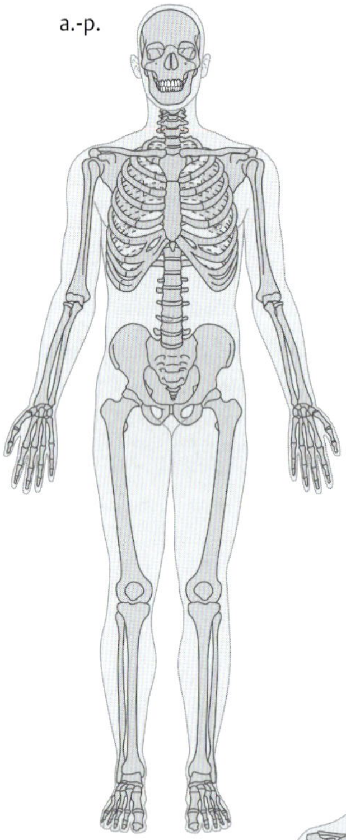

p.-a.

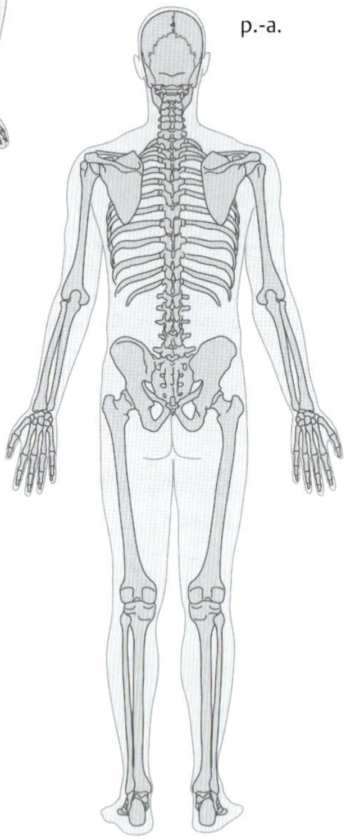

ICD-O

ICD-O	Lokalisation Weichteiltumoren		
C38.3	**Mediastinum, nicht näher bezeichnet**		
C38.1	vorderes Mediastinum	C38.2	hinteres Mediastinum
C47.9	**Periphere Nerven, nicht näher bezeichnet**		
C47.0	Kopf-Hals	C47.4	Abdomen
C47.1	obere Extremität	C47.5	Becken
C47.2	untere Extremität	C47.6	Rumpf
C47.3	Thorax	C47.8	mehrere Bereiche
C48.0	**Retroperitoneum**		
C48.1	Peritoneum	C48.2	Peritoneum NN
C49.9	**Sonstiges Bindegewebe und nicht näher bezeichnete Weichteile**		
C49.0	Kopf/Gesicht/Hals	C49.4	Abdomen
C49.1	obere Extremität	C49.5	Becken
C49.2	untere Extremität	C49.6	Rumpf
C49.3	Thorax	C49.8	mehrere Bereiche

Art der Klassifikation

Symbol	Art der Klassifikation
c	klinische Klassifikation
p	pathologische Klassifikation
a	Autopsie
y	während/nach initialer multimodaler Therapie
r	Rezidivtumor

T

Primärtumor Weichteile		
TX	Primärtumor kann nicht beurteilt werden	
T0	kein Anhalt für Primärtumor	
T1	Tumor ≤ 5 cm	
	a	oberflächlich
	b	tief
T2	Tumor > 5 cm	
	a	oberflächlich
	b	tief

oberflächlich: oberhalb der oberflächlichen Faszie ohne Infiltration
tief: unterhalb der oberflächlichen Faszie oder oberhalb mit Infiltration

N

Lymphknoten Weichteile	
NX	LK nicht beurteilbar/Staging inkomplett
N0	keine LK betroffen
N1	Metastasen in regionären LK

M

Fernmetastasen Weichteile	
MX	Staging inkomplett
M0	keine Fernmetastasen
M1	Fernmetastasen (siehe Ergänzungsbogen)

Stadieneinteilung

	T1a	T1b	T2a	T2b	M1
N0/NX	IA (1)	IA (1)	IB (1)	IB (1)	IV
	IIA (2)	IIA (2)	IIB (2)	III (2)	
N1	III	III	III	III	IV

(1): niedriggradiger Tumor
(2): hochgradig maligner Tumor

Abb. 6.2 Tumorerfassung: Knochen und Weichteile – Weichteiltumoren.

Tumorerfassung: Knochen und Weichteile / Weichteiltumoren

Histologie

	Histologie	Differenzierung	
	alveoläres Weichteilsarkom	G1	gut differenziert
	epitheloidzelliges Sarkom	G2	mäßig differenziert
	Chondrosarkom der Weichteile	G3	schlecht differenziert
	Osteosarkom der Weichteile	G4	undifferenziert
	Ewing-Sarkom der Weichteile	oder:	
	PNET	G1/G2	niedrig maligne
		G3/G4	hoch maligne
	Fibrosarkom		
	Leiomyosarkom		
	Liposarkom		
	malignes fibröses Histiozytom		
	malignes Hämangioperizytom		
	malignes Mesenchymom		
	MPNST		
	Rhabdomyosarkom		
	Synovialsarkom		
	Sarkom		
	GIST		
	desmoid		
	lipomatös		
	fibrös		
	fibrohistiozytär		
	neural		
	muskulär		
	vaskulär		

	RX		LX		VX		PnX
	R0		L0		V0		Pn0
	R1		L1		V1		Pn1
	R2				V2		

Diagnostik

B	V	Untersuchung	Datum 1 / 2 / 3
		CT Tumorregion	
		MRT Tumorregion	
		CT Thorax	
		CT Abdomen	
		Sono Abdomen	
		MRT Abdomen	
		FDG-PET-CT	
		Rö Thorax	

B: Basisdiagnostik, V: Verlaufskontrolle
dunkelblau: sehr wichtig / blau: wichtig
hellblau: bei Symptom oder spezieller Tumorlage / weiß: bei Bedarf

Bisherige Therapien (OP/RT/ChT)

Datum	

Risikofaktoren

	ICD-10	Risikofaktoren Weichteilsarkom
	Z57	Vinylchlorid
	T57.0	Arsen
	Z92.3	Radiatio (v. a. für MFH)
	Q85.0	von-Recklinghausen-Syndrom
	D23.9	Basalzellnävus
	E34.8	Werner-Syndrom
	D69.2	Gardner-Syndrom
	Z80.9	Li-Fraumeni-Syndrom
	Q85.1	tuberöse Sklerose
	D12.6	FAP
	C69.2	Retinoblastom
	T96	Thorotrast
	Z21	HIV
		p53 + schlechtere Prognose
		bcl-2 bessere Prognose

AZ/EZ

	AZ nach Karnofsky	
	100	keine Beschwerden, keine sichtbaren Krankheitszeichen, Normalität
	90	Fähigkeit zu normaler Aktivität, keine Symptome oder Krankheitszeichen
	80	normale Aktivität unter Anstrengung, einige Krankheitszeichen oder Symptome
	70	Patient kann sich selber versorgen, ist aber zu normaler Arbeit nicht fähig
	60	Patient braucht gelegentlich Hilfe, kann aber die meisten Angelegenheiten selber erledigen
	50	Patient ist beträchtlich hilfsbedürftig, benötigt oft medizinische Hilfe
	40	Patient ist auf Pflege und Hilfe angewiesen
	30	starke Behinderung, Krankenhausaufenthalt ist indiziert, noch keine Lebensgefahr
	20	Krankenhausaufnahme notwendig, starke Krankheitszeichen, supportive Therapie notwendig
	10	Sterben

Gewicht [kg]	
Gewichtsverlust [kg]	
BMI	

Sonstiges

Port:
Mini-Port:

Arzt

Name ____________________
Position ____________________
Datum ____________________

Unterschrift

6.3 Chordom

6.3.1 Allgemeines

Epidemiologie

Chordome stammen aus Resten der Chorda dorsalis (notochorda) an den Enden der Wirbelsäule. Dennoch werden sie zu den Knochentumoren gerechnet. Chordome machen etwa 1 % aller Knochentumoren aus.

Altersgipfel: meist > 30. Lebensjahr

Inzidenz: ♀:♂ = 1:2

Risikofaktoren

Keine bekannt.

Prognostische Faktoren

Die Prognose hängt meist vom chirurgischen Resektionsgrad ab.

6.3.2 Klinik

Symptomatik

Die Symptome sind häufig initial unspezifisch. Durch eine lokale Raumforderung können Nerven bedrängt und komprimiert werden, so dass die Tumoren evtl. erst bei einer Abklärung neurologischer Defizite diagnostiziert werden.

Befallsmuster

Chordome und kraniale Chondrosarkome:
- langsam wachsende, lokal destruierende Tumoren von Schädelbasis/Klivus oder Os sacrum
- Ursprung: embryonale Corda dorsalis
- Immunhistologie: Marker S100 wird von beiden exprimiert
- Zytokeratine + epitheliale Marker nur von Chordomen

Chordome metastasieren in etwa 10 % der Fälle.

6.3.3 Tumordiagnostik

Bildgebung

CT Tumorregion: lokale Tumorausdehnung

MRT Tumorregion: lokale Tumorausdehnung

Skelettszintigrafie: ossäre Beteiligung?

Sonstige Untersuchung

Neurologische Untersuchung zur Dokumentation etwaiger neurologischer Defizite.

Tumormarker

Keine.

Histologie

Chordom.

6.3.4 Staging/Grading

Keine spezielle Klassifikation nach TNM, keine spezielle Stadieneinteilung nach UICC.

6.3.5 Primärtherapie

Die primäre Therapie ist zumeist die operative Resektion, die möglichst vollständig erfolgen sollte. Bei Tumorresten oder zur Senkung der Wahrscheinlichkeit für ein lokales Tumorrezidiv sollte eine RT angeschlossen werden.

Möglicherweise ist eine adjuvante ChT mit Imatinib wirksam.

Operation

Es sollte stets eine R0-Resektion angestrebt werden. Dennoch kommt es bei 50 % zu Rezidiven, was eine adjuvante Therapie rechtfertigt. Die Therapie sollte in spezialisierten Zentren erfolgen.

Radiotherapie

Hochenergetische Photonen:
- Dosis 66 Gy
- 50 % lokale Kontrolle nach 5 Jahren

Protonen/schwere Ionen:
- 63 % lokale Kontrolle nach 5 Jahren für Chordome
- 85 % lokale Kontrolle nach 3 Jahren für Chondrosarkome

Systemische Therapie

Klassische Zytostatika sind unwirksam. Einzelfallserien und Beobachtungsstudien berichten über z. T. signifikante Wirksamkeit von Imatinib. Andere neuere Substanzen mit potenzieller Wirksamkeit sind Sunitinib und Erlotinib (alle Substanzen im Off-Label-Use, nicht zugelassen).

6.3.6 Rezidivtherapie

Operation

Falls möglich, sollte auch im Rezidivfall eine erneute komplette Resektion angestrebt werden.

Radiotherapie

Meist ist durch eine vorhergehende Strahlenbehandlung eine erneute Radiatio derselben Region nicht möglich. Da Chordome eine relativ hohe Dosis benötigen, ist eine Re-Bestrahlung häufig nicht ausreichend wirksam.

Systemische Therapie

Individualentscheidung. Bei primärem Ansprechen auf Imatinib evtl. Kombination von Imatinib mit Cisplatin oder Sirolimus.

6.3.7 Palliative Therapie

Operation

Individualentscheidung. Ggf. palliative Tumorresektion zur Verhinderung einer Querschnittslähmung sinnvoll. Oder aber auch Tumorresektion bei drohendem Ileus.

Radiotherapie

Siehe Primärtherapie (▸ Kap. 6.3.5).

Systemische Therapie

Individualentscheidung.

6.3.8 Nachsorge

Intervalle

Es gibt keine fest definierten Intervalle. Da jedoch von einer hohen Rate von Lokalrezidiven auszugehen ist, sollte eine engmaschige Kontrolle erfolgen.

Untersuchungen

Klinische Untersuchung inkl. Erfassung etwaiger neurologischer Defizite.

Bildgebung

Häufig ist eine MRT-Bildgebung der ehemaligen Tumorregion sinnvoll, um ein Lokalrezidiv entdecken zu können.

Sonstige

Keine.

Tumormarker

Keine.

6.3.9 Leitlinien

www.chordomafoundation.org

6.3.10 Literatur

Berger D, Engelhardt R, Mertelsmann R, Hrsg. Das Rote Buch: Hämatologie und Internistische Onkologie. 4. Aufl. München: Ecomed Medizin; 2010
Lohr F, Wenz F, Hrsg. Strahlentherapie kompakt. 2. Aufl. München: Urban & Fischer in Elsevier; 2007
Preiß J, Dornoff W, Hagmann FG, Schmieder A, Hrsg. Taschenbuch Onkologie 2010/2011. 15. Aufl. München: W. Zuckerschwerdt Verlag; 2010
Wannenmacher M, Debus J, Wenz F. Strahlentherapie. Berlin: Springer; 2006
Wittekind C, Klimpfinger M, Sobin LH. TNM-Atlas, 5. Aufl. Berlin: Springer; 2005
Wittekind C, Meyer HJ, Hrsg. TNM-Klassifikation maligner Tumoren. 7. Aufl. Weinheim: Wiley-VCH Verlag; 2010

6.3.11 Studien

www.chordomafoundation.org/treatment/trials.aspx

Tumorerfassung: Knochen und Weichteile/Chordom

Patient

Name ______________________________

Vorname ______________________________

Geb.-datum ______________________________

Fallnummer ______________________________

Anatomie

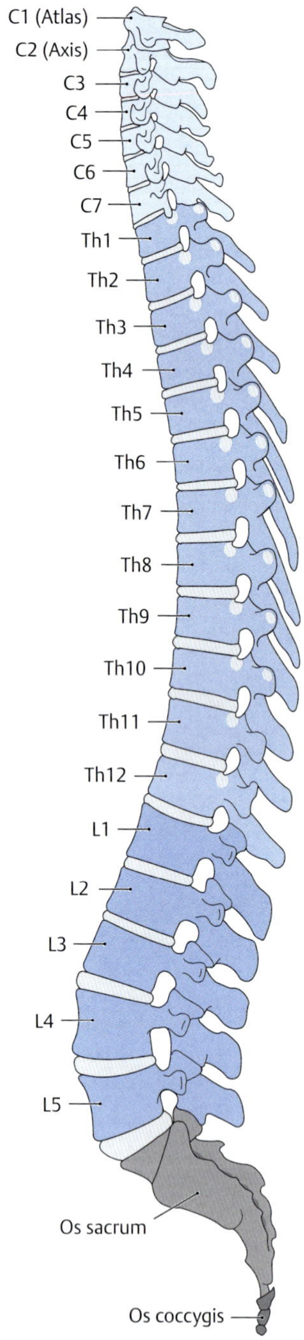

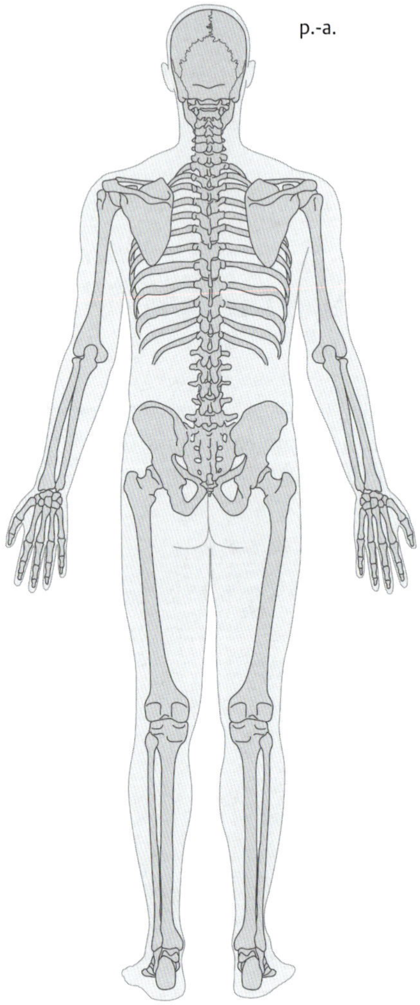

ICD-O

ICD-O	Lokalisation Weichteiltumoren		
C38.3	**Mediastinum, nicht näher bezeichnet**		
C38.1	vorderes Mediastinum	C38.2	hinteres Mediastinum
C47.9	**Periphere Nerven, nicht näher bezeichnet**		
C47.0	Kopf-Hals	C47.4	Abdomen
C47.1	obere Extremität	C47.5	Becken
C47.2	untere Extremität	C47.6	Rumpf
C47.3	Thorax	C47.8	mehrere Bereiche
C48.0	**Retroperitoneum**		
C48.1	Peritoneum	C48.2	Peritoneum NN
C49.9	**Sonstiges Bindegewebe und nicht näher bezeichnete Weichteile**		
C49.0	Kopf/Gesicht/Hals	C49.4	Abdomen
C49.1	obere Extremität	C49.5	Becken
C49.2	untere Extremität	C49.6	Rumpf
C49.3	Thorax	C49.8	mehrere Bereiche

Abb. 6.3 Tumorerfassung: Knochen und Weichteile – Chordom.

Tumorerfassung: Knochen und Weichteile/Chordom

Art der Klassifikation

keine spezielle Klassifikation nach TNM

T

keine spezielle Klassifikation nach TNM

N

keine spezielle Klassifikation nach TNM

M

keine spezielle Klassifikation nach TNM

Stadieneinteilung

keine spezielle Klassifikation nach TNM

Histologie

	Histologie	Differenzierung	
	Chordom	G1	gut differenziert
		G2	mäßig differenziert
		G3	schlecht differenziert
		G4	undifferenziert

	RX		LX		VX		PnX
	R0		L0		V0		Pn0
	R1		L1		V1		Pn1
	R2				V2		

Diagnostik

B	V	Untersuchung	Datum 1 / 2 / 3
		CT Tumorregion	
		MRT Tumorregion	
		Skelettszintigrafie	

B: Basisdiagnostik, V: Verlaufskontrolle
dunkelblau: sehr wichtig / blau: wichtig
hellblau: bei Symptom oder spezieller Tumorlage / weiß: bei Bedarf

Tumormarker

Keine.

Bisherige Therapien (OP/RT/ChT)

Datum	

Risikofaktoren

keine bekannt

AZ/EZ

	AZ nach Karnofsky	
	100	keine Beschwerden, keine sichtbaren Krankheitszeichen, Normalität
	90	Fähigkeit zu normaler Aktivität, keine Symptome oder Krankheitszeichen
	80	normale Aktivität unter Anstrengung, einige Krankheitszeichen oder Symptome
	70	Patient kann sich selber versorgen, ist aber zu normaler Arbeit nicht fähig
	60	Patient braucht gelegentlich Hilfe, kann aber die meisten Angelegenheiten selber erledigen
	50	Patient ist beträchtlich hilfsbedürftig, benötigt oft medizinische Hilfe
	40	Patient ist auf Pflege und Hilfe angewiesen
	30	starke Behinderung, Krankenhausaufenthalt ist indiziert, noch keine Lebensgefahr
	20	Krankenhausaufnahme notwendig, starke Krankheitszeichen, supportive Therapie notwendig
	10	Sterben

Gewicht [kg]	
Gewichtsverlust [kg]	
BMI	

Sonstiges

Port:
Mini-Port:

Arzt

Name ______
Position ______
Datum ______

Unterschrift

Kapitel 7

Hämatologische Tumoren

7

7 Hämatologische Tumoren

7.1 Akute Leukämie

7.1.1 Allgemeines

Epidemiologie

▸ **Akute lymphatische Leukämie (ALL)**
Altersgipfel: 80% der Leukämien im Kindesalter

Inzidenz: $30/10^6$, ♀:♂ = 2:3

▸ **Akute myeloische Leukämie (AML)**
Altersgipfel: 80% der Leukämien nach der 2. Dekade

Inzidenz: $150/10^6$

Risikofaktoren

▸ **AML.** Erhöhtes Risiko nach Chemo- oder Radiotherapie, ggf. auch immunsuppressiver Therapie; bei bestimmten hereditären Erkrankungen (z.B. Fanconi-Anämie); leukämische Transformation eines myelodysplastischen Syndroms (MDS).

Prognostische Faktoren

- zytogenetisches Risikoprofil
- molekulares Risikoprofil
- immunologischer Subtyp
- Leukozytenzahl im peripheren Blut
- Ansprechen auf Induktionstherapie

7.1.2 Klinik

Symptomatik

- Schwäche; Fieber
- Symptome einer Anämie; Blutungszeichen (Thrombozytopenie)
- rezidivierende Infektionen; opportunistische Infektionen
- neurologische Symptome bei Meningeosis leucaemica
- Gerinnungsstörung/Thrombembolie bei akuter Promyelozytenleukämie

Befallsmuster

- Infiltration von Knochenmark und peripherem Blut
- Lymphadenopathie/Mediastinum (ALL)
- Meningeosis leucaemica
- Infiltration von Leber, Milz (Organomegalie)

7.1.3 Tumordiagnostik

Bildgebung

Rö Thorax: Mediastinalverbreiterung; Pneumonie?

CT/Sono Abdomen: Lymphadenopathie; Leber-/Milzgröße

CT Schädel: leukämischer Befall?

Rö/CT Nasennebenhöhlen: leukämischer Befall?

CT Thorax: mediastinale Lymphknoten; pneumonische Infiltrate (vor ChT)

CT Abdomen: Organmanifestationen? LK?

FDG-PET-CT: Manifestationen, funktionelle Bildgebung

MR Schädel: Lymphombefall?

MRT-Becken: Lymphombefall? Organbefall?

Sonstige Untersuchung

Gewinnung von Tumorzellen bzw. Ausschluss eines Befalls durch:

Knochenmarkpunktion

Knochenmarkstanze

Lumbalpunktion

Lymphknotenbiopsie

Haut-/Organbiopsie

Endoskopie

EKG: kardiale Ausschlussdiagnostik vor Start der Chemotherapie (Anthracycline, Hochdosis-Cyclophosphamid)

Lungenfunktion: vor Start der ChT

Gyn. Untersuchung: lokaler Befall

Urologisches Konsil: Spermakryokonservierung?

Konsil Strahlentherapie: Einbindung in das Gesamtkonzept

Tumormarker/genetisches Risikoprofil

Chromosomale Aberrationen: reziproke Rearrangements; numerische/strukturelle Aberrationen; komplexe Veränderungen

Molekulare Mutationen: intragenische Mutationen (z.B. Insertionen, Deletionen; Punktmutationen); Genfusionen

AML: Mutationen im Nucleophosmin- (NPM1-) oder FLT3-Gen

B-Linien-ALL: BCR-ABL1-Genfusion; MLL-Rearrangements

T-Linien-ALL: NOTCH1-Mutationen

Histologie

- ALL: ggf. Lymphknotenbiopsie
- AML: extramedulläre Manifestationen (Chlorome)
- Knochenmark: in Ergänzung zur Zytologie; ferner komplexe Fragestellungen (Differenzialdiagnose einer ALL zu anderen hochmalignen Lymphomen; hypozelluläre AML; „punctio sicca")

7.1.4 Therapie

ALL

Risikoadaptierte Remissionsinduktion:

- GMALL 07/2003 (German Multicenter ALL trials)
  - Vorphase: Steroide, Cyclophosphamid
  - Induktion I, Anthrazykline
  - Induktion II, Anthrazykline
- 3 Risikogruppen:
  - Standardrisiko
  - Hochrisiko
  - Höchstrisiko
- Stratifizierung nach MRD-Status (minimal residual disease)
- Konsolidierungstherapie: Methotrexat, Asparaginase
- Erhaltungstherapie: Mercaptopurin, Methotrexat
- allogene Stammzelltransplantation: bei Hochrisikopatienten in der 1. CR; sonst im Rezidiv oder bei Nichtansprechen auf die konventionelle Therapie
- ZNS-Prophylaxe
  - 24 Gy GD, 1,8–2,0 Gy ED, parallel zur Induktion II ab d26, d.h. in Kombination mit intrathekalem MTX, bzw. Tripeltherapie, oder intrathekale Therapie kombiniert mit systemischem MTX oder Cytarabin (DepoCyte)
  - Reduktion des ZNS-Befalls auf 5%
    RT bei manifestem ZNS-Befall während der Induktion II
- RT bei mediastinalem Tumorrest
  - Rest-Tumoren > 2cm an d46 der Induktionstherapie
- RT bei Chloromen (granulozytische Sarkome): extramedulläre Manifestation der Leukämie
  - 20–36 Gy GD, ED 2–3 Gy

T-ALL/lymphoblastische Lymphome

T-LBL: GMALL T-LBL 1/2004

- 24 Gy ZNS-Prophylaxe im Rahmen der Induktion II
- 36 Gy mediastinale RT nach Induktion II bei allen Patienten unabhängig von Resttumor

AML

Remissionsinduktion und risikoadaptierte Konsolidierungstherapie in Abhängigkeit vom Risikoprofil (z.B. Zyto- und Molekulargenetik), sowie nach weiteren Faktoren wie Alter des Patienten, Ansprechen auf die Induktion, Krankheitsstadium.

- intrathekale Therapie/Prophylaxe: nur bei meningealem Befall indiziert
- Indikation zur allogenen Stammzelltransplantation bei genetischem Hochrisikoprofil; bei Refraktärität auf Chemotherapie; im Rezidiv der AML

Radiotherapie

Seltene Indikationen, z.B. neurologischer Notfall bei paravertebralem Chlorom mit spinaler Kompression.

Systemische Therapie

Meist 2 Induktionschemotherapien (z.B. Anthracycline/Cytarabin); unterschiedliche Konsolidierungsstrategien (z.B. Cytarabin).

Spezifische Therapien:

- All-trans-Retinsäure (ATRA) in Kombination mit zytotoxischer Chemotherapie bei akuter Promyelozytenleukämie mit t(15;17)/PML-RARA
- Therapie mit FLT3-Inhibitoren (z.B. Sunitinib) in Kombination mit Chemotherapie bei FLT3-mutierter AML
- Therapie mit c-KIT-Inhibitoren (z.B. Imatinib, Dasatinib) in Kombination mit Chemotherapie
- Refraktärität auf Standardchemotherapie:
  - monoklonale Antikörper (Gemtuzumab Ozogamicin mit Anti-CD33-Wirkung)
  - Substanzen mit epigenetischer Wirkung (z.B. Azacitidin, Decitabin)
  - neue Chemotherapeutika (z.B. Clofarabin)

7.1.5 Rezidivtherapie

Systemische Therapie

- Einleitung einer Rezidivchemotherapie (z.B. „FLAG-Ida": Fludarabin, Cytarabin, G-CSF, Idarubicin)
- Kontaktaufnahme mit einem Transplantationszentrum; Indikation zur allogenen Stammzelltransplantation prüfen; HLA-Typisierung; Spendersuche einleiten (Typisierung der Geschwister; Registersuche nach Fremdspender); Voruntersuchungen des Patienten

Radiotherapie

Indikationen:
- Chlorom (extramedullärer Befall)
- Meningeosis leucaemica

Palliative Therapie

Zytostatische Therapie (z.B. Mercaptopurin; Hydroxyurea; Low-Dose-Cytarabin); demethylierende Substanzen (z.B. Azacitidin).

7.1.6 Nachsorge

Intervalle

AML: in den ersten 2 Jahren nach Therapieende alle 3 Monate; vom 3.–5. Jahr etwa halbjährlich; danach jährlich sowie in Abhängigkeit vom Risikoprofil

ALL: im 1. Jahr nach Therapieende einmal monatlich; im 2. und 3. Jahr alle 3 Monate; danach halbjährlich sowie in Abhängigkeit vom Risikoprofil

Untersuchungen

- periphere Blutparameter
- mikroskopisches Differenzialblutbild
- Zytomorphologie aus dem Knochenmark

Weitere Verlaufsdiagnostik: Durchflusszytometrie; FISH; Molekulargenetik (MRD-Parameter).

Bildgebung

In Abhängigkeit von vorherigen Komplikationen/Erkrankungen (z.B. Thorax-CT bei Zustand nach Pilzpneumonie).

Sonstige

Endokrinologische Untersuchungen (Sexualhormone, Schilddrüsenhormone)

Echokardiografie/Lungenfunktion

Virusdiagnostik: Hepatitis B/C, HIV, CMV, EBV

Impftiterdiagnostik und ggf. Auffrischungs-/weiterführende Impfungen je nach Immunisierungsstatus im Intervall zur Therapie

Knochendichtemessung

Tumormarker

MRD-Diagnostik (minimal residual disease; s.o.):
- Molekulargenetik
- Durchflusszytometrie

7.1.7 Leitlinien

www.leukaemie-online.de

www.kompetenznetz-leukaemie.de

www.dgho-onkopedia.de

www.leukemia-net.org

7.1.8 Literatur

▸ Übersichtsarbeiten

Bassan R, Hoelzer D. Modern therapy of acute lymphoblastic leukemia. Journal of Clinical Oncology 2011; 29: 532–543

Burnett A, Wetzler M, Löwenberg B. Therapeutic advances in acute myeloid leukemia. Journal of Clinical Oncology 2011; 29: 487–494

Villela L, Boanos-Melade J. Acute myeloid leukaemia: optimal management and recent developments. Drugs 2011; 71: 1537–1550

▸ Bücher/Atlanten

Haferlach T, Haferlach C, Kern W, Schnittger S, Bacher U. Labordiagnostik in der Hämatologie. Köln: Deutscher Ärzte-Verlag; 2010

Hoffbrand AV, Catovsky D, Tuddenham E, Green A, Hrsg. Postgraduate Haematology. 6. Aufl. West Sussex: Wiley-Blackwell; 2011

Lohr F, Wenz F, Hrsg. Strahlentherapie kompakt. 2. Aufl. München: Urban & Fischer in Elsevier; 2007

Preiß J, Dornoff W, Hagmann FG, Schmieder A, Hrsg. Taschenbuch Onkologie 2010/2011. 15. Aufl. München: W. Zuckerschwerdt Verlag; 2010

Wannenmacher M, Debus J, Wenz F, Hrsg. Strahlentherapie. Berlin: Springer; 2006

7.1.9 Studien

▸ ALL

- ALL GMALL B-ALL/NHL 2002 (Therapieoptimierung bei B-ALL, Burkitt-NHL, und hochmalignen Non-Hodgkin-Lymphomen)
- ALL GMALL 07/2003 (Therapieoptimierung durch MRD-Evaluation)
- ALL MT103-203 (Blinatumomab bei MRD-positiven Patienten mit B-Linien-ALL)

▸ AML

- APL0406: Evaluation von Arsentrioxid in Kombination mit ATRA bei akuter Promyelozytenleukämie
- AMLSG 09-09: Chemotherapie in Kombination mit ATRA mit oder ohne Gemtuzumab Ozogamicin bei NPM1-mutierter AML
- CALGB 10603 (RATIFY): Evaluation von Midostaurin in Kombination mit zytotoxischer Chemotherapie bei FLT3-mutierter AML
- AMLSG 11-08: Intensive Induktions- und Konsolidierungstherapie mit Dasatinib bei CBF-Leukämien (mit inv(16)/t(8;21))

Tumorerfassung: Hämatologie / Akute Leukämie

Patient

Name ______________________

Vorname ______________________

Geb.-datum ______________________

Fallnummer ______________________

Anatomie

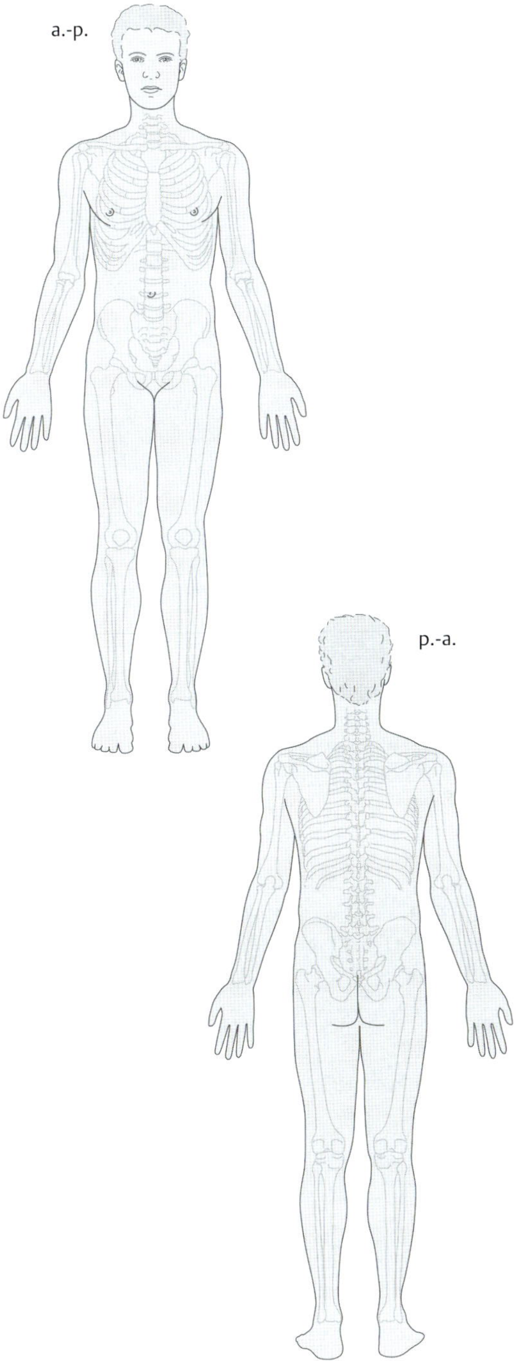

ICD-O

	ICD-O	Typ
	C92.00	AML
	C91.10	ALL

Stadium / Manifestation

	Krankheitsstadium
	Erstmanifestation
	1. Rezidiv
	2. Rezidiv
	> 2. Rezidiv
	Manifestationsform
	rein medullär (im Knochenmark)
	Lymphadenopathie
	Mediastinum
	Splenomegalie
	Hepatomegalie
	meningealer Befall (Meningeosis leucaemica)
	andere Manifestationen

Histologie / Zytologie

initiale Zytologie/Histologie:

Referenzzytologie/-pathologie:

Zytologie/Histologie	
	AML: FAB M0–M7
	ALL: L1–L3
Immunologischer Subtyp	

Risikofaktoren

	ICD-10	Risikofaktoren
	Z92.3	ionisierende Strahlung (> 1 Gy)
	Z57	Benzol
	Z92.6	ChT (Alkylanzientherapie) – Melphalan – Nitrosoharnstoff
		erbliche Faktoren
	Q90.9	– Down-Syndrom
	Z82	– Fanconi-Anämie
	G11.3	– Ataxia teleangiectatica
	R54	hohes Alter

Abb. 7.1 Tumorerfassung: hämatologische Tumoren – akute Leukämie.

Tumorerfassung: Hämatologie / Akute Leukämie

Genetisches Risikoprofil

	Zytogenetik/Molekulargenetik	Datum 1 / 2 / 3
	Karyotyp:	
	molekulare Marker:	

Klinische Symptome

	ICD-10	Klinische Symptome
	R53	Abgeschlagenheit
	R50.9	Fieber
	M89.89	Knochenschmerzen
	C79.3	meningitische Symptome
	R59.9	Lymphadenopathie
	R16.2	Hepatosplenomegalie
	R23.3	Petechien
	D65.1	disseminierte intravasale Gerinnung
	K12.1	orale Ulzera
	C79.2	Hautchlorome

Diagnostik/Maßnahmen

B	V	Untersuchung	Datum 1 / 2 / 3
		Knochenmarkpunktion	
		Zytomorphologie	
		Immunphänotypisierung	
		Zytogenetik/FISH	
		Molekulargenetik	
		Knochenmarkstanze	
		Lumbalpunktion	
		Lymphknotenbiopsie	
		Haut-/Organbiopsie	
		Rö Thorax	
		Sono Abdomen	
		CT Schädel	
		Rö/CT Nasennebenhöhlen	
		CT Thorax	
		CT Abdomen	
		FDG-PET-CT	
		MRT Schädel	
		MRT Becken	
		Endoskopie	
B	**V**	**Weitere Maßnahmen**	
		Echokardiografie, EKG	
		Lungenfunktionsprüfung	
		gyn. Untersuchung	
		urol. Konsil (Spermakryokonservierung)	
		Konsil Strahlentherapie	

B: Basisdiagnostik, V: Verlaufskontrolle
dunkelblau: sehr wichtig / blau: wichtig
hellblau: bei Symptom oder spezieller Tumorlage / weiß: bei Bedarf

Bisherige Therapien (ChT/RT/HSZT)

Datum	Therapie	Remissionsstatus

AZ/EZ

	AZ nach Karnofsky	
	100	keine Beschwerden, keine sichtbaren Krankheitszeichen, Normalität
	90	Fähigkeit zu normaler Aktivität, keine Symptome oder Krankheitszeichen
	80	normale Aktivität unter Anstrengung, einige Krankheitszeichen oder Symptome
	70	Patient kann sich selber versorgen, ist aber zu normaler Arbeit nicht fähig
	60	Patient braucht gelegentlich Hilfe, kann aber die meisten Angelegenheiten selber erledigen
	50	Patient ist beträchtlich hilfsbedürftig, benötigt oft medizinische Hilfe
	40	Patient ist auf Pflege und Hilfe angewiesen
	30	starke Behinderung, Krankenhausaufenthalt ist indiziert, noch keine Lebensgefahr
	20	Krankenhausaufnahme notwendig, starke Krankheitszeichen, supportive Therapie notwendig
	10	Sterben

Gewicht [kg]	
Gewichtsverlust [kg]	
BMI	

Sonstiges

Zahnsanierung:
Port:
internistisches Risikoprofil:

Arzt

Name ______________________
Position ______________________
Datum ______________________

Unterschrift

7.2 Chronische Leukämie

7.2.1 Allgemeines

Epidemiologie

▸ **Chronische lymphatische Leukämie (CLL)**
- Altersgipfel: 7. Dekade; Anstieg der Inzidenz mit höherem Lebensalter
- Inzidenz: ~$30:10^6$
- häufigste Leukämieform bei Erwachsenen
- Lymphom der B-Zellreihe niedrigen Malignitätsgrads

▸ **Chronische myeloische Leukämie (CML)**
- Zunahme mit höherem Lebensalter (selten bei Kindern)
  - Inzidenz: ~$10:10^6$ (nur 10–15 % der adulten Leukämien)
- klonale Erkrankung der hämatopoetischen Stammzellen
- Verlauf: chronische Phase (CP)/akzelerierte Phase (AP)/Blastenphase (BP; myeloisch/lymphatisch)

Risikofaktoren

- Ionisierende Strahlung
- Benzol
- hohes Alter

Prognostische Faktoren

▸ **CLL**
- Zytogenetik (FISH/Chromosomenbänderungsanalyse)
- immunphänotypische Faktoren (CD38, ZAP-70 Status)
- Immunglobulingen- (IGHV-) Mutationsstatus (PCR)
- Lymphozytenverdopplungszeit
- Thymidinkinase
- PLL (Prolymphozytenleukämie)
- ungünstige Prognose bei Transformation in ein Richter-Syndrom

▸ **CML**
- zytomorphologische Stadieneinteilung: ungünstigere Prognose in fortgeschrittenen Stadien (AP/BP)
- Ansprechen auf die Therapie mit Tyrosinkinaseinhibitoren (Kriterien des European LeukemiaNet); Cave: Resistenz (primär/sekundär) auf Tyrosinkinaseinhibitoren
- Hasford-Score, Sokal-Score, EBMT-Score: Risikoabschätzung nach Faktoren wie Blastenanteil, Basophile, Eosinophile, Thrombozyten im PB, Milzgröße, Alter

7.2.2 Klinik

Symptomatik

▸ **CLL**
- indolente Lymphadenopathie (zervikal/supraklavikulär)
- konstitutionelle Symptome (Abgeschlagenheit, Nachtschweiß, Gewichtsverlust, Fieber)
- abdominelle Beschwerden (z. B. bei Organomegalie)
- anämisches Syndrom (Knochenmarkinsuffizienz; autoimmune hämolytische Anämie)
- hämorrhagisches Syndrom (z. B. Petechien; Knochenmarkinsuffizienz; autoimmune Thrombozytopenie; „Evans-Syndrom")
- Infektneigung (u. a. bakterielle Infektionen, Herpesviren, Mykosen)
- Pruritus, Ekzeme

▸ **CML**
- konstitutionelle Symptome (Abgeschlagenheit, Nachtschweiß, Gewichtsverlust, Fieber)
- abdominelle Beschwerden (Splenomegalie; Hepatomegalie)
- Sehstörungen, Priapismus (Viskositätserhöhung)
- ggf. Anämie, Thrombozytopenie und Neutropenie bei Progression der CML
- Cave: neurologische Symptome bei meningealem Befall/extramedullärer Manifestation möglich
- Hautinfiltrate (Chlorome)/Lymphadenopathie bei extramedullärer Manifestation (selten)

Befallsmuster

CLL: Knochenmark/peripheres Blut; Lymphknoten; Leber/Milz. Lymphozytisches Lymphom: vor allem Lymphadenopathie; geringe Ausschwemmung ins periphere Blut.

CML: Knochenmark/peripheres Blut; Leber/Milz. In seltenen Fällen Infiltration des ZNS; Chlorome (z. B. Haut).

Hämatologische Diagnostik

▸ **CLL**
Peripheres Blut:
- Zytomorphologie (Abgrenzung CLL–PLL)
- Immunphänotypisierung (Matutes-Score; typisch für CLL: CD19+, CD5+, CD23+, FMC7-, sIgM(+), sCD22(+), CD79b(+))
- Molekularbiologie (IGHV-Mutationsstatus)
- Abgrenzung einer CLL von einer monoklonalen B-Lymphozytose (nach WHO 2008: 5 x 10^9/l CLL-Zellen peripher)!

Knochenmarkdiagnostik:
- zur Diagnosesicherung nicht zwingend notwendig
- Bestimmung des Infiltrationsgrads im KM
- Indiziert zur Klärung der Differenzialdiagnose der Thrombozytopenie im Verlauf der CLL

Lymphknotenhistologie:
- meist nicht notwendig
- ggf. indiziert zur Klärung der Differenzialdiagnose der Lymphadenopathie im Verlauf der CLL

▸ **CML**
Peripheres Blut/Knochenmark
- Zytomorphologie (nosologische Zuordnung; Stadieneinteilung: CP/AP/BP)
- Molekularbiologie (Real-Time-PCR: BCR-ABL1/ABL1-Ratio; RT-PCR: BCR-ABL1-Transkripttyp; Screening auf Mutationen der BCR-ABL1-Kinase-Domäne (KD) bei TKI-Resistenz)
- Zytogenetik (Chromosomenanalyse/FISH: Philadelphia-Chromosom; Zusatzaberrationen)
- Immunophänotypisierung bei Blastenphase (myeloisch, lymphatisch, biphänotypisch)

Bildgebung

Sono Abdomen: Leber-/Milzgröße, Lymphadenopathie

Rö Thorax: z. B. mit der Frage Pneumonie

CT Thorax: z. B. mit der Frage Pneumonie; mediastinale Lymphadenopathie (CLL)

CT Abdomen: z. B. LK-Staging (CLL); bei Chlorom (CML)

MRT Schädel: Befall?

MRT Abdomen: Befall?

FDG-PET-CT: z. B. Richter-Syndrom

Sonstige Untersuchung

Lymphknotenbiopsie: Zellgewinnung

Organbiopsie: in Einzelfällen (z. B. Chlorom bei CML)

Lumbalpunktion: bei neurologischen Symptomen (Frage einer Meningeosis leucaemica bei CML)

Tumormarker

Tab. 7.1 Zytogenetik/Molekulargenetik.

CLL
Chromosomenanalyse/Fluoreszenz-In-situ-Hybridisierung (FISH): Deletion del(11q), del(14q), del(17p); Trisomie 12
IGHV-Mutationsstatus (PCR)
CML
Chromosomenanalyse: Philadelphia-Chromosom; Zusatzaberrationen
FISH: t(9;22)(q34;q11.2)/BCR-ABL1
Molekulargenetik: BCR-ABL1-Transkript Verlauf: BCR-ABL1/ABL1-Expression (real-time PCR); KD-Mutationen: Resistenz auf Tyrosinkinaseinhibitoren

Zytologie/Histologie

► **CLL**

Zytomorphologie: reifzellige Lymphozytose; Gumprecht´sche Kernschatten; Abgrenzung typische CLL–PLL

Lymphknotenbiopsie: ggf. Abgrenzung von anderen Lymphomentitäten; bei Verdacht auf Transformation (Richter-Syndrom)

► **CML**

Zytomorphologie: Steigerung der Granulopoese mit Linksverschiebung; charakteristische Basophilie im PB/KM; Stadieneinteilung (CP/AP/BP)

(Histologie: z. B. bei Chlorom)

7.2.3 Staging/Grading

Siehe Tumorerfassungsbogen (► Abb. 7.2).

7.2.4 Therapie

Systemische Therapie

► **CLL**

Asymptomatische Stadien (Binet A/B; Rai 0-II):

- keine Therapie (Hochrisikopatienten: im Rahmen klinischer Studien)

Binet C, Rai III–IV, oder symptomatische Patienten:

- keine del(17p): Rituximab/Fludarabin/Cyclophosphamid (RFC); Rituximab/Bendamustin; Chlorambucil ± andere Substanzen; Nachweis einer del(17p): RFC; Alemtuzumab ± Fludarabin; allogene Stammzelltransplantation

Rezidiv:

- Frührezidiv: Alemtuzumab ± Fludarabin, allogene Stammzelltransplantation
- Spätrezidiv: Wiederholung der Erstlinientherapie

Alternative Substanzen:

- Ofatumomab (neuer Anti-CD20-Antikörper); Flavopiridol; Lenalidomid

► **CML**

- Tyrosinkinaseinhibitoren (TKIs) der 1. Generation: Imatinib (Glivec); 2. Generation: Nilotinib (Tasigna); Dasatinib (Sprycel)
- Hydroxyurea
- IFN (Interferon-α) ± niedrigdosiertes Cytarabin, andere Kombinationen (z. B. mit TKIs) im Rahmen klinischer Studien
- allogene Stammzelltransplantation (fortgeschrittene Krankheitsphasen; Refraktärität auf TKIs)
- neue Substanzen: Ponatinib (AP24534) bei Refraktärität oder Intoleranz gegenüber Nilotinib/Dasatinib oder bei Nachweis einer T315I-Mutation

► **Myeloproliferative Erkrankungen (MPN)**

Polycythaemia vera (PV):

- Nachweis einer JAK2V617F-Mutation: > 95 % aller Patienten; Steigerung der Erythropoese, Granulopoese und Megakaryopoese im KM; extramedulläre Blutbildung (Splenomegalie)

Essentielle Thrombozythämie (ET):

- Nachweis einer JAK2V617F: > 40 % aller Patienten; persistierende Thrombozytose ≥ 450 x 10^9/l (nach WHO 2008); isolierte Steigerung der Megakaryopoese im KM

Primäre Myelofibrose (PMF):

- Nachweis einer JAK2V617F: ca. 50% der Patienten; myeloische und erythrozytäre Vorstufen im PB; Hyperplasie der Megakaryopoese und Granulopoese im KM (Frühstadium); KM-Fibrose und -Sklerose (Spätstadium); extramedulläre Hämatopoese (Hepato-/Splenomegalie)

Therapieoptionen bei myeloproliferativen Erkrankungen:

- supportive Therapie; evtl. Eisenchelation; Aderlass/Erythrozytenapherese (PV); Hydroxyurea (Zytoreduktion); IFN-α; Trombozytenaggregationshemmung (z.B. Acetylsalicylsäure); Anagrelide: Reduktion der Thrombozytenzahl; allogene Stammzelltransplantation bei höherem Risikoprofil (z.B. Blastenvermehrung, Progression einer Myelofibrose); im Rahmen klinischer Studien: JAK2-Inhibitoren; Lenalidomid/Thalidomid für PMF

Radiotherapie

- ausgeprägte Splenomegalie bei PMF: 0,1–0,2 Gy
- symptomatische Lymphommanifestation bei B-CLL: 20–30 Gy

7.2.5 Verlaufsuntersuchungen

Intervalle

CLL: in den ersten 2 Jahren nach Abschlussstaging alle 3 Monate

CML: Blutbild/Zytomorphologie 2-wöchig bis zur kompletten hämatologischen Response (CHR), dann alle 3 Monate; Zytogenetik alle 6 Monate bis zur kompletten zytogenetischen Response (CCyR), dann alle 12 Monate; Molekulargenetik alle 3 Monate; KD-Mutationsanalyse bei Therapieversagen, bei suboptimaler Response bei Anstieg der BCR-ABL1-Transkriptlevel

Untersuchungstechniken

CLL: periphere Blutparameter; Zytomorphologie; Immunphänotypisierung; FISH

CML: periphere Blutparameter; Zytomorphologie; Zytogenetik/FISH; Molekulargenetik (Real-Time-PCR; nested PCR (BCR-ABL1); KD-Mutationsscreening); evtl. Imatinib-Serumspiegel

Bildgebung

Rö/CT Thorax: mediastinale Lymphadenopathie

Sono/CT Abdomen: Leber-/Milzgröße, Lymphadenopathie

CT Becken: ggf. zur Abklärung Lymphadenopathie

Tumormarker

Tab. 7.2 Zytogenetik/Molekulargenetik.

CLL
Chromosomenanalyse/FISH: chromosomale Aberrationen; Deletionen von 11q, 14q, 17p13; Trisomie 12
molekulare Marker: IGHV-Mutationsstatus
CML
Chromosomenanalyse: Philadelphia-Chromosom; Zusatzaberrationen
FISH: t(9;22)(q34;q11.2)/BCR-ABL1
Molekulargenetik: BCR-ABL1-Transkript Verlauf: BCR-ABL1/ABL1 Expression (real-time PCR); KD-Mutationen: Resistenz auf Tyrosinkinaseinhibitoren

7.2.6 Leitlinien

www.dgho.de

www.dcllsg.de

www.kompetenznetz-leukaemie.de

www.leukaemia-net.de

7.2.7 Literatur

▸ Zeitschriften

▸ CLL

Gribben JG, O'Brien S. Update on therapy of chronic lymphocytic leukemia. Journal of Clinical Oncology 2011; 29: 544–550

Hallek M, Pflug N. State of the art treatment of chronic lymphocytic leukaemia. Blood Reviews 2011; 25: 1-9

▸ CML

Baccarani M, Castagnetti F, Gugliotta G, Palandri F, Soverini S. Response definitions and European Leukemianet Management recommendations. Best Practice & Research Clinical Haematology 2009; 22: 331–341

Baccarani M, Cortes J, Pane F, Niederwieser D, Saglio G, Apperley J et al. Chronic myeloid leukemia: an update of concepts and management recommendations of European LeukemiaNet. Journal of Clinical Oncology 2009; 27: 6041–6051

▸ MPN

Tefferi A, Vainchenker W. Myeloproliferative neoplasms: molecular pathophysiology, essential clinical understanding, and treatment strategies. Journal of Clinical Oncology 2011; 29: 573–582

▸ Bücher/Atlanten

Haferlach T, Haferlach C, Kern W, Schnittger S, Bacher U. Labordiagnostik in der Hämatologie. Köln: Deutscher Ärzte-Verlag; 2010

Hallek M, Emmerich B, Hrsg. Chronische lymphatische Leukämie. 4. Aufl. Bremen: UNI MED-AG; 2009

Hoffbrand AV, Catovsky D, Tuddenham E, Green A, Hrsg. Postgraduate Haematology. 6. Aufl. West Sussex: Wiley-Blackwell; 2011

Lohr F, Wenz F, Hrsg. Strahlentherapie kompakt. 2. Aufl. München: Urban & Fischer in Elsevier; 2007

Preiß J, Dornoff W, Hagmann FG, Schmieder A, Hrsg. Taschenbuch Onkologie 2010/2011. 15. Aufl. München: W. Zuckerschwerdt Verlag; 2010

Swerdlow S, Campo E, Harris NL, Jaffe E, Pileri S, Stein H, Thiele J, Vardiman J, Hrsg. WHO-Classification of Tumours of Haematopoietic and Lymphoid Tissues. 4. Aufl. Lyon: IARC Press; 2008

Wannenmacher M, Debus J, Wenz F, Hrsg. Strahlentherapie. Springer, Berlin; 2006

7.2.8 Studien

▸ Studien der Deutschen CLL-Studiengruppe (DCLLSG)

CLL11: Dreiarmige, randomisierte Phase-III-Studie zum Vergleich der Wirksamkeit und Sicherheit von Chlorambucil alleine; Chlorambucil + Rituximab; Chlorambucil + RO5072759 (GA101; neuer Anti-CD20-Antikörper) bei zuvor unbehandelten CLL-Patienten mit Komorbiditäten.

CLL2O: Phase-II-Studie zur Prüfung einer Kombination von subkutanem Alemtuzumab mit oraler Dexamethason-Gabe und anschließender Erhaltungstherapie mit Alemtuzumab oder Stammzellentransplantation für Patienten mit einer CLL, die mit einer 17p-Deletion assoziiert oder gegenüber fludarabinhaltiger Therapie refraktär ist.

CLL2P: Phase-I/II-Studie zur Sicherheit und Wirksamkeit einer Kombinationstherapie aus Bendamustin, Rituximab und Lenalidomid (BRL) bei Patienten mit rezidivierter oder refraktärer CLL.

T-PLL2: Phase-II-Studie zur Untersuchung von Sicherheit und Effektivität der Immunochemotherapie mit Fludarabin/Mithoxantron/Cyclophosphamid/Alemtuzumab und anschließender Alemtuzumab-Erhaltungstherapie bei Patienten mit vorbehandelter oder nicht vorbehandelter T-PLL.

▸ Studien der Deutschen CML-Studiengruppe

CML-Studie IV: Randomisierte kontrollierte Studie zur Qualitätssicherung und zur Behandlungsoptimierung bei CML (CP): Imatinib + IFN-α; Imatinib + niedrigdosiertes Ara-C vs. Imatinib Monotherapie oder IFN-basierte Therapie bezüglich Ansprechen und Überlebenszeit. Prüfung des Stellenwerts der allogenen HSCT nach myeloablativer (≤ 45 Jahre) oder reduzierter (> 45 Jahre) Konditionierung.

Ponatinib für CML und Ph^+-ALL Evaluation (PACE): Effektivität von Ponatinib bei Patienten mit CML (CP; AP; BP) oder mit Ph^+-ALL mit Resistenz oder Intoleranz gegen Dasatinib oder Nilotinib, oder bei Patienten mit T315I-Mutation.

Tumorerfassung: Hämatologie / Chronische Leukämie

Patient

Name ______________________

Vorname ______________________

Geb.-datum ______________________

Fallnummer ______________________

Anatomie

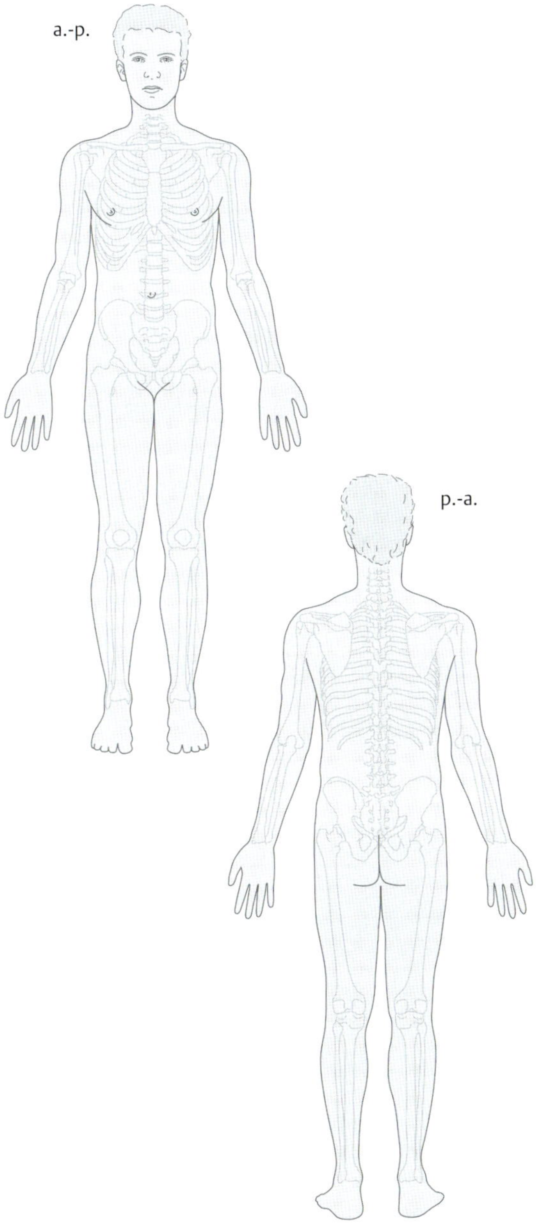

ICD-O

	ICD-O	Typ
	C91.10	CLL
	C92.10	CML

Stadium

	CLL – Stadieneinteilung nach Binet	
	Stadium	**Definition**
	A	Hb > 10,0 g/dl Thrombozyten > 100 x 10^9/l < 3 LK-Areale
	B	Hb > 10,0 g/dl Thrombozyten > 100 x 10^9/l ≥ 3 LK-Areale
	C	Hb < 10,0 g/dl und/oder Thrombozyten < 100 x 10^9/l unabhängig von LK-Arealen

	CLL – Stadieneinteilung nach Rai	
	Stadium	**Definition**
	0	Lymphozytose (Definition: > 5 x 10^9/l CLL-Zellen)
	I	Lymphozytose Lymphadenopathie
	II	Lymphozytose Hepato-/Splenomegalie Lymphadenopathie irrelevant
	III	Lymphozytose Hb < 11,0 g/dl Lymphadenopathie/Organomegalie irrelevant
	IV	Lymphozytose Thrombozyten < 100 x 10^9/l andere Parameter irrelevant

	CML – Stadieneinteilung nach WHO	
	chronische Phase (CP)	Blasten im PB meist < 2 %; im KM meist < 5 %
	Akzelerationsphase (AP)	– persistierende Leukozytose (> 10 x 10^9/l) – persistierende/zunehmende Splenomegalie – persistierende Thrombozytose (> 1000 x 10^9/l) – persistierende Thrombozytopenie (< 100 x 10^9/l; ohne Assoziation zur Therapie) – klonale zytogenetische Evolution – ≥ 20 % Basophile im PB – 10–19 % Blasten im PB/KM
	Blastenphase (BP)	– ≥ 20 % Blasten im PB/KM – extramedulläre Manifestation (Chlorom)

Zytologie/Histologie

initiale Zytologie/Pathologie:

Referenzzytologie/-pathologie:

Zytologie/Histologie	
CLL/SLL	
	CLL
	SLL / lymphozytisches Lymphom
	PLL
	Richter-Syndrom
CML	
	chronische Phase (CP)
	Akzelerationsphase (AP)
	Blastenphase (BP)
	extramedulläre Manifestation (Chlorom)

Abb. 7.2 Tumorerfassung: hämatologische Tumoren – chronische Leukämie.

Tumorerfassung: Hämatologie / Chronische Leukämie

Diagnostik

B	V	Untersuchung	Datum 1 / 2 / 3
		Knochenmarkpunktion	
		Zytomorphologie	
		Immunphänotypisierung (FACS-Analyse)	
		Zytogenetik/FISH	
		Molekulargenetik	
		Knochenmarkstanze	
		Sono Abdomen	
		Rö Thorax	
		CT Thorax	
		CT Abdomen	
		MRT Schädel	
		MRT Abdomen	
		FDG-PET-CT	
		Lymphknotenbiopsie	
		Haut-/Organbiopsie	
		Lumbalpunktion	
		gyn. Untersuchung	

B: Basisdiagnostik, V: Verlaufskontrolle
dunkelblau: sehr wichtig / blau: wichtig
hellblau: bei Symptom oder spezieller Tumorlage / weiß: bei Bedarf

Klinische Symptome

	ICD-10	Klinische Symptome
	R53	Abgeschlagenheit
	R50.9	Fieber
	R61	Nachtschweiß
	R64	Kachexie
	R59.9	Lymphadenopathie
	R16.2	Leber-/Milzvergrößerung
	D72.8	Leukozytose
	R70	Hyperviskositätssyndrom
	H58.1	Sehstörungen
	N48.3	Priapismus
	M89.89	Knochenschmerzen
	C79.3	meningitische Symptome
	R22	Hautinfiltrate
	C92.3	Chlorome
	D59.1	AIHA
	D69.3	Evans-Syndrom
	K12.1	orale Ulzera
	R23.3	Petechien

Genetisches Risikoprofil

CLL		
	Zytogenetik/FISH:	**Datum 1 / 2 / 3**
	FACS:	
	ZAP-70:	
	CD38:	
	IGHV-Status (PCR):	
CML		
	Zytogenetik/FISH:	
	t(9;22)(q34;q11.2): % positive Metaphasen	
	Zusatzaberrationen	
	Molekulargenetik:	
	BCR-ABL1/ABL1-Ratio (Real-Time-PCR):	
	Transkripttyp:	
	Screening auf KD-Mutationen:	

Bisherige Therapien (ChT/RT/OP)

Datum	Therapieschema	Fazit

Risikofaktoren

	ICD-10	Risikofaktoren
	Z92.3	ionisierende Strahlung (> 1 Gy)
	Z57	Benzol
	R54	hohes Alter

AZ/EZ

	AZ nach Karnofsky	
	100	keine Beschwerden, keine sichtbaren Krankheitszeichen, Normalität
	90	Fähigkeit zu normaler Aktivität, keine Symptome oder Krankheitszeichen
	80	normale Aktivität unter Anstrengung, einige Krankheitszeichen oder Symptome
	70	Patient kann sich selber versorgen, ist aber zu normaler Arbeit nicht fähig
	60	Patient braucht gelegentlich Hilfe, kann aber die meisten Angelegenheiten selber erledigen
	50	Patient ist beträchtlich hilfsbedürftig, benötigt oft medizinische Hilfe
	40	Patient ist auf Pflege und Hilfe angewiesen
	30	starke Behinderung, Krankenhausaufenthalt ist indiziert, noch keine Lebensgefahr
	20	Krankenhausaufnahme notwendig, starke Krankheitszeichen, supportive Therapie notwendig
	10	Sterben

Gewicht [kg]	
Gewichtsverlust [kg]	
BMI	

Sonstiges

Zahnsanierung:
Port:
Mini-Port:

Arzt

Name ____________________
Position ____________________
Datum ____________________

Unterschrift

7.3 Hodgkin-Lymphom

7.3.1 Allgemeines

Epidemiologie

Altersgipfel: 3. und 6.–8. Dekade

Inzidenz: $20–30/10^6$, ♀:♂ = 1:1,3

40–60 % EBV-positiv

Risikofaktoren

Tab. 7.3 Risikofaktoren (Studiengeneration HD 16/17/18).

Faktor	Definition
a	großer Mediastinaltumor (≥ ⅓ maximaler Thorax-durchmesser)
b	extranodaler Befall
c	hohe BSG (≥ 50 mm/h bei A-Symptomen, ≥ 30 mm/h bei B-Symptomen)
d	Befall von ≥3 LK-Arealen

Einschlusskriterien in den aktuellen Studien der Deutschen Hodgkin-Lymphom-Gruppe (GHSG)

1. Frühe Stadien: HD16 Studie
2. Intermediäre Stadien: HD17 Studie
3. Fortgeschrittene Stadien: HD18 Studie

Alter bis 60 Jahre.

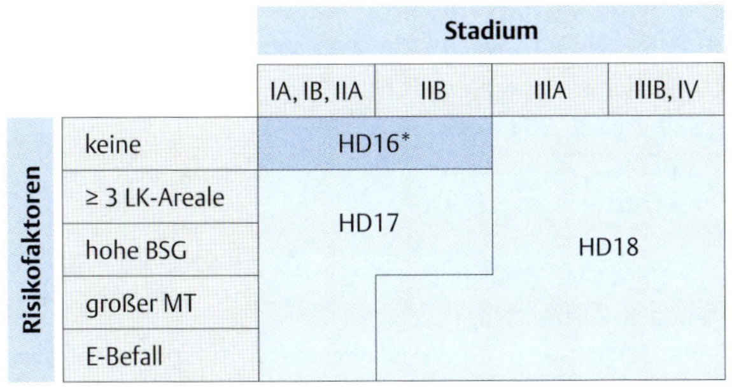

*Ausnahme: NLPHL im Stadium IA ohne Risikofaktoren

Abb. 7.3 Aktuelle Studien

7.3.2 Klinik

Symptomatik

B-Symptome.

Komplikationen

- Infektionen
- Infertilität
- Sekundärneoplasien

Befallsmuster

Lokalisationen bei ED:
- 80 % zervikal
- 50 % mediastinal
- 20 % axillär
- 10 % inguinal
- 5 % KM-Befall
- 80 % supradiaphragmal
- 20 % infradiaphragmal

7.3.3 Tumordiagnostik

Bildgebung

CT Hals, Thorax, Abdomen: Lymphommanifestationen

Rö Thorax: zur Feststellung des „großen Mediastinaltumors" als Risikofaktor, CT zu diesem Zweck nicht ausreichend

Sono Abdomen: Lymphome, Leber, Milz

FDG-PET-CT: Tumordarstellung, funktionelle Bildgebung; im Verlauf wichtig

Skelettszintigrafie: ossäre Mitbeteiligung

MRT: falls CT nicht möglich

7.3.4 Staging/Grading

Siehe Tumorerfassungsbogen (▶ Abb. 7.7).

7.3.5 Primärtherapie

Patienten sollten im Rahmen der Studien der GHSG (Deutsche Hodgkin-Studiengruppe) therapiert werden!
- LPHD-Beobachtungsstudie
- frühe Stadien (HD16)
- intermediäre Stadien (HD17)
- fortgeschrittene Stadien (HD18)

▶ **Frühe Stadien**
- Chemotherapie mit ABVD (Doxorubicin, Bleomycin, Vinblastin, Dacarbacin)
- RT involved field

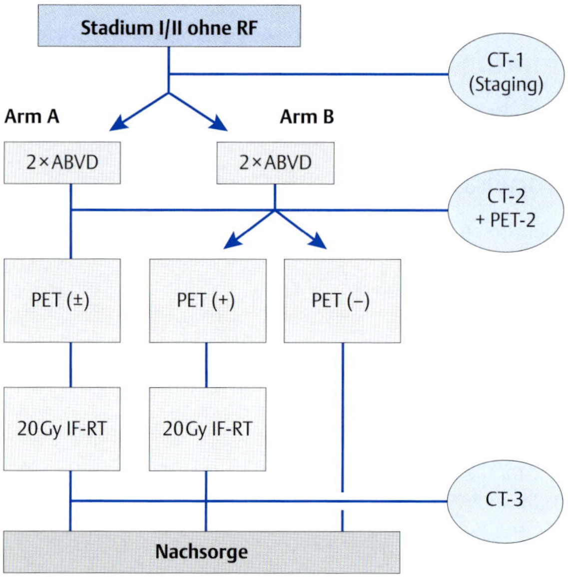

CT-1: Staging
CT-2: CT nach 2 Zyklen ABVD
CT-3: Restaging nach Ende der Strahlentherapie
PET-2: PET nach 2 Zyklen ABVD

Abb. 7.4 Therapie frühe Stadien ohne Risikofaktoren HD16 Studie.

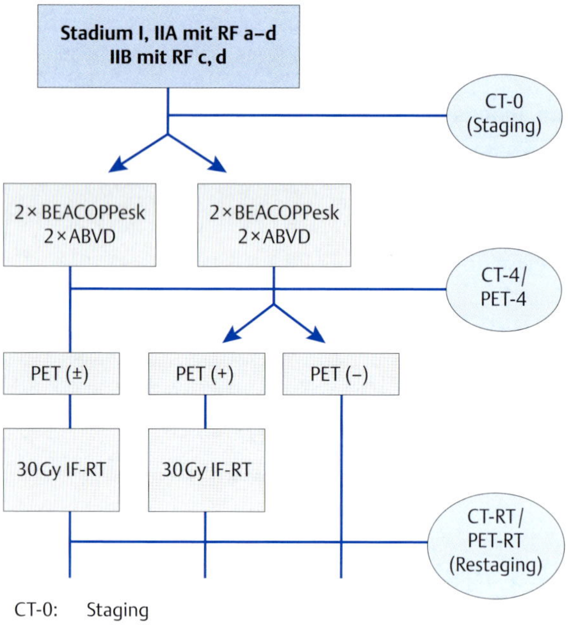

CT-0: Staging
CT-4: CT nach 4 Zyklen (2×BEACOPPesk + 2×ABVD)
PET-4: PET nach 4 Zyklen (2×BEACOPPesk + 2×ABVD)
CT-RT: CT nach RT
PET-RT: PET nach RT, falls PET-4 pos.

Abb. 7.5 Therapie frühe Stadien mit Risikofaktoren HD17 Studie

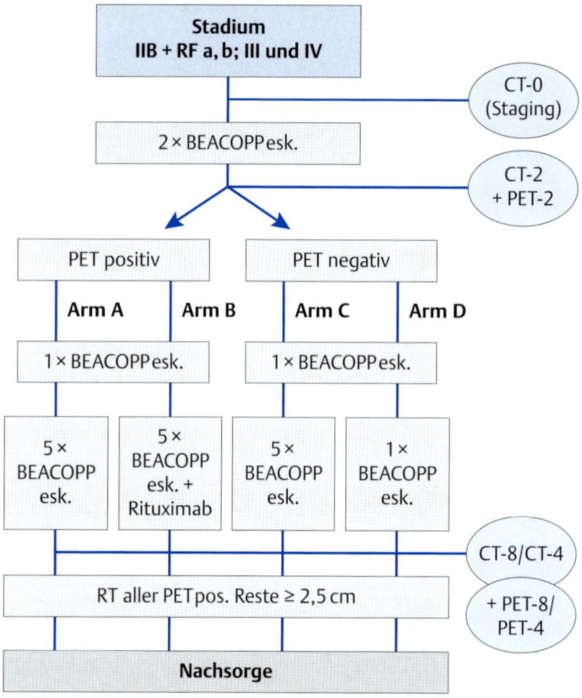

CT-0: Staging
CT-2: CT nach 2 Zyklen BEACOPPeskaliert
CT-4/8: Restaging nach Ende der Chemotherapie
PET-2: PET nach 2 Zyklen BEACOPPeskaliert
PET-4: PET nach 4 Zyklen BEACOPPeskaliert
PET-8: PET nach 8 Zyklen BEACOPPeskaliert

Abb. 7.6 Therapie fortgeschrittene Stadien HD18 Studie.

▸ Fortgeschrittene Stadien

- primär Chemotherapie mit BEACOPP eskaliert
- RT der PET positiven Reste, die ≥ 2,5 cm sind (s. ▸ Abb. 7.6)

▸ Kindlicher Morbus Hodgkin

Früher 3 Studiengruppen: TG1, TG2, TG3

- RT nur nach Versagen auf ChT
- unsichere CR: 20 Gy
- Tumorrest > 25 %: 30 Gy
- Tumorrest > 50 ml: 35 Gy

Studie GPOH-HD2002-Pilot:

- Standard-RT für TG2, TG3
- OPPA: Adriamycin, Vincristin, Procarbazin (spermatotoxisch), Prednison → Mädchen
- OEPA: Adriamycin, Vincristin, Etoposid, Prednison → Jungen
- COPP: Cyclophosphamid, Vincristin, Procarbazin, Prednison
- ABVD: Adriamycin, Bleomycin, Vinblastin, DTIC
- BEACOPP: Bleomycin, Etoposid, Adriamycin, Cyclophosphamid, Vincristin, Procarbazin, Prednison
- TG1: IA/B IIA
  - ChT 2x OPPA (Mädchen)
  - ChT 2x OEPA (Jungen)
  - bei CR keine RT, sonst IF-RT

- TG2: IIB, IIIA, I_EA I_EB, II_EA
  - ChT 2x OPPA + 2x COPP (Mädchen)
  - ChT 2x OEPA + 2x COPDIC (Jungen)
  - obligat IF-RT
- TG3: IIIB, IVA/B, II_EB, III_EA, III_EB
  - ChT 2x OPPA + 4x COPP (Mädchen)
  - ChT 2x OEPA + 4x COPDIC (Jungen)
  - obligat IF-RT
- Dosen:
  - unsichere CR (> 75 %): 20 Gy
  - Tumorrest (> 25 %): 30 Gy
  - Tumorrest (> 50 ml): 35 Gy

Aktuelle Studien: HD13/HD14/HD15.

Operation

OP nur zur histologischen Diagnosesicherung (z. B. LK-Exstirpation).

Systemische Therapie

Tab. 7.4 Therapieschema ABVD.

Substanz	Dosierung	Verabreichung	Tag	Dauer
Adriamycin	25 mg/m²	i. v.	Tag 1 + 15	über 30 min
Bleomycin	10 mg/m²	i. v.	Tag 1 + 15	Bolus
Vinblastin	6 mg/m²	i. v.	Tag 1 + 15	Bolus
DTIC	375 mg/m²	i. v.	Tag 1 + 15	über 120 min
Wiederholung an Tag 29				

Tab. 7.5 Therapieschema BEACOPPesk.

Substanz	Dosierung	Verabreichung	Tag	Dauer
Cyclophosphamid	1250 mg/m²	i. v.	Tag 1	über 60 min
Adriamycin	35 mg/m²	i. v.	Tag 1	über 30 min
Etoposid oder Etoposidphosphat	200 mg/m²	i. v.	Tag 1–3	über 60 min
Procarbazin	100 mg/m²	p. o.	Tag 1–7	
Prednison	40 mg/m²	p. o.	Tag 1–14	
Vincristin	1,4 mg/m² (maximal 2 mg)	i. v.	Tag 8	i. v.-Bolus
Bleomycin	10 mg/m²	i. v.	Tag 8	i. v.-Bolus

Tab. 7.5 Fortsetzung.

Substanz	Dosierung	Verabreichung	Tag	Dauer
tägliches G-CSF (Granocyte) oder	150 µg/m²	s. c.	ab Tag 4	
pegyliertes G-CSF (Neulasta)	6 mg	s. c.	an Tag 4	
Wiederholung an Tag 22				

Radiotherapie

▶ **Grundlagen**
- Therapie gemäß Studienprotokoll
- Bestrahlungsplan unter Berücksichtigung des initialen CT

▶ **Zielvolumina**
Feldformen werden vom Studienprotokoll (Studienzentrale in Köln) vorgegeben. Für die aus der „klassischen Simulation" bekannten Zielvolumina gelten die nachfolgenden Aussagen:

▶ **Zervikale Manifestation**
- nach Befall uni- oder bilateral
- Einschluss des Halsmarks
- Larynxschonung → Gantry 5°
- Einschluss der medialen ⅔ der Supragruben inkl. Klavikula

▶ **Hochzervikaler Befall**
- Befall
  - LK Kieferwinkel
  - submandibuläre LK
  - submentale LK
- RT
  - zervikale LK
  - supraklavikuläre LK
  - ipsilaterale submentale LK
  - submandibuläre LK
  - zervikale LK
  - supraklavikuläre LK
- kein Einschluss Oropharynx

▶ **Waldeyer'scher Rachenring**
- nur bei Primärbefall
- nicht elektiv bei Befall hochzervikal
- ZV
  - Gaumen
  - Zunge
  - Rachen
  - Tubentonsille
- seitliche Gegenfelder wie Nasopharynx

▸ **Supraklavikulärer Befall**
- ipsilaterale Supragrube unter Einschluss der kaudalen zervikalen LK
- Unterrand Zungenbein bis 1,5 cm

▸ **Axillabefall**
- kranial: Klavikula (inkl.)
- kaudal: 5./6. Rippe
- medial: ≥1 cm Pleuraoberfläche

▸ **Hoher Mediastinalbefall**
- Oberrand Larynx
- mediale Supragrubendrittel inkl.
- bis 1 WK unter Karina
- keine Hilus RT
- kein Kehlkopfsatellit

▸ **Ausschließlich tiefer Mediastinalbefall**
- 1 WK oberhalb Karina
- bis Diaphragma (BWK 10/11)
- minimale Breite der Querfortsätze

▸ **Mittleres Mediastinum**
- Jugulum bis Diaphragma (BWK10/11)
- befallene Hili + 1,5 cm
- minimale Breite der Querfortsätze

▸ **Supra- und infrakarinaler Befall**
- Oberrand Larynx
- mediales Supragrubendrittel
- bis Diaphragma
- befallene Hili + 1,5 cm
- minimale Breite der Querfortsätze
- Kehlkopfsatellit ab 12 Gy

▸ **Paraaortaler Befall oder Milzhilus**
- BWK10/11 bis Unterkante LWK5
- inkl. Milzhilus + Milz + 1,5 cm

▸ **Milzbefall**
- Milz + Milzhilus

▸ **Iliakaler Befall**
- iliakale/pelvine LK

▸ **Inguinaler/femoraler Befall**
- inguinale/femorale LK

▸ **Knochenbefall**
- Region + 2 cm

Tab. 7.6 Zweitmalignome.

Therapie	Malignom	Inzidenz
ChT	Leukämien	3–4 % 10 Jahre
RT	solide Tumoren	4 % 10 Jahre
Immunsuppression	NHL	

▸ **Schonung der Risikoorgane**
- Herz ab 30 Gy
- Kehlkopf ab 15 Gy
- Myelon ab 20/40 Gy

▸ **Aufklärung**

Zweitmalignome 6–10 %
- 4 % nach 10 Jahren
- 8 % nach 15 Jahren
- 14 % nach 20 Jahren
- siehe ▸ Tab. 7.6
- Infertilität
- Schilddrüsenunterfunktion 50–70 % (meist subklinisch)
- Hoden: Azoospermie
- Längenwachstum
  - ab 10 Gy Änderungen zu erwarten
  - < 33 Gy: keine Änderung
  - > 33 Gy: –13 cm
- Lunge: Pneumonitis 5 %
- Herz: Risiko bei Mediastinalbestrahlung
  - > 30 Gy relatives Risiko 3,1
  - < 5 % Perikarditis
  - 1 % Perikardtamponade
- Virusinfektion
  - 10 % Herpes zoster
- Nervensystem
  - < 10 % Lhermitte-Syndrom 1–2 Monate nach RT
  - Spontanheilung 2–6 Monate
- Postsplenektomiesepsis
- Sekundärneoplasien

7.3.6 Rezidivtherapie

Ungefähr 20 % der fortgeschrittenen Stadien rezidivieren.

▸ **Wirksame Substanzen**
- Antikörper: SGN-35
- Chemotherapie: Gemcitabin, Vinorelbin

▸ **Rezidiv nach langer initialer CR**
- Hochdosischemotherapie mit autologer Stammzelltransplantation
- erneute konventionelle Chemotherapie ist unterlegen
- SGN-35

▸ **Rezidiv nach kurzer initialer CT (< 12 Monate)**
- Hochdosischemotherapie mit autologer Stammzelltransplantation
- SGN-35

▸ **Progress ohne initiale CR**
- schlechte Prognose
- Salvage mit DHAP, gefolgt von Hochdosis-Chemotherapie mit autologer Stammzelltransplantation
- SGN-35

▸ **Rezidivstudien der DHSG**
- HDR3

7.3.7 Nachsorge

Intervalle

Alle 3 Monate für 3 Jahre, dann alle 4–6 Monate für 3 Jahre, dann jährlich.

Untersuchungen

Klinische Untersuchung. Frage nach möglichen Nebenwirkungen der Therapie.

Bildgebung

Siehe Tumorerfassungsbogen (▶ Abb. 7.7). Schnittbildgebung zur Verlaufskontrolle der Lymphommanifestationen nötig. FDG-PET-CT zur Differenzierung zwischen aktivem und inaktivem Tumorgewebe.

Sonstige

Mögliche Spätnebenwirkungen sollten beachtet werden:

- Infektanfälligkeit → Pneumovaximpfung vor Splenektomie; frühzeitige antibiotische Therapie
- Strahlenpneumonitis/Strahlenfibrose
- Perikarderguss
- Herzfunktionsstörungen (5 % Änderung der linksventrikulären Ejektionsfraktion)
- Hypothyreose (30 % nach 15 Jahren bei Mitbestrahlung der Schilddrüse) Gonadeninsuffizienz nach ChT/RT
- Zweitkarzinome
  - AML/MDS
  - NHL
  - Bronchialkarzinom (→ Nicht rauchen!)
  - Mammakarzinom (Cave: Patienten < 30 Jahre mit RT im Thoraxbereich)
  - Magenkarzinom
  - Melanome
  - Sarkome

7.3.8 Leitlinien

DGHO: www.dgho.de

AWMF: www.wamf-online.de

www.kompetenznetz-lymphome.de

7.3.9 Literatur

Engert A, Diehl V, Franklin J et al. Escalated-dose BEACOPP in the treatment of patients with advanced-stage Hodgkin's lymphoma: 10 years of follow-up of the GHSG HD9 study. J Clin Oncol 2009;27:4548-54

Engert A, Plütschow A, Eich HT et al. Reduced treatment of patients with early-stage Hodgkin's lymphoma. N Engl J Med 2010;363:640-52

Engert A, Haverkamp H, Kobe C et al., on behalf of the German Hodgkin Study Group, the Swiss Group for Clinical Cancer Research, and the Österreichische Arbeitsgemeinschaft für Klinische Pharmakologie und Therapie. Reduced-intensity chemotherapy and PET-guided radiotherapy in patients with advanced stage Hodgkin's lymphoma (HD15 trial): a randomised, open-label, phase 3 non-inferiority trial. Lancet 2012 [Epub ahead of print]

Lohr F, Wenz F, Hrsg. Strahlentherapie kompakt. 2. Aufl. München: Urban & Fischer in Elsevier; 2007

Preiß J, Dornoff W, Hagmann FG, Schmieder A, Hrsg. Taschenbuch Onkologie 2010/2011. 15. Aufl. München: W. Zuckerschwerdt Verlag; 2010

Swerdlow SH, Campo E, Harris NL et al. (eds). WHO classification of Tumours of Hematopoietic and Lymphoid Tissues, 4th ed. Genf: WHO; 2008

von Tresckow B, Plütschow A, Fuchs M et al. Dose-intensification in early unfavorable Hodgkin's lymphoma: final analysis of the German Hodgkin Study Group HD14 Trial. J Clin Oncol 2012;30:907-913

Wannenmacher M, Debus J, Wenz F. Strahlentherapie. Berlin: Springer; 2006

Younes A, Gopal AK, Smith SE et al. Results of a Pivotal Phase II Study of Brentuximab Vedotin for patients with relapsed or refractory Hodgkin's lymphoma. J Clin Oncol 2012 [Epub ahead of print]

7.3.10 Studien

Studienprotokolle der Deutschen Hodgkin-Lymphom-Studiengruppe:

- HD16
- HD17
- HD18
- HD-R3 (Rezidivtherapie)

Tumorerfassung: Hämatologie / Hodgkin-Lymphom

Patient

Name ______________________________

Vorname ______________________________

Geb.-datum ______________________________

Fallnummer ______________________________

ICD-O

	ICD-O	Typ
	C81.0	Hodgkin-Lymphom

Anatomie

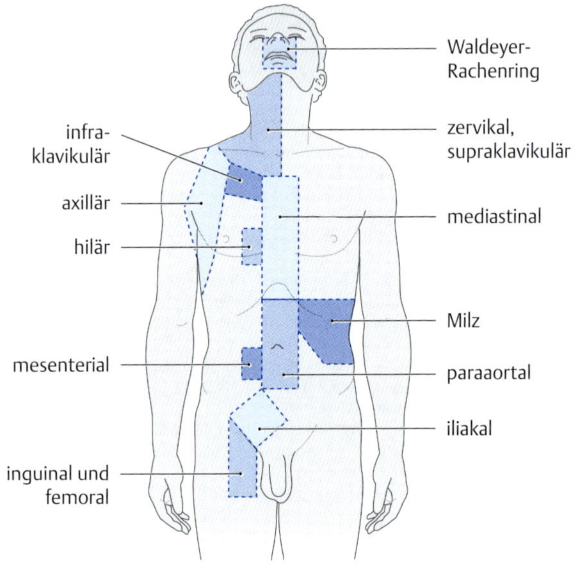

Regionen

Darstellung der LK-Regionen zur Bestimmung des Stadiums und LK-Areale zur Bestimmung des Risikofaktors (≥ 3 LK-Areale)

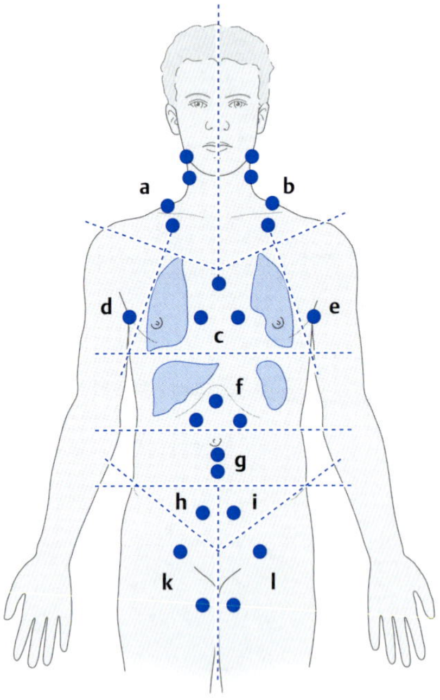

Areale

N

R	L	Lymphknotenregionen (rechts/links)	F	(fokal)
		zervikal		Waldeyer
		supraklavikulär		mediastinal
		infraklavikulär		zöliakal
		nuchal		Leberhilus
		axillär		Milzhilus
		hilär (Lunge)		paraaortal
		iliakal		mesenterial
		inguinal		
		femoral		

R: rechts, L: links, F: fokal

Cave: Die benutzte Definition von LK-**Arealen** deckt sich nicht mit der Definition von LK-**Regionen** nach Ann Arbor, sondern fasst z. T. mehrere LK-Regionen zusammen.

Risikofaktoren

	Risikofaktoren (Studiengeneration HD 16/17/18)
a	großer Mediastinaltumor (≥ ⅓ max. Thoraxdurchmesser)
b	extranodaler Befall
c	hohe BSG (≥ 50 mm/h bei A-Symptomen, ≥ 30mm/h bei B-Symptomen)
d	Befall von ≥ 3 LK-Arealen

Stadieneinteilung

	Ann-Arbor-Stadieneinteilung		
	I	I/N	1 LK-Region
	II	II/N	≥ 2 LK-Regionen, nur supra- oder infradiaphragmal
	III	III/N	≥ 2 LK-Regionen, Befall supra- und infradiaphragmal
		III/1	subphrenische, beschränkt auf Milz, zöliakale bzw. portale LK allein oder gemeinsam
		III/2	subphrenische, paraaortale, mesenteriale bzw. inguinale LK allein oder gemeinsam
	IV		disseminierter Befall extralymphatischen Gewebes +/− LK-Befall
		A/B	An- oder Abwesenheit der B-Symptome
			E: extranodaler Befall Weitere Buchstaben zur Angabe der Lokalisation: N: LK, S: Milz, H: Leber, L: Lunge, M: Knochenmark, D: Haut, P: Pleura

Klassifikationen

	WHO-/REAL-Klassifikation	
	< 10 %	klassisches Hodgkin-Lymphom, lymphozytenreich
	70–80 %	nodulär sklerosierend
	15–20 %	Mischtyp
	1–5 %	Lymphozytenarm
	5 %	LPHD

Abb. 7.7 Tumorerfassung: Hämatologische Tumoren – Hodgkin-Lymphom.

Tumorerfassung: Hämatologie / Hodgkin-Lymphom

	„Reye-Klassifikation" von Lukes und Buttler 1966 (veraltet)	
	LP	lymphozytenreich – nodulär/diffus
	NS	nodulär sklerosierend – NS I/NS II (MacLennan et al. 1989)
	MC	gemischtzellig
	LD	lymphozytenarm

Histologie

initiale Pathologie:

Referenzpathologie:

	Histologie

Diagnostik

B	V	Untersuchung	Datum 1 / 2 / 3
		CT Hals	
		CT Thorax	
		CT Abdomen	
		Rö Thorax	
		Sono Abdomen	
		FDG-PET-CT	
		MRT Hals	
		MRT Thorax	
		MRT Abdomen	
		Skelettszintigrafie	

B: Basisdiagnostik, V: Verlaufskontrolle
dunkelblau: sehr wichtig / blau: wichtig
hellblau: bei Symptom oder spezieller Tumorlage / weiß: bei Bedarf

Klinische Symptome

	ICD-10	Klinische Symptome
		B-Symptome (Ann-Arbor)
	R50.9	– nicht erklärbares Fieber > 38°C
	R61.9	– nicht erklärbarer Nachtschweiß
	R63.4	– nicht erklärbarer Gewichtsverlust > 10 % innerhalb von 6 Monaten

Risikofaktoren

	ICD-10	Risikofaktoren
	Z80.4	gleichgeschlechtliches Geschwister mit Morbus Hodgkin → 10x/eineiiger Zwilling: 90x
	B24	HIV

Bisherige Therapien (ChT/RT/OP)

Datum	

AZ/EZ

	AZ nach Karnofsky	
	100	keine Beschwerden, keine sichtbaren Krankheitszeichen, Normalität
	90	Fähigkeit zu normaler Aktivität, keine Symptome oder Krankheitszeichen
	80	normale Aktivität unter Anstrengung, einige Krankheitszeichen oder Symptome
	70	Patient kann sich selber versorgen, ist aber zu normaler Arbeit nicht fähig
	60	Patient braucht gelegentlich Hilfe, kann aber die meisten Angelegenheiten selber erledigen
	50	Patient ist beträchtlich hilfsbedürftig, benötigt oft medizinische Hilfe
	40	Patient ist auf Pflege und Hilfe angewiesen
	30	starke Behinderung, Krankenhausaufenthalt ist indiziert, noch keine Lebensgefahr
	20	Krankenhausaufnahme notwendig, starke Krankheitszeichen, supportive Therapie notwendig
	10	Sterben

Gewicht [kg]	
Gewichtsverlust [kg]	
BMI	

Sonstiges

Eizellenkryokonservierung?
Ovarien hinter Uterus verlagert?
Spermienkryokonservierung?
Frauen: LHRH-Analoga, Kontrazeptiva

Arzt

Name ____________________
Position ____________________
Datum ____________________

Unterschrift

7.4 Non-Hodgkin-Lymphome

7.4.1 Allgemeines

Epidemiologie

Altersgipfel NHL: 60–70 Jahre

Altersgipfel hochmaligne/aggressive NHL: 0–20 Jahre und > 60 Jahre

Inzidenz: 80–120/10^6 steigt um 4–7 % pro Jahr, ♀:♂ = 1:1,7

Risikofaktoren

Hohes Risiko von ZNS-Beteiligung:
- aggressive NHL mit extranodaler Manifestation
  - Hoden
  - Orbita
  - Nasennebenhöhlen
  - Knochenmark
- Burkitt-Lymphom
- lymphoblastisches Lymphom
- HIV-assoziierte Lymphome

7.4.2 Klinik

Symptomatik

Lymphknotenvergrößerungen

Verdrängungserscheinungen durch Lymphome

B-Symptomatik

Befallsmuster

Befallsmuster:
- 35–40 % extranodal
  - 30 % Magen
  - 30 % HNO
  - 5 % Hoden
  - 3 % ZNS
- charakteristisch: diskontinuierliche Ausbreitung
- weniger Sekundärmalignome als beim Hodgkin-Lymphom

7.4.3 Tumordiagnostik

Bildgebung

CT Hals, Thorax, Abdomen: Lymphommanifestationen

Rö Thorax: Lymphome, Ergüsse, Infiltrate, Stauung

Sono Abdomen: Lymphome

MRT Abdomen: evtl. bei Kontraindikationen für CT

FDG-PET-CT: Tumorausbreitung, Frage nach vitalem Tumorgewebe; positiver und negativer prädiktiver Wert von der Lymphomhistologie und Zeitpunkt der Durchführung der PET-CT (vor, während und nach der Therapie) abhängig

Skelettszintigrafie: ossäre Beteiligung

Sonstige Untersuchung

Endoskopie, Endosonografie: bei Verdacht auf gastrointestinales Lymphom

Weitere Untersuchungen: je nach Symptomatik

Tumormarker

LDH, β2-Mikroglobulin.

Histologie

REAL-/WHO-Klassifikation

B- und T-Neoplasien:
- Vorläufer (precursor)
- peripher (mature/nachgeordnete Vorläuferzelle/peripher)

7.4.4 Primärtherapie

Allgemeine Prinzipien

► **Lokalisierte indolente NHL (Stadium I/II)**
- kurative Intention mit RT
- EF/IF-RT 30/40Gy
- Boost bis 40 Gy bei makroskopischen Manifestationen

► **Fortgeschrittene indolente NHL (Stadium III/IV)**
- Chemotherapie bei Behandlungsbedürftigkeit, Diagnosestellung ist keine Therapieindikation per se
- RT palliativ/evtl. konsolidierend bei Bulk

► **Lokalisierte aggressive NHL (Stadium I/II)**
- kurative Intention mit Chemotherapie (CHOP-basiert)
- bei B-Zelllymphomen zusätzlich Rituximab (R-CHOP)
- bei T-Zelllymphomen bei jungen Patienten zusätzlich Etoposid (CHOEP)
- evtl. IF-RT 36 (50) Gy
- 35–40 Gy bei CR nach kurzer Chemotherapie (4 statt 6 Zyklen)

► **Fortgeschrittene aggressive NHL (Stadium III/IV)**
- kurative Intention mit Chemotherapie (6 Zyklen, CHOP-basiert)
- bei B-Zelllymphomen zusätzlich Rituximab (R-CHOP)
- bei T-Zelllymphomen bei jungen Patienten zusätzlich Etoposid (CHOEP)
- RT kann bei Bulk, Resttumor, E-Befall erwogen werden

▸ Vitaler Resttumor nach Ende der Chemotherapie bei fortgeschrittenen aggressiven NHL
- IF-RT unklar (RT nach PR), eher palliativ
- Hochdosischemotherapie

▸ In aggressives NHL transformierte Lymphome
- schlechte Prognose

▸ Gleichzeitiger meningealer Befall
- MTX/Ara C/Dexamethason intrathekal

▸ Primär refraktäre aggressive NHL
- sehr schlechte Prognose
- Hochdosistherapie mit Transplantation

▸ Rezidiv eines aggressiven NHL
- junge Patienten: Salvage-Chemotherapie gefolgt von Hochdosistherapie mit Stammzelltransplantation
- ältere Patienten: Rezidivchemotherapie

Primär nodale NHL – indolente NHL

▸ Follikuläre Lymphome

Stadium I und II:
- Stadium I: Involved Field (IF) RT bis 24 Gy
- Stadium II: Extended Field (EF) RT
- kein Überlebensvorteil durch zusätzliche Chemotherapie
- ggf. Stammzellen vor RT sammeln

Stadium III und IV:
- Therapieindikationen:
  - schnelles Tumorwachstum
  - Bulk
  - Beeinträchtigung der Organfunktion durch das Lymphom
  - massive Splenomegalie
  - Zytopenie durch Knochenmarkinfiltration
- Chemotherapieoptionen (Beispiele):
  - R-Bendamustin
  - R-CHOP
  - R-COP
- Erhaltungstherapie:
  - Rituximab als Erhaltungstherapie verlängert nach der Erstlinienchemotherapie das progressionsfreies Überleben

Follikuläres Lymphom Grad III:
- Grad IIIA: wie Grad-II-Lymphome behandeln
- Grad IIIB: wie diffus-großzellige Lymphome behandeln

Rezidiv nach Radiatio:
- Out of Field: erneute RT zwar möglich, aber Chemotherapie eher zu bevorzugen (in Abhängigkeit der Tumormasse und Remissionsdauer)

Rezidiv nach Chemotherapie:
- Chemotherapie mit noch nicht eingesetzten Substanzen, z. B. R-Bendamustin, R-CHOP, R-FCM (Rituximab- Fludarabin, Cyclophosphamid, Mitoxantron) oder Hochdosischemotherapie mit autologer Stammzelltransplantation
- Rituximab als Erhaltungstherapie verlängert nach Chemotherapie im Rezidiv das progressionsfreie Überleben und das Gesamtüberleben

▸ Mantelzelllymphom
- > 80 % in Stadien III/IV
- kurativ intendierte RT sehr selten möglich/sinnvoll; RT: EF
- extranodal: häufiger als bei follikulären Lymphomen (häufig gastrointestinal)
- KM-Befall: 60 %
- aggressiver Verlauf, die Diagnosestellung ist Therapieindikation per se
- Chemotherapie: R-CHOP, R-DHAP (Rituximab- Cisplatin, hochdosiert Cytosinarabinosid, Dexamethason), Fludarabin, Cyclophosphamid, Mitoxantron), Hochdosis-Chemotherapie mit autologer Stammzelltransplantation

▸ Lymphozytisches Lymphom, CLL
- 20 % der indolenten Lymphome
- lymphozytisches Lymphom selten, ohne Knochenmarkbefall und niedrigen Leukozytenzahlen
- CLL häufig, mit Knochenmarkbefall und Lymphozytose
- CLL mit konventioneller Therapie nicht heilbar, aber häufig recht indolenter Verlauf
- Mikulicz-Syndrom: Tränendrüsenbeteiligung
- Therapieindikationen
  - B-Symptome
  - zunehmende Organomegalie, rasche Größenzunahme der Lymphome
  - kurze (< 6 Monate) Lymphozytenverdopplungszeit
  - Autoimmunphänomene (Autoimmunhämolyse, Autoimmunthrombopenie)
- Therapieoptionen
  - Chemotherapie bei jungen Patienten mit FCR
  - bei älteren Chlorambucil
  - IF-RT bei lokal begrenzten Problemen denkbar
- Splenomegalie
  Chemotherapie den Vorzug vor Radiatio geben
  - 2 x 0,5 Gy/Woche bis maximal 3 x 1 Gy/Woche
  - GD 6 Gy/maximal 10–12 Gy
  Cave: Thrombopenie → Blutbild!

▸ PLL (Prolymphozytenleukämie)
- aggressiverer Verlauf als bei CLL

▸ Haarzellleukämie
- seltene Erkrankung
- häufig Zytopenien
- Purinanaloga
  - Fludarabin
  - Cladribine
- 85 % CR, 70 % nach 4 Jahren
- INF-α weniger effektiv
  - nur noch für ältere Patienten, die keine Chemotherapie tolerieren
- keine RT-Indikation

▸ Lymphoplasmozytisches NHL, Immunozytom
- ähnlich wie B-CLL, häufig, aber nicht immer KM-Befall
- Morbus Waldenström mit teilweise hoher IgM-Konzentration im Blut
- Purinanaloga sehr effektiv
- Therapie wie andere NHL

7

▸ Marginalzonenlymphom
- extranodal (MALT)
- primär splenisch
- nodal
- Stadium I
  - lokale IF-RT
  - splenisches Marginalzonenlymphom: Splenektomie
- HNO: 30 Gy
- orbitale oder bronchiale MALT-Lymphome: 30 Gy
- IF-RT
- EF-RT

Primär nodale NHL – aggressive NHL

- T-Zelllymphome haben häufig eine ungünstigere Prognose als B-Zelllymphome, Ausnahme: großzellig anaplastisches NHL – ALK positiv
- mediastinales B-Zelllymphom oder immunoblastisches NHL können prognostisch ungünstiger sein als andere B-NHL
- Therapieergebnisse:
  - 70 % CR (90 % bei günstiger Prognose/45 % ungünstig)
  - 40 % 5-JÜ (70 % bei günstiger Prognose/25 % ungünstig)

▸ Diffus großzelliges B-NHL
- ⅔ aller Lymphome in D

Stadium I:
- 4 Zyklen R-CHOP gefolgt von RT oder volldosierte 86 Zyklen: Chemotherapie ohne Radiatio
- EF-RT: 40 Gy + Boost 10 Gy
- alleinige RT nur, wenn Chemotherapie kontraindiziert (selten)
- RT
  - CR: 36 Gy
  - CRu (CR unconfirmed) oder PR: IF-RT auf initialen Bulk
  - extranodal: falls vorhanden
  - 3–6 Wochen nach letzter ChT
    - Leukozyten > 3000/µl
    - Thrombozyten > 1000000/µl
- Resttumor (ohne initialen Bulk)
  - Hochdosis RT
  - oder salvage ChT

Stadium II–IV:
- 6x R-CHOP
- Wertigkeit der RT bei initialem Bulk nicht gesichert, aber möglicherweise vorteilhaft

▸ Follikuläres Lymphom Grad III
- Grad IIIA: wie Grad II
- Grad IIIB: aggressiv, Therapie wie diffus großzelliges NHL

▸ Burkitt-Lymphom
- spezielle Protokolle der Deutschen ALL-Studiengruppe
- intrathekale Chemotherapie

▸ Lymphoblastisches Lymphom
- Therapie ähnlich wie akute lymphatische Leukämie

▸ T-Zell-NHL
- in generalisierten Stadien Chemotherapie mit CHOEP
- Konsolidierung mit Hochdosischemotherapie mit autologer Stammzelltransplantation bei T-NHL außer ALK+ großzellig anaplastisches NHL erwägen

Extranodale NHL

Nach Definition nicht in:
- LK
- Thymus
- Milz
- Peyer-Plaques
- Appendix

Stadien I und II:
- IF-RT für indolente NHL möglich

Ergebnisse:
- 95 % lokale Kontrolle
- 75 % 5-JÜ
- 62 % 10-JÜ
- Hoden: 20–30 % 5-JÜ (Chemotherapie mit ZNS-Prophylaxe gefolgt von Radiatio erforderlich, alleinige RT nicht akzeptabel)
- ZNS: 20–25 % 5-JÜ (MTX-haltige Hochdosis-Chemotherapie statt Radiatio sinnvoll)

▸ Primäres ZNS-Lymphom (PCNSL)
- Altersgipfel 50–60 Jahre (HIV: 30–40 Jahre)
- ZNS-NHL sind zu 90 % aggressive B-Zell-Lymphome
- Inzidenz $10/10^6$

Risikofaktoren:
- Immunsuppression
- HIV
- EBV

Überleben:
- median 20 Monate (HIV 3 Monate)

Befall:
- 50 % multifokal
- 50 % Basalganglien
- 10-20 % Glaskörper/Uvea

Therapie:
- Chemotherapie mit Hochdosis-MTX, bei jüngeren Patienten zusätzlich mit Hochdosis-Cytosinarabinosid. Methotrexat: i. v./intrathekal
- alleinige RT nur dann, falls eine Chemotherapie nicht durchführbar (Ergebnisse der alleinigen RT sind weit schlechter als die der Chemotherapie)
- RT; falls eine komplette Remission mit Chemotherapie nicht erreicht werden konnte
  - Ganzhirn inkl. HWK2
    - 40–50 Gy
    - Boost 10–15 Gy
    - inkl. posteriore Orbita

▶ **Orbitalymphom**
- IF RT
  - indolent: 35 Gy
  - aggressiv: 40 Gy

▶ **NHL im Kopf-Hals-Bereich**
Indolent:
- CS I_E, II_E
- 30 Gy EF RT + 10 Gy Boost
- oder TLI + 10 Gy Boost
- Parotisbefall → RT Hals-LK

Aggressiv:
- Chemotherapie mit 4 Zyklen + IF-RT statt volldosierte Chemotherapie mit 6 Zyklen denkbar
- Ausnahme: Burkitt- oder lymphoblastisches NHL

▶ **Schilddrüse**
- Chemotherapie + RT
  - Bulk bzw. IF-RT
- alleinige RT: Mantelfeld 40 Gy + 10 Gy Boost
- MALT: alleinige RT

▶ **Magenlymphom**

▶ **Indolent (MALT)**
Stadium I_1/HP-positiv:
- Triple-Therapie: Amoxicillin/Metronidazol/Omeprazol
- aggressives NHL ausschließen

Stadium I_1/HP-negativ und Stadium II:
- primäre RT
  - 30 Gy abdominelles Bad (oder 30 Gy EF)
  - 10 Gy Boost Oberbauch
- OP nur bei Blutung/Perforation, Salvage oder KI gegen RT

Stadium III und IV:
- palliative Chemotherapie, ggf + RT

▶ **Aggressives NHL**
- 6 x R-CHOP in kurativer Intention
- gefolgt von IF-RT

▶ **Dünndarmlymphom**
- OP häufiger erforderlich als bei Magenlymphom (Stenose)
- RT bei indolenten NHL in lokalisierten Stadien I/II
- Chemotherapie bei aggressiven NHL und bei indolenten NHL in generalisierten Stadien I/II

▶ **Knochenlymphom**
- Chemotherapie
- zusätzliche RT in Fällen mit Beteiligung weniger Knochen
  - 40 Gy
  - Boost Tumoren + 3 cm: 10 Gy

▶ **Hodenlymphom**
- hohe ZNS-Rezidivrate
- Chemotherapie mit ZNS-Prophylaxe
- RT des Hodensacks

▶ **Kutanes T-Zell-NHL**
Mycosis fungoides
- indolent; medianes Überleben: > 10 Jahre; fortgeschritten: 3 Jahre

▶ **Sézary-Syndrom**
Lokale Therapie:
- PUVA
- topische Chemotherapie
- lokale RT
  - 20 Gy (oberflächliche Tumoren)
  - 30 Gy (tiefer Befall)
- Ganzhautbestrahlung (TSEB)
  - 20 Gy palliativ
  - 24–30 Gy umschrieben
  - 30–40 Gy kurativ über 8–10 Wochen mit 2 Wochen Pause nach 20 Gy
- INF-α
  - Rezidiv
  - refraktäre Erkrankung
  - fortgeschritten/nodal +
  - viszerale Erkrankung

Operation

OP zur bioptischen Sicherung der Diagnose. Bei Komplikationen z. B. bei gastrointestinalen NHL (Blutung, Perforation).

Radiotherapie

Indolente Lymphome:
- 40 Gy makros. Tumor (44–46 Gy bei Tumoren > 3 cm), in Abhängigkeit von der Histologie

Aggressive Lymphome:
- alleinige RT:
  - EF-RT 40 Gy adjuvant
  - 50 Gy makr. Tumoren
- nach primärer ChT
  - IF-RT 36 Gy (–45 Gy)
  - Tumoren < 3,5 cm: 30–40 Gy
  - Tumoren > 3,5 cm: 40–50 Gy

Felder:
- IF
- EF (IF + benachbarte Region)
- TNI (LK Körperstamm + Milz)
- TLI (TNI + Waldeyer + Mesenterium)
- Bulk
- TBI (Ganzkörperbestrahlung)
- TSEB (Ganzhautelektronenbestrahlung)

▶ **Mantelfeld**
- superior Mastoidspitze + 1 cm oberhalb des Kinns
- Feldgrenze 1 cm oberhalb und parallel zur Unterkiefergrenze (UK senkrecht zum Tisch durch Kopfüberstreckung)
- inferior: Unterkante BWK10
- lateral: axilläre LK vollständig eingeschlossen
- Blöcke: Humerus, Rückenmark

▸ **Minimantel**
- Mantelfeld, Untergrenze Karina
- = ohne mittleres und unteres Mediastinum

▸ **Kleiner Waldeyer**
- superior: Jochbogen/Nasopharynx/Keilbeinhöhle
- inferior: Obergrenze Mantelfeld (Blendendrehung wegen Divergenz)
- dorsal: Tragus/Wirbelkörpervorderkante
- ventral: 4 cm vor Tragus, hinter Molaren

▸ **Großer Waldeyer**

→ zervikaler Bulk

→ follikuläres NHL
- Feld wie Nasopharynx: okzipitale, aurikuläre, submandibuläre LK
- Schädelbasis unter Hypophyse mit Mundblock
- Mantelfeld von kranial verkürzen, da Feldanschluss am Hals günstiger
- Rückenmarkzapfen

▸ **Abdominelles Bad**
- superior: Diaphragma
- inferior: ggf. Leiste bzw. Beckenboden (Foramina obturatoria)
  - Nierenblock dorsal ab 12 Gy bei 30 GD, ab 13,5 Gy bei 25 Gy GD
  - Leberblöcke ab 25 Gy dorsal + ventral
- Cave: Adriamycin
- 5 x 1,5 Gy bis GD 25/30 Gy
- Boost auf makrosk. Tumor
- Hodenkapsel!

▸ **Stanford-Dreiwege-Technik**
- gesamtes Abdomen a.-p./p.-a. bis 15 Gy
- rechter Leberlappen ventral + dorsal ausgeblockt
- weiter bis 30 Gy in asymmetrischer Teilung
  - oben: seitlich opponierende Felder vor Wirbelsäule und Nieren
  - unten: a.-p./p.-a.
- unten: breites umgekehrtes Y bis 44 Gy unter individueller Nierenschonung von dorsal

  → höhere Dosis in Teilbereichen

▸ **Moving-Strip-Technik**
- 2 cm Feldbreits
- ED 2,25 Gy, GD 22,5 Gy
- kein Leberblock
- dorsal Nierenblöcke

  → historisch (heute bedeutungslos)

▸ **Umgekehrtes Y**
- superior: Unterkante BWK 10
- inferior: Einschluss femorale und Leisten-LK (5 cm unterhalb Trochanter minor)
- lateral: breite Querfortsätze (+1 cm bei vergrößerten LK)
- kranial: Einschluss von Milzstiel oder Milz
- Y-Schenkel kommen auf Höhe LWK4 zusammen
  - lateral: ⅓ der Inguinalfalte
  - kaudal: Mitte Femur
- 1 cm Hautsaum am medialen Oberschenkel
- Beckenblock: Rektum, Harnblase
- Ovarien schützen

▸ **Paraaortal (Spaten)**
- Unterkante BWK10
- bis Unterkante L5/S1
- Breite wie umgekehrtes Y

▸ **Involved Field RT**
- Waldeyer
  - Oropharynx
  - inkl. submandibulär und zervikal bis Hyoid
- zervikal
  - submental
  - submandibulär
  - zervikal
  - supraklavikulär
- supraklavikulär
  - submandibulär
  - zervikal
  - supra- und infraklavikulär
- axillär
  - inkl. Klavikula
  - bis 5./6. Rippe
  - bei beidseitigem Befall inkl. supraklavikulär beidseitig
- mediastinal
  - befallene Regionen
  - + Sicherheitssaum
- paraaortal
  - wie paraaortal EF
- iliakal
  - iliakale LK
- inguinal/hochfemoral
  - wie inguinaler/hochfemoraler Teil des umgekehrten Y

▸ **Aufklärung**
- permanente Infertilität
- Xerostomie
- Hypothyreose
- Herz
  - Perikarditis
  - Perikarderguss
- Lunge
  - Pneumonitis
  - Lungenfibrose
- Durchfall
- Übelkeit
- Nephropathie (selten)
- Hepatopathie (selten)
- Hämatotoxizität
  - Leukopenie
  - Thrombopenie
- Lhermitte-Syndrom bis 12 Wochen nach Therapieabschluss ab 30 Gy (elektrisierende Parästhesien in den Extremitäten bei Beugung des Kopfes → Rückgang nach 6 Monaten ohne Therapie)
- Zweitneoplasien

7.4.5 Nachsorge

Intervalle

Bei aggressiven NHL nach Therapieende zunächst engmaschig, dann in etwas größeren Intervallen.

Bei indolenten NHL alle 3–6 Monate.

Untersuchungen

Klinische Untersuchung. Frage nach Nebenwirkungen der Therapie.

Bildgebung

Schnittbildgebung zur Verlaufskontrolle der Tumormanifestationen (siehe Tumorerfassungsbogen; ▶ Abb. 7.8).

CR: Größenreduktion aller LK auf < 1,5 cm Durchmesser.

Sonstige

Keine.

Tumormarker

LDH.

β2-Mikroglobulin bei indolenten NHL.

7.4.6 Leitlinien

www.kompetenznetz-lymphome.de

7.4.7 Literatur

Cabanillas F. Non-Hodgkin's lymphoma: the old and the new. Clin Lymphoma Myeloma Leuk 2011; 11(Suppl 1): S87-S90
Cheson BC, Rummel MJ Bendamustine: rebirth of an old druf. J Clin Oncol 2009;27:1492-1501
Federico M, Bellei M, Marcheselli L et al. Follicular lymphoma international prognostic index 2: a new prognostic index for follicular lymphoma developed by the international prognostic factor project. J Clin Oncol 2009; 27:45555-4562
Hiddemann W, Dreyling M, Stein H. Lymphome. Stuttgart: Thieme; 2005
Lohr F, Wenz F, Hrsg. Strahlentherapie kompakt. 2. Aufl. München: Urban & Fischer in Elsevier; 2007
Preiß J, Dornoff W, Hagmann FG, Schmieder A, Hrsg. Taschenbuch Onkologie 2010/2011. 15. Aufl. München: W. Zuckerschwerdt Verlag; 2010
Pfreundschuh M. How I treat elderly patients with diffuse large B-cell lymphoma. Blood 2012;116:5103-5110
Pfreundschuh M, Kuhnt E, Trümper L. et al., MabThera Internation Trial (MInT) Group. CHOP-like chemotherapie with or without rituximab in young patients with good-prognosis diffuse large B-cell lymphoma: 6-year results of an open-label randomised study of the MabThera International Trial (MInT) Group. Lancet Oncol 2011;12:1013-1022
Reeder CB, Ansell SM. Novel therapeutic agents for B-cell lymphoma: developing rational combinations. Blood 2011; 117: 1453-62
Sehn LH, Berry B Chhanabhai M, Fritzgerald C et al. The revised International Prognostic Index (R-IPI) is a better predictor of outcome than the standard IPI for patients with diffuse large B-cell lymphoma treated with R-CHOP. Blood 2007;109:1857-1861
Swerdlow SH, Campo E, Harris NL et al. (eds). WHO classification of Tumours of Hematopoietic and Lymphoid Tissues, 4th ed. Genf: WHO; 2008
Wannenmacher M, Debus J, Wenz F. Strahlentherapie. Berlin: Springer; 2006

7.4.8 Studien

USA/NIH www.clinicaltrials.org

www.kompetenznetz-lymphome.de

Tumorerfassung: Hämatologie / Non-Hodgkin-Lymphome

Patient

Name ____________________

Vorname ____________________

Geb.-datum ____________________

Fallnummer ____________________

Anatomie

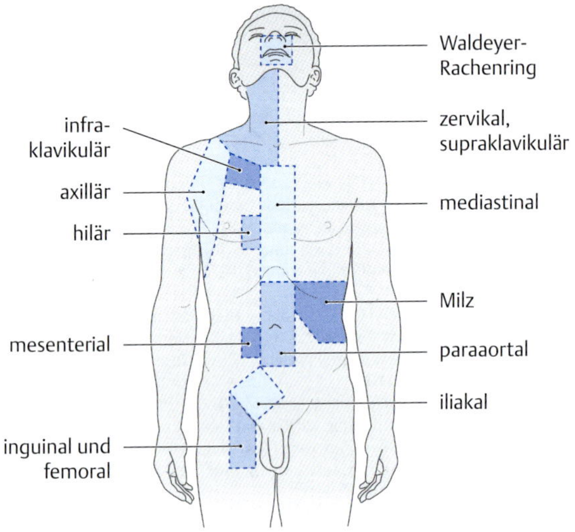

Regionen

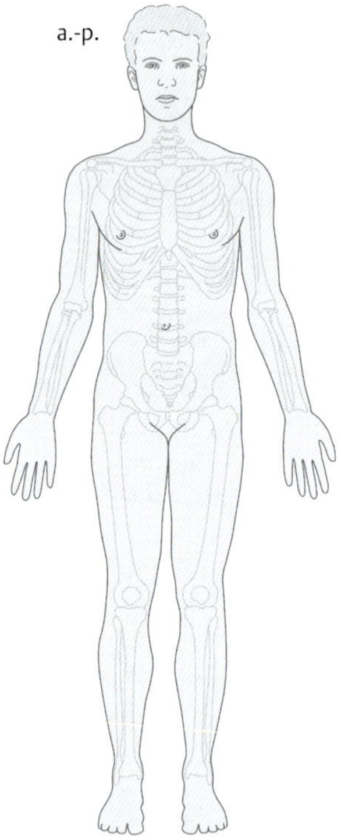

ICD-O

	ICD-O	Typ
	C82.0	NHL

N

R	L	Lymphknotenregionen (rechts/links)	F	(fokal)
		zervikal		Waldeyer
		supraklavikulär		mediastinal
		infraklavikulär		zöliakal
		nuchal		Leberhilus
		axillär		Milzhilus
		hilär (Lunge)		paraaortal
		iliakal		mesenterial
		inguinal		
		femoral		

R: rechts, L: links, F: fokal

Stadieneinteilung

	Ann-Arbor-Stadieneinteilung nodal	
	I	1 LK Region
	II	≥ 2 LK-Regionen
	II_1	2 LK-Regionen, supra- oder infradiaphragmal, beschränkt auf einer Seite des Diaphragmas
	II_2	2 nicht benachbarte LK-Regionen oder mehr als 2 Regionen
	III	LK-Befall ober- und unterhalb des Diaphragmas
	IV	LK-Befall + diffuses disseminierter Befall von extralymphatischem Gewebe (Knochenmark oder Leber)

	Ann-Arbor-Stadieneinteilung extranodal (Organbefall entspricht Stadium IV)	
	I_E	1 extralymphatischer Befall
	II_{1E}	extralymphatischer Befall mit oder ohne LK (auf einer Seite des Diaphragmas)
	II_{2E}	extralymphatisches Organ mit oder ohne LK-Befall über regionale LK hinaus (auf einer Seite des Diaphragmas)
	III_E	extralymphatischer Befall mit oder ohne LK-Befall auf beiden Seiten des Diaphragmas
	IV	diffuser oder disseminierter Befall eines oder mehrerer Organe ± LK-Befall

Stadieneinteilung gastrointestinaler Lymphome

	Stadieneinteilung gastrointestinaler Lymphome (nach Musshoff)	
	I	1 GI-Organ befallen
	I_1	Lymphom auf Mukosa und Submukosa begrenzt
	I_2	Ausdehnung über Submukosa hinaus
	II	Befall 1 GI-Organs + Befall infradiaphragmaler LK bzw. mit organüberschreitendem Wachstum (E)
	II_1	Befall 1 GI-Organs mit Befall regionärer LK (II_1) bzw. eines weiteren benachbarten Organs (II_1E) ober- **oder** unterhalb des Diaphragmas
	II2	Befall eines GI-Organs mit LK-Befall über regionale LK hinaus ober- **oder** unterhalb des Diaphragmas (II_2); 1 weiterer lokalisierter Organbefall kann zusätzlich mit eingeschlossen sein (II_2E)
	III	Befall 1 GI-Organs mit LK-Befall ober- **und** unterhalb des Diaphragmas einschließlich eines weiteren Organbefalls (III_E) oder der Milz (III_S) oder beider (III_SE)
	IV	diffuser oder disseminierter Befall Nicht-GI-Organe mit oder ohne LK-Befall

Abb. 7.8 Tumorerfassung: hämatologische Tumoren – Non-Hodgkin-Lymphome.

Tumorerfassung: Hämatologie / Non-Hodgkin-Lymphome

Stadieneinteilung Mycosis fungoides

	Stadieneinteilung Mycosis fungoides nach TNM	
	T1	Plaques, Ekzem, < 10 % der Haut sind befallen
	T2	Ekzem, generalisierte Plaques, > 10 % der Haut sind befallen
	T3	einer oder mehrere Tumoren
	T4	generalisierte Erythrodermie

	Lymphknoten Mycosis fungoides nach TNM	
	N0	keine LK
	N1	LK vergrößert, histologisch negativ
	N2	LK normal groß, histologisch positiv
	N3	LK vergrößert, histologisch positiv

	Stadien Mycosis fungoides				
	T1	T2	T3	T4	M1
N0	I	I		III	IVB
N1	II	II		III	IVB
N2	IVA	IVA	IVA	IVA	IVB
N3	IVA	IVA	IVA	IVA	IVB

Histologische Klassifikationen

	REAL- (Revised European American Lymphoma) WHO-Klassifikation
	B-Zell-Lymphom, Vorläufer/peripher
	T-Zell-Lymphom, Vorläufer/peripher
	Hodgkin-Lymphom
	unklassifizierte Lymphome

	B-cell Neoplasms		
	I		precursor B-cell neoplasm: precursor B-lymphoblastic leukemia/lymphoma
	II		peripheral B-cell neoplasms
		1	B-cell chronic lymphocytic leukaemia/promyelocytic leukemia/small lymphocytic lymphoma
		2	lymphoplasmocytoid lymphoma/immunocyatoma
		3	mantle cell lymphoma
		4	follicle center lymphoma, follicular provisional cytologic grades: I (small cell), II (mixed small and large cell), III (large cell) provisional subtype: diffuse, predominantly small cell type
		5	marginal zone B-cell lymphoma extranodal (MALT-type +/– monocytoid B-cells) provisional subtype: nodal (+/– monocytoid B-cells)
		6	provisional entity: splenic marginal zone lymphoma +/– villous lymphocytes
		7	hairy cell leukemia
		8	Plasmacytoma/plasma cell myeloma
		9	diffuse large B-cell lymphoma subtype: primary mediastinal (thymic) B-cell lymphoma
		10	Burkitt's lymphoma
		11	provisional entity: high grade B-cell lymphoma, Burkitt-like

	T-cell and putative NK-cell Neoplasms		
	I		precursor T-cell neoplasms: precursor T-lymphoblastic lymphoma/leukemia
	II		peripheral T-cell and NK-cell neoplasms
		1	T-cell chronic lymphocytic leukemia/prolymphocytic leukemia
		2	large granular lymphocyte leukemia (LGL) T-cell type NK-cell type
		3	mycosis fungoides/Sézary syndrome
		4	peripheral T-cell lymphomas, unspecified* provisional cytologic categories: medium sized cell, mixed medium and large cell, large cell, lymphoepitheloid cell provisional subtype: hepatosplenic γ6 T-cell lymphoma provisional subtype: subcutaneous panniculitis T-cell lymphoma
		5	angioimmunoblastic T-cell lymphoma (AILD)
		6	angiocentric lymphoma
		7	intestinal T-cell lymphoma (+/– enteropathy associated)
		8	adult T-cell lymphoma/leukemia (AT/L)
		9	anaplastic large cell lymphoma (ALCL), CD30+, T- and nullcell types
		10	provisional entity: anaplastic large cell lymphoma, Hodgkin's-like
	Hodgkin's disease		
		I	lymphocyte predominant
		II	nodular sclerosis
		III	mixed cellularity
		IV	lymphocyte depletion
		V	provisional entity: lymphocyte-rich classical HD

Alte Klassifikationen

	Kiel-Klassifikation (1990)	
	B-Zell-Lymphome (90 %)	
	niedrigmaligne	
		B-CLL
		zentrozytisch
		Cb-cc Lymphom
		lymphoplasmozytisch (Morbus Waldenström)
	hochmaligne	
		zentroblastisch
		immunoblastisch
		Burkitt
	T-Zell-Lymphome	
	niedrigmaligne	
		T-CLL
		Mycosis fungoides
		Sézary-Syndrom
	hochmaligne	
		pleomorph-großzellig
		großzellig-anaplastisch
		immunoblastisch
		lymphoblastisch

Tumorerfassung: Hämatologie / Non-Hodgkin-Lymphome

	Klassifikation nach Wachstumsform, Zelltyp (Working Formulation 1982)	
	Low Grade	
		kleinzellig lymphozytisch (CLL)
		follikulär kleinzellig: follikulär kleinzellig entspricht cb-cc
		follikulär gemischtzellig: follikulär gemischtzellig entspricht cb-cc
	Intermediate Grade	
		follikulär – überwiegend großzellig: follikulär großzellig entspricht **nicht** cb-cc
		diffus kleinzellig
		diffus gemischtzellig
		diffus großzellig
	High Grade	
		großzellig-immunoblastisch
		lymphoblastisch
		kleinzellig (Burkitt- und Nicht-Burkitt-Typ)

Histologie

initiale Pathologie:

Referenzpathologie:

	Histologie

Diagnostik

B	V	Untersuchung	Datum 1 / 2 / 3
		Rö Thorax	
		CT Hals	
		CT Thorax	
		CT Abdomen	
		Sono Abdomen	
		FDG-PET-CT	
		Endoskopie	
		Endosonografie	
		MRT	
		gyn. Untersuchung	
		Skelettszintigrafie	

B: Basisdiagnostik, V: Verlaufskontrolle
dunkelblau: sehr wichtig / blau: wichtig
hellblau: bei Symptom oder spezieller Tumorlage / weiß: bei Bedarf

	ICD-10	Klinische Symptome
		LK-Vergrößerung
		B-Symptomatik
	R50.9	– nicht erklärbares Fieber > 38 °C
	R61.9	– nicht erklärbarer Nachtschweiß
	R63.4	– nicht erklärbarer Gewichtsverlust > 10 % innerhalb von 6 Monaten
		Verdrängungserscheinungen durch LK, z. B.:
	N28.9	– Nierenaufstau
	K83.9	– Gallenwegsaufstau

Prognosefaktoren

Aggressive NHL

Internationaler Prognoseindex (IPI) für aggressive NHL			
Prognostische Faktoren		Prognosegruppen	Σ
Alter	> 60 Jahre	niedriges Risiko	0–1
LDH	> Norm	intermed. Risiko niedrig	2
Karnofsky	< 70 %	intermed. Risiko hoch	3
Stadium	III oder IV	hohes Risiko	4–5
Anzahl extranodal	> 1		

Follikuläre NHL
Follicular Lymphoma International Prognostic Index 2
(FLIPI 2; Federico M et al, J Clin Oncol 2009)

	ICD-10	Risikofaktor
		β2-Microglobulin erhöht
		größter Durchmesser eines LK > 6 cm
		Knochenmarkbefall
		Hämoglobin < 12 g/dL
		Alter > 60 Jahre

Progressionsfreies Überleben:

Risikogruppe	Anzahl der Faktoren	Patienten (%)	3-Jahres-Überleben (%)	SE	5-Jahres-Überleben (%)	SE
Low	0	20	90,9	2,4	79,5	5,5
Intermediate	1–2	53	69,3	2,4	51,2	5,7
High	3–5	27	51,3	3,7	18,8	13

Gesamtüberleben:

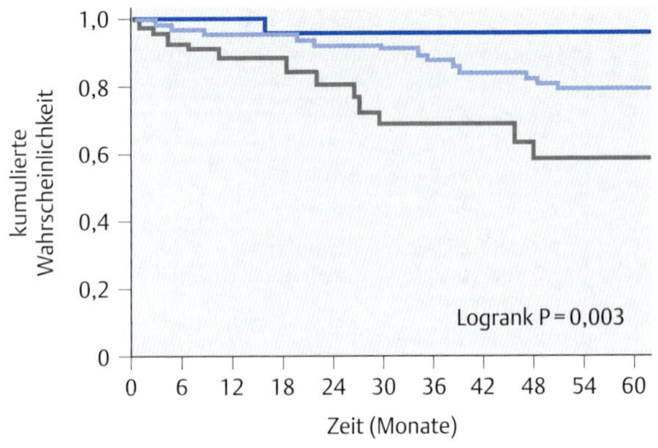

Tumorerfassung: Hämatologie / Non-Hodgkin-Lymphome

Tumormarker

	Marker	Datum 1 / 2 / 3
	LDH	

Risikofaktoren für das Auftreten der Krankheit

	ICD-10	Risikofaktoren NHL
	B27.0 B24	EBV HIV
	 Z94.9 B24	Immunsuppression – Transplantation – AIDS (B-Zell-Lymphome)
	 G11.3 D82.0	angeborene Immundefekte – Ataxia teleangiectatica – Wiskott-Aldrich-Syndrom (x 100!)
	 M35.0 E06.3 B98.0 B27.0	chronische Immunstimulation – Sjögren-Syndrom – Hashimoto Thyreoiditis – Helicobacter pylori – EBV

Bisherige Therapien (OP/RT/ChT)

Datum	

AZ/EZ

	AZ nach Karnofsky	
	100	keine Beschwerden, keine sichtbaren Krankheitszeichen, Normalität
	90	Fähigkeit zu normaler Aktivität, keine Symptome oder Krankheitszeichen
	80	normale Aktivität unter Anstrengung, einige Krankheitszeichen oder Symptome
	70	Patient kann sich selber versorgen, ist aber zu normaler Arbeit nicht fähig
	60	Patient braucht gelegentlich Hilfe, kann aber die meisten Angelegenheiten selber erledigen
	50	Patient ist beträchtlich hilfsbedürftig, benötigt oft medizinische Hilfe
	40	Patient ist auf Pflege und Hilfe angewiesen
	30	starke Behinderung, Krankenhausaufenthalt ist indiziert, noch keine Lebensgefahr
	20	Krankenhausaufnahme notwendig, starke Krankheitszeichen, supportive Therapie notwendig
	10	Sterben

Gewicht [kg]	
Gewichtsverlust [kg]	
BMI	

Sonstiges

Eizellenkryokonservierung?
Spermienkryokonservierung?
Frauen: LHRH-Analoga, Kontrazeptiva

Arzt

Name ____________________

Position ____________________

Datum ____________________

Unterschrift

7.5 Plasmazellerkrankungen

7.5.1 Allgemeines

Epidemiologie

▶ **Multiples Myelom**
Altersgipfel: 70 Jahre

Inzidenz: $30/10^6$, ♀:♂ = 1:1,3

Häufigste Plasmazellerkrankung.

Risikofaktoren

Multiples Myelom:
- Strahlung
- Petroleumprodukte

Prognostische Faktoren

Für das symptomatische multiple Myelom erlaubt das Internationale Staging System (ISS) eine Prognoseabschätzung durch einfache Parameter (ISS darf nicht mit der Stadieneinteilung nach Durie und Salmon verwechselt werden; ▶ Tab. 7.7):
- Hochdosischemotherapie mit autologer Stammzelltransplantation
  - komplette Remissionsrate 60 %
  - mediane Lebenserwatung 5–10 Jahre
- Chemotherapie mit neuen Substanzen
  - mediane Lebenserwartung 5 Jahre

7.5.2 Klinik

Symptomatik

- Knochenschmerzen
- Niereninsuffizienz
- Hyperkalzämie: Müdigkeit, Schläfrigkeit, Erbrechen
- Amyloidose: Müdigkeit, Gewichtsverlust, Belastungsdyspnoe

Befallsmuster

▶ **Plasmozytom/multiples Myelom**
Monoklonale Gammopathie:
- 1 % der Bevölkerung ab 50 Jahre
- 3 % der Bevölkerung ab 70 Jahre
- 1 %/Jahr entwickeln maligne B-Zell-Erkrankung, meist ein multiples Myelom

Solitäres Plasmozytom (singulär):
- singuläre medulläre oder extramedulläre Manifestation
- KM-Stanze negativ
- MRT negativ
- durch RT kurabel
- 50 % rezidivieren generalisiert

Multiples Myelom (generalisiert)

Tab. 7.7 Prognoseabschätzung bei symptomatischem multiplem Myelom.

Stadium	Parameter
I	β2-Mikroglobulin < 3,5 mg/l und Albumin ≥ 3,5 g/**dl**
II	weder I noch III
III	β2-Mikroglobulin > 5,5 mg/l

7.5.3 Tumordiagnostik

Bildgebung

Rö-Skelettstatus (Pariser-Schema) oder sensitiver Ganzkörper Osteo-CT: Osteolysen, Frakturen, frakturgefährdete Areale

Rö Thorax: Ergüsse, Infiltrate, Stauung

CT Thorax: Lungenentzündung?

MRT Wirbelsäule: Rückenmarkkompression durch Weichteilmanifestationen oder knöcherne Strukturen

Ganzkörper-MRT: Myelomherde

Sono Abdomen: Nierengröße, Parenchymsaum, Leberbefall

FDG-PET-CT: Myelomherde

Sonstige Untersuchungen

Prognostisch bedeutsam ist **FISH**. Die Befunde einer zytogenetischen Hochrisikokonstellation mit t(4;14) oder del(17p) werden heutzutage in der Behandlungsstrategie berücksichtigt.

7.5.4 Staging

Asymptomatisches multiples Myelom („smoldering multiple myeloma"): nicht behandlungsbedürftig

Symptomatisches multiples Myelom: behandlungsbedürftig

Vorliegen von mind. einem der CRAB-Kriterien:
1. [C] Kalziumerhöhung (> 2,75 mmol/l)
2. [R] Niereninsuffizienz (Kreatinin > 2 mg/dl)
3. [A] Anämie (Hb < 10 g/dl oder 2 g/dl < normal)
4. [B] Knochenläsionen oder Osteoporose

7.5.5 Primärtherapie

Multiples Myelom

▶ **Jüngere Patienten**
1. Induktionstherapie mit „neuen Substanzen" z. B. VCD: Bortezomib (Velcade), Cyclophosphamid, Dexamethason
2. gefolgt von Stammzellmobilisierung
3. gefolgt von Hochdosischemotherapie mit Melphalan und autologer Stammzelltransplantation

▶ **Ältere Patienten**
1. MPV: Melphalan, Prednison, Velcade oder
2. MPT: Melphalan, Prednison, Thalidomid

Operation

Bei Knochenfrakturen oder bei frakturgefährdeten Knochen.

Radiotherapie

Bei Osteolysen zur Stabilisierung, auch zur Schmerzlinderung.

Plasmazellleukämie

Leukämische Variante des multiplen Myeloms:
- sehr aggressiver Verlauf
- Therapie wie fortgeschrittenes Myelom, am besten mit einer bortezomibhaltigen Kombination

7.5.6 Rezidivtherapie

Systemische Therapie

1. Vel-Dex: Bortezomib (Velcade) + Dexamethason
2. Rd: Lenalidomid (Revlimid) + Dexamethason

7.5.7 Nachsorge

Intervalle

Da die Erkrankung meist nicht heilbar ist, müssen die Patienten langfristig nachbeobachtet werden. Die Intervalle sind abhängig von:
- Risikoprofil
- Manifestationsort/Lokalisation

Untersuchungen

Siehe Primärdiagnostik (▶ Kap. 7.5.3).

Bildgebung

Siehe Primärdiagnostik (▶ Kap. 7.5.3).

Sonstige

Klinische Untersuchung: Schmerzherde?

Tumormarker

Siehe Primärdiagnostik (▶ Kap. 7.5.3).

7.5.8 Leitlinien

www.kompetenznetz-lymphome.de

www.dgho.de

7.5.9 Literatur

Cavo M, Rajkumar V, Palumbo A et al. International Myeloma Working Group (IMWG) consensus approach to the treatment of myeloma patients who are candidates for autologous stem-cell transplantation. Blood 2011;117:6063-6073

Dimopoulos M, Terpos E, Chanan-Khan A et al. Renal Impairment in Patients with Multiple Myeloma: a Consensus Statement on behalf of the international Myeloma Working Group (IMWG). J Clin Oncol 2010;28:4976-4984

Lohr F, Wenz F, Hrsg. Strahlentherapie kompakt. 2. Aufl. München: Urban & Fischer in Elsevier; 2007

Palumbo A, Sezer O, Kyle R et al. International Myeloma Working Group (IMWG) Guidelines for the Management of Multiple Myeloma Patients Ineligible for Standard High-dose Chemotherapy with autologous Stem Cell Transplantation. Leukemia 2009;23:1716-1730

Palumbo A, Bringhen S, Ludwig H et al. Personalized therapy in multiple myeloma according to patient age and vulnerability: a report of the European Myeloma Network (EMN). Blood 2011;118:4519-4529

Preiß J, Dornoff W, Hagmann FG, Schmieder A, Hrsg. Taschenbuch Onkologie 2010/2011. 15. Aufl. München: W. Zuckerschwerdt Verlag; 2010

Richardson PG, Delforge M, Beksac M et al. Management of tratment-emergent peripheal neuropathy in multiple myeloma. Leukemia 2011 [Epub ahead of print]

Terpos E, Sezer O, Croucher P et al. Guidance for the use of bisphosphonates in multiple myeloma: recommendations of an expert panel on behalf of the European Myeloma Network (EMN). Ann Oncol 2009;20:1303-1317

Wannenmacher M, Debus J, Wenz F. Strahlentherapie. Berlin: Springer; 2006

7.5.10 Studien

USA/NIH: www.clinicaltrials.org

www.kompetenznetz_lymphome.de

Tumorerfassung: Hämatologie / Plasmazellerkrankungen

Patient

Name ______________________________

Vorname ______________________________

Geb.-datum ______________________________

Fallnummer ______________________________

Anatomie

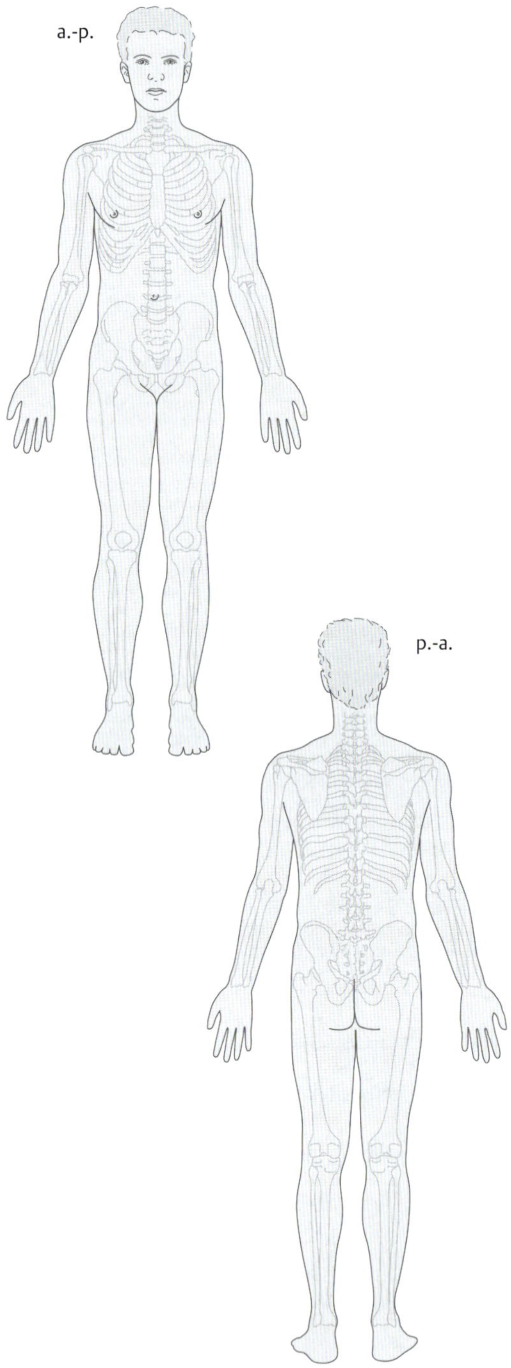

ICD-O

	ICD-O	Typ
	C90.00	Plasmozytom/multiples Myelom

Befallsmuster

Plasmozytom

Solitärer Plasmazelltumor
Häufige Lokalisationen:

- extramedullär Waldeyer-Ring
- Knochen: solitärer Herd in einem Knochen, i. d. R. werden Knochen mit blutbildendem Mark unter Aussparung von Unterarmen, Händen und Füßen befallen

Multiples Myelom

Befall des Knochenmarks oder multiple Plasmazelltumoren

R	L	Betroffene Skelettregionen
		Schädel
		Wirbelsäule: HWS/BWS/LWS/SWS
		Schultergürtel
		Oberarm
		Unterarm
		Hand
		Rippen
		Becken
		Oberschenkel
		Unterschenkel
		Fuß

Stadium

MGUS
(monoklonale Gammopathie unbestimmter Signifikanz)

- Serum-Paraprotein < 30 g/l
- < 10 % klonale Plasmazellen im KM
- keine Organkomplikationen

Asymptomatisches Myelom

- Serum-Paraprotein > 30 g/l und/oder
- klonale Plasmazellen im KM > 10 %
- keine Organkomplikationen

Symptomatisches Myelom

- > 10% klonale Plasmazellen im KM
- Nachweis von monoklonalem Protein in Serum oder Urin unabhängig von der Konzentration
- Vorliegen von mind. 1 der CRAB-Kriterien:
  - [C] Kalziumerhöhung (> 2,75 mmol/l)
  - [R] Niereninsuffizienz (Kreatinin > 2 mg/dl)
  - [A] Anämie (Hb < 10 g/dl oder 2 g/dl < normal)
  - [B] Knochenläsionen oder Osteoporose
- oder: Amyloidose

Asymptomatisches multiples Myelom
(„smoldering multiple myeloma“)

nicht behandlungsbedürftig

Symptomatisches multiples Myelom

behandlungsbedürftig

Abb. 7.9 Tumorerfassung: hämatologische Tumoren – Plasmazellerkrankungen.

Tumorerfassung: Hämatologie / Plasmazellerkrankungen

Multiples Myelom (alte Stadieneinteilung nach Durie und Salmon)						
Stadium	**Hb**	**Serum-Ca**	**Knochenstruktur**	**IgG**	**IgA**	**Urinleichtketten**
I	> 10 g/dl	normal	normal	< 5 g/dl	< 3 g/dl	< 4 g /24 h
II	weder I noch III					
III (*)	< 8,5 g/dl	> 12 mg/dl	fortgeschrittene Osteolysen	> 7 g/dl	> 5 g/dl	> 12 g /24 h

(*) Oder-Kriterien

Histologie

initiale Pathologie:

Referenzpathologie:

	Histologie

Diagnostik

B	V	Untersuchung	Datum 1 / 2 / 3
		Labor (Blut, Urin)	
		Knochenmarkzytologie, -histologie, Zytogenetik (FISH)	
		Rö Skelettstatus oder Osteo-CT	
		Ganzkörper-MRT	
		Rö Thorax	
		CT Thorax	
		MRT der Wirbelsäule	
		Sono Abdomen	
		FDG-PET-CT	

B: Basisdiagnostik, V: Verlaufskontrolle
dunkelblau: sehr wichtig / blau: wichtig
hellblau: bei Symptom oder spezieller Tumorlage / weiß: bei Bedarf

	Laborwerte Plasmozytom		
	Wert	**Normal**	**Messwert**
	Serumprotein		
	Serumelektrophorese		
	klonales Protein = M-Protein		
	Immunfixation		
	IgG		
	IgA	3,5 g/dl	
	IgM	2,0 g/dl	
	Hb		
	Serum-Ca		
	Serumkreatinin		
	β2-Mikroglobulin		
	Sammelurin (24 h)		
	Protein		
	Albumin		
	Immunfixation		
	Urinleichtketten		

Bisherige Therapien (ChT/RT/OP)

Datum	

AZ/EZ

	AZ nach Karnofsky	
	100	keine Beschwerden, keine sichtbaren Krankheitszeichen, Normalität
	90	Fähigkeit zu normaler Aktivität, keine Symptome oder Krankheitszeichen
	80	normale Aktivität unter Anstrengung, einige Krankheitszeichen oder Symptome
	70	Patient kann sich selber versorgen, ist aber zu normaler Arbeit nicht fähig
	60	Patient braucht gelegentlich Hilfe, kann aber die meisten Angelegenheiten selber erledigen
	50	Patient ist beträchtlich hilfsbedürftig, benötigt oft medizinische Hilfe
	40	Patient ist auf Pflege und Hilfe angewiesen
	30	starke Behinderung, Krankenhausaufenthalt ist indiziert, noch keine Lebensgefahr
	20	Krankenhausaufnahme notwendig, starke Krankheitszeichen, supportive Therapie notwendig
	10	Sterben

Gewicht [kg]	
Gewichtsverlust [kg]	
BMI	

Sonstiges

Port:
Mini-Port:

Arzt

Name ____________________
Position ____________________
Datum ____________________

Unterschrift

Kapitel 8

Urologische Tumoren

8 Urologische Tumoren

8.1 Niere, Nierenbecken, Harnleiter

8.1.1 Allgemeines

Epidemiologie

▸ **Nierenzellkarzinom**
Altersgipfel: 55–60 Jahre

Inzidenz: 150–220/10^6, ♀:♂ = 1:2

▸ **Nierenbecken-/Harnleiterkarzinom**
Altersgipfel: 50–60 Jahre

Inzidenz: ♀:♂ = 1:2–3

Risikofaktoren

Siehe Tumorerfassungsbogen (▸ Abb. 8.1).

Prognostische Faktoren

Die Prognose ist vom Tumorstadium abhängig. Für das metastasierte Stadium existieren Risiko-Scores wie der MSKCC-Score, der die Faktoren Nephrektomie (ja/nein), AZ (Karnofsky-Index ≥/< 80 %), Anämie (< 13 g/dl Männer, < 11 g/dl Frauen), LDH (> 300 U/l) und Serumkalzium (korrigiert > 10 mg/dl) mit Punktwerten belegt. Je nach Punktwert werden die Risikogruppen niedriges (0), intermediäres (1–2) und hohes Risiko (3–5) unterschieden (therapierelevant für die Wahl der Erstlinientherapie, s. u.!).

8.1.2 Klinik

Symptomatik

▸ **Nierenzellkarzinom**
Keine Frühsymptome, Frühstadien häufig Zufallsbefund bei sonografischen/CT-Untersuchungen. Bei fortgeschrittenen Tumoren Hämaturie, Raumforderung/tastbarer Tumor sowie Schmerzen möglich.

Befallsmuster

▸ **Nierenzellkarzinom**
Tumoren < 3 cm metastasieren selten.

Metastasierungswege:
- regionäre LK (14 %)
- Lunge (31 %)
- Knochen (15 %)
- ZNS (8 %)
- Leber (5 %)
- kontralaterale Niere
- synchron oder metachron zum Nierenbecken-/Harnleiterkarzinom

▸ **Nierenbecken-/Harnleiterkarzinom**
Synchron oder metachron zum Nierenzellkarzinom möglich.

8.1.3 Tumordiagnostik

Bildgebung

Sono Abdomen: lokale Tumorausdehnung, Metastasen

CT Abdomen: lokale Tumorausdehnung, Metastasen

MRT Abdomen: lokale Tumorausdehnung, Metastasen

CT Thorax: Nachweis auch kleiner Metastasen

Miktionsurogramm: bei Hämaturie zur DD Urothelkarzinom

ING: seitengetrennte Nierenfunktionsuntersuchung

Skelettszintigrafie: Ausschluss ossärer Metastasen bei Klinik oder erhöhter AP

MRT Neurokranium: zerebrale Filiae?

Rö Thorax: Ausschluss pulmonaler Filiae > 8 mm

FDG-PET-CT: lokale Tumorausdehnung, funktionelle Bildgebung, LK-Metastasen, Fernmetastasierung

Sonstige Untersuchung

Urinzytologie. Uretero-/Pyeloskopie mit PE bei Nierenbecken/Harnleiterkarzinomen.

Tumormarker

Keine. Eine sehr hohe BSG kann Zeichen für einen fortgeschrittenen Tumor sein.

Histologie

Siehe Tumorerfassungsbogen (▸ Abb. 8.1).

8.1.4 Staging/Grading

Die Klassifikation erfolgt nach TNM, die Stadieneinteilung nach UICC.

8.1.5 Primärtherapie

Die Primärtherapie besteht in der kurativen Situation meistens in der operativen Resektion. Nur in bestimmten Situationen sind eine adjuvante RT oder eine ChT sinnvoll (s. u.). Neoadjuvante systemische Therapie nur im Rahmen von Studien.

Operation

Nephrektomie:
- immer bei Tumoren > 3–4 cm
- mit Fettkapsel + Gerota-Faszie
- + Nebenniere
- + perirenalem Fett
- +/- LK-Dissektion (nicht erwiesener Vorteil, da 50 % bei N+ auch M1)
- kann auch palliativ sinnvoll sein, ist aber im metastasierten Stadium kein Standardvorgehen; Einzelfallentscheidung
- laparoskopisch möglich

Partielle Nephrektomie:
- bilaterale Tumoren
- Niereninsuffizienz
- Tumoren < 3 cm
- ältere Patienten
- offene OP

Radikale OP bei einzelnen Weichteilmetastasen anstreben → evtl. kurative Situation!

Radiotherapie

Adjuvante RT Indikationen:
- nur bei M0 !
- R+
- Überschreiten der Organgrenzen
- N+
- Veneneinbruch
- Nierenbeckeneinbruch
- hoher Malignitätsgrad (= Rezidivraten > 20 %)

Damit ergibt sich:
- RT bei T1/T2 N0 überflüssig
- T3b, T3c, T4 unnötig, da hohes Fernmetastasenrisiko
- damit RT im Wesentlichen bei T3a N0

Bestrahlungsinduzierte Nephropathie:
- Hypertonie
- Ödeme
- Proteinurie
- Anämie
- Urämie
- Glomerulonephritis mit Atrophie der Tubuli und Gefäßverengung

Primäre RT/post OP bei Nierenzellkarzinom:
- Nierenloge + 2–3 cm Sicherheitssaum
- + Paraaortalregion
- Narbe mitbestrahlen

Nierenbecken- oder Uretertumoren:
- immer ganzes Nierenbecken + Ureterbett bis Trigonum (Blase)
- evtl. mit paraaortalen LK

Toleranzdosen Niere:
- TD 5/5 23 Gy
- TD 50/5 28 Gy
- halbe Niere: RT 20–45 Gy → GFR –25 %

Cave:
- Cisplatin 3 Monate vor RT kritisch
- Ifosfamid kritisch
- Mitomycin C kritisch
- Nitrosoharnstoff kritisch

Systemische Therapie

Keine Standard-ChT, da ChT resistenter Tumor. Bei fortgeschrittenen Tumoren ist das primäre Ziel nicht die Remission, sondern ein möglichst langer stabiler Krankheitszustand. Es sind nach Risiko-Scores (z. B. MSKCC) die Risikogruppen niedrig/intermediär/hoch zu unterscheiden. Optimales Überleben in der metastasierten Situation wird durch optimale Sequenz der Substanzen einer „Targeted Therapy" erzielt, dies ist derzeit Gegenstand von Studien.

Hormontherapie (Ansprechen < 10 %):
- Megestrolacetat
- Flutamid

Immuntherapie:
- IFN-α: 10–15 % Ansprechen
- IL2: 15–20 % Ansprechen
- potenziell besser: IL2 + IFN-α oder IL2/IFN-α/5-FU
- trotz einzelner Langzeitremissionen (Heilung?) sollte die Immuntherapie aufgrund der besseren Ansprechraten einer „Targeted Therapy" auf Einzelfälle beschränkt bleiben

„Targeted Therapies":
- Sunitinib (oral): zugelassen als Erstlinientherapie, verbessert progressionsfreies und Gesamtüberleben, positiver Effekt auf Lebensqualität, ZNS-gängig (Therapie von Hirnmetastasen)
- Pazopanib (oral): zugelassen als Erstlinientherapie, verbessert progressionsfreies und Gesamtüberleben, günstiges Nebenwirkungsprofil, wird derzeit gegen Sunitinib als Erstlinientherapie getestet
- Sorafenib (oral): zugelassen nach Versagen/bei Kontraindikation zu einer Immuntherapie, wird häufig als Zweitlinientherapie eingesetzt
- Bevacizumab (i. v.): zugelassen in Kombination mit Interferon-α, kein gesicherter Effekt auf Gesamtüberleben
- Temsirolimus (i. v.): zugelassen zur Erstlinientherapie von Patienten mit Hochrisikokonstellation und wirksam auch bei nichtklarzelligen Karzinomen
- Everolimus (oral): zugelassen zur Zweitlinientherapie, verbessert signifikant progressionsfreies Überleben, Effekt auf Gesamtüberleben nicht gesichert

Nebenwirkungen der Targeted Therapies sind u. a.:
- GIT
- Hand-Fuß-Syndrom
- Hypertonie
- Hypothyreose
- Pneumonitis
- metabolische Störungen

Die Detektion und das Management von Nebenwirkungen erfordert spezielle Expertise, somit ist Erfahrung in der Therapie mit diesen Substanzen unabdingbar.
Adjuvant/neoadjuvant:
- IL2 + INFα ist adjuvant ohne Vorteil
- Sorafenib (Studien)
- Sunitinib (Studien)

8.1.6 Rezidivtherapie

Operation

Individualentscheidung. Falls möglich, soll auch im Rezidivfall eine R0-Resktion von Primärtumor und (operablen) Metastasen angestrebt werden.

Radiotherapie

Falls noch keine RT erfolgt:
- 45 Gy perkutan prä OP
- intraoperativ: 10–15 Gy (R1), 15–20 Gy (R2) Boost

Systemische Therapie

S. auch Primärtherapie – Die Therapie mit „Targeted Therapies" erfolgt fast immer als sequenzielle Therapie (optimale Sequenz → Gegenstand von Studien), sofern der AZ des Patienten dies zulässt. Sorafenib oder Everolimus sind derzeit die am häufigsten genutzten Zweitlinienoptionen, Axitinib hat in Studien als Rezidivtherapie ein günstiges Nebenwirkungsprofil gezeigt.

8.1.7 Palliative Therapie

Operation

Bei ossären Metastasen ist häufig eine operative Stabilisierung nötig. Je nach Anzahl und Lage kann eine OP zerebraler Filiae erfolgen.

Radiotherapie

Häufig werden Metastasen (BRA, OSS) einer palliativen RT zugeführt. Bei wenigen Hirnmetastasen ist eine stereotaktische RT zur erwägen.

Palliative RT:
- 60 Gy lokal bei Schmerzen (5 x 1,8 Gy bis 50,4/59,4 Gy)
- RT der Metastasen

Systemische Therapie

Siehe ▸ Kap. 8.1.6 Rezidivtherapie.

8.1.8 Nachsorge

Intervalle

Kontrolle anfangs alle 3 Monate.

Untersuchungen

Urologische Untersuchung.

Bildgebung

- Rö Thorax anfangs alle 3 Monate bis maximal 2 Jahre (Ausschluss pulmonaler Filiae > 8 mm)
- CT 3 Monate nach OP als Ausgangsbefund
- Sono Abdomen als Verlaufskontrolle, bei Auffälligkeiten erneutes CT

Bei Verdacht auf Metastasen sind weitere schnittbildgebende Verfahren indiziert.

Sonstige

Kontrolle der Nebenwirkungen der „Targeted Therapy".

Tumormarker

Keine.

8.1.9 Leitlinien

Europäische Gesellschaft für Urologie: Ljungberg et al. 2007

NCCN (USA): www.nccn.org

8.1.10 Literatur

Berger D, Engelhardt R, Mertelsmann R, Hrsg. Das Rote Buch: Hämatologie und Internistische Onkologie. 4. Aufl. München: Ecomed Medizin; 2010
Ljungberg B et al. Renal cell carcinoma guideline. Eur Urol 2007; 51: 1502–1510
Lohr F, Wenz F, Hrsg. Strahlentherapie kompakt. 2. Aufl. München: Urban & Fischer in Elsevier; 2007
Preiß J, Dornoff W, Hagmann FG, Schmieder A, Hrsg. Taschenbuch Onkologie 2010/2011. 15. Aufl. München: W. Zuckerschwerdt Verlag; 2010
Wannenmacher M, Debus J, Wenz F. Strahlentherapie. Berlin: Springer; 2006
Wittekind C, Klimpfinger M, Sobin LH. TNM-Atlas, 5. Aufl. Berlin: Springer; 2005
Wittekind C, Meyer HJ, Hrsg. TNM-Klassifikation maligner Tumoren. 7. Aufl. Weinheim: Wiley-VCH Verlag; 2010

8.1.11 Studien

DKG: www.studien.de

EORTC: www.eortc.be

USA/NIH: www.clinicaltrials.gov

Tumorerfassung: Urologische Tumoren / Niere – Nierenbecken – Harnleiter

Patient

Name	
Vorname	
Geb.-datum	
Fallnummer	

Anatomie

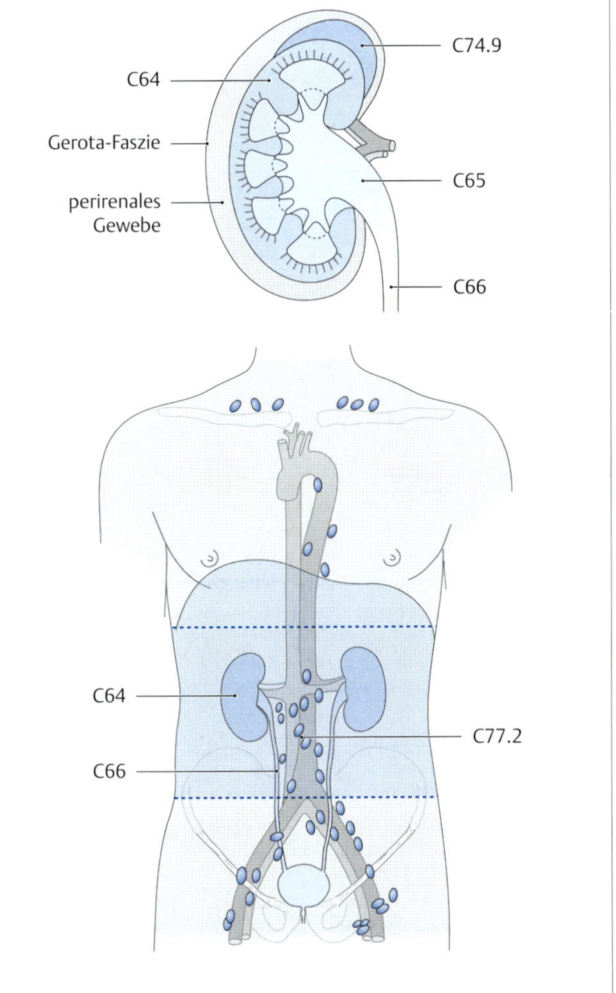

ICD-O

	ICD-O	Lokalisation		ICD-O	Lokalisation
	C64	Niere		C74.0	Nebennierenrinde
	C65	Nierenkelche		C74.1	Nebennierenmark
	C66	Ureter		C74.9	Nebenniere

Art der Klassifikation

	Symbol	Art der Klassifikation
	c	klinische Klassifikation
	p	pathologische Klassifikation
	a	Autopsie
	y	während/nach initialer multimodaler Therapie
	r	Rezidivtumor

T

R	L	Primärtumor Niere			
		TX	Primärtumor kann nicht beurteilt werden		
		T0	kein Anhalt für Primärtumor		
		T1	≤ 7,0 cm, begrenzt auf die Niere		
			a	≤ 4 cm	
			b	> 4–7 cm	
		T2	> 7,0 cm, begrenzt auf die Niere		
			a	> 7–10 cm, begrenzt auf Niere	
			b	> 10 cm, begrenzt auf die Niere	
		T3	in größeren Venen oder Nebenniere oder perirenale Invasion		
			a	Nebenniere/perirenale Infiltration	
			b	Nierenvene(n), V. cava unterhalb Diaphragma	
			c	V. cava oberhalb Diaphragma	
		T4	über Gerota-Faszie hinaus, ipsilaterale Nebenniere		

R	L	Primärtumor Nierenbecken/Harnleiter	
		TX	Primärtumor kann nicht beurteilt werden
		T0	kein Anhalt für Primärtumor
		Ta	nichtinvasiv papillär
		Tis	Carcinoma in situ
		T1	subepitheliales Bindegewebe
		T2	Muskulatur
		T3	jenseits der Muskulatur
		T4	Nachbarorgane, perirenales Fettgewebe

N

		Regionäre Lymphknoten Niere/Nierenbecken/Harnleiter			
R	L	Lokalisation	R	L	Lokalisation
		hilär			präkaval
		abdominal paraaortal			parakaval
		präaortal			retrokaval
		interaortokaval			retroaortal
		intrapelvin (nur für Harnleiter)			

R	L	Lymphknoten Niere	
		NX	LK nicht beurteilbar/Staging inkomplett
		N0	kein regionärer LK-Befall
		N1	solitär
		N2	mehr als ein Lymphknoten

R	L	Lymphknoten Nierenbecken und Harnleiter	
		NX	LK können nicht beurteilt werden
		N0	kein regionärer LK-Befall
		N1	solitär ≤ 2 cm
		N2	solitär > 2–5 cm, multipel ≤ 5 cm
		N3	> 5 cm

M

	Fernmetastasen Niere/Nierenbecken/Harnleiter	
	MX	Staging inkomplett
	M0	keine Fernmetastasen
	M1	Fernmetastasen (siehe Ergänzungsbogen)

Abb. 8.1 Tumorerfassung: Urologische Tumoren – Niere/Nierenbecken/Harnleiter.

8

Tumorerfassung: Urologische Tumoren / Niere – Nierenbecken – Harnleiter

Stadieneinteilung

	Stadieneinteilung Niere				
	T1	T2	T3	T4	M1
N0	I	II	III	IV	IV
N1	III	III	III	IV	IV
N2	IV	IV	IV	IV	IV

	Stadieneinteilung Nierenbecken/Harnleiter						
	Ta	Tis	T1	T2	T3	T4	M1
N0	0a	0is	I	II	III	IV	IV
N1			IV	IV	IV	IV	IV
N2			IV	IV	IV	IV	IV
N3			IV	IV	IV	IV	IV

Histologie

	Histologie		Differenzierung	
	Adenokarzinom		GX	nicht bestimmbar
	– Klarzellkarzinom		G1	gut differenziert
	– sarkomatoides (spindelzelliges) Adenokarzinom		G2	mäßig differenziert
	Onkozytom		G3	schlecht differenziert
	chromophiles (papilläres) Karzinom		G4	entdifferenziert
	chromophobes Karzinom			
	Sammelgangkarzinom (Ductus Bellini)			

	RX		LX		VX		PnX
	R0		L0		V0		Pn0
	R1		L1		V1		Pn1
	R2				V2		

Diagnostik

B	V	Untersuchung	Datum 1 / 2 / 3
		Sono Abdomen	
		CT Abdomen	
		MRT Abdomen	
		CT Thorax	
		Miktionsurogramm	
		Urinzytologie	
		Urtero-/Pyeloskopie	
		ING	
		Skelettszintigrafie	
		MRT Neurokranium	
		Rö Thorax	
		FDG-PET-CT	

B: Basisdiagnostik, V: Verlaufskontrolle
dunkelblau: sehr wichtig / blau: wichtig
hellblau: bei Symptom oder spezieller Tumorlage / weiß: bei Bedarf

Tumormarker

Keine.

Bisherige Therapien (OP/RT/ChT)

Datum	

Risikofaktoren

	ICD-10	Risikofaktoren
	Z57	Cadmium
	Z57	Phenacetin
	F17.1	Rauchen
	E66.9	Adipositas
	Q85.1	tuberöse Sklerose
	Z82	positive Familienanamnese
	Z57	Asbest
	Q85.8	von-Hippel-Lindau-Syndrom
	Q61.3	polyzystische Nierenerkrankung
	N19	dialysepflichtiges Nierenversagen

AZ/EZ

	AZ nach Karnofsky	
	100	keine Beschwerden, keine sichtbaren Krankheitszeichen, Normalität
	90	Fähigkeit zu normaler Aktivität, keine Symptome oder Krankheitszeichen
	80	normale Aktivität unter Anstrengung, einige Krankheitszeichen oder Symptome
	70	Patient kann sich selber versorgen, ist aber zu normaler Arbeit nicht fähig
	60	Patient braucht gelegentlich Hilfe, kann aber die meisten Angelegenheiten selber erledigen
	50	Patient ist beträchtlich hilfsbedürftig, benötigt oft medizinische Hilfe
	40	Patient ist auf Pflege und Hilfe angewiesen
	30	starke Behinderung, Krankenhausaufenthalt ist indiziert, noch keine Lebensgefahr
	20	Krankenhausaufnahme notwendig, starke Krankheitszeichen, supportive Therapie notwendig
	10	Sterben

Gewicht [kg]	
Gewichtsverlust [kg]	
BMI	

Sonstiges

Port:
Mini-Port:

Arzt

Name ______
Position ______
Datum ______

Unterschrift

8.2 Harnblase

8.2.1 Allgemeines

Epidemiologie

Altersgipfel: 70 Jahre

Inzidenz: 180–250/10^6, ♀:♂ = 1:3 (längere Urinverweilzeit bei ♂)
- 2–3 % aller malignen Tumoren
- Inzidenz: Mortalität = 5,4:1 (viele Frühstadien)
- nur 1 % der Tumoren bei Patienten < 45 Jahre

Risikofaktoren

Es sind eine Reihe von Karzinogenen bekannt, die ein Harnblasenkarzinom verursachen/begünstigen können. Auch eine chronische Blasenentzündung kann zur Tumorentstehung beitragen. Eine Summation mehrerer Risikofaktoren ist kritisch.
- Berufskrankheit
  - Anilin (Arylamine)
  - Gummi
- Rauchen (relatives Risiko 2–10x)
- Phenacetinabusus (relatives Risiko 2x; gering protektiv sind andere nichtsteroidale Analgetika)
- Bilharziose (Plattenepithelkarzinom)
- Cyclophosphamid (relatives Risiko 9x)
- RT im Becken (relatives Risiko 2x)
- Genveränderungen: Mikrosatelliteninstabilität
- andere urotheliale Tumoren

Protektive Faktoren:
- hohe Trinkmenge
- Vitamin C

Prognostische Faktoren

Ungünstige Faktoren:
- hohes Stadium, hohes Grading
- 25% höheres Stadium im Rezidivfall (d.h. rezidivierende Harnblasenkarzinome = Risikoerhöhung)
- assoziiertes Carcinoma in situ (CIS) und multizentrische Tumoren („Feld-Kanzerogenese")
- Gefäßinvasion
- LK+
- R1/R2 bzw. eingeschränkte Resektionsradikalität der TUR vor RT
- Hydronephrose
- hohe BSG
- Alter > 70 Jahre
- reduzierter Karnofsky-Index (< 70 %)
- niedriger Hb → vor RT korrigieren

Keine Relevanz:
- Onkogenexpression (p53-Mutationsstatus als prognostischer Marker umstritten)
- Lymphgefäßeinbruch
- Blutgefäßeinbrüche fraglich relevant

Lymphknotenstatus:
- N0: 69 % 5-JÜ
- N+: 30 % 5-JÜ
  - N1: 45 % 5-JÜ
  - N2–3: 10 % 5-JÜ

8.2.2 Klinik

Symptomatik

Häufig keine klinischen Symptome. Evtl. Nachweis von Blut im Urin (Mikrohämaturie), später Makrohämaturie. Bei fortgeschrittenen Tumoren Probleme durch lokale Tumorausdehnung und Metastasen.

Befallsmuster

Lokalisation:
- 95 % der Urothelkarzinome in der Blase
- 80 % seitlich und dorsal
- 20 % Trigonum
- 30 % multifokal
- 75 % organbeschränkt bei Diagnose
- 19 % regional ausgedehnt
- ≥ T2: 10 % LK positiv
  - 70 % LK am N. obturatorius + iliakal extern
  - 30 % paravesikal + präsakral
- 3 % zeigen primär Fernmetatsasen
  - 5-JÜ 5 %; medianes Überleben 6–9 Monate

8.2.3 Tumordiagnostik

Bildgebung

Sono Abdomen: Harnaufstau, Metastasen

CT Adbomen: lokale Tumorausdehnung/Metastasen

MRT Abdomen: besserer Weichgewebekontrast zur Beurteilung der Gewebeinfiltration

Rö Thorax: Ausschluss pulmonaler Filiae

CT Thorax: Nachweis auch kleiner Metastasen

Urogramm: Harnabflussstörungen

Skelettszintigrafie: Ausschluss ossärer Metastasen

ING: seitengetrennte Nierenfunktionsprüfung, z.B. vor platinhaltiger ChT

FDG-PET-CT: lokale Tumorausdehnung, funktionelle Bildgebung, LK-Metastasen, Fernmetastasierung

8

Sonstige Untersuchung

Zystoskopie: Immer mit PE, am besten transurethrale Resektion (TUR, TUR-B). Lokale Tumorausdehnung (evtl. „bladder mapping"), Histologiegewinnung. Zystoskopische Biopsien unterschätzen das pathologische Staging in 30–50% der Fälle.

Rektoskopie: Ausschluss einer Rektuminfiltration

Gyn. Untersuchung: Ausschluss Infiltration der Vagina

Tumormarker

NMP22 im Urin ist ein schlechterer Marker als eine Urinzytologie, kein Standard.

Histologie

- 90–95% Urothelkarzinome (= Übergangszellkarzinom = Transitionalzellkarzinom)
- < 5% Plattenepithelkarzinome (geringfügig schlechtere Prognose)
- < 1% Adenokarzinome (schlechte Prognose, nur OP)
- Urachuskarzinome (sehr selten)
- Sarkome
- Lymphome

8.2.4 Staging/Grading

Die Klassifikation erfolgt nach TNM, die Stadieneinteilung nach UICC.

8.2.5 Primärtherapie

Harnblasenkarzinome sind aus therapeutischer Sicht in 3 Gruppen einzuteilen:

- nichtinvasive (oberflächliche, bis maximal T1 G3-Tumoren)
- muskelinvasive (bis maximal T4N1-Tumoren)
- lokal fortgeschrittene (inoperable) bzw. metastasierte Tumoren

Nichtinvasive Tumoren werden mittels transurethraler Resektion und ggf. anschließender intravesikaler Therapie (meist mit BCG oder Mitomycin C) behandelt.

Muskelinvasive Tumoren erfordern eine radikale Zystektomie und Lymphadenektomie sowie ggf. eine adjuvante Therapie (ChT oder RChT).

Lokal fortgeschrittene inoperable Tumoren sollten ggf. einer neoadjuvanten RChT (sekundäre Operabilität?) oder definitiven RChT zugeführt werden. In der metastasierten Situation ist eine palliative ChT zu diskutieren.

Neben dem Tumorstadium sind insbesondere bei Patienten mit Harnblasenkarzinom Alter, AZ und Komorbiditäten zu berücksichtigen. Diese können einen erheblichen Einfluss auf die Therapieentscheidung haben und zu individualisierten Konzepten zwingen.

Zunächst erfolgt eine Zystoskopie mit Histologiegewinnung. Kleinere Tumoren können im Rahmen einer TUR-B kurativ abgetragen werden.

- 60–80% oberflächliche Tumoren → lokale Resektion (Ta, Tis, T1)
- 30–40% Indikation für RT
  - 20% davon tief infiltrierende Tumoren (T2–T4)
  - 80% oberflächliche Tumoren: G3 und Multifokalität

▸ Ta G1/2, T1 G1

- TUR + Follow-up
- Ta: BCG bei Rezidiven
- T1: niedrige Schwelle für Zystektomie

▸ Ta G3, primäres Tis, T1 G2

- TUR + intravesikale Therapie mit einer der folgenden Substanzen: BCG/Mitomycin C/seltener Adriamycin
- Tis: begleitet papilläre Karzinome → eher BCG
- Rezidiv: Zystektomie oder TUR + RT (RChT)

▸ T1 G3, sekundäres/assoziiertes oder diffuses Tis, Mehrfachrezidive

- Zystektomie (evtl. partiell)
- + pelvine Lymphadenektomie
- alternativ: TUR + RT (RChT)

▸ T2, T3a (Muskelinvasion)

- Zystektomie (obere Blasenanteile): evtl. partiell, sonst radikal
- + iliakale Lymphadenektomie
- + Entfernung Prostata, Samenblasen/Zervix, Uterus, Ovarien, evtl. vordere Vaginalwand
- Neoblase/Ileumconduit nur bei Blasenhals-/Ureterbefall
- Salvage-Zystektomie bei persistierendem Tumor nach RChT

▸ T2-T4 alternativ

- TUR +RChT

▸ Indikationen/Grenzen der RT bzw. RChT

- definitive, lokale RT (mit regionalen LK-Stationen) bei Inoperabilität bzw. älteren Patienten; Gesamtüberleben geringer als mit radikaler Zystektomie
- primäre RChT (mit 5-FU/Cisplatin oder alleiniger Cisplatingabe) nach möglichst radikaler TUR als Alternative zur Zystektomie, z. B. bei Inoperabilität oder älteren Patienten (s. u.), ist wahrscheinlich der alleinigen RT überlegen
- kein Benefit nach radikaler Zystektomie, hohe Komplikationsrate
- T2 G1–2 auch ohne adjuvante RT gute Prognose
- T4 N+: nur geringes Gesamtüberleben, hohes Risiko für Tod durch Fernmetastasen, deshalb nur in Ausnahmefällen Indikation zur alleinigen RT
- Benefit nur für T2 G3 bzw. T3a/b N0 zu erwarten
- potenzielle Indikation R1/R2
- nicht bei N+ post OP

▸ Mögliche Indikationen für TUR + RChT (4–6 Wo nach TUR), hierbei ChT mit 5-FU/Cisplatin oder alleiniger Cisplatingabe

- alle T2–T4
- T1 mit Risikofaktor
  - T1 G3
  - R1/R2 nach TUR
  - Rezidivtumor > 5 cm
  - assoziiertes Tis

- Mehrfachrezidive
- Multifokalität
- transurethral nicht resezierbar nach TUR
- nicht bei Ta, Tis, T1 G1–2
- evtl. nach R2-Zystektomie

▸ Karzinome Nierenbecken/Ureter
- gut differenzierte Tumoren: Segmentresektion+ End-zu-End-Anastomose
- schlecht differenzierte Tumoren: Nephroureterektomie

Adjuvante RT:
- hochgradige, fortgeschrittene Tumoren (periureterale, perirenale, peripelvine Extension)
- Reduktion der Lokalrezidivrate

Operation

Meist steht die operative Therapie der Tumoren im Vordergrund. Bei fortgeschrittenen Tumoren ist mit dem Patienten eine adjuvante Therapie zu diskutieren. Eine lokale adjuvante Therapie (RT) ist bei weit fortgeschrittenen Tumoren evtl. nicht indiziert, da dann die Fernmetastasierung das größte Problem darstellt.
- radikale Zystektomie meist mit Lymphadenektomie Becken
- paraaortaler Befall: inkurabel

Radiotherapie

Dosierung primäre RT:
- 5 x 1,8–45 Gy inkl. LK
- Boost 54 Gy R0, 60 Gy R1/2
- Boost LK+: 55–60 Gy

Kurative RChT:
- 5 x 1,8–50,4 Gy, Boost 9 Gy; Cisplatin 25 mg/m^2 d1–5 und d29–33 bzw. d36–40, weitere Schemata (s. u.)

RT nach OP:
- maximal 40–45 Gy auf Neoblase
- Boost 50–55 Gy makroskopischer Tumor
- evtl. auch Vorteil bei T3/T4 in Bilharzioseblase

▸ Ureter
Dosierung:
- gesamter Ureter, paraaortale + ipsilaterale LK
- 45 Gy + 5,4 Gy Boost Tumorbett
- mit Cisplatin: 40 Gy + 5 Gy Boost Tumorbett

Adenokarzinome sind radioresistent → immer OP!

Systemische Therapie

▸ Oberflächliche Tumoren
- BCG (Bacille Calmette-Guérin)
- intravesikale ChT: BCG, Mitomycin C, Adriamycin
- Ziel: Senkung der Lokalrezidivrate

▸ Inoperable Tumoren
- neoadjuvante ChT vor OP erwägen

▸ Simultane RChT
- „Erlanger“ Schema: Cisplatin 5 x 25 mg/m^2 30 Min vor RT-Woche 1+5, 5 x 1,8 Gy, GD 55,4–59,4 Gy
- alternativ: Carboplatin 5 x 60–70 mg/m^2
- Cisplatin 5 x 20 mg/m^2 30 Min vor RT Woche 1+5, zusammen mit 5-FU 600 mg/m^2 kontinuierlich über 120 h Woche 1+5; 5 x 1,8 Gy bis 55,4–59,8 Gy
- alternativ: Cisplatin 15 mg/m^2 d1–5, Woche 1 und 4, zusammen mit 5-FU 350 mg/m^2 d1–5, Woche 1 und 4, 5 x 1,8–54 Gy
- „Bostoner“ Schema: Cisplatin 70 mg/m^2 alle 3 Wochen, insgesamt 3x; Kontrolle bei 40 Gy: CR → RT bis 64 Gy, sonst Zystektomie; paraaortale LK + 45 Gy

▸ Adjuvante Therapie
Die adjuvante postoperative ChT wird weiterhin in Studien untersucht und ist kein Standardverfahren. Einzelne Studien ließen einen z. T. signifikanten Vorteil erkennen, andere waren negativ. Metaanalysen ergaben ebenfalls kein eindeutiges Bild. Individualentscheidung!

Schemata ChT:
- Gemcitabin/Cisplatin: Gemcitabin 1000 mg/m^2 d1+8(+15), Cisplatin 70 mg/m^2 d1
- MVAC: Methotrexat 30 mg/m^2 d1+15+22, Vinblastin 3 mg/m^2 d2+15+22, Doxorubicin 30 mg/m^2 d2, Cisplatin 70 mg/m^2 d2 (Cave: Myelosuppression, ggf. MTX und Vinblastin an d15 und/oder 22 weglassen); es existiert ein Protokoll mit Gemcitabin/Carboplatin speziell für ältere Patienten/Patienten mit eingeschränktem AZ oder Niereninsuffizienz, dieses war einem MCAVI-Protokoll (in welchem Cisplatin durch Carboplatin ersetzt wird) nicht unterlegen

▸ Inoperable/metastasierte Situation, palliative Therapie
In palliativer Situation kann eine ChT angeboten werden, diese hat teilweise einen deutlichen palliativen Effekt (Symptomkontrolle). Das Gemcitabin/Cisplatin-Regime ist äquieffektiv zu MVAC (Regime s. o.), aber weniger toxisch. Patienten mit Einschränkungen kann auch eine Monotherapie mit Gemcitabin angeboten werden. Tripeltherapien, z. T. mit neuen Substanzen, werden in Studien untersucht.

Plattenepithel- und Adenokarzinome sind weniger chemosensibel.

Beim Plattenepithelkarzinom können neben den klassischen Substanzen Cisplatin/5-FU auch folgende Substanzen eingesetzt werden: Vincristin, Etoposid, Ifosfamid, Doxorubicin.

8.2.6 Rezidivtherapie

Operation

Die Therapie richtet sich nach dem ehemaligen und aktuellen Tumorstadium (siehe ▸ Kap. 8.2.5 Primärtherapie).

Radiotherapie

Falls noch keine RT erfolgt ist, sollte diese stadienabhängig durchgeführt werden (siehe ▸ Kap. 8.2.5 Primärtherapie). Eine Re-RT ist meist nicht sinnvoll möglich.

Systemische Therapie

Nach Vorbehandlung mit Chemotherapie in palliativer Situation (meist Gemcitabin/Cisplatin als Erstlinientherapie) kann Patienten im guten AZ in der Zweitlinientherapie Vinflunin angeboten werden (besseres Überleben als Best Supportive Care). Es existieren eine Reihe weiterer aktiver Substanzen, wie Taxane, Mitomycin C, 5-FU u. a. – Individualentscheidung!

8.2.7 Palliative Therapie

Operation

Individualentscheidung.

Radiotherapie

Palliative RT bei symptomatischem Primärtumor. Ziele: lokale Progressionsverzögerung, Therapie von blutenden Tumoren, Therapie symptomatischer Metastasen.

Progress:
- 10–12 Gy, 3 Gy ED
- 50 Gy, 2 Gy ED
- kleinvolumig auf Blase und vergrößertem LK

Systemische Therapie

Siehe Rezidivtherapie (▸ Kap. 8.2.6).

8.2.8 Nachsorge

Intervalle

- Zystoskopie 6–8 Wochen nach RT mit Kontroll-TUR
- dann vierteljährlich für 2 Jahre, dann halbjährlich
- Ta/Tis: TUR + intravesikale ChT
- persistierendes Ta/Tis und invasiver Resttumor: Zystektomie
- bei Blasenerhalt lebenslang zystoskopische Kontrollen

Untersuchungen

Zystoskopische und zytologische Kontrollen durch Urologen. Nach Zystektomie bei verbliebener Harnröhre ebenfalls Urethroskopie und Zytologie der Harnröhre.

Bildgebung

In Abhängigkeit von der Primärtumorausbreitung kann eine Schnittbildgebung der Tumorregion zur Verlaufskontrolle sinnvoll sein.

Sonstige

Keine.

Tumormarker

Keine.

8.2.9 Leitlinien

Europäische Gesellschaft für Urologie: www.uroweb.org

8.2.10 Literatur

Berger D, Engelhardt R, Mertelsmann R, Hrsg. Das Rote Buch: Hämatologie und Internistische Onkologie. 4. Aufl. München: Ecomed Medizin; 2010
Lohr F, Wenz F, Hrsg. Strahlentherapie kompakt. 2. Aufl. München: Urban & Fischer in Elsevier; 2007
Preiß J, Dornoff W, Hagmann FG, Schmieder A, Hrsg. Taschenbuch Onkologie 2010/2011. 15. Aufl. München: W. Zuckerschwerdt Verlag; 2010
Wannenmacher M, Debus J, Wenz F. Strahlentherapie. Berlin: Springer; 2006
Wittekind C, Klimpfinger M, Sobin LH. TNM-Atlas, 5. Aufl. Berlin: Springer; 2005
Wittekind C, Meyer HJ, Hrsg. TNM-Klassifikation maligner Tumoren. 7. Aufl. Weinheim: Wiley-VCH Verlag; 2010

8.2.11 Studien

DKG: www.studien.de

EORTC: www.eortc.be

USA/NIH: www.clinicaltrials.gov

Tumorerfassung: Urologische Tumoren / Harnblase

Patient

Name ____________________
Vorname ____________________
Geb.-datum ____________________
Fallnummer ____________________

Anatomie

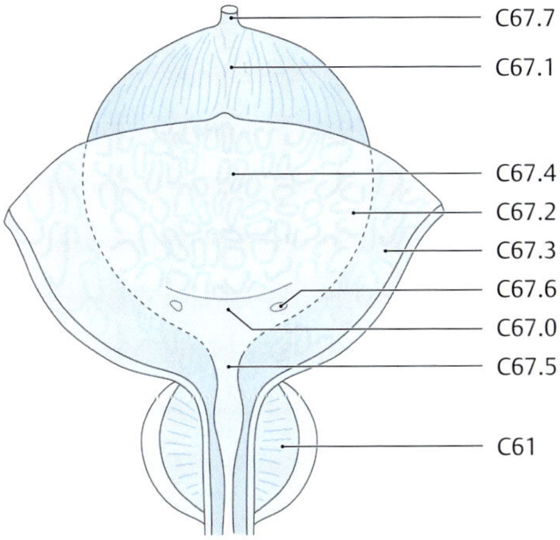

1 Epithel
2 subepitheliales Bindegewebe
3 Muskulatur
4 perivesikales Fettgewebe

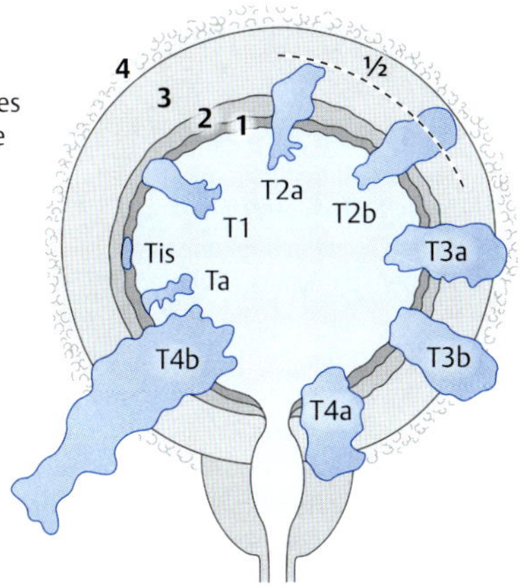

T = pT

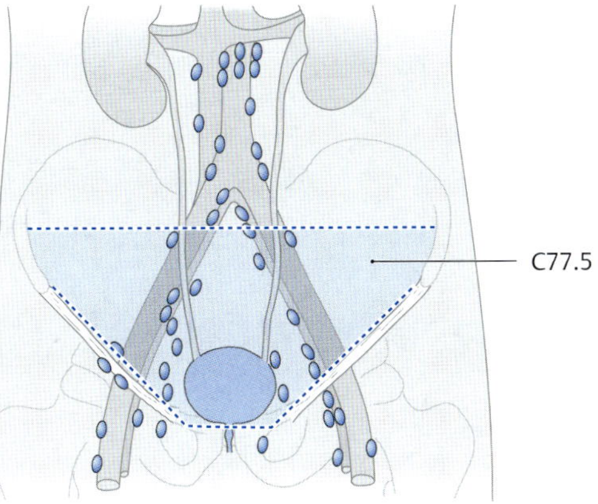

ICD-O

	ICD-O	Lokalisation		ICD-O	Lokalisation
	C67.0	Trigonum vesicae		C67.5	Harnblasenhals
	C67.1	Fundus		C67.6	Orificium ureteri
	C67.2	lat. Blasenwand		C67.7	Urachus
	C67.3	vordere Blasenwand		C67.8	überlappend
	C67.4	hintere Blasenwand		C67.9	Lokalisation unbekannt

Art der Klassifikation

	Symbol	Art der Klassifikation
	c	klinische Klassifikation
	p	pathologische Klassifikation
	a	Autopsie
	y	während/nach initialer multimodaler Therapie
	r	Rezidivtumor

T

	Primärtumor Harnblase		
	TX	Primärtumor kann nicht beurteilt werden	
	T0	kein Anhalt für Primärtumor	
	Ta	nichtinvasiv papillär	
	Tis	Carcinoma in situ	
	T1	subepitheliales Bindegewebe	
	T2	Muskulatur	
		a	oberflächliche Muskulatur (innere Hälfte)
		b	tiefe Muskulatur (äußere Hälfte)
	T3	Tumor infiltriert perivesikales Fettgewebe	
		a	mikroskopisch
		b	makroskopisch (extravesikaler Tumor)
	T4	Prostata, Uterus, Vagina, Becken- oder Bauchwand	
		a	Prostata, Uterus, Vagina
		b	Becken- oder Bauchwand

N

		Regionäre Lymphknotenstationen Harnblase
R	L	Station
		kleines Becken
		– LK unter Bifurkation der Aa. iliacae comm.
		– LK entlang Aa. iliacae comm.

R	L	Lymphknoten Harnblase	
		NX	LK nicht beurteilbar/Staging inkomplett
		N0	keine LK betroffen (≥ 12 LK disseziert)
		N1	solitäre LK kleines Becken (hypogastrische, Obturator-, externe iliakale oder präsakrale LK)
		N2	mutiple LK kleines Becken (hypogastrische, Obturator-, externe iliakale oder präsakrale LK)
		N3	LK an Aa. iliacae comm.

M

	Fernmetastasen Harnblase	
	MX	Staging inkomplett
	M0	keine Fernmetastasen
	M1	Fernmetastasen (siehe Ergänzungsbogen)

Abb. 8.2 Tumorerfassung: Urologische Tumoren Harnblase.

Tumorerfassung: Urologische Tumoren / Harnblase

Stadieneinteilung

	Ta	Tis
N0	0a	0is

	T1	T2a	T2b	T3a	T3b	T4a	T4b	M1
N0	I	II	II	III	III	III	IV	IV
N1	IV	IV	IV	IV	IV	IV	IV	IV
N2	IV	IV	IV	IV	IV	IV	IV	IV
N3	IV	IV	IV	IV	IV	IV	IV	IV

Histologie

	Histologie		Differenzierung	
	Urothelkarzinom (90 %)		GX	nicht bestimmbar
	Plattenepithelkarzinom		G1	gut differenziert
	Adenokarzinom		G2	mäßig differenziert
	Urachuskarzinom		G3	schlecht differenziert
	Sarkom		G4	entdifferenziert
	Lymphome			

	RX		LX		VX		PnX
	R0		L0		V0		Pn0
	R1		L1		V1		Pn1
	R2				V2		

Diagnostik

B	V	Untersuchung	Datum 1 / 2 / 3
		Zystoskopie	
		Sono Abdomen	
		CT Abdomen	
		MRT Abdomen	
		CT Thorax	
		Rektoskopie	
		gyn. Untersuchung	
		Urogramm	
		Skelettszintigrafie	
		ING	
		Rö Thorax	
		FDG-PET-CT	

B: Basisdiagnostik, V: Verlaufskontrolle
dunkelblau: sehr wichtig / blau: wichtig
hellblau: bei Symptom oder spezieller Tumorlage / weiß: bei Bedarf

Tumormarker

	Marker	Datum 1 / 2 / 3
	Urinzytologie	
	NMP22 i. U.	

Bisherige Therapien (OP/RT/ChT)

Datum	

Risikofaktoren

	ICD-10	Risikofaktoren Harnblasenkarzinom
	T65.3	Anilin (Berufskrankheit)
	Z57	Gummi (Berufskrankheit)
	F17.1	Rauchen
	T96	Phenacetinabusus
	B65.9	Bilharziose
	Z92.6	Cyclophosphamid
	Z92.3	RT im Beckenbereich
	Z80.9	Genveränderungen (Mikrosatelliteninstabilität)
	Z85.5	andere urotheliale Tumoren

AZ/EZ

	AZ nach Karnofsky	
	100	keine Beschwerden, keine sichtbaren Krankheitszeichen, Normalität
	90	Fähigkeit zu normaler Aktivität, keine Symptome oder Krankheitszeichen
	80	normale Aktivität unter Anstrengung, einige Krankheitszeichen oder Symptome
	70	Patient kann sich selber versorgen, ist aber zu normaler Arbeit nicht fähig
	60	Patient braucht gelegentlich Hilfe, kann aber die meisten Angelegenheiten selber erledigen
	50	Patient ist beträchtlich hilfsbedürftig, benötigt oft medizinische Hilfe
	40	Patient ist auf Pflege und Hilfe angewiesen
	30	starke Behinderung, Krankenhausaufenthalt ist indiziert, noch keine Lebensgefahr
	20	Krankenhausaufnahme notwendig, starke Krankheitszeichen, supportive Therapie notwendig
	10	Sterben

Gewicht [kg]	
Gewichtsverlust [kg]	
BMI	

Sonstiges

Port:

Mini-Port:

Arzt

Name ____________

Position ____________

Datum ____________

Unterschrift

8.3 Prostata

8.3.1 Allgemeines

Epidemiologie

Mit ca. 25 % aller malignen Tumoren häufigste Krebserkrankung des Mannes in Deutschland.

Altersgipfel: ca. 69 Jahre

Inzidenz: ca. $600/10^6$
- Schweden: $909/10^6$
- Spanien: $359/10^6$
- USA: $1248/10^6$
- USA/Afroamerikaner: $1854/10^6$

Inzidenz stark vom Alter abhängig, unter 40 Jahren extrem selten, bei 90-Jährigen (meist als latentes Karzinom) fast immer zu finden. Ca. 40 % der männlichen Bevölkerung in den westlichen Industrieländern hat das Risiko, im Laufe des Lebens an einem Prostatakarzinom zu erkranken. Ca. 10 % werden symptomatisch, etwa 3 % versterben daran.

Risikofaktoren

Es wird eine familiäre Häufung beobachtet (2,5 % bis 4,3 % relatives Risiko für jeglichen erstgradigen Verwandten), was evtl. für eine genetische Prädisposition spricht. Außerdem gelten Ernährungsfaktoren/sozioökonomische Faktoren sowie chronische lokal-entzündliche Prozesse als mögliche Ursachen.

Prognostische Faktoren

Die Prognose ist vom Tumorstadium (TNM, Gleason/Grading, PSA-Wert) und Resektionsgrad abhängig. Bei der Risikoabschätzung werden die Tabellen nach Partin eingesetzt (▶ Tab. 8.1):

Wahrscheinlichkeit Metastasierung/Mortalität nach 10 Jahren:
- T1 G1: 8 %/4 %
- T1–2 G3: 74 %/66 %

lokal begrenztes Prostatakarzinom: T1–2 N0 M0

lokal fortgeschrittenes Prostatakarzinom: T3–4 N0 M0

fortgeschrittenes/metastasiertes Prostatakarzinom: N1 und/ oder M1

Tab. 8.1 Prognostische Faktoren bei Prostatakarzinom.

PSA	% Karzinom	Kontrolle
< 2 ng/ml	0,2 %	alle 2 Jahre
< 4 ng/ml	4 %	jährlich
2,5–10 ng/ml	20–27 %	
>10 ng/ml	50 % Organüberschreitung	
>15 ng/ml	LK + M1	
>20 ng/ml	poor risk	

8.3.2 Klinik

Symptomatik

Es gibt keine Frühsymptome. Bei fortgeschrittener Erkrankung können Probleme durch Harnwegsobstruktion, lokale Tumorinfiltration oder symptomatische Metastasen (Rückenschmerzen) auftreten.

Befallsmuster

Zunächst lokales Tumorwachstum. Die Wahrscheinlichkeit für eine Metastasierung korreliert mit dem Gleason-Score/Grading, Tumorstadium und PSA-Wert. Eine ossäre Metastasierung ist häufig, LK-Befall möglich, viszerale Metastasen kommen ebenfalls vor, sind aber insgesamt seltener. Eine zerebrale Metastasierung ist bei Adenokarzinom der Prostata mit Inzidenz 1–2 % sehr selten.
- zentrale Zone: 10 % der Karzinome
- Transitionalzone: 15–20 % der Karzinome
- periphere/posterolaterale Zone: 70–75 % der Karzinome

8.3.3 Tumordiagnostik

Bildgebung

Rektale Sonografie: lokale Tumorausdehnung

MRT endorektal: lokale Tumorausdehnung

Skelettszintigrafie: Ausschluss ossärer Metastasen; S3-Empehlung: Indikation bei histologisch gesichertem Prostatakarzinom und PSA > 10 ng/ml oder Gleason-Score ≥ 8 oder cT3/cT4 oder Knochenschmerzen

Sono Abdomen: Ausschluss Metastasen

MRT Becken: Metastasierung? S3-Empfehlung: Patienten mit einem Gleason-Score ≥ 8 oder cT3/cT4 sollten vor der Entscheidung über eine therapeutische Maßnahme eine MRT-Untersuchung der Beckenorgane haben; evtl. auch im Rahmen der Therapieplanung

CT Becken: Metastasierung?

SLN-Szintigrafie: Darstellung der SLN bei OP

^{18}F-Cholin-PET-CT: Rezidivdiagnostik, LK-Metastasen, Knochenmetastasen

Bei Verdacht auf Metastasen können weitere bildgebende Verfahren indiziert sein.

Sonstige Untersuchung

Urologische Untersuchung inkl. digitaler Austastung sowie rektaler Sonografie.

Stanzbiopsie:
- S3-Leitlinie: 10–12 Stanzen
- Entnahme nach festem Schema in Apex, Mitte, Basis unter Angabe der Entnahmezone
  - laterale periphere Zone
  - mittlere periphere Zone
  - transitionale Zone
- Antibiotikaprophylaxe

Zur weiteren Festlegung des Therapiekonzepts:
- Bestimmung des Prostatavolumens
- Uroflow
- Restharn
- Fragen nach Kontinenz, dysurischen Beschwerden, erektiler Dysfunktion, Darmbeschwerden
- Begleiterkrankungen

Tumormarker

Der PSA-Wert ist derzeit der wichtigste Tumormarker. Dabei ist häufig nicht der absolute Wert ausschlaggebend, sondern der PSA-Verlauf (Dynamik). Die absolute Höhe des PSA-Werts hängt vom Messverfahren (Labor!) ab, was bei einer Verlaufskontrolle berücksichtigt werden sollte.

Histologie

Gleason-Score:
- 0–5 Punkte für die beiden am häufigsten auftretenden Wachstumsmuster
- wenigstens 5 % des Gesamttumors
- 40–50 % gleich für beide Muster
- 2–6 gute Prognose
- 7–10 schlechte Prognose

8.3.4 Staging/Grading

Die Klassifikation erfolgt nach TNM, die Stadieneinteilung nach UICC.

8.3.5 Primärtherapie

Bei den weniger fortgeschrittenen Tumorstadien konkurrieren verschiedene therapeutische Optionen:
- abwartendes Verhalten mit aktiver Verlaufskontrolle („Active Surveillance“)
- Operation
- kurative perkutane RT
- kurative Kombination aus Brachytherapie + perkutaner RT
- Seedimplantation
- antihormonelle Therapie

Bei den fortgeschrittenen Stadien dominieren:
- antihormonelle Therapie
- evtl. noch Operation
- Strahlenbehandlung
- Chemotherapie in palliativer Situation bei kastrationsresistentem Prostatakarzinom

Die Entscheidung für eine Therapiemodalität hängt damit häufig nicht nur vom Tumorstadium (+ Gleason-Score/Grading, PSA-Wert), sondern weiteren Faktoren ab:
- Alter/Allgemeinzustand
- Nebenerkrankungen (Gründe für/gegen eine OP oder RT)
- Lebenserwartung der Patienten
- Wunsch des Patienten

▸ Frühe Stadien

Intraepitheliale Prostataneoplasie (PIN):
- leicht bis mittelgradig: Überwachung
- hochgradig: mehrmalige kurzfristige bioptische Kontrolle, 85 % Koinzidenz mit Karzinom

▸ T1a N0 M0 Gleason-Score < 4
- Abwarten bei Alter > 70–75 Jahren möglich
- jährliche digitale rektale Untersuchung + PSA

▸ T1a N0 M0 Gleason-Score ≥ 4

Behandlung wie T1b.

▸ T1b–T2 N0 M0

T1c Tumoren meist höhergradig differenziert, im Verhalten wie T1b.
- Risiko: 20–30 % LK+
- Risiko: 30–50 % Organüberschreitung

Diagnostische Beckenlaparotomie:
- negativ → radikale Prostatektomie

Post-OP RT:
- R+
- PSA-Persistenz
- Samenblasenbefall

N+:
- Orchiektomie
- LHRH-Analoga

Definitive RT:
- inoperabel
- bei Ablehnung einer OP
- wohl gleichwertig zur OP
- 70–75 Gy Tumordosis
- 45 Gy elektive LK RT/50,4 Gy N+

▸ Fortgeschrittene Tumoren

▸ T3/T4 N0 M0
- definitive RT + Hormontherapie (prä RT und simultan oder simultan und post OP)
- radikale Prostatektomie möglich, wenn Kapsel infiltriert aber nicht durchbrochen

Postoperative RT:
- R+
- PSA-Persistenz

▸ N+
- definitive RT + Hormontherapie
- Dosis 50,4 Gy auf N+
- Gesamtüberleben durch OP nicht verbessert, fraglich aber besseres progressionsfreies Überleben durch ausgedehnte Lymphadenektomie

Keine Empfehlungen gemäß S3-Leitlinie für:
- alleinige Hyperthermie
- HIFU-Therapie (hochintensiver fokussierter Ultraschall)
- Kryotherapie

Abwartendes Verhalten/Verlaufskontrolle (Active Surveillance)

Voraussetzungen (Empfehlungen) gemäß S3-Leitlinie:
- PSA ≤ 10 ng/ml
- Gleason-Score ≤ 6
- T1c und T2a
- Tumor in ≤ 2 Stanzen
- ≤ 50% Tumor in einer Stanze
- Strategie ändern bei Verkürzung der PSA-Verdopplungszeit auf < 3 Jahre oder Gleason-Score > 6
- „Watchful Waiting“ bei Lebenserwartung < 10 Jahre

Operation

Radikale Prostatovesikulektomie (PVE):
- Lebenserwartung sollte > 10 Jahre sein
- Vorteil: gleichzeitige Lymphadenektomie möglich
- Ziel R0-Resektion sollte möglich erscheinen
- Techniken:
  - retropubisch
  - perineal
  - laparoskopisch (intra- oder extraperitoneal)
  - roboterunterstützt (intra- oder extraperitoneal; „DaVinci“)

Nervenschonung möglich bei:
- einseitigem Karzinom
- keine G3-Anteile
- keine Apexbeteiligung
  → Potenzerhalt bis 72% bei bilateralem Nervenerhalt
- nicht bei hohem Risiko für extrakapsuläres Wachstum (cT3, cT2c; Gleason-Score > 7 oder mehr als eine positive Biopsie mit Gleason-Score ≥ 7 auf der ipsilateralen Seite)

Lymphadenektomie (Empfehlungen S3-Leitlinie):
- nicht bei niedrigem Risiko (cT1c, PSA < 10, Gleason ≤ 6)
- es sollten mindestens 10 LK entfernt werden
- evtl. Vorteil für progressionsfreies Überleben durch ausgedehnte Lymphadenektomie
- cT3: extendierte pelvine Lymphadenektomie vor radikaler Prostatektomie

Radiotherapie

▸ S3-Empfehlungen

Niedriges Risiko = PSA ≤ 10 ng/ml und Gleason-Score ≤ 6 und cT-Kategorie ≤ T2a

Intermediäres Risiko = PSA > 10–20 ng/ml oder Gleason-Score 7 oder cT-Kategorie T2b

Hohes Risiko: PSA > 20 ng/ml oder Gleason-Score ≥ 8 oder klinisches Stadium ≥ T2c.

- niedriges Risikoprofil: 70–72 Gy
- mittleres Risikoprofil: intensivierte Therapie
  - Dosiserhöhung perkutan
  - zusätzliche hormonablative Therapie
- hohes Risikoprofil
  - (neo-)adjuvante hormonablative Therapie für mind. 2, besser 3 Jahre
  - Dosis > 70–72 Gy

Es gibt eine Vielzahl möglicher Therapiekonzepte, welche von den zur Verfügung stehenden Therapiegeräten, Maßnahmen zur Immobilisation, Bildgebung während der Strahlentherapie und damit nötigen Sicherheitssäumen für die Therapie abhängen. Deshalb werden hier exemplarisch Beispiele der Entscheidungskriterien und Therapiekonzepte der Strahlentherapie des Universitätsklinikums Hamburg-Eppendorf wiedergegeben:

UKE Primärtherapie (3D-konformal)

▸ T1c, T2a–T2b N0 M0
- Gleason-Score ≤ 7
- PSA < 20 ng/ml
- Risiko LK-Befall nach Partin < 20%
- HDR: 2 x 9,0 Gy + perkutan Prostata + SB bis 50,4 Gy (ED 1,8 Gy, 5 Fraktionen/Woche)
- oder: perkutan 72 Gy
  - Prostata + SB-Ansatz + 10 mm bis 64,8 Gy
  - Prostata + 5 mm Boost bis 72 Gy

▸ T1c, T2a–T2b N0 M0
- Gleason-Score > 7
- und/oder PSA ≥ 20 ng/ml
- Risiko LK-Befall nach Partin < 20%
- HDR 2 x 9,0 Gy + perkutan Prostata + SB bis 50,4 Gy (ED 1,8 Gy, 5 Fraktionen/Woche)
- oder temporäre Hormontherapie (LHRH-Analogon) für 6 Monate (3 Monate vor RT, danach zur RT), RT bis 72 Gy
  - Prostata + SB-Ansatz + 10 mm bis 64,8 Gy
  - Prostata + 5 mm Boost bis 72 Gy

8

▸ T3a N0 M0
- Gleason-Score > 7
- und/oder PSA ≥ 20 ng/ml
- Risiko LK-Befall nach Partin < 20%
- HDR 2 x 9,0 Gy + perkutan Prostata + SB bis 50,4 Gy (ED 1,8 Gy, 5 Fraktionen/Woche)
- oder: temporäre Hormontherapie (LHRH-Analogon) für 6 Monate (3 Monate vor RT, danach zur RT), RT bis 75,6 Gy
  - Prostata + SB + 10 mm bis 59,4 Gy
  - Prostata + SB-Ansatz + 10 mm (Boost 1) bis 5,4 Gy
  - Prostata + 5 mm (Boost 2) bis 10,8 Gy

▸ T3b N0 M0
- Gleason-Score > 7
- und/oder PSA ≥ 20 ng/ml
- Risiko LK-Befall nach Partin < 20%
- HDR 2 x 9,0 Gy + perkutan Prostata + SB bis 50,4 Gy (ED 1,8 Gy, 5 Fraktionen/Woche)
- oder: temporäre Hormontherapie (LHRH-Analogon) für 6 Monate (3 Monate vor RT, danach zur RT), RT bis 75,6 Gy
  - Prostata + SB + 10 mm bis 64,8 Gy
  - Prostata + befallene SB-Teile + 10 mm (Boost 1) bis 5,4 Gy
  - Prostata + 5 mm (Boost 2) bis 5,4 Gy

▸ T1c–T3b mit LK-Risiko ≥ 20%
- temporäre maximale Androgenblockade für 6 Monate
- bei Gleason-Score ≥ 8 permanente oder intermittierende Hormontherapie
- nach 3 Monaten RT bis 72 Gy
  - kleines Becken + Prostata + SB bis 50,4 Gy
  - Prostata + SB + 10 mm (Boost 1) bis 14,4 Gy
  - Prostata (Boost 2) bis 7,2 Gy
- oder HDR 2 x 9,0 Gy + perkutan kleines Becken + Prostata + SB bis 50,4 Gy (ED 1,8 Gy, 5 Fraktionen/Woche)

- Dosisreduktion nach TUR

UKE N+ (3D-konformal)

▸ T1c–T3b cN1 M0 + T1c–T3b pN1 M0
- permanente oder intermittierende Hormontherapie
- RT bis 72 Gy
  - kleines Becken + Prostata + SB bis 50,4 Gy
  - Prostata + SB + 10 mm (Boost 1) bis 14,4 Gy
  - Prostata (bei T3b befallene SB; Boost 2) bis 7,2 Gy

▸ UKE R+ nach radikaler OP

▸ pT3a pN0 M0, pT3b pN0 M0
- Kontinenz sollte vor RT wieder vorhanden sein
- perkutan bis 64,8 Gy
  - Prostataloge + 1,5 cm nach dorsal/2 cm in alle anderen Richtungen + SB-Bereich bei ehemaligem Befall
- GD 66,6 Gy falls PSA-Wert post OP nicht in den Nullbereich absinkt

UKE Primärtherapie (Tomotherapie)

▸ Low-Risk-Prostatakarzinom

Risikofaktoren:
- T1c, T2a
- PSA < 10 ng/ml
- Gleason-Score < 7
- Risiko LK-Befall < 20%

Therapie:
- ZV1: Prostata + SB-Ansatz + 8 mm
- ZV2: Prostata + 6 mm
- integrierter Boost: in ZV1 auf GTV Prostata
- ZV1: 1,8 Gy/integrierter Boost ca. 1,9 Gy
- ZV1 bis 72 Gy, ZV2 bis 76 Gy

▸ Intermediate-Risk-Prostatakarzinom
- > T2a, maximal T3a
- PSA ≥ 10 ng/ml
- Gleason-Score > 6
- 1 oder 2 Risikofaktoren
- Risiko LK-Befall < 20%

Therapie:
- ZV1: Prostata + SB + ggf. extraprostatische Tumorausdehnung + 8 mm
- ZV2: Prostata + SB-Ansätze 6 mm
- integrierter Boost: ZV1 auf GTV Prostata
- ZV1 + ZV2: 1,8 Gy/integrierter Boost ca. 2,0 Gy
- ZV1: 59,4 Gy, ZV2 73,8 Gy/im integrierten Boost ca. 80 Gy

▸ High-Risk-Prostatakarzinom
- > T2a, maximal T3b
- PSA ≥ 10 ng/ml
- Gleason-Score > 6
- Vorliegen von 2 oder 3 Risikofaktoren
- Risiko LK-Befall ≥ 20%

Therapie:
- ZV1: Prostata + SB, pelvine LAW + 1,5 cm
- ZV2: Prostata + SB
- integrierter Boost: ZV1 auf Prostata + SB
- ZV1 +ZV2: 1,8 Gy/integrierter Boost ca. 2,0 Gy
- ZV1 50,5 Gy, ZV2 21,6 Gy/kumulativ 72 Gy, integrierter Boost 79–80 Gy

Spickung/AL

- T1–T2a
- Begrenzung auf 1 Lappen
- Gleason-Score < 7
- PSA < 10 ng/ml
- ab T3 perkutane RT

Nuklide:
- ^{125}I: 140–160 Gy MPD (Mean Peripheral Dose)
- ^{198}Au
- ^{103}Pd 115 Gy MPD

Brachytherapie-Boost:
- ^{192}Ir
- fortgeschrittene T2/T3-Tumoren
- 2–3x 9 Gy + 45 Gy (T2) oder 50,4 Gy (T3) perkutan

UKE HDR ^{192}Ir

- T1c–T3b cN0/pN0 M0 mit Risiko eines LK-Befalls nach Partin von > 20%: 2 Applikationen von je 9 Gy + perkutan 50,4 Gy

Kontraindikationen/Ausschlusskriterien:
- TUR 6 Monate vor RT oder absehbare TUR nach RT
- Prostatavolumen > 50 ml
- Average Uroflow < 8 ml/s
- Restharnmenge > 50 ml
- Karzinome in der Transitionalzone
- chronisch entzündliche Darmerkrankungen

Perkutane RT:
- CTV: Prostata + SB
- PTV: CTV + 1,5 cm (Rektum: + 1 cm)
- GD 50,4 Gy, ED 1,8 Gy

UKE Seedimplantation

Indikationen:
- Adenokarzinom
- T1c oder T2a
- PSA ≤ 10 ng/ml
- Gleason-Score ≤ 6
- Zahl der befallenen Stanzbiopsien ≤ 2

Kontraindikationen/Ausschlusskriterien:
- TUR 6 Monate vor RT oder absehbare TUR nach RT
- Prostatavolumen > 50 ml
- Average Uroflow < 8 ml/s
- Restharnmenge > 50 ml
- Karzinome in der Transitionalzone
- chronisch entzündliche Darmerkrankungen
- Vorbestrahlung der Prostata

Therapie:
- ^{125}I (10–15% mehr Seeds als in Vorplanung benötigt)
- Verschreibungsdosis 145 Gy (tumorumgreifend)

Aufklärung:
- Zystourethritis, Dysurie, Nykturie
- Diarrhö
- Proktitis/Blutung
- Stenose, Fistel
- Epitheliolysen
- 10–15% Urethralstriktur
- 5% Inkontinenz
- 10% chronische Zystitis
- Einschränkung der Sexualfunktion
- Sterilität

Rektumkomplikationen:
- 2% Kolostomie
- 26% Proktitis Grad 2 (intermittierende rektale Blutungen)

Systemische Therapie

Die systemische Therapie ist fortgeschrittenen oder metastasierten Stadien vorbehalten. Zunächst wird eine antihormonelle Therapie durchgeführt. Hierfür kommt entweder eine alleinige Therapie mit einem GnRH-Analogon (zunächst überlappend mit Antiandrogen wegen „Flare-Phänomen"), einem LHRH-Antagonisten, eine alleinige antiandrogene Therapie, oder eine Kombination aus GnRH-Analogon plus Antiandrogen (sog. kombinierte maximale Androgenblockade) in Frage. Eine solche Therapie kann auch intermittierend durchgeführt werden. Nach Erreichen eines kastrationsresistenten Stadiums ist derzeit eine palliative Chemotherapie (mit Docetaxel) bei fitten Patienten die Therapie der Wahl. Die rasche Entwicklung neuer antihormoneller Therapiestrategien wie Inhibition von CYP17A oder neuerer Androgenrezeptorblocker wird die therapeutischen Algorithmen in den nächsten Jahren allerdings nachhaltig beeinflussen.

Neoadjuvante Hormontherapie:
- bei lokal fortgeschrittenen Tumoren
- bei Harnabflussstörung auch bei niedrigem Gleason-Score
- 2–3 Monate und parallel zur RT
- > T2b, Gleason-Score > 7 oder PSA > 10 ng/ml
- Dauer der Therapie auch von den Nebenwirkungen abhängig!
- lokal begrenztes Prostatakarzinom mit hohem Risiko: neoadjuvante und/oder adjuvante Hormontherapie vor und/oder nach RT empfohlen
- lokal begrenztes Prostatakarzinom mit mittlerem Risiko: eine neoadjuvante und/oder adjuvante Hormontherapie kann vor und/oder nach RT erfolgen

Antiandrogene:
- nichtsteroidal (→ erhöhte Testosteronwerte)
  - Flutamid (Fugerel)
  - Bicalutamid (Casodex): Vorteil bei T3/T4-Tumoren oder N+ als adjuvante Therapie
- steroidal (→ erniedrigte Testosteronwerte)
  - Cyproteronacetat (Androcur)
- LHRH-Analoga: z. B. Goserelin (Zoladex)

Second-Line metastasierte Stadien (sog. Hormonmanipulation; positiver Effekt auf Gesamtüberleben nicht bewiesen):
- kombinierte Androgendeprivation
- Wechsel des LHRH-Analogon/LHRH-Antagonisten
- Einsatz von Östrogenen nicht mehr gängig, als Individualentscheidung möglich (Off-Label, keine Zulassung in Deutschland)

8.3.6 Rezidivtherapie

Definitionen eines Rezidivs:
- nach radikaler Prostatektomie: PSA > 0,2 ng/ml in mind. 2 Messungen
- nach alleiniger RT: PSA > 2 ng/ml in mindestens 2 Messungen nach dem postinterventionellen PSA-Nadir

Eine bioptische Sicherung eines biochemischen Rezidivs sollte bei Patienten nach RT mit der Option einer lokalen Rezidivtherapie angestrebt werden. Bei günstigen prognostischen Kriterien ist das abwartende Verhalten eine Option.

Zur Entscheidungsfindung können die PSA-Verdoppelungszeit, der initiale Gleason-Score und die Dauer bis zum Auftreten des Rezidivs dienen.

Operation

Nach primärer OP ist meist keine kurative Re-OP sinnvoll. Sie kann nach primärer RT der Prostata (perkutan/Brachytherapie) als Salvage-Therapie diskutiert werden, sofern eine PSA-Progression mit hoher Wahrscheinlichkeit nicht durch eine Metastasierung bedingt ist. Vor einer Salvage-Prostatektomie sollte eine bioptische Sicherung angestrebt werden. Nach vorhergehender RT sind die OP-Bedingungen erschwert.

Radiotherapie

Nach Prostatektomie sollte im Rezidivfall mit Verdacht auf Lokalrezidiv (PSA-Anstieg ohne Nachweis von Fernmetastasen) und ungünstigen prognostischen Kriterien eine RT angeboten werden, da diese ggf. noch eine Kuration ermöglicht. Im Folgenden sollen erneut exemplarisch die Vorgehensweisen der Strahlentherapie des Universitätsklinikums Hamburg-Eppendorf aufgeführt werden.

▸ UKE PSA-Anstieg nach radikaler OP
- perkutan bis GD 66,6 Gy, ED 1,8 Gy, 5 Fraktionen/Woche
- ab Blasenhals 4 cm nach kaudal
- Prostataloge
- 1,5 cm ventral/kranial/lateral
- 1 cm dorsal zum Rektum

▸ UKE histologisch gesichertes Lokalrezidiv
- perkutan bis GD 70,2 Gy, ED 1,8 Gy, 5 Fraktionen/Woche
- Prostataloge + 1,5 cm dorsal, 2 cm in alle anderen Richtungen, bis 64,8 Gy
- Rezidivregion + 1,5 cm Boost 5,4 Gy

Systemische Therapie

Die Hormontherapie ist beim PSA-Rezidiv oder bei PSA-Progression beim metastasierten asymptomatischen Patienten keine Standardtherapie, kann aber angeboten werden. Eine antiandrogene Therapie sollte hingegen eingesetzt werden bei:
- PSA-Verdoppelungszeit < 3 Monate
- symptomatischer lokaler Progression
- nachgewiesener Fernmetastasierung und Symptomen

Die Chemotherapie (Standard: Docetaxel in Kombination mit Prednison) ist kastrationsresistenten Patienten vorbehalten, die entweder symptomatisch sind, Progress in der Bildgebung zeigen, oder aber eine rasche PSA-Verdopplung aufweisen. Bei PSA-Anstieg und Therapiewunsch ist diese Option mit dem Patienten ebenfalls zu diskutieren.

8.3.7 Palliative Therapie

Operation

Nur bei klinisch symptomatischen Tumormanifestationen erscheint eine OP sinnvoll, evtl. jedoch bilaterale Orchiektomie. Ggf. OP zur Knochenstabilisierung oder bei Myelonbedrängung.

Es ist eine palliative Radiatio zur lokalen Progressionsverzögerung und zur Therapie von Metastasen möglich.

T4 oder große Lymphome:
- Tumoren + 2 cm bis 50/60 Gy
- ED 1,8–2,0 Gy, 5x/Woche

Vor antiandrogener Therapie kann zur Gynäkomastieprophylaxe eine RT der Brustdrüsenkörper sinnvoll sein:
- 4–5 x 3 Gy oder 1 x 10 Gy
- Alternative: Tamoxifen

Ebenso können Metastasen (insbesondere ossäre, lymphatische, zerebrale Filiae) einer palliativen RT zugeführt werden. Ggf. auch Therapie mit ^{153}Sm, ^{90}Sr oder ^{186}Re bei Knochenschmerzen durch disseminierte Metastasierung.

Systemische Therapie

Antihormonelle Therapie (s. o.):
- ChT:
- Standardtherapie ist eine dreiwöchentliche Gabe von Docetaxel 75 mg/m^2 i. v. in Kombination mit Prednison 2 x 5 mg täglich p. o. (Verbesserung des Gesamtüberlebens um ca. 3,5 Monate)
- wöchentliche Therapie mit Docetaxel 35 mg/m^2 i. v. in Kombination mit Prednison 2 x 5 mg täglich p. o. zeigt ähnlich guten palliativen Effekt, geht aber nicht mit einer Verbesserung des Gesamtüberlebens einher
- Mitoxantron/Prednison war früher eine weitere Option, ist aber inzwischen weitgehend verlassen
- Cabazitaxel 25 mg/m^2 alle 3 Wochen in Kombination mit Prednison 2 x 5 mg täglich p. o. ist derzeit die Standardtherapie nach Docetaxelversagen (zugelassen)
- weitere Option bei docetaxelresistenten Tumoren, die weniger Nebenwirkungen hat als eine Cabazitaxeltherapie, ist der Einsatz von 1000 mg Abirateron p. o. in Kombination mit Prednison 2 x 5 mg täglich p. o. (zugelassen)
- weitere Therapiestrategien werden in klinischen Studien untersucht
- weitere Substanzen, die in kleinen Fallserien Aktivität beim metastasierten Prostatakarzinom gezeigt haben, sind Adriamycin, Cyclophosphamid, Methotrexat, 5-FU, Mitomycin C, Vinblastin, Vindesin, Cisplatin, Etoposid, Estramustin, Epirubicin u. a.

Bei ossären Metastasen:
- Bisphosphonate i. v.
- oder Denusomab s. c. (Antikörper zur Inhibition des RANK-Liganden)

8.3.8 Nachsorge

Intervalle

Abwartendes Verhalten („Active Surveillance“):

- PSA + digitale rektale Untersuchung: alle 3 Monate
- bei stabilem PSA Kontrollen alle 6 Monate
- Biopsien alle 12–18 Monate

Nach Therapie engmaschige Verlaufskontrolle des PSA-Wertes (s. Tumormarker, ▸ Kap. 8.3.3).

- 6 Monate nach RT PSA ≥ 4 ng/ml → Verdacht auf Rezidiv
- bei Seedimplantation 4 Wochen nach Therapie Einbestellung zum CT + Post-Planung

Untersuchungen

Urologische Untersuchung. Bei unklarem Verlauf ggf. erneute Biopsie sinnvoll.

Bildgebung

Sonografie in den ersten 2 Jahren alle 6 Monate sinnvoll.

Je nach Klinik:

- Rö Thorax (nicht als Routine)
- Skelettszintigrafie (nicht als Routine)

Sonstige

Bei Miktionsproblemen Restharnbestimmung und Uroflow-Messung.

Tumormarker

Nach radikaler Prostatektomie/kurativer RT:

- 1. Jahr: PSA alle 3 Monate
- 2. Jahr: PSA alle 3–6 Monate (je nach Risiko)
- danach: PSA alle 6 Monate

Ziele der PSA-Kontrollen:

- Kontrolle des Therapieerfolgs
- rechtzeitige Erkennung eines Rezidivs/Progresses
- evtl. Wechsel der Therapiestrategie nötig

8.3.9 Leitlinien

DGU/DKG: www.krebsgesellschaft.de (S3-Leitlinie)

Heidenreich A, Aus G, Abbou CC, Bolla M, Joniau S, Matveev V, Schmid HP, Zattoni F, European Association of Urology (EAU). EAU guidelines on prostate cancer. Arnhem: EAU; 2007

National Collaborating Centre for Cancer, National Institute for Health and Clinical Excellence (NICE). Prostate Cancer: Diagnosis and Treatment 2008: http://www.nice.org.uk/Guidance/CG58

8.3.10 Literatur

Berger D, Engelhardt R, Mertelsmann R, Hrsg. Das Rote Buch: Hämatologie und Internistische Onkologie. 4. Aufl. München: Ecomed Medizin; 2010
Lohr F, Wenz F, Hrsg. Strahlentherapie kompakt. 2. Aufl. München: Urban & Fischer in Elsevier; 2007
Preiß J, Dornoff W, Hagmann FG, Schmieder A, Hrsg. Taschenbuch Onkologie 2010/2011. 15. Aufl. München: W. Zuckerschwerdt Verlag; 2010
Wannenmacher M, Debus J, Wenz F. Strahlentherapie. Berlin: Springer; 2006
Wittekind C, Klimpfinger M, Sobin LH. TNM-Atlas, 5. Aufl. Berlin: Springer; 2005
Wittekind C, Meyer HJ, Hrsg. TNM-Klassifikation maligner Tumoren. 7. Aufl. Weinheim: Wiley-VCH Verlag; 2010

8.3.11 Studien

DKG: www.studien.de

Tumorerfassung: Urologische Tumoren / Prostatakarzinom

Patient

Name ____________________

Vorname ____________________

Geb.-datum ____________________

Fallnummer ____________________

Anatomie

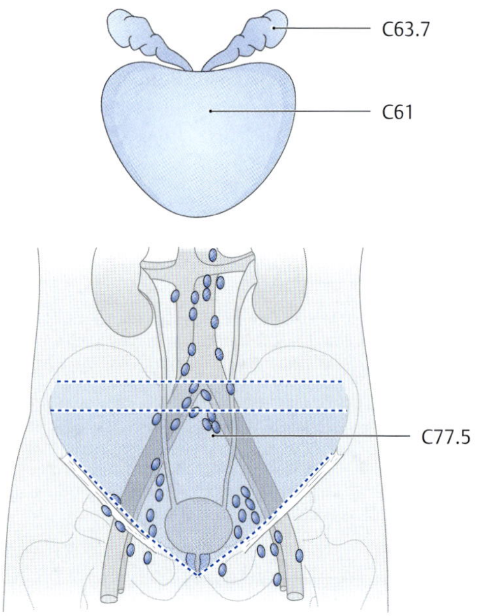

ICD-O

	ICD-O	Lokalisation
	C61	Prostata
	C63.7	Samenblasen

Art der Klassifikation

	Symbol	Art der Klassifikation
	c	klinische Klassifikation
	p	pathologische Klassifikation
	a	Autopsie
	y	während/nach initialer multimodaler Therapie
	r	Rezidivtumor

Stadium		Stadien nach Whitmore-Jewett (AUA)
A		Tumor nicht tastbar; ED bei OP, BPH, Screening
	A1	fokales Karzinom
	A2	multifokales oder diffuses Karzinom
B		tastbar, auf die Prostata begrenzt
	B1	Befall ≤ 25 % eines Lappens oder Knoten < 1,5 cm
	B2	Knoten > 1,5 cm
C		Tumor jenseits der Prostatakapsel
	C1	minimale extrakapsuläre Tumorausbreitung
	C2	Tumor greift auf benachbarte Strukturen (z. B. SB)
D		Metastasen
	D1	pelvine LK-Metastasen
	D2	Knochen, Weichteile, extrapelvine LK

T

	Primärtumor Prostata (TNM: nur Adenokarzinom)		
	TX		Primärtumor nicht beurteilbar
	T0		kein Anhalt für Primärtumor
	T1	**weder tastbar noch sichtbar**	
		a	≤ 5 % des Gewebes
		b	> 5 % des Gewebes
		c	Nadelbiopsie, kein palpabler Tumor
	T2	**begrenzt auf Prostata**	
		a	≤ Hälfte eines Lappens
		b	> Hälfte eines Lappens, nicht beide
		c	beide Lappen
	T3	**Kapseldurchbruch**	
		a	unilateral oder bilateral inkl. Infiltration Blasenhals
		b	Samenblase(n)
	T4	fixiert/Invasion in andere Nachbarstrukturen als Samenblasen (Sphincter externus, Rektum, Levatormuskel, Beckenwand)	

Tumor durch Nadelbiopsie in einem oder beiden Lappen, nicht aber tastbar oder bildgebend sichtbar: T1c. Invasion in der Apex der Prostata oder in die Prostatakapsel (aber nicht darüber hinaus) wird als T2 (nicht T3) klassifiziert.

N

R	L	Regionäre Lymphknoten Prostata
		kleines Becken unterhalb Bifurkation

	Lymphknoten Prostata	
	NX	LK nicht beurteilbar/Staging inkomplett
	N0	keine LK betroffen
	N1	regionäre LK-Metastasen

Metastasen < 0,2 cm können als pN1mi angegeben werden.

M

	Fernmetastasen Prostata		
	MX		Staging inkomplett
	M0		keine Fernmetastasen
	M1		Fernmetastasen (siehe Ergänzungsbogen)
		a	nichtregionäre(r) LK
		b	Knochen
		c	andere Lokalisation(en)

Stadieneinteilung

	Stadieneinteilung Prostata						
	T1a	T2a	T2b	T2c	T3	T4	M1
N0	I	I	II	II	III	IV	IV
N1	IV	IV	IV	IV	IV	IV	IV

	Prognostische Gruppen Prostata						
	T1a–c	T2a	T2b	T2c	T3	T4	M1
N0	I (1)	I (1)	IIA (2)	IIB (4,5,6)	III (4)	IV (4)	IV (4)
	IIA (2,3)	IIA (2)	IIB (5,6)				
	IIB (5,6)	IIB (5,6)					
N1	IV (4)	IV (4)	IV (4)	IV (4)	IV (4)	IV (4)	IV (4)

(1): PSA < 10, Gleason ≤ 6
(2): PSA < 20, Gleason 7
(3): 10 ≤ PSA < 20, jedes Gleason
(4): jedes PSA, jedes Gleason
(5): PSA ≥ 20, jedes Gleason
(6): jedes PSA, Gleason ≥ 8

Histologie

	Histopathologisches Grading		
	Differenzierung	Anaplasie	Gleason
G1	gut	leicht	2–4
G2	mäßig	mäßig	5–6
G3	schlecht	ausgeprägt	7–10
G4	undifferenziert	ausgeprägt	10

Abb. 8.3 Tumorerfassung: Urologische Tumoren – Prostatakarzinom.

Tumorerfassung: Urologische Tumoren / Prostatakarzinom

Grading pathologisch-urologischer AK (P = Punkte)						
histologisches Muster	**P**	**Kernatypie**	**P**	**Σ**	**Grading**
hochdifferenziert glandulär	0	gering	0	0–1	Ia, b
wenig differenziert glandulär	1	mäßig	1	2–3	IIa, b
kribriform	2	stark	2	4–5	IIIa, b
solide trabekulär	3				

Zahl der befallenen Stanzen/Orte:
Gleason:
Kapseldurchbruch:

	Histologie	Differenzierung	
	Adenokarzinom (> 95 %)	GX	nicht bestimmbar
	Transitionalzellkarzinom	G1	gut differenziert
	Plattenepithelkarzinom	G2	mäßig differenziert
	Adenokarzinom mit neuroendokriner Differenzierung	G3	schlecht differenziert
	Sarkom	G4	entdifferenziert
	Metastase		
	kleinzelliges Prostatakarzinom		

	RX		LX		VX		PnX
	R0		L0		V0		Pn0
	R1		L1		V1		Pn1
	R2				V2		

Diagnostik

B	V	Untersuchung	Datum 1 / 2 / 3
		Stanzbiopsie	
		rektale Sonografie	
		MRT endorektal	
		Prostatavolumen	
		Uroflow	
		Restharn	
		Skelettszintigrafie	
		Sono Abdomen	
		MRT Becken	
		CT Becken	
		SLN-Szintigrafie	
		^{18}F-Cholin PET-CT	

B: Basisdiagnostik, V: Verlaufskontrolle
dunkelblau: sehr wichtig / blau: wichtig
hellblau: bei Symptom oder spezieller Tumorlage / weiß: bei Bedarf

Tumormarker

PSA-Verlauf					
Datum	**Wert**	**Therapie**	**Datum**	**Wert**	**Therapie**

Pos. Skelettszintigramm		Normalwerte PSA	
PSA ng/ml	**% Szinti pos.**	**Alter**	**Normalwerte**
< 4	0	40–49	0,0–2,5 ng/ml
4–15	1	50–59	0,0–3,5 ng/ml
15–20	2–5	60–69	0,0–4,5 ng/ml
40	20	70–79	0,0–6,5 ng/ml
80	40		
300	80		

Wahrscheinlichkeit Samenblasenbefall **(Diaz-Formel)**:
Wahrscheinlichkeit SB pos. = PSA + (Gleason – 6) x 10
Wahrscheinlichkeit für LK-Befall **(Roach-Formel)**:
Wahrscheinlichkeit LK pos. = ⅔ x PSA + (Gleason – 6) x 10

Bisherige Therapien (OP/RT/ChT)

Datum	

Risikofaktoren

	ICD-10	Risikofaktoren für Prostatakarzinom
	Z80.4	Erkrankung Vater/Bruder
	N40	BPH (nicht sicher)
		fettreiches, faserarmes, fleischreiches Essen
	ICD-10	**Risikofaktoren für Radiatio**
	N42.9	TUR-P in der Anamnese?
		Darmerkrankungen?
	R30.9	Miktionsprobleme?
	R32	Harninkontinenz?
	R15	Stuhlinkontinenz?
	Z92.1	Antikoagulation? (Brachytherapie)
	N48.4	Potenzprobleme?

AZ/EZ

	AZ nach Karnofsky	
	100	keine Beschwerden, keine sichtbaren Krankheitszeichen, Normalität
	90	Fähigkeit zu normaler Aktivität, keine Symptome oder Krankheitszeichen
	80	normale Aktivität unter Anstrengung, einige Krankheitszeichen oder Symptome
	70	Patient kann sich selber versorgen, ist aber zu normaler Arbeit nicht fähig
	60	Patient braucht gelegentlich Hilfe, kann aber die meisten Angelegenheiten selber erledigen
	50	Patient ist beträchtlich hilfsbedürftig, benötigt oft medizinische Hilfe
	40	Patient ist auf Pflege und Hilfe angewiesen
	30	starke Behinderung, Krankenhausaufenthalt ist indiziert, noch keine Lebensgefahr
	20	Krankenhausaufnahme notwendig, starke Krankheitszeichen, supportive Therapie notwendig
	10	Sterben

Gewicht [kg]	
Gewichtsverlust [kg]	
BMI	

Sonstiges

Bei ChT: Port/Mini-Port:

Arzt

Name ______________________
Position ______________________
Datum ______________________

Unterschrift

8.4 Hoden

8.4.1 Allgemeines

Epidemiologie

Altersgipfel: Nichtseminom 25 Jahre, Seminom 35 Jahre

Inzidenz: 80–120/10^6

Risikofaktoren

Siehe Tumorerfassungsbogen (▶ Abb. 8.4).

Prognostische Faktoren

Die Prognose ist von der Histologie (Seminom/Nichtseminom), dem Tumorstadium (extrapulmonale Metastasierung?), der Höhe der Tumormarker (S0–S3) und der Lokalisation des Primärtumors abhängig (mediastinales Nichtseminom?). Diese Faktoren fließen in die Risikoklassifikation nach IGCCCG ein, welche die Risikogruppen „good risk", „intermediate risk" und „poor risk" unterscheidet.

8.4.2 Klinik

Symptomatik

Meist keine Frühsymptome, da nur 10% der tumorbedingten Schwellungen schmerzhaft sind. Jede schmerzlose Schwellung des Hodens ist verdächtig. Eine Früherkennung ist durch Selbstuntersuchung möglich.

Befallsmuster

Zunächst ipsilaterale lymphatische Metastasierung (retroperitoneale LK). Nach skrotaler Voroperation sind atypische Befallsmuster mit Beteiligung der inguinalen LK möglich. Mit Ausnahme des Chorionkarzinoms erfolgt die hämatogene Metastasierung in der Regel erst nach der lymphatischen Metastasierung. Cave: ZNS-Metastasierung bei hochzervikalem Befall und/oder erhöhtem β-HCG im Serum (Chorionkarzinom)!

8.4.3 Tumordiagnostik

Bildgebung

Sono Hoden: lokale Tumorausdehnung, Untersuchung kontralateraler Hoden: Befall?

CT Abdomen: Lymphome? Metastasen?

MRT Abdomen: Lymphome? Metastasen?

CT Thorax: Metastasen?

MRT Thorax: Metastasen?

CT bzw. MRT Schädel: bei Klinik oder hohem β-HCG > 10000 mlU/ml

Skelettszintigrafie: bei Klinik ossäre Metastasen?

FDG-PET-CT: funktionelle Bildgebung, LK-Metastasen, Fernmetastasierung; Vitalität von Resttumoren bei Seminomen

ING: seitengetrennte Nierenfunktionsprüfung vor platinhaltiger ChT, optional

Sonstige Untersuchung

Urologische Untersuchung: bimanuelle Palpation

Tumormarker

Tab. 8.2 Tumormarker bei Hodentumor.

Parameter	Bemerkung
AFP	70 % Nichtseminom, 0 % Seminom
β-HCG	65 % Nichtseminom, 10 % Seminom
LDH	60 % Seminom
PLAP	76 % Seminom
S0–S3	

Histologie

Siehe Tumorerfassungsbogen (▶ Abb. 8.4).

8.4.4 Staging/Grading

Die Klassifikation erfolgt nach TNM, die Stadieneinteilung nach UICC.

8.4.5 Primärtherapie

Das therapeutische Prozedere ist wesentlich von der Histologie abhängig.

Nichtseminom

▶ Klinisches Stadium I ohne Risikofaktoren (lymphovaskuläre Invasion)

- Überwachungsstrategie (Active Surveillance), nur bei guter Compliance:
  - anfänglich monatlich bis 2-monatlich Rö Thorax
  - 3-monatlich CT für 1 Jahr, danach 4-monatlich für 2 Jahre
- alternativ 2x BEP (Bleomycin, Etoposid und Cisplatin) als adjuvante Chemotherapie
- RPLND (retroperitoneale Lymphknotendissektion), nervenschonend, nur in Einzelfällen, heute kein Standardverfahren mehr

▸ **Stadium I mit Risikofaktoren**
- Gefäßinvasion → Risiko für Mikrometastasen 50%!
- adjuvante ChT, 2x BEP außerhalb von Studien, in Studien randomisiert 1x vs. 2x BEP
- nach Aufklärung bei Patientenwunsch Überwachungsstrategie (gute Compliance erforderlich)
- in Einzelfällen primäre RPLND

▸ **Stadien IIA (Tumormarker negativ)**
- ggf. erneute Bildgebung 6 Wochen postoperativ (in 20–30% unspezifische Lymphadenopathie!) und dann Therapieentscheidung
- alternativ RPLND und ggf. 2 Zyklen BEP bei Tumornachweis
- insbesondere bei hohem Anteil von Embryonalkarzinom: BEP 3x + RPLND bei Residuen

▸ **Klinisches Stadium IIA mit Tumormarkern/IIB/IIC/III**
- Good Prognosis: ChT mit 3 Zyklen BEP oder 4 Zyklen PE (Cisplatin/Etoposid) bei Kontraindikation zu Bleomycingabe (erniedrigte DLCO in der Lungenfunktion/höheres Alter/schlechte Nierenfunktion)
- Intermediate oder Poor Prognosis: ChT mit 4 Zyklen BEP oder PEI (Cisplatin/Etoposid/Ifosfamid) bei Kontraindikation zu Bleomycingabe
- bei Intermediate Prognosis kann die Gabe von 4 Zyklen T-BEP (Vierfachkombination, hinzufügen von Paclitaxel) statt 4 Zyklen BEP bei erhöhter Toxizität die Ansprechrate und das progressionsfreie Überleben verbessern, das Gesamtüberleben ist hingegen gleich
- Cave: schlechtes Outcome bei inadäquatem Tumorabfall sowie ausgedehnter viszeraler Metastasierung oder primär mediastinalem Nichtseminom → Therapieintensivierung (Hochdosis-ChT) erwägen, Einzelfallentscheidung!

▸ **In allen Stadien: Entfernung von Resttumormanifestationen (> 1 cm)**
- post ChT Resektion
  - matures Teratom, Nekrose → keine weitere Therapie
  - komplett exzidierter vitaler Tumor → 2 Zyklen PEI oder TIP (Paclitaxel, Ifosfamid, Cisplatin)
  - unvollständig exzidierter vitaler Tumor → Salvage-OP, wenn inoperabel, HD-ChT erwägen

Seminom

▸ **Stadium I**
- Rezidivrisiko ca. 15–20%, keine prospektiv validierten Risikofaktoren; bei guter Compliance ist Überwachungsstrategie (Active Surveillance) Strategie der ersten Wahl
- alternativ: adjuvante Therapie
  - 1 Zyklus Carboplatin AUC7
  - oder ipsilateral RT mit 20 Gy Th11–L5

▸ **Stadium II**
- Non-Bulky (A+B)
  - retroperitoneale + ipsilaterale iliakale LK-RT
  - IIA: 30 Gy
  - IIB: 36 Gy
  - keine prophylaktische RT mediastinal + supraklaviulär
- Bulky (C)
  - 4 Zyklen PE (Cisplatin/Etoposid)
  - oder 3 Zyklen BEP (nur good risk)

▸ **Stadium III**
- Good Risk: 3 Zyklen BEP oder 4 Zyklen PE
- Intermediate Risk: 4 Zyklen BEP

Post ChT-Resektion:
- nur für Residuen > 3 cm und Mehrspeicherung im FDG-PET
- Observation, falls keine OP möglich
  - Progress → Biopsie
  - Salvage-Therapie in Abhängigkeit von der Vortherapie

Operation

Generell:
- keine transskrotale Biopsie
- immer inguinale Orchiektomie, nie transskrotal
- Resektion des Samenstrangs bis zum Retroperitoneum

TIN: Gefahr der testikulären intraepithelialen Neoplasie im kontralateralen Hoden ca. 5%, bei Mikroverkalkungen und geringem Hodenvolumen kontralateral bis 20%

→ Biopsie des kontralateralen Hodens

Radiotherapie

▸ **Seminom, Indikationen**
Stadium I:
- s. o.

Stadium II:
- s. o.
- RT ist der ChT in den Stadien IIA/IIB überlegen
- Hockeystick BWK11 bis Pfannendach; Hodenkapsel
- IIA: 30 Gy
- IIB: 36 Gy
- RT supra Stadium IIa–IIC
- IIC: ChT: 4x PE oder 3x BEP

Stadien > IIC:
- s. o.
- primäre ChT: BEP oder VIP
- + evtl. RT 30 Gy (nur in Ausnahmefällen, Individualentscheidung!)

▸ **Testikuläre intraepitheliale Neoplasie (TIN)**
- RT mit 20 Gy
- OP bei ED im Rahmen der Fertilitätsabklärung

▸ **Nichtseminom**
- s. o., keine Rolle für die RT als alleinige Therapiemaßnahme
- RT bei ZNS- oder Wirbelkörpermetastasen, entweder parallel zu oder sequenziell nach ChT, 36–40 Gy Ganzhirn-RT, ggf. 9 Gy Boost Tumorbett

▸ **Aufklärung**
Gastointestinale Nebenwirkungen:
- Übelkeit
- Erbrechen
- erhöhte Stuhlfrequenz
- Diarrhö

Azoospermie:
- > 1 Gy fraktioniert irreversibel
- 6 Gy Einmaldosis irreversibel

Sekundärtumor

Systemische Therapie

Indikation siehe Primärtherapie (▸ Kap. 8.4.5)

Substanzen:
- Cisplatin
- Etoposid
- Bleomycin
- Ifosfamid

Kombinationen:
- PE = Cisplatin + Etoposid
- BEP = Bleomycin + Etoposid + Cisplatin
- PEI = Cisplatin + Etoposid + Ifosfamid
- TIP = Paclitaxel + Ifosfamid + Cisplatin
- VIP = Vinblastin + Ifosfamid + Cisplatin

Aufklärung:
- Leydig-Zell-Insuffizienz
- erhöhtes FSH
- Raynaud-Phänomen
- Hörschädigung
- Polyneuropathie
- Leukämierisiko
- Risiko erhöht für Entwicklung eines metabolischen Syndroms sowie für Hypertonie/KHK, insbesondere nach erhöhter Kumulativdosis von Cisplatin

8.4.6 Rezidivtherapie

Operation

- residuelle Tumormassen 4–6 Wochen nach Normalisierung der Tumormarker
- bei steigenden Tumormarkern nach Salvage-ChT, wenn alle Tumoren entfernt werden können und keine ChT mehr möglich

Radiotherapie

Je nach Tumorausdehnung zu erwägende Therapieoption, insbesondere bei Seminom. Alleine allerdings selten kurativ (Ausnahme: Rezidiv Seminom Stadium I ohne adjuvante Therapie).

Systemische Therapie

▸ Salvage bei Seminom

Nach RT
- cisplatinbasierte ChT wie beim fortgeschrittenen Tumoren (z. B. 3–4x BEP)

▸ Seminome und Nichtseminome

Nach cisplatinhaltiger ChT:

Prinzipiell ist die Entscheidung beim ersten Rezidiv zu fällen, ob eine Hochdosis-ChT durchgeführt werden soll. Große retrospektive Analysen legen einen 10–15 % Überlebensvorteil für alle Risikogruppen nahe! Eine prospektive, randomisierte Studie ist in Planung. Bis dahin Einzelfallentscheidung:
- konventionelle Therapie mit z. B. 4x PEI
- oder 4x VIP
- oder 4x VeIP
- oder 4x TIP
- oder Hochdosis-ChT, meist mit 1–2 x TIP, dann Stammzellsammlung, und 2–3x Hochdosis CE (Carboplatin/Etoposid) mit autologer Stammzellreinfusion

Drittlinientherapie:
- Paclitaxel-Gemcitabin
- oder Gemcitabin-Oxaliplatin
- oder Gemcitabin-Oxaliplatin-Paclitaxel

8.4.7 Palliative Therapie

Operation

Individualentscheidung.

Radiotherapie

Individualentscheidung. Therapie von symptomatischen Tumormanifestationen oder Metastasen möglich.

Systemische Therapie

Aktive Substanzen: orales Etoposid (Monotherapie), Paclitaxel, Gemcitabin, Oxaliplatin. Letztere meist als 2- bis 3-fach-Kombination. In Studien Evaluation der Effektivität neuer Strategien wie Tyrosinkinase-Inhibitoren oder mTOR-Inhibition.

8.4.8 Nachsorge

Intervalle

Rate metachromer Tumoren des kontralateralen Hodens ca. 5 %.

Spätrezidive auch nach > 10 Jahre → lange Nachsorge
- alle 2–3 Monate für 2 Jahre
- halbjährlich bis zum 5. Jahr, dann ggf. jährlich

Nichtseminome: Rezidive meist innerhalb von 2–3 Jahren

Es existieren dezidierte, risiko- und behandlungsadaptierte Nachsorgeschemata als Tabellen (z. B. Cathomas et al. 2011).

Untersuchungen

Klinische Untersuchung.
Nach höheren Platindosen:
- Metabolisches Syndrom?
- Arterieller Hypertonus?
- Kardiale Erkrankungen?

Bildgebung

Siehe Nachsorgeempfehlung (Cathomas et al. 2011). Sono kontralateraler Hoden, Ausschluss TIN.

Sonstige

Keine.

Tumormarker

Siehe primäres Staging (▶ Kap. 8.5.4).

8.4.9 Leitlinien

EGCCCG.

8.4.10 Literatur

Berger D, Engelhardt R, Mertelsmann R, Hrsg. Das Rote Buch: Hämatologie und Internistische Onkologie. 4. Aufl. München: Ecomed Medizin; 2010

Cathomas R et al. Interdisciplinary evidence-based recommendations for the follow-up of testicular germ cell cancer patients. Onkologie 2011; 34: 59–64

EGCCCG: Krege S et al. European consensus conference on diagnosis and treatment of germ cell cancer: a report of the second meeting of the European Germ Cell Cancer Consensus Group (EGCCCG). Eur Urol. 2008; 53(3):478–496 und 497–513.

Lohr F, Wenz F, Hrsg. Strahlentherapie kompakt. 2. Aufl. München: Urban & Fischer in Elsevier; 2007

Preiß J, Dornoff W, Hagmann FG, Schmieder A, Hrsg. Taschenbuch Onkologie 2010/2011. 15. Aufl. München: W. Zuckerschwerdt Verlag; 2010

Wannenmacher M, Debus J, Wenz F. Strahlentherapie. Berlin: Springer; 2006

Wittekind C, Klimpfinger M, Sobin LH. TNM-Atlas, 5. Aufl. Berlin: Springer; 2005

Wittekind C, Meyer HJ, Hrsg. TNM-Klassifikation maligner Tumoren. 7. Aufl. Weinheim: Wiley-VCH Verlag; 2010

8.4.11 Studien

Deutsche Hodentumor-Studiengruppe: www.hodenkrebs.de

EORCT: www.eortc.de

USA: www.clinicaltrials.gov

Tumorerfassung: Urologische Tumoren / Hoden

Patient

Name ______________________

Vorname ______________________

Geb.-datum ______________________

Fallnummer ______________________

Anatomie

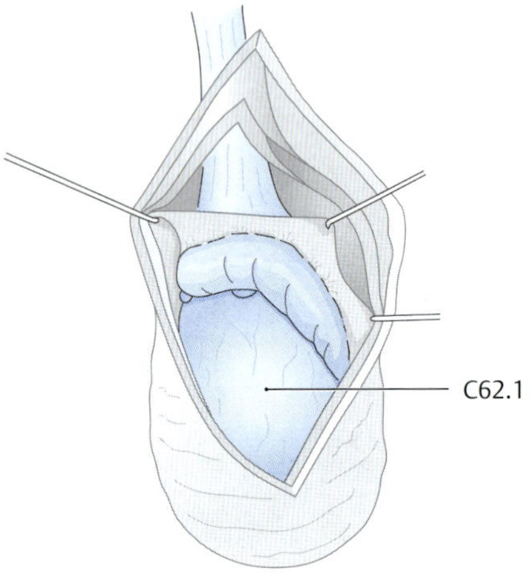

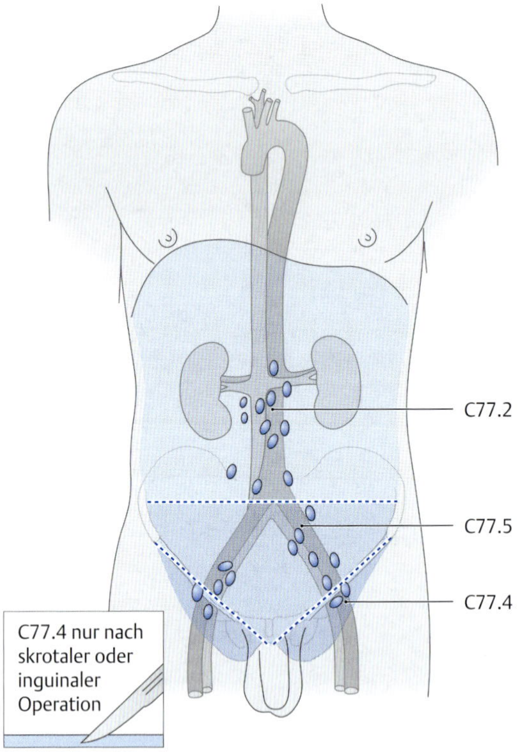

ICD-O

	ICD-O	Lokalisation
	C62.0	maligne Neubildung Hoden
	C62.1	maligne Neubildung deszendierter Hoden
	C62.9	maligne Neubildung Hoden, nicht näher bezeichnet
	C63.0	Nebenhoden
	C63.1	Samenstrang
	C63.2	Skrotum
	C63.7	Samenblase
	C63.9	männliches Genitalorgan, nicht näher bezeichnet

Art der Klassifikation

	Symbol	Art der Klassifikation
	c	klinische Klassifikation
	p	pathologische Klassifikation
	a	Autopsie
	y	während/nach initialer multimodaler Therapie
	r	Rezidivtumor

T

Klassifikation nach radikaler Orchiektomie, sonst TX
(Ausnahmen pTis, pT4: keine radikale Orchiektomie für Klassifikation nötig)

	Primärtumor Hoden	
	pTX	Primärtumor kann nicht beurteilt werden
	pT0	kein Hinweis auf einen Primärtumor
	pTis	intratubulär
	pT1	Hoden + Nebenhoden, ohne Blut-/Lymphgefäßinvasion
	pT2	Hoden + Nebenhoden, mit Blut-/Lymphgefäßinvasion, oder Tunica vaginalis
	pT3	Samenstrang
	pT4	Skrotum

N

		Regionäre Lymphknotenstationen Hoden			
R	L	Station	R	L	Station
		abdominal paraaortal			parakaval
		präaortal			retrokaval
		interaortokaval			retroaortal
		präkaval			LK V. spermatica
		intrapelvin (nach skrotaler oder inguinaler OP)			
		inguinal (nach skrotaler oder inguinaler OP)			

	Lymphknoten (klinisch)	
	NX	LK nicht beurteilbar/Staging inkomplett
	N0	keine LK betroffen
	N1	≤ 2 cm
	N2	> 2 bis 5 cm
	N3	> 5 cm

	Lymphknoten (postoperativ)	
	pNX	LK nicht beurteilbar/Staging inkomplett
	pN0	keine LK betroffen (≥ 12 LK disseziert)
	pN1	≤ 2 cm und ≤ 5 LK befallen
	pN2	> 2–5 cm oder > 5 LK oder extranodal
	pN3	> 5 cm

Abb. 8.4 Tumorerfassung: Urologische Tumoren – Hoden.

Tumorerfassung: Urologische Tumoren / Hoden

S

	Serumtumormarker Hoden (N = Referenzwert)		
	LDH	**HCG [mIU/ml]**	**AFP [ng/ml]**
SX	Serumtumormarker nicht verfügbar		
S0	Serumtumormarker nicht erhöht		
S1	< 1,5 N	und < 5 000	und < 1 000
S2	1,5–10 N	oder 500–50 000	oder 1 000–10 000
S3	> 10 N	oder > 50 000	oder > 10 000

N = obere Grenze des Normwerts für LDH

LDH: Laktatdehydrogenase
AFP: α-Fetoprotein ($t_{1/2}$ = 3–7d)
HCG: humanes Choriogonadotropin ($t_{1/2}$ = 1–3d)

	Laborparameter			
	Parameter	**Normbereich**	**Wert**	**Bemerkung**
	AFP			70 % Nichtseminone, 0 % Seminome
	β-HCG			65 % Nichtseminone, 10 % Seminome
	LDH			60 % Seminome
	PLAP			76 % Seminome
	S0–S3			

M

	Fernmetastasen Hoden		
	MX	Staging inkomplett	
	M0	keine Fernmetastasen	
	M1	Fernmetastasen (siehe Ergänzungsbogen)	
		a	nichtregionäre LK oder Lungenmetastasen
		b	andere Fernmetastasen

Stadieneinteilung

	pTis	pT1	pT2	pT3	pT4	TX	M1/M1a	M1b
N0	0 S0, SX	I SX IA S0 IS S+	I SX IB S0 IS S+	I SX IB S0 IS S+	I SX IB S0 IS S+	IS S+	III SX IIIA S0,S1 IIIB S2	IIIC jedes S
N1		II SX IIA S0,S1 IIIB S2 IIIC S3	II SX IIA S0,S1 IIIB S2 IIIC S3	II SX IIA S0,S1 IIIB S2 IIIC S3	II SX IIA S0,S1 IIIB S2 IIIC S3	II SX IIA S0,S1 IIIB S2 IIIC S3	III SX IIIA S0,S1 IIIB S2 IIIC S3	IIIC jedes S
N2		II SX IIB S0,S1 IIIB S2 IIIC S3	II SX IIB S0,S1 IIIB S2 IIIC S3	II SX IIB S0,S1 IIIB S2 IIIC S3	II SX IIB S0,S1 IIIB S2 IIIC S3	II SX IIB S0,S1 IIIB S2 IIIC S3	III SX IIIA S0,S1 IIIB S2 IIIC S3	IIIC jedes S
N3		II SX IIC S0,S1 IIIB S2 IIIC S3	II SX IIC S0,S1 IIIB S2 IIIC S3	II SX IIC S0,S1 IIIB S2 IIIC S3	II SX IIC S0,S1 IIIB S2 IIIC S3	II SX IIC S0,S1 IIIB S2 IIIC S3	III SX IIIA S0,S1 IIIB S2 IIIC S3	IIIC jedes S

S+: S1 oder S2 oder S3

Histologie

	Histologie		Differenzierung	
	maligne Keimzelltumoren		GX	nicht bestimmbar
	– embryonales Karzinom		G1	gut differenziert
	– Teratom (differenziert)		G3	schlecht differenziert
	– Chorionkarzinom		G4	entdifferenziert
	– Dottersacktumor			
	– Mischtumor		**Seminome**	
	Stromatumoren		– klassisch	
	– Leydig-Zelltumor		– spermatozytär (Nicht wie klassisches Seminom zu behandeln! Eigene Entität!)	
	– Sertoli-Tumor			
	Lymphom			

	RX		LX		VX		PnX	
	R0		L0		V0		Pn0	
	R1		L1		V1		Pn1	
	R2				V2			

Tumorerfassung: Urologische Tumoren / Hoden

Diagnostik

B	V	Untersuchung	Datum 1 / 2 / 3
		urol. Untersuchung	
		Sono Hoden	
		CT Abdomen	
		MRT Abdomen	
		CT Thorax	
		MRT Thorax	
		Schädel-CT	
		Skelettszintigrafie	
		FDG-PET-CT	
		ING	

B: Basisdiagnostik, V: Verlaufskontrolle
dunkelblau: sehr wichtig / blau: wichtig
hellblau: bei Symptom oder spezieller Tumorlage / weiß: bei Bedarf

Bisherige Therapien (OP/RT/ChT)

Datum	

Risikofaktoren

	ICD-10	Risikofaktoren
	Q53.9	Maldescensus testis
	C62.9	kontralateraler Hodentumor
	Z80.4	Hodentumor bei erstgradigen Verwandten
	N50.9	Kryptorchismus
	E34.51	testikuläre Feminisierung
	N51.1	Mumpsorchitis
	Z57	Schmieröle
	Z57	Lösungsmittel
	Z57	Pestizide

AZ/EZ

	AZ nach Karnofsky	
	100	keine Beschwerden, keine sichtbaren Krankheitszeichen, Normalität
	90	Fähigkeit zu normaler Aktivität, keine Symptome oder Krankheitszeichen
	80	normale Aktivität unter Anstrengung, einige Krankheitszeichen oder Symptome
	70	Patient kann sich selber versorgen, ist aber zu normaler Arbeit nicht fähig
	60	Patient braucht gelegentlich Hilfe, kann aber die meisten Angelegenheiten selber erledigen
	50	Patient ist beträchtlich hilfsbedürftig, benötigt oft medizinische Hilfe
	40	Patient ist auf Pflege und Hilfe angewiesen
	30	starke Behinderung, Krankenhausaufenthalt ist indiziert, noch keine Lebensgefahr
	20	Krankenhausaufnahme notwendig, starke Krankheitszeichen, supportive Therapie notwendig
	10	Sterben

Gewicht [kg]	
Gewichtsverlust [kg]	
BMI	

Sonstiges

Port/Mini-Port:
Spermienasservation:

Arzt

Name __________
Position __________
Datum __________

Unterschrift

8.5 Penis

8.5.1 Allgemeines

Epidemiologie

Altersgipfel: fortgeschrittenes Lebensalter (> 50 Jahre)

Inzidenz: $9/10^6$

Es gibt geografische Unterschiede in der Inzidenz:
- 0,4–0,65 % der männlichen Tumoren in Deutschland
- 20 % der männlichen Tumoren in Puerto Rico

Risikofaktoren

Phimose, Leukoplakie, Erythroplasie, schlechte Genitalhygiene (Smegmaretention, chronische Entzündung). Assoziation mit HPV 16 und 18 in 30–70 % der Fälle.

Prognostische Faktoren

Frühe Stadien haben eine bessere Prognose als fortgeschrittene Erkrankungen. Schlechtere Prognose beim Vorliegen von Lymphknoten-/Fernmetastasen.

8.5.2 Klinik

Symptomatik

Unspezifische Faktoren:
- Veränderungen an Glans penis/Präputium
- Blutungen, inguinale indolente Lymphome

In 95 % der Fälle Entartung von Glans penis, Präputium oder Mukosa der Urethra.

Befallsmuster

Ausbreitung meist entlang der inguinalen Lymphabflusswege, fortgeschritten auch entlang der pelvinen LK.

Hohe Metastasierungsrate in die inguinalen LK (wie Vaginalkarzinom).

8.5.3 Tumordiagnostik

Bildgebung

Sono Abdomen: Metastasen?

CT Thorax: Metastasen?

CT Abdomen: lokale Tumorausdehnung/Metastasen

MRT Abdomen: lokale Tumorausdehnung/Metastasen

Skelettszintigrafie: Ausschluss ossärer Metastasen

Rö Thorax: Ausschluss pulmonaler Filiae > 8 mm

SNL-Szintigrafie: SLN-Darstellung bei OP

FDG-PET-CT: lokale Tumorausdehnung, funktionelle Bildgebung, LK-Metastasen, Fernmetastasierung

Sonstige Untersuchung

Zystoskopie: nur bei fortgeschrittenen Tumoren – Infiltration?

Klinische Untersuchung mit Palpation der Lymphabflusswege und digitaler rektaler Untersuchung

Tumormarker

Keine.

Histologie

Plattenepithelkarzinome.

8.5.4 Staging/Grading

Die Klassifikation erfolgt nach TNM, die Stadieneinteilung nach UICC.

8.5.5 Primärtherapie

- zunächst Entfernung der Vorhaut

Stadium I:
- weite Exzision oder Penisteilresektion
- alternativ: Tele- oder Brachytherapie (abhängig von AZ und Komorbidität; ggf. bessere Therapierbarkeit, aber höhere Rezidivraten)
- OP bei Versagen der RT
- oder OP + post OP RT

Stadium II:
- partielle oder totale Penisamputation
- alternativ: primäre RT

Stadium III:
- Penektomie + Lymphadenektomie (einen Hoden schonen)
- alternativ: primäre RT

Stadium IV:
- chirurgische Palliation

Operation

Ziele:
- lokale Resektion im Gesunden
- Rekonstruktion der Harnableitung

Radiotherapie

- Wachs oder Kunststoffmoulage
- RT des gesamten Schafts 40 Gy
- 20 Gy Boost Primärtumor
- Brachytherapie
  - 60 Gy LDH
  - PDR 0,5 Gy/h
- LK-RT
  - T3
  - LK-Kapselüberschreitung
  - inguinal/iliakal
    - N0 50 Gy
    - N+ 60 Gy

Systemische Therapie

Der Stellenwert einer adjuvanten Systemtherapie ist bisher nicht abschließend geklärt. Einzelfallentscheidung.

8.5.6 Rezidivtherapie

Individualentscheidung.

8.5.7 Palliative Therapie

Operation

Individualentscheidung.

Radiotherapie

Evtl. palliative Radiatio zur lokalen Progressionsverzögerung oder Therapie von Metastasen sinnvoll.

Systemische Therapie

Lokal fortgeschrittene, metastasierte Erkrankung: Wirksam sind Monotherapie oder gezielte Kombinationen der folgenden Substanzen:

- 5-FU
- Cisplatin
- MTX
- Bleomycin

Neuere Substanzen, deren Wirksamkeit bei Plattenepithelkarzinomen des HNO-Bereichs teilweise erwiesen ist, wie z.B. Taxane, Gemcitabin, Vinorelbin oder Ifosfamid, wurde bisher nicht systematisch in größeren Serien untersucht, es existieren aber positive Fallberichte.

8.5.8 Nachsorge

Intervalle

Es gibt keine definierten Intervalle. In den ersten Monaten erscheint eine engmaschige Nachsorge sinnvoll, um den Therapieerfolg zu kontrollieren und Lokalrezidive rechtzeitig zu erkennen.

Untersuchungen

Klinische Untersuchung.

Bildgebung

Sonografie der lokalen LAW.

Sonstige

Keine.

Tumormarker

Keine.

8.5.9 Literatur

Berger D, Engelhardt R, Mertelsmann R, Hrsg. Das Rote Buch: Hämatologie und Internistische Onkologie. 4. Aufl. München: Ecomed Medizin; 2010
Lohr F, Wenz F, Hrsg. Strahlentherapie kompakt. 2. Aufl. München: Urban & Fischer in Elsevier; 2007
Preiß J, Dornoff W, Hagmann FG, Schmieder A, Hrsg. Taschenbuch Onkologie 2010/2011. 15. Aufl. München: W. Zuckerschwerdt Verlag; 2010
Wannenmacher M, Debus J, Wenz F. Strahlentherapie. Berlin: Springer; 2006
Wittekind C, Klimpfinger M, Sobin LH. TNM-Atlas, 5. Aufl. Berlin: Springer; 2005
Wittekind C, Meyer HJ, Hrsg. TNM-Klassifikation maligner Tumoren. 7. Aufl. Weinheim: Wiley-VCH Verlag; 2010

8.5.10 Studien

USA/NIH: www.clinicaltrials.gov

Tumorerfassung: Urologische Tumoren / Peniskarzinom

Patient

Name ______________________________
Vorname ______________________________
Geb.-datum ______________________________
Fallnummer ______________________________

Anatomie

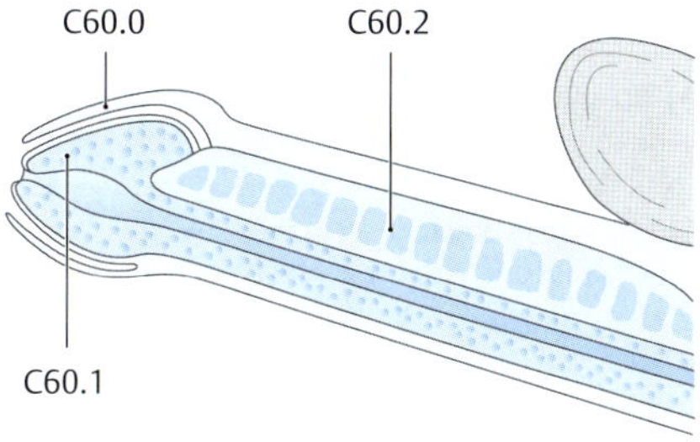

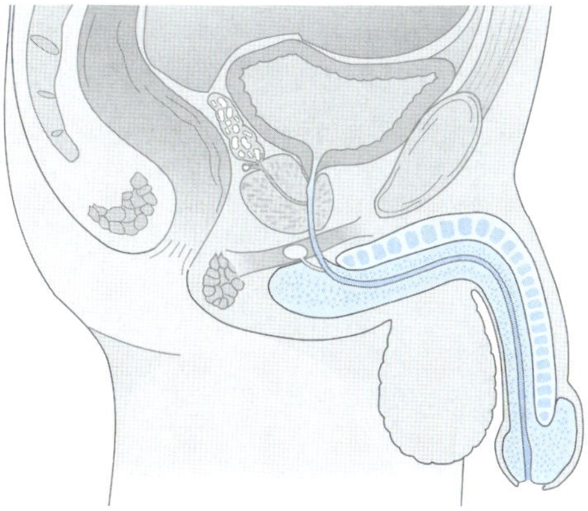

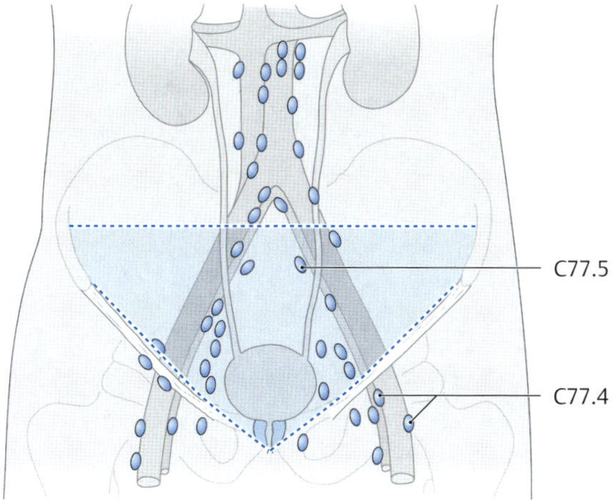

ICD-O

	ICD-O	Lokalisation
	C60.0	Präputium
	C60.1	Glans penis
	C60.2	Penisschaft
	C60.8	mehrere Teilbereiche überlappend
	C60.9	nicht näher bezeichnet

Art der Klassifikation

	Symbol	Art der Klassifikation
	c	klinische Klassifikation
	p	pathologische Klassifikation
	a	Autopsie
	y	während/nach initialer multimodaler Therapie
	r	Rezidivtumor

T

	Primärtumor Penis		
	TX	Primärtumor kann nicht beurteilt werden	
	T0	kein Anhalt für Primärtumor	
	Tis	Carcinoma in situ (intraepithelial oder Infiltration der Lamina propria)	
	Ta	nichtinvasives verruköses Karzinom	
	T1	Infiltration subepitheliales Bindegewebe	
		a	ohne lymphovaskuläre Invasion, nicht G3–4
		b	mit lymphovaskulärer Invasion oder G3–4
	T2	Infiltration Corpus spongiosum, cavernosum	
	T3	Infiltration Urethra	
	T4	Infiltration anderer Nachbarstrukturen	

N

R	L	Regionäre Lymphknotenstationen Penis
		oberflächliche Leistenlymphknoten
		tiefe Leistenlymphknoten
		pelvine Lymphknoten

R	L	Lymphknoten Penis (klinisch)	
		NX	LK nicht beurteilbar/Staging inkomplett
		N0	keine palpablen oder sichtbar vergrößerten inguinalen LK
		N1	ein palpabler mobiler unilateraler inguinaler LK
		N2	multiple oder bilaterale palpable mobile inguinale LK
		N3	fixierte inguinale LK-Pakete oder uni- oder bilaterale pelvine Lymphadenopathie

R	L	Lymphknoten Penis (Biopsie/chirurgischer Eingriff)	
		pNX	LK nicht beurteilbar
		pN0	keine regionären LK-Metastasen
		pN1	ein inguinaler LK
		pN2	multiple oder bilaterale inguinale LK
		pN3	Beckenlymphknoten (uni- oder bilateral) oder extranodale Ausbreitung regionärer LK-Metastasen

M

	Fernmetastasen Penis	
	MX	Staging inkomplett
	M0	keine Fernmetastasen
	M1	Fernmetastasen (siehe Ergänzungsbogen)

Abb. 8.5 Tumorerfassung: Urologische Tumoren –Peniskarzinom.

Tumorerfassung: Urologische Tumoren / Peniskarzinom

Stadieneinteilung

	Tis	Ta	T1a	T1b	T1	T2	T3	T4	M1
N0	0	0	I			II	II	IV	IV
N1				II	IIIA	IIIA	IIIA	IV	IV
N2					IIIB	IIIB	IIIB	IV	IV
N3					IV	IV	IV	IV	IV

Histologie

	Histologie		Differenzierung	
	Plattenepithelkarzinom		GX	nicht bestimmbar
			G1	gut differenziert
			G2	mäßig differenziert
			G3	schlecht differenziert
			G4	entdifferenziert

	RX		LX		VX		PnX
	R0		L0		V0		Pn0
	R1		L1		V1		Pn1
	R2				V2		

Diagnostik

B	V	Untersuchung	Datum 1 / 2 / 3
		Sono Abdomen	
		CT Abdomen	
		MRT Abdomen	
		CT Thorax	
		Zystoskopie	
		Skelettszintigrafie	
		SLN-Szintigrafie	
		Rö Thorax	
		FDG-PET-CT	

B: Basisdiagnostik, V: Verlaufskontrolle
dunkelblau: sehr wichtig / blau: wichtig
hellblau: bei Symptom oder spezieller Tumorlage / weiß: bei Bedarf

Tumormarker

	Marker	Datum 1 / 2 / 3

Bisherige Therapien (OP/RT/ChT)

Datum	

Risikofaktoren

	ICD-10	Risikofaktoren Peniskarzinom
	N47	Phimose
	N48.0	Leukoplakie
	D07.4	Erythroplasie
	Z91.8	schlechte Genitalhygiene
	A60.0	HPV 16/HPV 18

AZ/EZ

	AZ nach Karnofsky	
	100	keine Beschwerden, keine sichtbaren Krankheitszeichen, Normalität
	90	Fähigkeit zu normaler Aktivität, keine Symptome oder Krankheitszeichen
	80	normale Aktivität unter Anstrengung, einige Krankheitszeichen oder Symptome
	70	Patient kann sich selber versorgen, ist aber zu normaler Arbeit nicht fähig
	60	Patient braucht gelegentlich Hilfe, kann aber die meisten Angelegenheiten selber erledigen
	50	Patient ist beträchtlich hilfsbedürftig, benötigt oft medizinische Hilfe
	40	Patient ist auf Pflege und Hilfe angewiesen
	30	starke Behinderung, Krankenhausaufenthalt ist indiziert, noch keine Lebensgefahr
	20	Krankenhausaufnahme notwendig, starke Krankheitszeichen, supportive Therapie notwendig
	10	Sterben

Gewicht [kg]	
Gewichtsverlust [kg]	
BMI	

Sonstiges

Bei ChT: Port/Miniport?

Arzt

Name ______________________

Position ______________________

Datum ______________________

Unterschrift

Kapitel 9

Gynäkologische Tumoren

9

9 Gynäkologische Tumoren

9.1 Mammakarzinom

9.1.1 Allgemeines

Epidemiologie

Altersgipfel: 75 Jahre

Inzidenz: $1050/10^6$; ♀:♂ = 100:1

Häufigste Krebserkrankung während der Schwangerschaft mit einer Inzidenz von 1:3000.

Risikofaktoren

Familiäre Disposition: 5–10% aller Mammakarzinome durch genetische Veranlagung bedingt, hiervon die Mehrzahl durch BRCA1- oder BRCA2-Gen.

Andere beschriebene Risikofaktoren (wie frühe Menarche, späte Menopause, kurze Stillzeit, langfristige Hormonsubstitution, ggf. Adipositas u. a.) führen zu einer Risikoerhöhung selten über den Faktor 2.

Prognostische Faktoren

- Tumorgröße
- LK-Status
- Vorliegen von Metastasen
- Grading (Tumordifferenzierung nach Elston-Ellis)
- junges Alter
- Einbruch in Lymph- und/oder Blutgefäße (nicht in allen Untersuchungen bestätigt)

Weitere Faktoren:

- Proliferationsparameter
  - Ki 67 (Antikörper MIB 1)
- Onkogene
  - Her2/neu (insbesondere prädiktiver Faktor für die Antikörpertherapie)
- Invasionsfaktoren
  - Proteasen uPA und PAI-1
- Multigenanalysen
  - z. B. Oncotype Dx, Mammaprint

9.1.2 Klinik

Symptomatik

Häufig ertasten die Patientinnen einen Knoten, der zur weiteren diagnostischen Abklärung führt. Auch ED im Rahmen des Mammografie-Screenings.

Äußerliche Zeichen: Meist Spätzeichen wie Einziehung der Mamille, Orangenhaut, Ulkus.

Befallsmuster

Häufig lokaler Befall und lokoregionäre Metastasen in axillären LK (Cave: Befall axillärer und supraklavikulärer LK ipsilateral M0 mit kurativem Ansatz). In fortgeschrittenen Stadien häufig ossäre, zerebrale, lymphatische, hepatische Filiae.

9.1.3 Tumordiagnostik

Bildgebung

Mammografie: Lage Primärtumor

Mamma Sono: Lage Primärtumor

Mamma MRT: Lage Primärtumor, Zweittumor, Rezidiv, insbesondere bei in Mammografie und/oder Sonografie schlecht sichtbaren Tumoren

SLN-Szintigrafie: im Falle einer OP Darstellung der SLN

► Bei klinischem Verdacht auf Metastasen und/oder weit fortgeschrittenen Tumoren
Sono Abdomen: Ausschluss hepatischer Filiae, nicht mehr obligat; bei nodal-positiven Patienten oder Verdacht auf Metastasierung sinnvoll

CT Thorax: Nachweis Lymphadenopathie, Metastasen

CT Abdomen: Nachweis Metastasen

Rö Thorax: Ausschluss pulmonaler Filiae > 8 mm

Skelettszintigrafie: Ausschluss ossärer Metastasen

FDG-PET-CT: funktionelle Bildgebung LK-Metastasen, Fernmetastasierung

Sonstige Untersuchung

Klinische Untersuchung: Mammaresistenzen, Lymphödem, Bewegungseinschränkung des Armes

Tumormarker

CEA, CA 15-3: Untersuchung von Tumormarkern bei ED und in Verlaufskontrollen nicht metastasierter Patientinnen wird nicht generell empfohlen.

Histologie

Siehe Tumorerfassungsbogen (► Abb. 9.1).

Östrogenrezeptoren, Progesteronrezeptoren, HER2/neu-Status.

9.1.4 Staging/Grading

Die Klassifikation erfolgt nach TNM, die Stadieneinteilung nach UICC.

9.1.5 Primärtherapie

▸ **Stadien I/II**

▸ **Brusterhaltende Therapie mit/ohne neoadjuvante ChT**
OP:
- Wide Excision bei invasivem Tumor im Gesunden

Nachresektion bei invasivem Karzinom:
- unklarer Sicherheitssaum
- extensive intraduktale Komponente (EIC) nicht in sano
- R1/R2

Nachbestrahlung:
- immer 45–50 Gy + 10–20 Gy Boost (knapp R0, R+)
  - UKE: GD 50,4 Gy, ED 1,8 Gy, Boost GD 10–16 Gy, ED 2,0 Gy
  - Verschiebeplastik, unsichere Lokalisation GD 54,0 Gy (ganze Brust)
- maximal 56 Gy Ganzbrustdosis
- ED ≤ 2,0 Gy
- Brachytherapie-Boost bei großen Brüsten, tiefen Tumoren > 4 cm und ausgeprägten Risikofaktoren (R+) 20–25 Gy Boost LDR/PDR oder 10 Gy HDR/oder intraoperativer Boost
- neu/Studien: intraoperativer Boost als Ersatz der perkutanen Boostbestrahlung

Kontraindikationen RT:
- Mastitis
- Gravidität
- Bindegewebserkrankung
- RT von Patientin abgelehnt

Kontraindikationen BET:
- ungünstiges Tumor-Brust-Verhältnis
- inflammatorisches Karzinom
- multizentrische Tumoren und bereits klinisch multifokale Tumoren ohne sichere Resektionsmöglichkeit
- inkomplette Tumorresektion auch nach (mehrmaliger) Nachresektion
- Ablehnung der RT

Risikofaktoren für ein Lokalrezidiv:
- Tumoren > 2 cm
- extensive intraduktale Komponente
- Lymphangiosis carcinomatosa
- Multifokalität
- G3
- ER-, PR-

▸ **Lokal fortgeschrittene Erkrankungen**
Brusterhalt, falls keine KI gegen eine BET:
- Induktions-ChT + RT bei CR nach ChT

Inflammatorisches Karzinom:
- neoadjuvante ChT (taxanhaltig) → Ablatio → RT
- in Einzelfällen bei nach ChT nicht operablen Befunden: ChT → RT → Ablatio

▸ **Besondere Tumoren**
DCIS
- ausschliesslich DCIS
  - > 5 mm Sicherheitsabstand (optimaler Sicherheitsabstand unklar)
- evtl. bei Patientinnen > 50 Jahren, kleinen Low-Grade-Tumoren < 2 cm, mit > 10 mm Sicherheitsabstand keine RT nach BET
- Tumoren mit ungünstiger Relation zur Brustgröße bzw. keine In-sano-Resektion möglich: Ablatio mit SN-LK Axilla (falls invasive Komponente in der endgültigen Histologie)
- RT bei BET 50 Gy
- evtl. Tamoxifen (keine Verbesserung der Mortalität, Reduktion invasiver und kontralateraler Rezidive)

▸ **Morbus Paget**
- evtl. BET (Areola + Mamille resezieren!)

▸ **Phylloidestumor**
- Wide Excision
- RT nur bei R+ und maligner Form
- keine Axilladissektion
- evtl. adjuvante Therapie gemäß Richtlinie bei Sarkomen

▸ **Adenokarzinom in axillären LK/T0 N1b**
- intensive Primariussuche inkl. MRT
- OP der Axilla
- Empfehlung: RT 50 Gy + Axilla + supraklaviuläre LK + 10–15 Gy Boost Axilla
- adäquate stadienadaptierte adjuvante Therapie

Operation

▸ **Axilladissektion/Sentinel-Node-Biopsie**
Ausnahmen:
- DCIS bei BET
- rein tubuläres Karzinom < 1 cm
- u. U. bei 1–2 positiven SN-LK und BET mit Radiatio (Tangentialfeld) und systemischer Therapie (Studie Z011)
- mikroinvasives Karzinom/T1 mic

OP LK Axilla:
- mind. 10 LK
- nur Level I + II
- wenn SN-LK positiv

Keine Sentinelbiopsie:
- palpable LK
- Multizentrizität
- > T3
- vorherige Mammachirurgie (auch Reduktionsplastik)
- vorherige RT
- vorherige systemische Therapie (noch wenig Daten)

Radiotherapie

▸ Adjuvante Radiatio

- nach BET

▸ Brustwandbestrahlung nach Mastektomie

Indikationen:

- Infiltration Pektoralisfaszie, Pektoralismuskulatur/Thoraxwand
- > 3 positive LK
- 1–3 positive LK in Abhängigkeit vom Alter der Patientinnen
- T3/T4, nicht bei pT3/pT4 pN0 R0 und ohne zusätzliche Risikofaktoren
- R0-Resektion nicht erreichbar (R1/R2)
- nach neoadjuvanter ChT
  - Indikation basiert auf prätherapeutischem Stadium: initiales Stadium vor PST: cN+, cT3/4a–d und bei jungen Patientinnen mit hohem Rückfallrisiko
- mit RT der supra-/infraklaviulären LAW bei > 3 axillären LK

Kontraindikationen:

- Entzündung Thoraxwand

Dosierung:

- R0: 50 Gy (50,4 Gy)
- R1/R2: 60–66 Gy/LK 45–50 Gy
- suffiziente Hautdosis notwendig, ca. 30–50 % der Fraktionen mit Bolus, evtl. Narbenboost 60 Gy

▸ Axilla

- KI: großes Serom/Hämatom
- Befall Level III (Axillaspitze)
- bei klinischem Befall (N1, N2a) und inkomplettem/nicht erfolgtem Axillaclearing
- evtl. bei KI oder Ablehnung eines suffizienten Axillaclearing
- UKE: 50,4 Gy/59,4 Gy Metastasen/45 Gy nach Anthrazyklinen

▸ Supragruben

- KI: großes Serom/Hämatom
- 46–50 Gy, UKE: 50,4 Gy/hohes Risiko für Metastasen 56,0 Gy/45 Gy nach Anthrazyklinen
- befallene Axilla-LK ≥ 4
- evtl. auch bei pN1 mit 1–3 befallenen LK
- Apexbefall (Level III)
- makroskopischer Kapseldurchbruch

▸ Parasternale LAW (mögliche Indikationen)

- KI: Herzinsuffizienz (Auswurfleistung < 45 %), nach Hochdosis-ChT
- 45–50 Gy, UKE: 50,4 Gy/Metastasen 59,4 Gy/45 Gy nach Anthrazyklinen; 30 % Herz weniger als 20 Gy!
- N+ axillär, medialer Tumorsitz
- ≥ 4 axilläre LK bei lateralem Tumorsitz
- elektive OP + RT in Stadien II + III
- N3 Mammaria-interna-Befall
- aufgrund fehlender Datenlage ggf. individuelle Entscheidung zur RT bei:
  - N2b, N3b
  - > pN1b (Befall der Mammaria-interna-LK, festgestellt durch SNB)
  - pN1c–pN3c

▸ Aufklärung

- Armödem 10–20 % bei Dissektion Level I/II (30 % Level III/ohne OP 5 %)
- Brustödem 20 %/2–3 %
- Fibrose 10 %
- Mastitis/Mastopathie, Pneumonitis 1 % (Cave: simultan MTX)
- Rippenfraktur 1 % < 50 Gy, 7 % > 50 Gy
- Plexopathie 1–2 % TD5/5 60 Gy/2 Gy ED, TD50/5 75 Gy
- Herzrisiko bei > 20 Gy in signifikanten Volumina und anthrazyklinhaltiger ChT
- Zweitkarzinome 0,2 % in 10 Jahren; 0,8 % in 30 Jahren
- Komplikationen bei Augmentation, 25 % Explantation, 40 % Narbenkorrektur
- Myositis 5 %
- Hautnekrosen 1 %
- Pleuraerguss 1 %
- Perikardfibrose 1 %
- RT supraklaviulär: Dysphagie/Ösophagitis/Tracheitis

Systemische Therapie

Systemische adjuvante Therapie nicht metastasierter primärer Mammakarzinome in Abhängigkeit von der Tumorbiologie des Primärtumors und Risikofaktoren.

Anthrazyklinhaltige Therapieansätze sind Standard bei der ChT. Bei nodal positiven Patientinnen und nodal negativen Patientinnen mit Risikofaktoren werden zusätzlich Taxane gegeben.

▸ Adjuvante Therapie

▸ Endokrine Therapie

- Indikation: Tumorzellen exprimieren Steroidhormonrezeptoren (> 1 % der Zellen ER+ und/oder PR+)
- evtl. Profit von zusätzlicher ChT bei hochproliferativen Tumoren

▸ Tamoxifen

- Antiöstrogen mit östrogener Wirkung
- 20 mg/d

▸ Menopausestatus

- prämenopausal
  - Tamoxifen + ggf. Ovarsuppression (LHRH-Analoga)
- postmenopausal
  - Aromataseinhibitor, nach 2–3 Jahren Wechsel auf Tamoxifen (oder umgekehrte Sequenz)
  - Tamoxifen für 5 Jahre bei Patientinnen mit sehr geringem Rezidivrisiko

▸ Aromataseinhibitoren

- Primärtherapie bei postmenopausalen Patienten mit M1
  - Letrozol (z. B. Femara)
  - Exemestan (z. B. Aromasin)
  - Anastrozol (z. B. Arimidex)

▸ Chemotherapie

- ChT 4–6 Wochen nach OP
- RT meist unmittelbar nach ChT

- RT ohne ChT nicht länger als 6–8 Wochen post OP
  - bei nodal negativen Patienten mit Risikofaktoren und nodal positiven Patienten
  - FAC (5-FU, Adriamycin, Cyclophosphamid) oder FEC (5-FU, Epirubicin, Cyclophosphamid) ist CMF überlegen
  - taxanhaltige Schemata sind Standard, auch bei nodal negativen Patienten mit zusätzlichen Risikofaktoren, wie z. B.
    - G3
    - Her2/neu positiv
    - Hormonrezeptoren negativ
  - junge Frauen: ChT + (Ovarablation) + Tamoxifen

▸ **Trastuzumab (Herceptin)**
- Antikörper gegen Her2/neu
- Indikation bei Her2/neu positiv definiert als
  - Her2/neu 3+ oder FISH positiv
  - oder Her2/neu 2+ und FISH+
- in Kombination mit taxanhaltiger ChT

9.1.6 Rezidivtherapie

Operation

Falls möglich erfolgt eine erneute OP.

Radiotherapie

Falls primär keine RT erfolgt ist, kann analog zur Primärtherapie eine adjuvante Radiatio erfolgen. Evtl. auch Re-Bestrahlung.

Systemische Therapie

Unklare Datenlage bezüglich einer erneuten adjuvanten Therapie.

9.1.7 Palliative Therapie

Operation

Evtl. palliative Ablatio bei ulzerierten Tumoren.

Radiotherapie

Individualentscheidung. Evtl. RT bei Lymphangiosis carcinomatosa sinnvoll. Häufig RT von ossären, zerebralen oder lymphatischen Metastasen.

Systemische Therapie

Bei positiven Hormonrezeptoren und keiner Notwendigkeit für eine rasche Remission wird bevorzugt eine endokrine Therapie eingesetzt.

Bei Her2/neu positivem Befund Gabe von Trastuzumab (Herceptin) und in der Sequenz Lapatinib (Tyverb); in der Regel in Kombination mit einer ChT.

Bei Her2/neu negativem Befund zusätzlich zur ChT Option der Anti-VEGF-Therapie mit Bevazizumab (Avastin).

9.1.8 Nachsorge

Intervalle

Bei nicht metastasierten Patientinnen klinische Untersuchung alle 3–6 Monate für 3 Jahre, dann alle 6–12 Monate.

Untersuchungen

Gynäkologische Untersuchung jährlich.

Bildgebung

Mammografie ipsilateral alle 6 Monate und kontralateral jährlich für die ersten 2 Jahre, dann jährlich bilateral. Weitere Bildgebung bei Verdacht auf Metastasen.

Sonstige

Monatliche Selbstuntersuchung d5 nach Periodenblutung.

Tumormarker

In der Nachsorge beim primären Mammakarzinom nicht empfohlen.

9.1.9 Leitlinien

AGO: www.ago-online.de

9.1.10 Literatur

Berger D, Engelhardt R, Mertelsmann R, Hrsg. Das Rote Buch: Hämatologie und Internistische Onkologie. 4. Aufl. München: Ecomed Medizin; 2010
Lohr F, Wenz F, Hrsg. Strahlentherapie kompakt. 2. Aufl. München: Urban & Fischer in Elsevier; 2007
Preiß J, Dornoff W, Hagmann FG, Schmieder A, Hrsg. Taschenbuch Onkologie 2010/2011. 15. Aufl. München: W. Zuckerschwerdt Verlag; 2010
Wannenmacher M, Debus J, Wenz F. Strahlentherapie. Berlin: Springer; 2006
Wittekind C, Klimpfinger M, Sobin LH. TNM-Atlas, 5. Aufl. Berlin: Springer; 2005
Wittekind C, Meyer HJ, Hrsg. TNM-Klassifikation maligner Tumoren. 7. Aufl. Weinheim: Wiley-VCH Verlag; 2010

9.1.11 Studien

DKG: www.studien.de

GBG: www.germanbreastgroup.de

BCIRG: www.bcrig.org

EOCRT: www.eortc.be

USA/NIH: www.clinicaltrials.gov

Tumorerfassung: Gynäkologische Tumoren / Mammakarzinom

Patient

Name ______________________

Vorname ______________________

Geb.-datum ______________________

Fallnummer ______________________

Anatomie

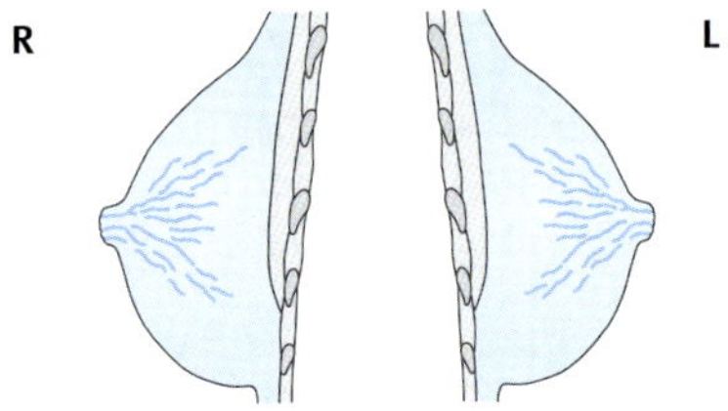

Mammografie mediolateral

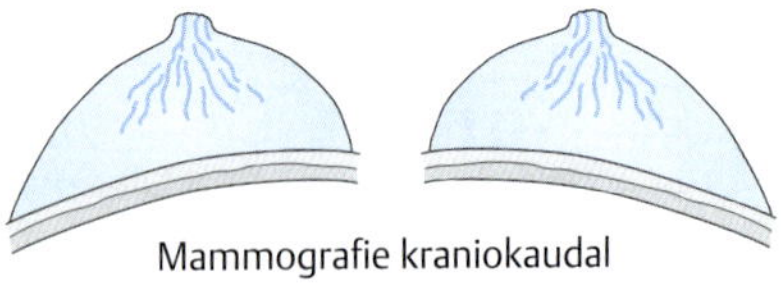

Mammografie kraniokaudal

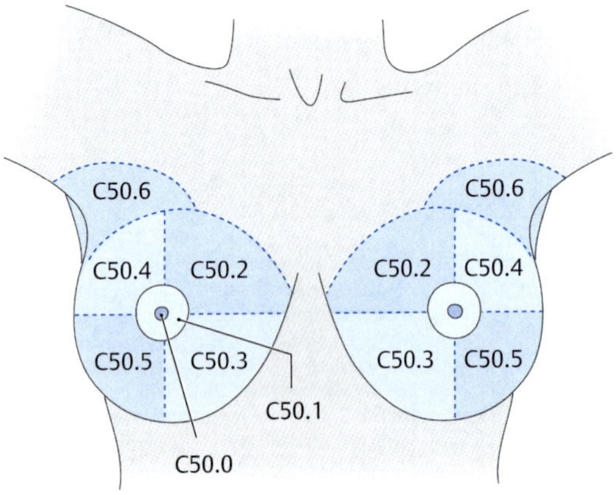

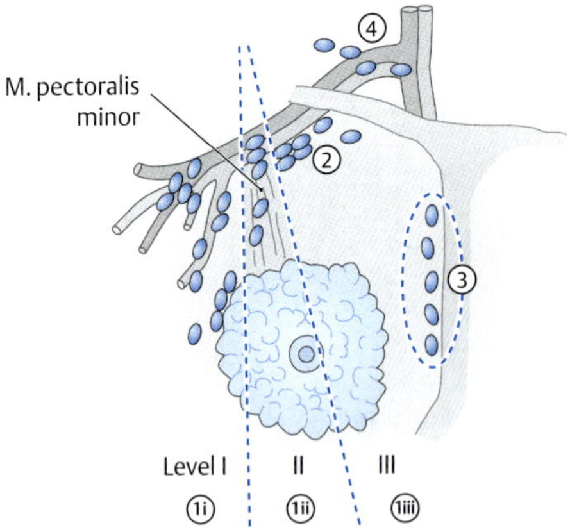

Tumorskizzen

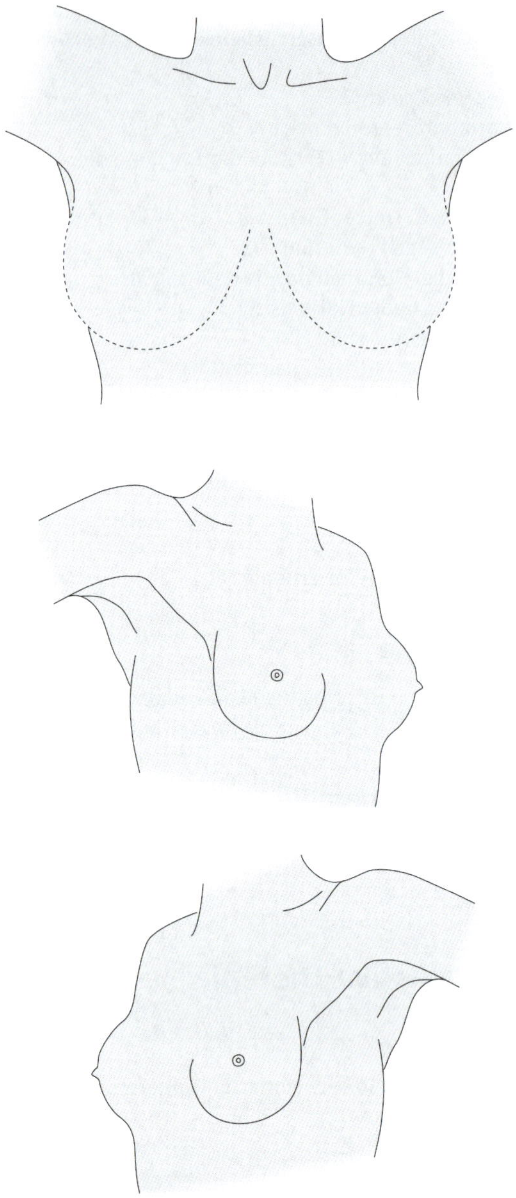

ICD-O

R	ICD-O	Lokalisation	L
	C50.0	Mamille	
	C50.1	zentraler Drüsenkörper	
	C50.2	Quadrant oben innen	
	C50.3	Quadrant unten innen	
	C50.4	Quadrant oben außen	
	C50.5	Quadrant unten außen	
	C50.6	axilläre Ausläufer	
	C50.8	mehrere Teilbereiche	
	C50.9	nicht näher bezeichnet	

Abb. 9.1 Tumorerfassung: Gynäkologische Tumoren – Mammakarzinom.

Tumorerfassung: Gynäkologische Tumoren / Mammakarzinom

Art der Klassifikation

Symbol	Art der Klassifikation
c	klinische Klassifikation
p	pathologische Klassifikation
a	Autopsie
y	während/nach initialer multimodaler Therapie
r	Rezidivtumor

T

Primärtumor Mamma		
TX	Primärtumor kann nicht beurteilt werden	
Tis	Carcinoma in situ	
	DCIS	duktales Carcinoma in situ
	LCIS	lobuläres Carcinoma in situ
	Paget	Morbus Paget der Mamille ohne Tumornachweis
T1	Tumor ≤ 2 cm in größter Ausdehnung	
	mi	Mikroinvasion ≤ 0,1 cm
	a	> 0,1 cm, ≤ 0,5 cm
	b	> 0,5 cm, ≤ 1,0 cm
	c	> 1,0 cm, ≤ 2,0 cm
T2	Tumor > 2 cm, ≤ 5 cm in größter Ausdehnung	
T3	Tumor > 5 cm in größter Ausdehnung	
T4	Tumor jeder Größe mit Ausdehnung auf Brustwand oder Haut, soweit unter T4a bis T4d beschrieben	
	a	Ausdehnung auf die Brustwand
	b	Ödem (inkl. Apfelsinenhaut) oder Ulzeration der Brusthaut, oder Satellitenknötchen der Haut der gleichen Brust
	c	Kriterien 4a und 4b gemeinsam
	d	entzündliches (inflammatorisches) Karzinom

Hinweis: Bei multiplen Tumoren Klassifikation nach höchstem T-Stadium; getrennte Klassifikation bei bilateralen Tumoren.

N

Regionäre Lymphknotenstationen Mamma	
LK axillär ipsilateral	interpektorale (Rotter-)LK
	LK entlang V. axillaris + deren Äste
Level I	untere Axilla: LK lat. des lateralen Rands des M. pectoralis minor
Level II	mittlere Axilla: LK zwischen medialem und lateralem Rand des M. pectoralis minor und interpektorale (Rotter-)LK
Level III	apikale Axilla: apikale LK und LK medial des medialen Rands des M. pectoralis minor ausschließlich der als subklavikulär oder infraklavikulär bezeichneten LK
LK infraklavikulär (subklavikulär), ipsilateral	
LK an ipsilateraler A. mammaria int.	
LK supraklavikulär, ipsilateral	

Intramammäre LK werden als axilläre LK klassifiziert.

Lymphknoten Mammakarzinom (klinisch)		
NX	LK nicht beurteilbar/Staging inkomplett	
N0	keine LK betroffen	
N1	bewegliche ipsilaterale axilläre LK-Level I und II	
N2	ipsilaterale axilläre LK-Level I + II, untereinander oder an Strukturen fixiert **oder** in klinisch erkennbaren ipsilateralen LK entlang der A. mammaria int. ohne klinisch erkennbare axilläre LK-Metastasen	
	a	ipsilaterale axilläre LK, untereinander oder an anderen Strukturen fixiert
	b	klinisch erkennbare ipsilaterale LK entlang A. mammaria int. ohne klinisch erkennbare axilläre LK-Metastasen
N3	ipsilaterale infraklavikuläre LK (Level III) mit oder ohne axilläre LK-Level I + II **oder** in klinisch erkennbaren ipsilateralen LK entlang der A. mammaria int. ohne klinisch erkennbare axilläre LK-Metastasen Level I + II **oder** in ipsilateralen LK supraklavikuläre LK mit oder ohne Beteiligung der axillären LK oder LK entlang der A. mammaria int.	
	a	ipsilaterale infraklavikuläre LK
	b	ipsilaterale LK entlang A. mammaria int. ohne axilläre LK-Metastasen
	c	ipsilaterale supraklavikuläre LK

Suffix (f): Bestätigung einer klinisch erkennbaren Metastase durch eine Feinnadelbiopsie mit zytologischer Untersuchung jedoch ohne bioptische Sicherung.

Lymphknoten Mammakarzinom (pathologisch)		
pNX	LK nicht beurteilbar	
pN0	keine LK betroffen (≥ 6 LK-Level I disseziert) auch bei ITC (isolierten Tumorzellen)	
pN1	Mikrometastasen/Metastasen in 1–3 ipsilateralen axillären LK und/oder ipsilateralen LK entlang der A. mammaria int. mit mikroskopischer(/en) Metastase(n), nachgewiesen durch Untersuchung des Schildwächter-LK, aber nicht klinisch erkennbar	
	mi	Mikrometastase(n) > 0,2 mm und/oder > 200 Tumorzellen, alle ≤ 0,2 cm
	a	1–3 axilläre LK, mindestens eine > 0,2 cm
	b	LK entlang A. mammaria int. mit mikroskopischer(/en) Metastase(n), nachgewiesen durch Untersuchung des Schildwächter-LK, aber nicht klinisch erkennbar
	c	1–3 axilläre LK **und** LK entlang der A. mammaria int. mit mikroskopischer(/en) Metastase(n), nachgewiesen durch Untersuchung des Schildwächter-LK, aber nicht klinisch erkennbar
pN2	4–9 axilläre LK **oder** in klinisch erkennbaren LK entlang der A. mammaria int. ohne axilläre LK-Metastasen	
	a	4–9 axilläre LK, mindestens eine > 0,2 cm
	b	klinisch erkennbare LK entlang der A. mammaria int. ohne axilläre LK-Metastasen
pN3		
	a	≥ 10 axilläre LK, mindestens eine > 0,2 cm oder ipsilaterale infraklavikulär LK
	b	klinisch erkennbare LK entlang A. mammaria int. **und** mindestens eine axilläre LK-Metastase **oder** > 3 axilläre LK und in LK entlang A. mammaria int., nachgewiesen durch Untersuchung Schildwächter-LK, aber nicht klinisch erkennbar
	c	ipsilaterale supraklavikuläre LK

Zusatz sn: Untersuchung Schildwächter-LK.

Tumorerfassung: Gynäkologische Tumoren / Mammakarzinom

M

	Fernmetastasen Mammakarzinom	
	MX	Staging inkomplett
	M0	keine Fernmetastasen
	M1	Fernmetastasen (siehe Ergänzungsbogen)

Stadieneinteilung

	Tis	T0	T1	T2	T3	T4	M1
N0	0		IA	IIA	IIB	IIIB	IV
N1mi		IB	IB				IV
N1		IIA	IIA	IIB	IIIA	IIIB	IV
N2		IIIA	IIIA	IIIA	IIIA	IIIB	IV
N3		IIIC	IIIC	IIIC	IIIC	IIIC	IV

Histologie

R

L

R	L		R	L	
		intraduktales Karzinom = DCIS			zystisches hypersekretorisches Karzinom
		papilläres Karzinom			apokrines Karzinom
		Morbus Paget			Plattenepithelkarzinom
		lobuläres Karzinom in situ = LCIS			metaplastisches Karzinom
					Karzinosarkom
		invasiv duktal			adenosquamatöses Karzinom
		invasiv duktal, prädominantes intraduktal			mukoepidermoides Karzinom
		invasiv lobuläres Karzinom			Siegelringzellkarzinom
		invasiv papilläres Karzinom			osteoklastisches Riesenzellkarzinom
		invasiv kribriformes Karzinom			Karzinom endokriner Differenzierung
		medulläres Karzinom			Klarzellkarzinom
		muzinöses Karzinom			lipidreiches Karzinom
		tubuläres Karzinom			
		adenoidzystisches Karzinom			Cystosarcoma phylloides
		sekretorisches Karzinom			Non-Hodgkin-Lymphom

	RX		LX		VX		PnX
	R0		L0		V0		Pn0
	R1		L1		V1		Pn1
	R2				V2		

Diagnostik

B	V	Untersuchung	Datum 1 / 2 / 3
		Mammografie	
		Sono Mamma	
		klin. Untersuchung	
		bei OP: SLN-Szintigrafie	
		MRT Mamma	
		Sono Abdomen	
		CT Thorax	
		CT Abdomen	
		Skelettszintigrafie	
		Rö Thorax	
		FDG-PET-CT	

B: Basisdiagnostik, V: Verlaufskontrolle
dunkelblau: sehr wichtig / blau: wichtig
hellblau: bei Symptom oder spezieller Tumorlage / weiß: bei Bedarf

Tumormarker

Tumormarker

	Marker	Datum 1 / 2 / 3
	CEA	
	CA 15-3	

Hormonrezeptoren

	Test	R	L
ER			
PR			
Her2/Neu			

Bisherige Therapien (OP/RT/ChT)

Datum	

Tumorerfassung: Gynäkologische Tumoren / Mammakarzinom

Risikofaktoren

	ICD-10	Risikofaktoren
	X	prämenopausal
	X	Alter < 35 Jahre
	X	R1
	X	L1
	X	knappe Resektionsränder
	Z80.9	familiäre Disposition (BRCA-1, BRCA-2)
	N94.8	frühe Menarche
	N95.8	späte Menopause
	O92.70	kurze Stillzeit
	T88.7	langfristige Hormonsubstitution
	E66.99	evtl. Adipositas

Kontraindikationen zur Radiatio

	ICD10	Kontraindikationen
	N61	Mastitis/Entzündungen
	O26.9	Gravidität
	M34.9	Sklerodermie
	L93.2	unklar: Bindegewebserkrankungen Lupus erythematodes/mixed connective tissue disease
	M06.99	problematisch: rheumatoide Arthritis

Aktuelle Probleme

R	Problem	L
	Serom	
	Narbenschmerzen	
	Elevation Arm	
	Lymphödem	
	Mastitis	

AZ/EZ

	AZ nach Karnofsky	
	100	keine Beschwerden, keine sichtbaren Krankheitszeichen, Normalität
	90	Fähigkeit zu normaler Aktivität, keine Symptome oder Krankheitszeichen
	80	normale Aktivität unter Anstrengung, einige Krankheitszeichen oder Symptome
	70	Patient kann sich selber versorgen, ist aber zu normaler Arbeit nicht fähig
	60	Patient braucht gelegentlich Hilfe, kann aber die meisten Angelegenheiten selber erledigen
	50	Patient ist beträchtlich hilfsbedürftig, benötigt oft medizinische Hilfe
	40	Patient ist auf Pflege und Hilfe angewiesen
	30	starke Behinderung, Krankenhausaufenthalt ist indiziert, noch keine Lebensgefahr
	20	Krankenhausaufnahme notwendig, starke Krankheitszeichen, supportive Therapie notwendig
	10	Sterben

Gewicht [kg]	
Gewichtsverlust [kg]	
BMI	

Arzt

Name ____________________

Position ____________________

Datum ____________________

Unterschrift

9.2 Ovarialkarzinom

9.2.1 Allgemeines

Epidemiologie

Altersgipfel: 70 Jahre

Inzidenz: $230/10^6$

Cave: Die nachfolgenden Empfehlungen beziehen sich nur auf die epithelialen Tumoren!

Risikofaktoren

Genetische Faktoren: belastete Familienanamnese, BRCA1- oder BRCA2-Mutationen

Weitere Faktoren werden diskutiert:

Diätetische Faktoren: tierische Fette, hoher Fleischkonsum, Adipositas

Endokrine Faktoren: mit steigender Zahl der Ovulationen wird das Risiko erhöht (frühe Menarche, späte Menopause, wiederholte Ovulationen), Endometriose

Zunehmendes Lebensalter

Prognostische Faktoren

- Tumorstadium
- Operationsergebnis (bei fortgeschrittenen Ovarialkarzinomen ist die makroskopische Tumorfreiheit durch primäre OP der wichtigste Prognosefaktor)
- Allgemeinzustand
  - ECOG
  - Karnofsky-Index
- Alter
- Histologie
- Grading (bei frühen Ovarialkarzinomen)

9.2.2 Klinik

Symptomatik

Es gibt keine spezifischen Frühsymptome. Die meisten Patientinnen beschreiben abdominelle Beschwerden, Völlegefühl etc. Bei Diagnose ist die Erkrankung bei ca. 75% fortgeschritten. Frühkarzinome werden meist nur zufällig entdeckt.

Befallsmuster

Intraabdomineller Befall: Tuben, Uterus, kontralaterales Ovar, viszerales und parietales Peritoneum mit Omentum majus und Zwerchfellkuppeln. LK: pelvin und paraaortal. Metastasen: Leber, Pleura, Lunge (selten), Knochen (epitheliale Ovarialkarzinom; selten).

Tab. 9.1 Primärtherapie Adenokarzinome.

N	T1	T2	T3	M1
N0	OP + ChT T1a/T1b G1: keine ChT	OP +ChT		
N1	OP + ChT			

9.2.3 Tumordiagnostik

Bildgebung

Sono Abdomen: lokale Tumorausdehnung/Lymphome

Eine Schnittbildgebung entscheidet nicht über die Durchführung einer OP beim Ovarialkarzinom und wird laut Leitlinien nicht empfohlen. Sie kann bei spezifischen Fragestellungen durchgeführt werden. Sollte die Histologie jedoch kein Ovarialkarzinom ergeben, so sind ggf. weitere schnittbildgebende Untersuchungen sinnvoll.

CT Abdomen: lokale Tumorausdehnung/Metastasen

MRT Abdomen: lokale Tumorausdehnung/Metastasen

CT Thorax: Metastasen?

Rö Thorax: Ausschluss pulmonaler Filiae > 8 mm

FDG-PET-CT: lokale Tumorausdehnung, funktionelle Bildgebung, LK-Metastasen, Fernmetastasierung

Sonstige Untersuchungen

Gyn. Untersuchung inkl. vaginaler und abdomineller Sonografie: lokale Tumorausdehnung

Bei Verdacht auf primär intestinalen Tumor:

Rektoskopie: lokale Tumorausdehnung

Gastroskopie: Krukenberg-Tumor?

Tumormarker

CA125: Keine Bedeutung als Screeningmethode, ausschließlich zur Kontrolle des Krankheitsverlaufs.

Histologie

Siehe Tumorerfassungsbogen (▶ Abb. 9.2).

9.2.4 Staging/Grading

Die Klassifikation erfolgt nach TNM, die Stadieneinteilung nach FIGO.

9.2.5 Primärtherapie

▸ **Adenokarzinome** (▸ Tab. 9.1)
- frühe Stadien: Staging-OP
- fortgeschrittene Stadien: Debulking-OP

▸ **Keimzelltumoren/Keimstrangstromatumoren**
Anderes Therapieregime, hier nicht erörtert.

Operation

- Hysterektomie mit bilateraler Adenektomie
  - bei Kinderwunsch in Ausnahmefällen auch fertilitätserhaltende OP
- Peritonealzytologie
- infragastrische Netzresektion
- Peritonealbiopsien
  - pelvin
  - parakolisch
  - diaphragmal
- systemische radikale retroperitoneale (pelvine + praaortale) Lymphadenektomie
- immer vollständige Resektion (makroskopische Tumorfreiheit) anstreben

Stadien T1a/T1b G1:
- Resektion > 90 % Heilung
- keine ChT

T1a/T1c: evtl. Organerhaltung

Radiotherapie

Ganzabdomen-RT früher in gleicher Indikation wie ChT (Stadium > T1).

RT heute nur in palliativer Intention:
- ganzes Abdomen
- meist Probleme nach ChT
- lokale RT + Zweitlinien-ChT

Indikationen:
- lokalisierter, symptomatischer Tumor ohne operative und chemotherapeutische Behandlungsoption

Tumorreste kleinvolumig:
- GD 45–50,4 Gy, ED 1,8 Gy, 5x/Woche
- Nierendosis ≤ 18 Gy
- Leberdosis ≤ 20 Gy

Becken-Boost:
- bis GD 45/50 Gy
- superior: L5/S1
- inferior: Foramina obturatoria
- lateral: Linea terminals + 2 cm

Abdominelles Bad:
- Zwerchfell bis Unterkante Foramina obturatoria, laterale Bauchwandhöhle
- 5 x 1,0–1,5 Gy/Woche bis 25–30 Gy
- dorsale Nierenblöcke ab 12 Gy
- ventrale + dorsale Leberblöcke ab 25 Gy

Dosierung:
- GD 22,5–30,0 Gy, ED 1,5 Gy
- Nierendosis ≤ 18 Gy
- Leberdosis ≤ 20 Gy
- evtl. Boost kleines Becken + paraaortale Region bis GD 45–50 Gy, ED 1,8 Gy, 5x/Woche

Toleranzdosen Ovarien:
- Pubertät 20 Gy
- bis 20 Jahre: 12 Gy
- bis 40 Jahre: 5–10 Gy
- > 40 Jahre: 4–4,5 Gy

Systemische Therapie

Stadium T1a/T1b G1:
- keine ChT

Übrige Stadien:
- 6 Zyklen Kombinations-ChT
  - Carboplatin/Paclitaxel

9.2.6 Rezidivtherapie

Operation

Individualentscheidung je nach Tumorausdehnung. Meist nur bei platinsensitivem Spätrezidiv (> 6 Monate nach Abschluss der letzten platinhaltigen ChT) sinnvoll. Bei platinrefraktärem oder platinresistentem Frührezidiv (< 6 Monate nach platinhaltiger ChT) ist eine erneute OP meist nicht sinnvoll.

Radiotherapie

Meist nur als palliative Radiatio wie bei der Primärtherapie.

Systemische Therapie

2. Linie:
- > 6 Monate rezidivfrei
  - pegliposomales Doxorubicin/Carboplatin
  - Paclitaxel/Carboplatin
  - Gemcitabin/Carboplatin
  - Gemcitabin/Carboplatin/Bevacizumab
  - bei KI gegen Platinkombinationen:
    - Carboplatin mono
  - bei KI gegen Platin insbesondere bei Patienten mit Rezidiv nach 6–12 Monaten:
    - pegliposomales Docorubicin/Trabectedin

Platinresietenter Tumor/frühes Rezidiv:
- pegliposomales Doxorubicin
- Topotecan
- Gemcitabin
- Paclitaxel wöchentlich
- Treosulfan

9.2.7 Palliative Therapie

- symptomorientierte Therapie
- Best Supportive Care

Operation

Individualentscheidung, z. B. bei Ileus.

Radiotherapie

Individualentscheidung, z. B. bei Atemwegsstenose durch distante Metastase.

Systemische Therapie

Siehe Rezidivtherapie (▸ Kap. 9.2.5).

Sonstige

Keine.

9.2.8 Nachsorge

Intervalle

- 1.–3. Jahr: vierteljährlich
- bis 5. Jahr: halbjährlich
- danach: jährlich

Untersuchungen

Klinisch-gynäkologische Untersuchung inkl. vaginaler und abdominaler Sonografie.

Bildgebung

Schnittbildgebung des Abdomens bei klinischem Verdacht auf ein Rezidiv sinnvoll.

Tumormarker

CA125 nur bei Rezidivverdacht.

9.2.9 Leitlinien

S2K-Leitlinie der Arbeitsgemeinschaft Gynäkologische Onkologie Kommission OVAR: www.ago-online.de

9.2.10 Literatur

Berger D, Engelhardt R, Mertelsmann R, Hrsg. Das Rote Buch: Hämatologie und Internistische Onkologie. 4. Aufl. München: Ecomed Medizin; 2010

Lohr F, Wenz F, Hrsg. Strahlentherapie kompakt. 2. Aufl. München: Urban & Fischer in Elsevier; 2007

Mahner S, Greiner R, Jänicke F. Ovarialkarzinom. In: Schlag PM, Bamberg M, Jäger D. Interdisziplinäre Entscheidungswege in der Onkologie. Köln: Deutscher Ärzte-Verlag; 2011

Preiß J, Dornoff W, Hagmann FG, Schmieder A, Hrsg. Taschenbuch Onkologie 2010/2011. 15. Aufl. München: W. Zuckerschwerdt Verlag; 2010

Wannenmacher M, Debus J, Wenz F. Strahlentherapie. Berlin: Springer; 2006

Wittekind C, Klimpfinger M, Sobin LH. TNM-Atlas, 5. Aufl. Berlin: Springer; 2005

Wittekind C, Meyer HJ, Hrsg. TNM-Klassifikation maligner Tumoren. 7. Aufl. Weinheim: Wiley-VCH Verlag; 2010

9.2.11 Studien

AGO: www.ago-ovar.de

Tumorerfassung: Gynäkologische Tumoren / Ovarialkarzinom

Patient

Name	
Vorname	
Geb.-datum	
Fallnummer	

Anatomie

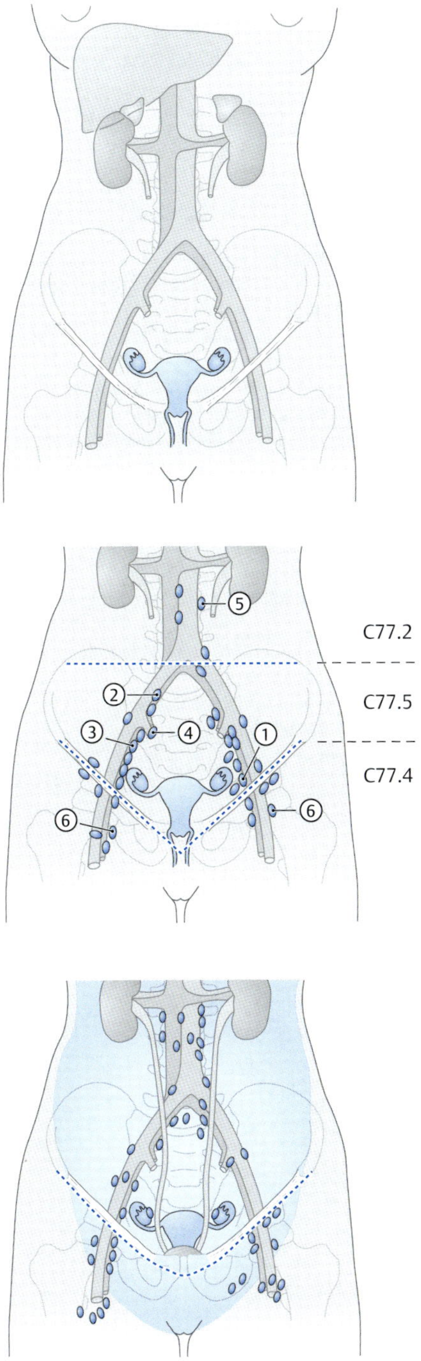

ICD-O

ICD-0	Lokalisation
C56	Ovarialkarzinom

Art der Klassifikation

Symbol	Art der Klassifikation
c	klinische Klassifikation
p	pathologische Klassifikation
a	Autopsie
y	während/nach initialer multimodaler Therapie
r	Rezidivtumor

T

Primärtumor Ovarialkarzinom		
TX	Primärtumor kann nicht beurteilt werden	
T0	kein Anhalt für Primärtumor	
T1	begrenzt auf die Ovarien	
	a	ein Ovar, Kapsel intakt
	b	beide Ovarien, Kapsel intakt
	c	Kapselruptur, Tumor an Oberfläche, maligne Zellen im Aszites oder bei Peritonealspülung
T2	Ausbreitung im Becken	
	a	Uterus, Tube(n)
	b	andere Beckengewebe
	c	maligne Zellen im Aszites oder bei Peritonealspülung
T3	Peritonealmetastasen jenseits des Beckens	
	a	mikroskopische Peritonealmetastase(n)
	b	makroskopische Peritonealmetastase(n) ≤ 2 cm
	c	Peritonealmetastase(n) > 2 cm

N

Regionäre Lymphknotenstationen Ovarialkarzinom					
R	L	LK-Station	R	L	LK-Station
		hypogastrische (1)			paraaortale LK (5)
		– Obturatorial-LK			– obere paraaortale
		– LK Aa. iliacae int.			– untere paraaortale
		Aa. iliacae comm. (2)			– interaortokaval
		Aa. iliacae ext. (3)			– parakaval
		lat. sakrale LK (4)			inguinale LK (6)

Lymphknoten Ovarialkarzinom	
NX	LK nicht beurteilbar/Staging inkomplett
N0	keine LK betroffen (≥ 10 LK disseziert)
N1	regionäre Lymphknotenmetastasen

M

Fernmetastasen Ovarialkarzinom	
MX	Staging inkomplett
M0	keine Fernmetastasen
M1	Fernmetastasen (parenchymatöse Organe oder extraabdominell*)

*: laut TNM ausschließlich Peritonealmetastasen

Stadieneinteilung

	T1a	T1b	T1c	T2a	T2b	T2c	T3a	T3b	T3c	M1
N0	IA	IB	IC	IIA	IIB	IIC	IIIA	IIIB	IIIC	IV
N1	IIIC	IIIC	IIIC	IIIC	IIIC	IIIC	IIIC	IIIC	IIIC	IV

Abb. 9.2 Tumorerfassung: Gynäkologische Tumoren – Ovarialkarzinom.

Tumorerfassung: Gynäkologische Tumoren / Ovarialkarzinom

Histologie

R	
L	

	Histologie			Differenzierung
	Adenokarzinome		G1	gut differenziert
	– seröses Karzinom		G2	mäßig differenziert
	– muzinöses Karzinom		G3	schlecht differenziert
	– Zystadenokarzinom		G4	entdifferenziert
	– klarzelliges Karzinom			
	– undifferenziertes Karzinom			
	(Keimstrang) Stromatumor			
	– Granulosazellkarzinom			
	– Thekazellkarzinom			
	Ovarialsarkom			
	Keimzelltumoren			
	– Dysgerminom			
	– Teratom (maligne/benigne)			
	– Chorionkarzinom			
	Metastasen			
	Borderline-Tumor			

	RX		LX		VX		PnX
	R0		L0		V0		Pn0
	R1		L1		V1		Pn1
	R2				V2		

Diagnostik

B	V	Untersuchung	Datum 1 / 2 / 3
		gyn. Untersuchung	
		Sono Abdomen	
		CT Abdomen	
		MRT Abdomen	
		CT Thorax	
		Rö Thorax	
		Gastroskopie	
		FDG-PET-CT	

B: Basisdiagnostik, V: Verlaufskontrolle
dunkelblau: sehr wichtig / blau: wichtig
hellblau: bei Symptom oder spezielle Tumorlage / weiß: bei Bedarf

Tumormarker

	Marker	Datum 1 / 2 / 3
	CA125	

Bisherige Therapien (OP/RT/ChT)

Datum	

Risikofaktoren

	ICD-10	Risikofaktoren
	C56	familiäre Belastung

AZ/EZ

	AZ nach Karnofsky	
	100	keine Beschwerden, keine sichtbaren Krankheitszeichen, Normalität
	90	Fähigkeit zu normaler Aktivität, keine Symptome oder Krankheitszeichen
	80	normale Aktivität unter Anstrengung, einige Krankheitszeichen oder Symptome
	70	Patient kann sich selber versorgen, ist aber zu normaler Arbeit nicht fähig
	60	Patient braucht gelegentlich Hilfe, kann aber die meisten Angelegenheiten selber erledigen
	50	Patient ist beträchtlich hilfsbedürftig, benötigt oft medizinische Hilfe
	40	Patient ist auf Pflege und Hilfe angewiesen
	30	starke Behinderung, Krankenhausaufenthalt ist indiziert, noch keine Lebensgefahr
	20	Krankenhausaufnahme notwendig, starke Krankheitszeichen, supportive Therapie notwendig
	10	Sterben

Gewicht [kg]	
Gewichtsverlust [kg]	
BMI	

Sonstiges

Arzt

Name ____________________

Position ____________________

Datum ____________________

Unterschrift

9.3 Endometriumkarzinom

9.3.1 Allgemeines

Epidemiologie

Altersgipfel: 60 Jahre

Inzidenz: 150–300/10^6

Inzwischen häufigstes Genitalkarzinom der Frauen westlicher Industrieländer.

Risikofaktoren

Nullipara, späte Menopause, Alter, Adipositas, Diabetes mellitus, arterieller Hypertonus, nicht-zyklische/alleinige Östrogenersatztherapie, Tamoxifen. familiäre Disposition, Mikrosatelliteninstabilität, Neigung zu Mehrfachtumoren.

Prognostische Faktoren

- Grading
- Stadium
- Alter
- Histologie
- Myometrane Infiltrationstiefe
- Lymphknotenbefall
- siehe ▶ Tab. 9.2

Tab. 9.2 Infiltrationstiefe und Wahrscheinlichkeit des Befalls pelviner/paraaortaler LK in %.

Infiltrationstiefe	GI	GII	GIII
nur Endometrium	0	3	0
inneres Drittel Myometrium	3	5	9
mittleres Drittel Myometrium	0	9	4
äußeres Drittel Myometrium	11	19	34

9.3.2 Klinik

Symptomatik

Frühsymptom: postmenopausale Blutung.

Befallsmuster

Wachstum: meist langsam, anfangs überwiegend exophytisch in das Cavum uteri, später infiltrativ in das Myometrium.

Hämatogene Disseminierung in der Regel erst spät mit Befall von Lunge, Nebenniere, Leber.

9.3.3 Tumordiagnostik

Bildgebung

CT Abdomen: lokale Tumorausdehnung, Metastasen

Sono Abdomen: Ausschluss hepatischer Filiae, Harnaufstau?

MRT Abdomen: lokale Tumorausdehnung, Metastasen

CT Thorax: Metastasen?

FDG-PET-CT: lokale Tumorausdehnung, funktionelle Bildgebung, LK-Metastasen, Fernmetastasierung

Rö Thorax: Ausschluss pulmonaler Filiae > 8 mm

Skelettszintigrafie: Ausschluss ossärer Metastasen

Sonstige Untersuchung

Gyn. Untersuchung: lokale Tumorausdehnung, inkl. vaginaler Ultraschall, Hysteroskopie, Histologie bei fraktionierter Abrasio

▶ **Bei ausgedehntem Befund**
Zystoskopie: Ausschluss einer Blaseninfiltration

Rektoskopie: Ausschluss einer Rektuminfiltration

Tumormarker

Fakultativ: CA125, CA19-9, CEA.

Histologie

Adenokarzinome verschiedener Ausprägung: endometroid, adenosquamös, mukoepidermoid, serös, muzinös oder mesodermale Mischtumoren.

Sarkome: endometroide Stromasarkome, undifferenzierte Sarkome, Leiomyosarkome.

9.3.4 Staging/Grading

Die Klassifikation erfolgt nach TNM, die Stadieneinteilung nach FIGO.

9.3.5 Primärtherapie

Eine operative Therapie sollte immer angestrebt werden. Eine primäre RT ist bei Inoperabilität möglich.

Vorstufen: Hyperplasien mit Atypien → Karzinomrisiko bis zu 30 % → Hysterektomie erwägen; bei postmenopausalen Frauen gleichzeitige Adnexektomie zu empfehlen.

Tab. 9.3 Operative Therapie bei Endometriumkarzinom.

T	N0	N1
T1a	G1: HE inkl. Adnexe	obligate PPLN
T1b	G1-2: fakultative PPLN G3: obligate PPLN	
T2	obligate PPLN	
T3a	obligate PPLN	
T3b		
T4	ggf. vordere und/oder hintere Exenteration inkl. Neoblase + Neovagina	
M1	ggf. OP + RT + Gestagene/Zytostatika	

HE: Hysterektomie
PPLN: pelvine (≥ 15 LK) + paraaortale (≥ 10 LK) Lymphonodektomie

Tab. 9.4 Adjuvante Therapie bei Endometriumkarzinom.

T	G	N0	N1
T1a	1–2	keine	RT + AL und/oder ChT
	2–3	AL oder RT +AL*	
T1b	1	keine oder AL*	
	2–3	RT + AL*	
T2	1	keine oder AL*	
	2–3	RT + AL*	
T3a	1–3	RT + AL + ChT	
T3b	1–3	ChT und/oder RT + AL	
T4 M0	1–3	ChT +/- RT	
M1	1–3	palliative Therapie	

RT: perkutane Radiatio
AL: Afterloading
*: kein Überlebensvorteil durch Strahlentherapie

Operation (▸ Tab. 9.3)

Bei Zervixbefall:

- abdominelle Hysterektomie mit Exstirpation der Parametrien (analog Wertheim-OP)

Pelvine + praaortale Lymphonodektomie:

- immer, außer bei GI T1a
- bei T1a und G2 fakultativ
- immer bei Befall der äußeren Myometriumhälfte, Zervixbefall, Adnexmetastasen, seröse/klarzellige/adenosquammöse/undifferenzierte Histologie

Seröse und klarzellige Karzinome:

- Omentektomie
- multiple peritoneale Biopsien (Diaphragma, parakolisch etc.)
- maximales Tumordebulking

Radiotherapie

RT (Brachy- und Teletherapie) ist der OP unterlegen, deshalb nur bei Inoperabilität oder adjuvant (▸ Tab. 9.4).

Kontraindikationen zur RT:

- Colitis ulcerosa
- Morbus Crohn

RT post OP wegen vaginaler Rezidive (10 %) und bei Risiko für pelvinen LK-Befall.

▸ Besonderheiten

T1/T2:

- RT bei Hochrisikohistologie (seröse/klarzellige/adenosquammöse/undifferenzierte Histologie)
- bei Gefäßeinbruch oder nichtklinischem Zervixbefall post OP RT

T3 und T4 M0 (optimal reseziert):

- post OP pelvine RT
- oder ChT

T4 (nicht optimal reseziert):

- primäre RT
- M1 palliative RT nur bei Blutung oder Schmerzen

Pelviner und paraaortaler LK-Befall:

- pelvine RT
- LK um A. iliaca comm. → RT paraaortal

Seröse + klarzellige Karzinome:

- RT + AL + ChT

▸ Dosierung

T1 ohne Risikofaktoren:

- LDR 50–70 Gy in 2–3 Fraktionen
- HDR: ED ≤ 8 Gy, GD 40–48 Gy

T1 mit Risikofaktoren, T2/T3:

- perkutane RT 40–50 Gy + AL
  - Tumorregion + pelvine LAW 5 x 1,8 Gy/Woche bis 50,4 Gy
  - anschließend 2 x 5 Gy (in 5 mm Gewebetiefe) 1x/Woche, (alternativ 3 x 4 Gy)
- paraaortale RT: 5 x 1,8 Gy bis 45–50,4 Gy
- oder
  - 30,6 Gy perkutan
  - dann 4 x 10 Gy (1x/Woche) auf 5 mm Gewebetiefe HDR (ca. 4 x 7 Gy in Punkt A und ca. 4 x 1,8 Gy in Punkt B)
  - dann 20 Gy auf die Parametrien mit Mittelblock
  - GD in 5 mm Wandtiefe 70,6 Gy (= 97,2 Gy), in Punkt A 58,6 Gy (= 86,6 Gy), Becken LK 52–57 Gy

Uterussarkome:

- post OP 55–60 Gy (Ausnahme: R0 [Leiomyo-]Sarkome im T1)

Karzinosarkome:

- evtl. post OP 45–50 Gy im Becken + evtl. Brachytherapie

Lymphabflusswege adjuvant:
- RT 40 Gy Becken + 10 Gy Parametrien
- immer bei Hochrisikohistologie
- immer pelvine RT bei T2 + T3
- bei T3a ggf. abdominelles Bad und Becken-Boost oder P-32 intraperitoneal
- paraaortale RT nur bei dortigem LK-Befall bis 45 Gy
- R1/R2: lokaler Boost
- Ausnahme: T1/T2 und pN0 (15 Becken-LK + 10 praaortale LK untersucht)

Intravaginale Therapie:
Colpostat, auch im Stadium T1b G1 (wenn keine EBRT nötig). Bei GI und T1a kann u. U. auf die vaginale RT verzichtet werden. Kein intravaginale RT notwendig, wenn Scheidenmanschette bei OP mit entfernt.
- HDR: 3 x 5–7 Gy (5–6 mm von der Oberfläche) oder 4 x 5,0 Gy, 1x/Woche, oder 3 x 7 Gy
- LDR 1 x 30 Gy

Bei zusätzlicher perkutaner RT:
- 1 x 5–7,5 Gy HDR
- 10 Gy LDR
- Vagina ab 45 Gy perkutan ausblocken

▸ **Primäre Therapie**
T1 bis T3:
- perkutan 5 x 1,8 Gy bis 45–50,4 Gy
- Zervixhülse 2. Woche
- Brachytherapie ab 3. Woche, 5 x 6,0 Gy, 1/Woche
- perkutan Pause bei Brachytherapie

Hohes Alter/schwerwiegende Erkrankung:
- alleinige Brachytherapie; 6 x 6 Gy oder 2 x 10 Gy

▸ **Aufklärung**
- Wundheilungsstörungen
- Enteritis
- Proktitis (3 %)
- Fisteln (< 1 %)
- Lymphödem
- Blasenschäden
- Schenkelhalsschwächung
- ggf. Vaginalfibrose
- selten vaginale Nekrosen (< 1 %)

Systemische Therapie

Für die palliative Therapie bzw. adjuvante Therapie von Hochrisikopatientinnen mit endometroidem Endometriumkarzinom kommen eine Reihe von Substanzen in Betracht:
- Kombinationen oder Monotherapien
  - Cisplatin/Doxorubicin
  - Cisplatin/Paclitaxel
  - Carboplatin/Paclitaxel
- liposomales Doxorubicin

9.3.6 Rezidivtherapie

Operation

Lokoregionäre Rezidive:
- kleine Rezidive: Vaginalmanschette → EBRT + vaginale Brachytherapie
- zentrale Rezidive: Exenteratio bei Vorbelastung

Radiotherapie

Individuelle Therapiekonzepte je nach Dosisvorbelastung. Evtl. ist nach alleinige Brachytherapie noch eine kurativ intendierte perkutane Radiatio möglich.

Systemische Therapie

Individuelle Therapieentscheidung.

9.3.7 Palliative Therapie

Operation

Ggf. palliative OP evtl. zum Stopp einer Blutung sinnvoll.

Radiotherapie

Palliative Radiatio bei Blutungen und/oder zur Therapie von Metastasen.

Systemische Therapie

Palliative Therapie:
- Progesteron (Megestrolacetat)
  - 9–40 % Ansprechen
- Tamoxifen
  - 22 % Ansprechen
- insgesamt bessere Wirkung bei GI/GII, ER+, PR+

Chemotherapie: s. o.

9.3.8 Nachsorge

Intervalle

Da 70 % aller Rezidive innerhalb von 2 Jahren auftreten, sind engmaschige Nachsorgen wichtig.

Untersuchungen

Gynäkologische Untersuchung, Zytologie.

Bildgebung

Keine als Routine empfohlen. Schnittbildgebung bei Verdacht auf Metastasen sinnvoll.

Sonstige

Keine.

Tumormarker

In der Nachsorge nicht empfohlen. Evtl. bei Rezidiv: CEA, CA12-5, CA19-9.

9.3.9 Leitlinien

AGO: S2K-Leitlinien www.ago-online.de

9.3.10 Literatur

Berger D, Engelhardt R, Mertelsmann R, Hrsg. Das Rote Buch: Hämatologie und Internistische Onkologie. 4. Aufl. München: Ecomed Medizin; 2010

Lohr F, Wenz F, Hrsg. Strahlentherapie kompakt. 2. Aufl. München: Urban & Fischer in Elsevier; 2007

Preiß J, Dornoff W, Hagmann FG, Schmieder A, Hrsg. Taschenbuch Onkologie 2010/2011. 15. Aufl. München: W. Zuckerschwerdt Verlag; 2010

Wannenmacher M, Debus J, Wenz F. Strahlentherapie. Berlin: Springer; 2006

Wittekind C, Klimpfinger M, Sobin LH. TNM-Atlas, 5. Aufl. Berlin: Springer; 2005

Wittekind C, Meyer HJ, Hrsg. TNM-Klassifikation maligner Tumoren. 7. Aufl. Weinheim: Wiley-VCH Verlag; 2010

9.3.11 Studien

DKG: www.studien.de

Tumorerfassung: Gynäkologische Tumoren / Endometriumkarzinom

Patient

Name ______________________

Vorname ______________________

Geb.-datum ______________________

Fallnummer ______________________

Anatomie

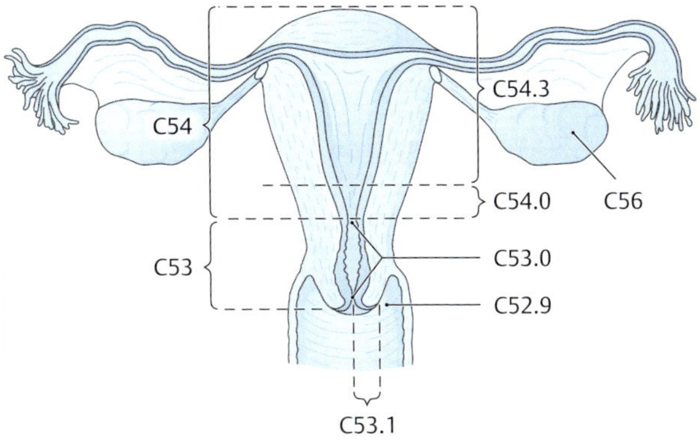

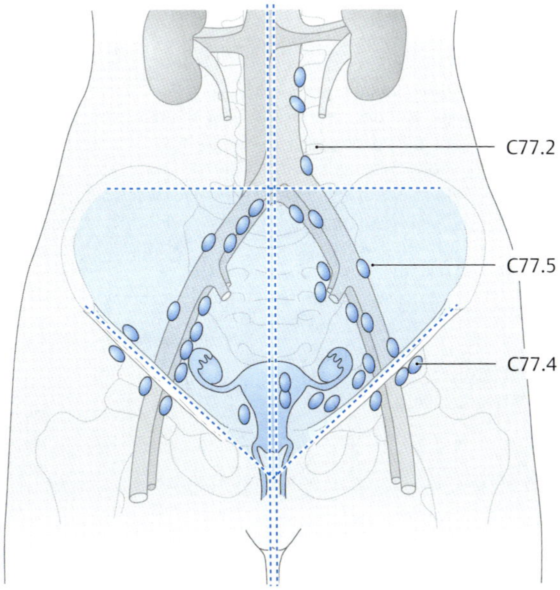

Art der Klassifikation

	Symbol	Art der Klassifikation
	c	klinische Klassifikation
	p	pathologische Klassifikation
	a	Autopsie
	y	während/nach initialer multimodaler Therapie
	r	Rezidivtumor

Hinweis zur pN-Klassifikation: regionäre LK-Adenektomie und histologische Untersuchung üblicherweise von ≥ 10 LK.

T

	Primärtumor Endometrium		
	TX	Primärtumor kann nicht beurteilt werden	
	T0	kein Anhalt für Primärtumor	
	T1		begrenzt auf Corpus uteri einschließlich endozervikaler Drüsen
		a	Endometrium, < ½ Myometrium
		b	≥ ½ Myometrium
	T2	Ausbreitung auf die Zervix	
	T3		lokal und/oder regionär
		a	Serosa/Adnexe
		b	Vagina/Parametrium
	T4	Schleimhaut von Blase/Rektum	

N

R	L	Regionäre Lymphknoten Endometrium	R	L	
		hypogastrische LK			parametrane LK
		– Obturial-LK			sakrale LK
		– Aa. iliacae int.			paraaortale LK inkl. parakavaler + interaortokavaler LK
		Aa. iliacae comm.			
		Aa. iliacae ext.			

	Lymphknoten Endometrium	
	NX	LK nicht beurteilbar/Staging inkomplett
	N0	keine LK betroffen (≥ 12 LK disseziert)
	N1	regionäre LK-Metastasen

M

	Fernmetastasen Endometrium	
	MX	Staging inkomplett
	M0	keine Fernmetastasen
	M1	Fernmetastasen (siehe Ergänzungsbogen)

Stadieneinteilung

	T1a	T1b	T2	T3a	T3b	T4	M1
N0	IA	IB	II	IIIA	IIIB	IVA	IVB
N1	IIIC	IIIC	IIIC	IIIC	IIIC	IVA	IVB

ICD-O

	ICD-10	Lokalisation
	C54	Corpus-uteri-Karzinom
	C54.0	Isthmus uteri
	C54.1	Endometrium
	C54.2	Myometrium
	C54.3	Fundus uteri
	C54.8	mehrere Teilbereiche überlappend
	C54.9	maligne Neubildung des Corpus uteri

Abb. 9.3 Tumorerfassung: Gynäkologische Tumoren – Endometriumkarzinom.

Tumorerfassung: Gynäkologische Tumoren / Endometriumkarzinom

Histologie

Histologie		Differenzierung	
endometroides Adeno-karzinom		GX	nicht bestimmbar
– typisches endometroides Adenokarzinom		G1	gut differenziert
– muzinöses Karzinom		G2	mäßig differenziert
– gemischtes Karzinom		G3	schlecht differenziert
– sekretorisches Karzinom			
aggressives Adenokarzinom			
– adenosquamöses Karzinom			
– Klarzellkarzinom			
– serös-papilläres Adenokarzinom			
Plattenepithelkarzinom			
undifferenziertes Karzinom			
Sarkom			
– endometroide Stromasarkome			
– undifferenzierte Sarkome			
– Leiomyosarkome			

	RX		LX		VX		PnX
	R0		L0		V0		Pn0
	R1		L1		V1		Pn1
	R2				V2		

Diagnostik

B	V	Untersuchung	Datum 1 / 2 / 3
		gyn. Untersuchung	
		CT Abdomen	
		Sono Abdomen	
		MRT Abdomen	
		CT Thorax	
		Zystoskopie	
		Rektoskopie	
		FDG-PET-CT	
		Rö Thorax	
		Skelettszintigrafie	

B: Basisdiagnostik, V: Verlaufskontrolle
dunkelblau: sehr wichtig / blau: wichtig
hellblau: bei Symptom oder spezielle Tumorlage / weiß: bei Bedarf

Tumormarker

Marker	Datum 1 / 2 / 3
CA125	
CA19-9	
CEA	

Bisherige Therapien (OP/RT/ChT)

Datum	

Risikofaktoren

ICD-10	Risikofaktoren
T88.7	unbalancierte Östrogenstimulation
T88.7	Tamoxifen
X	Nullipara
E66.9	Adipositas
X	späte Menopause
I10.90	arterieller Hypertonus
X	Alter
E11.9	Diabetes mellitus
Z80.3	familiäre Disposition
E28.2	Stein-Leventhal-Syndrom (anovulatorische Zyklen durch polyzystische Ovarien)
C18.9	Lynch-Syndrom (HNPCC, hereditary non-polyposis colorectal cancer)

AZ/EZ

AZ nach Karnofsky	
100	keine Beschwerden, keine sichtbaren Krankheitszeichen, Normalität
90	Fähigkeit zu normaler Aktivität, keine Symptome oder Krankheitszeichen
80	normale Aktivität unter Anstrengung, einige Krankheitszeichen oder Symptome
70	Patient kann sich selber versorgen, ist aber zu normaler Arbeit nicht fähig
60	Patient braucht gelegentlich Hilfe, kann aber die meisten Angelegenheiten selber erledigen
50	Patient ist beträchtlich hilfsbedürftig, benötigt oft medizinische Hilfe
40	Patient ist auf Pflege und Hilfe angewiesen
30	starke Behinderung, Krankenhausaufenthalt ist indiziert, noch keine Lebensgefahr
20	Krankenhausaufnahme notwendig, starke Krankheitszeichen, supportive Therapie notwendig
10	Sterben

Gewicht [kg]	
Gewichtsverlust [kg]	
BMI	

Sonstiges

Port:
Mini-Port:

Arzt

Name

Position

Datum

Unterschrift

9.4 Zervixkarzinom

9.4.1 Allgemeines

Epidemiologie

Altersgipfel: 52 Jahre (2 Gipfel: 35–54 Jahre und 65 Jahre)

Inzidenz: ca. $13/10^6$

Risikofaktoren

High-Risk-HPV:
- 16, 18, 45, 31, 33, 58, 52, 35, 59, 56, 6, 51, 68, 39, 82, 73, 66 und 70

Begünstigende Faktoren:
- Langzeiteinnahme von oralen Kontrazeptiva
- häufig wechselnde Sexualpartner
- Immunsuppression
- Rauchen
- Genitalinfektionen

Prognostische Faktoren

Mikroinvasive Zervixkarzinome (pT1a1 und pT1a2):
- Invasionstiefe
- fraglich Lymphangiosis carcinomatosa (LVSI)

Makroinvasive Zervixkarzinome:
- FIGO-Stadium
- Nodalstatus
- histologischer Subtyp
  - neuroendokrin, klarzellig: ungünstige Prognose
- Invasionstiefe
- LVSI (Verdacht auf Satellitenläsionen: ungünstige Prognose)
- Grading
- Invasionsmuster
  - netzartig infiltrierend ungünstigere Prognose
- Infiltration des Corpus uteri
- ovarielle Metastasierung

9.4.2 Klinik

Symptomatik

Kaum klinische Zeichen. Entdeckung meist im Rahmen der gynäkologischen Krebsvorsorge. Ggf. blutiger Fluor, Kontaktblutungen, irreguläre Blutungen, Schmerzen oder Harnstauungsnieren als Spätsymptom.

Befallsmuster

Exophytisch oder endophytisch wachsender Tumor der Zervix uteri. Cave: rein endozervikal wachsendes Karzinom. Ausbreitung kontinuierlich entlang der Parametrien, Richtung Uterus oder Vagina. Lymphogene Ausbreitung pelvin und paraaortal.

Zusammenhang zwischen FIGO-Stadium und Befall pelviner LK:
- IA1: 1 %
- IA2: 2–8 %
- IB/IIA: 12–25 %
- IIB: 34–43 %
- III: 40–50 %

Ohne pelvinen Befall finden sich maximal 10 % paraaortale LK, bei befallenen pelvinen LK sind zu 30 % auch die paraaortalen LK befallen.

Zusammenhang zwischen FIGO-Stadium und Befall paraaortaler LK:
- I/IIA: 3 %
- IIB/III: 13 %

9.4.3 Tumordiagnostik

Bildgebung

In Abhängigkeit vom Stadium sinnvoll:

Sono Abdomen + LAW: Ausschluss hepatischer Filiae, Stauungsnieren? LK-Metastasen (pelvin, Skalenus-LK)

CT Abdomen: lokale Tumorausdehnung/Metastasen

MRT Abdomen: lokale Tumorausdehnung/Metastasen (ab Stadium FIGO Ib2)

CT Thorax: Metastasen?

ING: seitengetrennte Nierenfunktion bei Harnaufstau

Pyelogramm: bei Harnaufstau

FDG-PET-CT: lokale Tumorausdehnung, funktionelle Bildgebung, LK-Metastasen, Fernmetastasierung

Rö Thorax: Ausschluss pulmonaler Filiae > 8 mm

Skelettszintigrafie: ossäre Metastasen

Sonstige Untersuchung

Gyn. Untersuchung in der Regel in Narkose:
- bimanuelle vaginale und rektovaginale Untersuchung
- Spiegeleinstellung
- transvaginale Sonografie
- Kolposkopie der Vulva, Vagina und der Portio uteri
- kolposkopisch gezielte Gewebeentnahme bei auffälligem Befund oder makroskopisch sichtbarem Tumor
- bei endozervikalem Prozess Kürettage der Zervix uteri, evtl. Hysteroskopie

Rektosigmoideoskopie: Ausschluss eines Rektumbefalls

Zystoskopie: Ausschluss eines Blasenbefalls

Tumormarker

SCC: Plattenepithelkarzinome.

CEA, CA125: Adenokarzinome.

NSE: neuroendokrine Karzinome.

Histologie

70% Plattenepithelkarzinome (verhornend, nicht verhornend und verrukös), 20% Adenokarzinome (muzinös-papillär, serös-papillär, klarzellig, endometroid etc.) und andere (adenosquamös, neuroendokrin, Melanom).

9.4.4 Staging/Grading

Die histopathologische Klassifikation erfolgt nach TNM, die Stadieneinteilung „klinisch-diagnostisch" nach FIGO.

9.4.5 Primärtherapie

Über alle Stadien sind OP und primäre RChT in etwa äquieffektiv. Der Benefit einer bimodalen Therapie im Sinne eines Tumordebulkings ist unklar.

▸ Stadium CIS

- Konisation
- abdominelle Hysterektomie bei ACIS oder Wunsch der Patientin
- RT bei OP-Verweigerern, medizinisch inoperablen Patientinnen und multifokalem Befall; nur Brachytherapie: GD 45 Gy am Punkt A

▸ Stadium IA1 ohne Risikofaktoren

- Konisation (Kinderwunsch)
- einfache Hysterektomie ohne LK-Resektion
- alternativ Brachytherapie: 60–75 Gy LDR an Punkt A

▸ Stadium IA1 mit Risikofaktoren (L1/V1, G3) und IA2

- extrafasziale Hysterektomie (Piver 1) und pelvine Lymphonodektomie
- Trachelektomie bei Kinderwunsch, wenn Tumor < 2 cm, G1/2, pN0 L0 V0
- adjuvante RChT bei Risikofaktoren
  - pN1
  - inadäquate LNE
  - L1/V1
  - Primärtumor > 4 cm
  - R1-Resektion
  - ausgedehnter parametraner Befall
  - tiefe Stromainvasion

▸ Stadium IB/IIA

- meist primäre OP
- primäre RChT möglich
- TU < 4 cm, keine Risikofaktoren → RChT nicht nötig
- bei OP + Risikofaktoren post OP RChT
  - pN1
  - inadäquate LNE
  - L1/V1
  - Primärtumor > 4 cm
  - R1-Resektion
  - ausgedehnter parametraner Befall
  - tiefe Stromainvasion

▸ Stadium IB1

- radikale Hysterektomie (Wertheim-Meigs) oder totale mesometriale Resektion (TMMR) mit paraaortaler und pelviner LK-Resektion (ggf. auch primäre LNE und Abbruch des operativen Vorgehens bei paraaortal LK+)
- Trachelektomie bei
  - Kinderwunsch
  - Tumor < 2 cm
  - G1/2
  - pN0
  - L0 V0
- oder: primäre RChT (pelvin 40–50 Gy für laterale Beckenwand + Parametrien), dann Brachytherapie: LDR 50–60 cGy/h, 3-tägig/stationär oder HDR 2–3 Gy/min., 3–5 Applikationen, 1x/Woche. Kombination mit Cisplatin 40 mg/m^2 wöchentlich
- adjuvante RChT bei unter IB genannten Risikofaktoren

▸ Stadium IB2

- primäre RChT (pelvin + Brachytherapie), ggf. Salvage Hysterektomie
- alternativ primär operatives Vorgehen analog Stadium IB1 und adjuvante RChT

▸ Stadium IIA

- radikale Hysterektomie (Wertheim-Meigs) oder TMMR mit paraaortaler und pelviner LK-Resektion (ggf. auch primäre LNE und Abbruch des operativen Vorgehens bei paraaortal LK+)
- alternativ definitive RChT
- OP und RChT äquieffektiv

▸ Stadium IIB

- kontrovers, definitive RChT
- alternativ Radikal-OP möglich
- bei Risikofaktoren post OP RChT

▸ Stadium III/IV

- primäre RChT

▸ Stadium IVA

- ggf. Exenteratio zur Vermeidung einer Kloakenbildung
- relative Kontraindikation zur Brachytherapie
- ChT: Platin, Topotecan, Ifosfamid

▸ Besondere Histologie

Kleinzelliges (neuroendokrines) Karzinom:

- keine Standardtherapie
- ggf. Operation bei kleineren Tumoren
- RChT mit Carboplatin/Taxol oder Cisplatin/Etoposid (analog wie beim SCLC)
  - evtl. prophylaktische Ganzhirn-RT (analog SCLC)

Operation

Je nach Stadium Anpassung der Radikalität (s. o.):
- Trachelektomie (Amputation der Zervix)
- extrafasziale Hysterektomie
- modifiziert-radikale Hysterektomie
- radikale Hysterektomie nach Wertheim-Meigs
  - ggf. nervenschonendes Vorgehen
- totale mesometriale Resektion (TMMR)
- Exenteration

LK-Exstirpation:
- pelvine LNE
- untere paraaortale LNE bis zum Abgang der A. mesenterica inferior
- bei positiven unteren paraaortalen LK LNE der oberen paraaortalen LK bis zum Nierenstiel

Radiotherapie

Die Kombination von OP und adjuvanter RChT führt zu einer erhöhten Morbidität verglichen mit den einzelnen Modalitäten. Der zusätzliche Benefit einer Hysterektomie im Sinne eines Tumordebulking ist unklar.

Primäre RT/RChT

▶ **Stadien FIGO IIb–III**
Perkutane RT:
- 5 x 1,8 Gy/Woche bis GD 45Gy

Brachytherapie ab Woche 3:
- Zervixhülseneinlage in der 2. Woche
  - Sondierbarkeit bei 19,8 Gy?
  - Sondierbarkeit bei 36 Gy?
- IIB: 3 x 6 Gy
- IIIB: 4 x 6 Gy
- 5 x 6 Gy, 1x/Woche, in der 6. Woche 2x/Woche

Boost Parametrien (falls tastbar):
- IIB: 5,4 Gy
- IIIB: evtl. bis 9,0 Gy

▶ **Stadium T4**
- Becken bis 50,4 Gy
- Boost 9 Gy auf Tumoren

Chemotherapie:
- Cisplatin 40 mg/m^2 1x/Woche, maximal 6 Zyklen
- alternativ: 6x Cisplatin 40 mg/m^2 in Kombination mit Gemcitabine 125 mg/m^2 wöchentlich und 2 weiteren Zyklen Cisplatin 50 mg/m^2 d1 plus Gemcitabine, 1000 mg/m^2 d1 und 8 nach Abschluss der RT (sign. verlängertes PFS und OS FIGO IIb–IVa)

Adjuvante RChT

Indikationen:
- Stadien IA2, IB, IIA, IIB bei ein und mehr Risikofaktoren:
  - pN+
  - ausgedehnter parametraner Befall
  - R1/R2
  - unvollständige Lymphonodektomie
  - Tumoren > 4 cm
  - L1 oder V1
  - tiefe Stromainvasion
  - kleinzelliges Karzinom

▶ **Paraaortale RT**
- LK+ (nachgewiesen) paraaortal
- LK+ Risiko hoch
  - L1
  - G3
  - ungünstige Histologie
- RT 10–30d nach Becken-RT
- RT nicht parallel mit ChT

▶ **Dosierung**
Perkutane RT:
- Beckenwand: 45–50 Gy, bei Befall 60–65 Gy
- post OP Becken bis 46–50 Gy
- 5 x 1,8 Gy bis 50,4 Gy
- R1: Boost bis 59,4 Gy

Brachytherapie:
- mind. 2x ≤ 8 Gy Punkt A
- nicht an Tagen mit perkutaner RT
- frühestens 2–3 Wochen nach Beginn der perkutanen RT
  - Tumoren < 4 cm
  - Schleimhauttoxizität sollte noch gering sein
- parazentral 70–85 Gy anstreben
- Ring-Stiftapplikator: 5 Gy in 5 mm Gewebetiefe
- Brachytherapie: 2 x 5 Gy nach perkutaner RT
- alleinige Brachytherapie: 4 x 5,0 Gy, 1x/Woche
- Dosierungstiefe 5 mm von der Applikatoroberfläche
- kurze Manschette: kraniales Drittel der Vagina
- Vaginalinfiltration: gesamte Vagina minus 1 cm zur Schonung der Urethra

▸ **Aufklärung**
- Perforation (2 %)
- Fieber (25 %)
- Diarrhöen
- Bauchkrämpfe
- Proktitis
- Zystourethritis
- Hämaturie
- Vaginitis (Ulzerationen, Nekrosen 7 %)
- Rektumstenose
- Ulkus
- Darmverschluss
- chronische Zystitis
- Inkontinenz
- Urethralstriktur
- Vaginalstenose
- Beinödem
- Fistelung (urogenital oder gastrointestinale Fisteln 1,7 %)
- Dyspareunie (30 %)
- Störung der Hormonproduktion/Ovarfunktion

Systemische Therapie

▸ **Indikationen zur neoadjuvanten ChT**
- bessere Operabilität
- Inzidenz positiver LK reduziert
- klinische Wertigkeit noch unklar

▸ **Adjuvante alleinige ChT**
- kein Hinweis für einen Vorteil ohne gleichzeitige RT

▸ **Definitive/adjuvante RChT**
- Cisplatin 40 mg/m^2 1x/Woche, 6 Wochen
- Cisplatin/Gemcitabine
- Cave: keine ChT an Brachytherapietagen

▸ **Studien**
- Bevacicumab
- Tyrosinkinaseinhibitoren
- operatives Staging
- Retinoide + Interferon (Isotretionin + IF-α2a)
- Celecoxib (COX-2 Hemmer)
- Taxane (Paclitaxel + Cisplatin)
- Amifostin
- Cisplatin/Ifosfamid
- Hyperthermie + Cisplatin

▸ **Kleinzelliges Karzinom**
- Therapie wie beim SCLC

9.4.6 Rezidivtherapie

Operation

Bei Vorbestrahlung radikale OP/Exenteratio mit Resektion von Blase, Vagina, Rektum (AP, Neoblase) möglich in Abhängigkeit von Alter, AZ etc.

Radiotherapie

Bei größerem Rezidiv ohne vorherige RT auch RChT möglich. Nach alleiniger OP bei lokoregionärem Rezidiv interstitielle/intrakavitäre Brachytherapie. Als individuelle Therapie ist auch eine intraoperative RT möglich.

Systemische Therapie

In Kombination mit RT möglich, als alleinige Therapie nur palliativ.

9.4.7 Palliative Therapie

Operation

Individualentscheidung.

Radiotherapie

Radiatio von Metastasen oder symptomatischen Tumormanifestationen möglich, evtl. zum Stopp einer Blutung sinnvoll.

Systemische Therapie

Palliative Optionen:
- Cisplatin/Paclitaxel
- Cisplatin/Topotecan
- Carboplatin/Paclitaxel

9.4.8 Nachsorge

Intervalle

In den ersten 2–3 Jahren nach Primärtherapie Nachsorge alle 3 Monate mit gynäkologischen Untersuchungen (s. u.), danach alle 6 Monate.

Untersuchungen

Gynäkologische Untersuchung:
- Spekulumeinstellung
- vaginale und rektale Untersuchung

Bildgebung

Sonografie transvaginal, des Beckens, der paraaortalen LAW (soweit darstellbar) sowie der harnableitenden Wege.

Sonstige

Bei Verdacht: Bildgebung Leber, Lunge, Skelett.

Tumormarker

Eine Kontrolle ist nicht generell empfehlenswert, ggf. bei Rezidivverdacht und primär indikativem Marker.

9.4.9 Leitlinien

Dt. Krebsgesellschaft: www.krebsgesellschaft.de

AWMF 032/033 (S2K): Diagnostik und Therapie des Zervixkarzinoms

9.4.10 Literatur

Dueñas-González et al. Phase III, open-label, randomized study comparing concurrent gemcitabine plus cisplatin and radiation followed by adjuvant gemcitabine and cisplatin versus concurrent cisplatin and radiation in patients with stage IIB to IV A carcinoma of the cervix. J Clin Oncol 2011; 29(13): 1678–1685

Lohr F, Wenz F, Hrsg. Strahlentherapie kompakt. 2. Aufl. München: Urban & Fischer in Elsevier; 2007

Monk et al. Phase III trial of four cisplatin-containing doublet combinations in stage IVB, recurrent, or persistent cervical carcinoma: a gynecologic oncology group study. J Clin Oncol 2009; 27(28): 4649–4655

Preiß J, Dornoff W, Hagmann FG, Schmieder A, Hrsg. Taschenbuch Onkologie 2010/2011. 15. Aufl. München: W. Zuckerschwerdt Verlag; 2010

Wannenmacher M, Debus J, Wenz F. Strahlentherapie. Berlin: Springer; 2006

Wittekind C, Klimpfinger M, Sobin LH. TNM-Atlas, 5. Aufl. Berlin: Springer; 2005

Wittekind C, Meyer HJ, Hrsg. TNM-Klassifikation maligner Tumoren. 7. Aufl. Weinheim: Wiley-VCH Verlag; 2010

9.4.11 Studien

USA/NIH: www.clinicaltrials.gov

Tumorerfassung: Gynäkologische Tumoren / Zervixkarzinom

Patient

Name ____________________

Vorname ____________________

Geb.-datum ____________________

Fallnummer ____________________

Anatomie

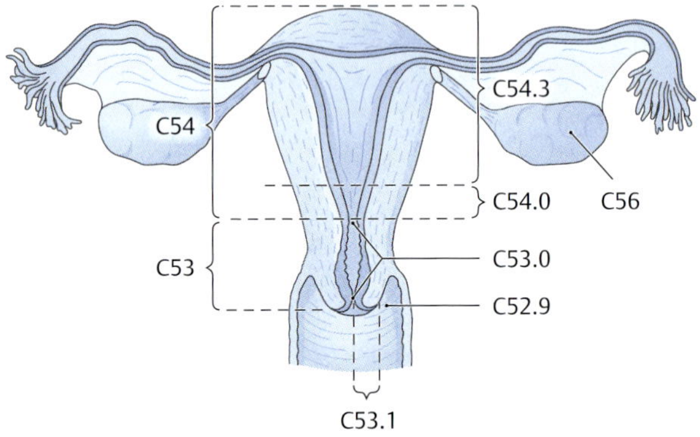

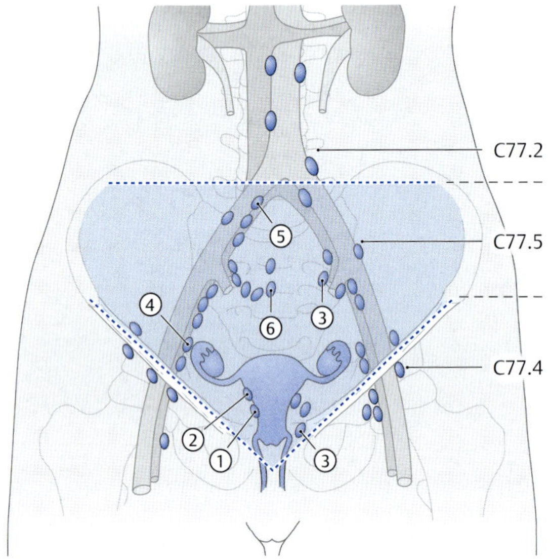

ICD-O

	ICD-10	Lokalisation
	C53.0	Endozervix
	C53.1	Ektozervix
	C53.8	mehrere Teilbereiche überlappend
	C53.9	maligne Neubildung der Zervix

Art der Klassifikation

	Symbol	Art der Klassifikation
	c	klinische Klassifikation
	p	pathologische Klassifikation
	a	Autopsie
	y	während/nach initialer multimodaler Therapie
	r	Rezidivtumor

Papanicolaou-Klassifikation

I	normal
II	entzündlich, degenerativ, metaplastisch
III	schwer entzündlich, Dysplasie, Carzinoma in situ oder invasives Karzinom nicht sicher auszuschließen
IIID	Dysplasie
IVA	schwere Dysplasie
IVB	invasives Karzinom nicht sicher auszuschließen
V	invasives Karzinom

T

	Primärtumor Zervixkarzinom			
	TX	Primärtumor kann nicht beurteilt werden		
	T0	kein Anhalt für Primärtumor		
	Tis	Carcinoma in situ		
	T1	begrenzt auf Uterus		
		a	Diagnose nur durch Mikroskopie	
			1	Tiefe ≤ 3 mm, horizontal < 7mm
			2	Tiefe > 3–5 mm, horizontal ≥ 7 mm
		b	klinisch sichtbar/nur mikroskopisch diagnostiziert/ größer als T1a2	
			1	≤ 4 cm
			2	> 4 cm
	T2	Ausdehnung jenseits des Uterus, aber nicht zur Beckenwand und nicht zum unteren Vaginadrittel		
		a	Parametrien frei	
			1	≤ 4 cm
			2	> 4 cm
		b	Parametrien befallen	
	T3	Ausdehnung zum unteren Vaginadrittel/Beckenwand/ Hydronephrose, stumme Niere		
		a	unteres Vaginadrittel	
		b	Beckenwand/Hydronephrose, stumme Niere	
	T4	Schleimhaut von Harnblase/Rektum/jenseits des kleinen Beckens		

N

		Regionäre Lymphknoten Zervix			
R	L	Station	R	L	Station
		(1) parazervikale LK			(4) Aa. iliacae ext.
		(2) parametrane LK			(5) Aa. iliacae comm.
		(3) hypogastrisch			(6) präsakrale LK
		– Obturatoria-LK			(7) laterale sakrale LK
		– Aa. iliacae int.			

	Lymphknoten Zervixkarzinom	
	NX	LK nicht beurteilbar/Staging inkomplett
	N0	keine LK betroffen (≥ 10 LK disseziert)
	N1	regionäre LK-Metastasen

M

	Fernmetastasen Zervixkarzinom	
	MX	Staging inkomplett
	M0	keine Fernmetastasen
	M1	Fernmetastasen (siehe Ergänzungsbogen)

Stadieneinteilung FIGO

	Tis	T1a	T1a1	T1a2	T1b	T1b1	T1b2	T2	T2a
N0	0	IA	IA1	IA2	IB	IB1	IB2	II	IIA
N1		IIIB	IIIB	IIIB	IIIB	IIIB	IIIB	IIIB	IIIB

Abb. 9.4 Tumorerfassung: Gynäkologische Tumoren – Zervixkarzinom.

Tumorerfassung: Gynäkologische Tumoren / Zervixkarzinom

	T2a1	T2a2	T2b	T3	T3a	T3b	T4	M1
N0	IIA1	IIA2	IIB	III	IIIA	IIIB	IVA	IVB
N1	IIIB	IIIB	IIIB	IIIB	IIIB	IIIB	IVA	IVB

Histologie

	Histologie	Differenzierung	
	In-situ-Läsionen	G1	gut differenziert
	– CIN I	G2	mäßig differenziert
	– CIN II	G3	schlecht differenziert
	– CIN III = Cis	G4	undifferenziert
	Plattenepithelkarzinom		
	– verhornend		
	– nicht verhornend		
	– verruköses Karzinom		
	Adenokarzinom in situ: ACis		
	Adenokarzinom		
	– muzinös-papillär		
	– serös-papillär		
	– klarzellig		
	– endometroid		
	adenosquamöses Karzinom		
	neuroendokrines Karzinom		
	Melanom		

	RX		LX		VX		PnX
	R0		L0		V0		Pn0
	R1		L1		V1		Pn1
	R2				V2		

Diagnostik

B	V	Untersuchung	Datum 1 / 2 / 3
		gyn. Untersuchung	
		Sono Abdomen, LAW	
		CT Abdomen	
		MRT Abdomen	
		CT Thorax	
		Rektosigmoidoskopie	
		Zystoskopie	
		ING	
		Pyelogramm	
		FDG-PET-CT	
		Rö Thorax	
		Skelettszintigrafie	

B: Basisdiagnostik, V: Verlaufskontrolle
dunkelblau: sehr wichtig / blau: wichtig
hellblau: bei Symptom oder spezielle Tumorlage / weiß: bei Bedarf

Tumormarker

	Marker	Datum 1 / 2 / 3
	SCC	
	CEA	
	CA125	
	NSE	

Bisherige Therapien (OP/RT/ChT)

Datum	

Radikalität der Operation nach Piver	
I	extrafasziale Hysterektomie **(TeLinde)**
II	modifiziert radikale Hysterektomie: extrafasziale Hysterektomie mit Resektion der Parametrien medial der Ureteren **(Schauta)**
III	radikale Hysterektomie, ausgedehnte Resektion des para-zervikalen und paravaginalen Gewebes **(Wertheim-Meigs)**
IV	erweiterte radikale Hysterektomie mit Resektion von ⅔ der Vagina, der A. vesicalis sup. und vollständiger Mobilisierung des distalen Ureters
V	vordere Exenteration

Risikofaktoren

	ICD-10	Risikofaktoren
	Z72.8	Sexualverhalten
	B97.7	HPV high risk (Impfung Gardasil: HPV 6, 11, 16, 18 / Cervarix: 16, 18)
	Z92.8	Langzeiteinnahme oraler Kontrazeptiva
	D89.9	Immunsuppression (HIV)
	F17.1	Rauchen
	N72	Genitalinfektionen

AZ/EZ

	AZ nach Karnofsky	
	100	keine Beschwerden, keine sichtbaren Krankheitszeichen, Normalität
	90	Fähigkeit zu normaler Aktivität, keine Symptome oder Krankheitszeichen
	80	normale Aktivität unter Anstrengung, einige Krankheitszeichen oder Symptome
	70	Patient kann sich selber versorgen, ist aber zu normaler Arbeit nicht fähig
	60	Patient braucht gelegentlich Hilfe, kann aber die meisten Angelegenheiten selber erledigen
	50	Patient ist beträchtlich hilfsbedürftig, benötigt oft medizinische Hilfe
	40	Patient ist auf Pflege und Hilfe angewiesen
	30	starke Behinderung, Krankenhausaufenthalt ist indiziert, noch keine Lebensgefahr
	20	Krankenhausaufnahme notwendig, starke Krankheitszeichen, supportive Therapie notwendig
	10	Sterben

Gewicht [kg]	
Gewichtsverlust [kg]	
BMI	

Sonstiges

Zahnsanierung:
Port:
Mini-Port:

Arzt

Name ______
Position ______
Datum ______

Unterschrift

9.5 Vaginalkarzinom

9.5.1 Allgemeines

Epidemiologie

Altersgipfel: 50–70 Jahre

Inzidenz: selten (1–2 % der gynäkologischen Tumoren)

Risikofaktoren

- HPV High Risk (ca. 30 % HPV 16 positiv)
- vorheriges Karzinom in situ oder invasives Karzinom der Zervix.
- vaginale Adenose
- In-utero-Exposition von Diethylstilbestrol (DES)

Begünstigende Faktoren:
- Immunsuppression
- Rauchen

Prognostische Faktoren

- FIGO-Stadium
  - Tumorgröße
  - Invasionstiefe
  - Nodalstatus
  - Tumorausdehnung längs in der vaginalen Wand
- Alter
- Tumorlokalisation
- histologischer Subtyp
  - adenosquamöse Karzinome: ungünstige Prognose

9.5.2 Klinik

Symptomatik

Kaum klinische Zeichen. Entdeckung meist als Zufallsbefund im Rahmen der gynäkologischen Krebsvorsorge. Evtl. blutiger Fluor, Kontaktblutungen, irreguläre Blutungen, Schmerzen.

Befallsmuster

Nach Hysterektomie ca. 60 % der Tumoren im oberen Vaginaldrittel, sonst in ca. 30 %. Je nach Tumorsitz lymphatische Metastasierung.

LK-Inzidenz pelvin:
- Stadium I: 14 %
- Stadium II: 32 %
- vaginaler Vollbefall: 67 %

LK-Inzidenz Inguinal:
- Lage oberes/mittleres Drittel: 0 %
- unteres Drittel: 38 %

9.5.3 Tumordiagnostik

Bildgebung

Sono Leisten: Ausschluss inguinaler LK-Metastasen

Sono Abdomen: Ausschluss hepatischer Filiae

In Abhängigkeit vom Stadium sinnvoll:

CT Abdomen: lokale Tumorausdehnung/Metastasen

MRT Abdomen: lokale Tumorausdehnung/Metastasen

SLN-Szitigrafie: SLN Darstellung bei OP

CT Thorax: Metastasen?

Rö Thorax: Ausschluss pulmonaler Filiae > 8 mm

FDG-PET-CT: lokale Tumorausdehnung, funktionelle Bildgebung, LK-Metastasen, Fernmetastasierung

Sonstige Untersuchung

Gyn. Untersuchung:
- Spiegeleinstellung
- bimanuelle vaginale und rektovaginale Untersuchung
- Kolposkopie der Vagina, Vulva und Portio uteri
- kolposkopisch gezielte Gewebeentnahme bei auffälligem Befund oder makroskopisch sichtbarem Tumor
- Ausschluss eines Zervix- (histologisch!), Vulva- oder Endometriumkarzinoms
- transvaginale Sonografie
- ggf. fraktionierte Abrasio zum Ausschluss eines anderen Primarius

Bei fortgeschrittenen Tumoren:

Rektosigmoideoskopie: Ausschluss eines Rektumbefalls

Zystoskopie: Ausschluss eines Blasenbefalls

Tumormarker

SCC: Plattenepithelkarzinome.

CEA, CA125: Adenokarzinome.

Histologie

85 % Plattenepithelkarzinome, 15 % Adenokarzinome und selten andere (adenosquamös, Melanom, Sarkom).

9.5.4 Staging/Grading

Die Klassifikation erfolgt nach TNM, die Stadieneinteilung nach FIGO.

9.5.5 Primärtherapie

Intraepitheliale Neoplasie (VAIN):

- lokale Exzision
- oder Destruktion (z. B. Lasertherapie)
- Ausnahmefälle: Radiatio oder intravaginal 5 % Fluorouracil-Creme
- siehe ▶ Tab. 9.5

Operation

▶ **Stadium I (T1 N0)**

OP und RT gleichwertig, Entscheidung nach:

- Tumorausdehnung/Tumorsitz
- Alter
- OP-Risiko
- Vorerkrankungen

Kriterien für alleinige OP:

- junge, sexuell aktive Frauen
- lokal begrenzte Tumoren portionah im oberen Vaginaldrittel
- evtl. post OP Therapie wie Zervixkarzinom
- klarzelliges Karzinom der jungen Frau Stadium I
- nicht epitheliale Tumoren

OP:

- pT1a: Wide Local Excision, keine LNE (bis 1 mm Invasion)
- pT1b: radikale lokale Exzision/radikale Kolpektomie, Hysterektomie und je nach Tumorlokalisation pelvine (Befall des oberen + mittleren Scheidendrittels) und/oder bilaterale inguinofemorale LNE (unteres Scheidendrittel)
- Cave: Adenokarzinome
  - totale radikale Kolpektomie und Hysterektomie
  - je nach Lokalisation inguinale/pelvine LNE, da subepitheliale Ausbreitung
- Neovagina erwägen!

▶ **Stadium II (T2 N0)**

OP nur in Ausnahmefällen:

- radikale Kolpektomie oder Exenteratio
  - Neoblase
  - Neovagina

Radiotherapie

▶ **Stadium I (T1 N0)**

Alleinige Brachytherapie:

- für Tumoren mit Infiltrationstiefe < 5 mm
- 8 x 6,2 Gy, 2x/Woche = 49,6 Gy (biologisch 67 Gy bzw. 92 Gy für α/β = 10 bzw. 3)
- oder: 6–8 x 5 Gy in 5 mm vom Applikator bei inoperablen Patientinnen

Brachy- und Teletherapie:

- dickere Läsionen (> 5 mm)
- 4 x 5 Gy bis 6 x 6 Gy/5 mm
- Teletherapie 44 Gy (20 Gy mit Mittelblock) → in 5 mm Wandtiefe insgesamt 60–70 Gy

Tab. 9.5 Primärtherapie Vaginalkarzinom.

	T1	T2	T3	T4
cN0	OP (+/- RT) oder RT	RT oder OP +/- RT	(OP in Einzelfällen)	
cN1	RT			

▶ **Stadium II (T2 N0)**

- Teletherapie 20 Gy Becken (evtl. + Leisten)
- parallel 2x/Woche 6 Gy Brachytherapie (insgesamt 6 x 6 Gy = 36 Gy; = 48 Gy bzw. 65 Gy biologisch für α/β = 10 bzw. 3)
- Teletherapie Parametrien (evtl. + Leisten) mit weiteren 23,4 Gy
- Becken-LK: 49 Gy (Gesamtdosis in 5 mm Wandtiefe [55,8 Gy] äquivalent zu 68 bzw. 85 Gy für α/β= 10 bzw. 3)

▶ **Adjuvante Radiatio Stadium I/II**

OP + postoperative RT bei:

- N+
- Kapseldurchbruch LK und/oder Ausdehnung in das umliegende Gewebe, Ausdehnung in das paravaginale Gewebe (FIGO II)
- Verzicht auf operative Lymphonodektomie wegen eingeschränkter allgemeiner Operabilität

Alleinige Brachytherapie:

- R1/R2, knappe Resektion

Brachytherapie und Teletherapie:

- im Stadium II empfohlen
- perkutan 5 x 1,8 Gy/Woche bis 50,4 Gy (ohne BT Boost bis 59,4 Gy)
- anschließend 4 x 5 Gy BT 1x/Woche

▶ **Stadium III**

- 36 Gy Teletherapie (evtl.+ Leisten)
- parallel 2x/Woche 5 Gy Brachytherapie (insgesamt 5 x 5 Gy = 25 Gy; = 31 Gy bzw. 40 Gy biologisch für α/β= 10 bzw. 3)
- Teletherapie Parametrien (evtl. + Leisten) mit weiteren 18 Gy (frei Parametrien) bzw. 27 Gy (befallene Parametrien)
- Becken-LK: 59 Gy bzw. 63 Gy (Gesamtdosis in 5 mm Wandtiefe [61 Gy] äquivalent zu 67 bzw. 76 Gy für α/β= 10 bzw. 3)
- N0: Leisten 54 Gy
- N1: Leisten 63 Gy

▶ **Allgemein Beckenlymphknoten**

- N0: 45–50 Gy
- N+: 55–60 Gy

▶ **Stadium III (fortgeschritten)/IV**

- meist nur Teletherapie
- ggf. interstitieller Boost, falls Applikatoren platzierbar
- perkutan 5 x 1,8 Gy/Woche bis 50,4 Gy, Boost bis 59,4 Gy oder anschließend 4 x 5 Gy BT 1x/Woche
- vaginale Blutung: 2 x 10 Gy
- evtl. Kombination mit ChT (Cisplatin + ggf. Taxane)

Allgemein:

- Toleranzdosen geringer im unteren als im oberen Drittel
- Dosen oben/Mitte/unten: 80 Gy/70 Gy/60 Gy

Aufklärung:
- Vaginalfibrose/-stenose (Dilation zur Prophylaxe)
- Darmschäden/Fistel 3 %
- Blasenschäden
- etc.

Zielvolumen im Wesentlichen analog zum Zervixkarzinom; zusätzlich müssen im unteren Drittel die Leisten mit eingeschlossen werden. Die paraaortalen LK werden nur bei manifestem Befall mit erfasst.

Bei Referenztiefe > 5 mm muss eine Segmentausblockung von Blase und Darm erfolgen.

Systemische Therapie

Keine gesicherten Daten zur ChT. Evtl. Cisplatin (40 mg/m^2/Woche)/Taxane in Kombination mit einer RT analog zum Zervixkarzinom.

9.5.6 Rezidivtherapie

Bei lokoregionärem Rezidiv OP oder RT.

Operation

Falls eine erneute OP möglich ist, kann individuell ein kurativer Therapieansatz erwogen werden.

Radiotherapie

Sollte initial keine RT erfolgt sein, so ist je nach Ausdehnung der Rezidivregion eine kurative RT möglich. Ansonsten kann eine palliative RT erfolgen.

Systemische Therapie

Keine gesicherten Daten zur ChT.

9.5.7 Palliative Therapie

Operation

Individualentscheidung, evtl. zum Stopp einer Blutung.

Radiotherapie

Palliative Radiatio möglich. Ziele: Stopp einer Blutung, Verzögerung eines lokalen Tumorprogresses, Therapie von symptomatischen Metastasen.

Systemische Therapie

Keine gesicherten Daten zu ChT.

9.5.8 Nachsorge

Intervalle

Keine gesicherten Daten zu den Intervallen, jedoch Nachsorge zur rechtzeitigen Erkennung eines Rezidivs sinnvoll. In den ersten 2–3 Jahren nach Primärtherapie 3-monatiges Nachsorgeintervall, danach alle 6 Monate.

Untersuchungen

Gynäkologische Untersuchung:
- Spekulumeinstellung
- vaginale und rektale Untersuchung

Bildgebung

Sonografie:
- Becken
- Nieren
- Leisten

Sonstige

Bei Verdacht auf Blasenbefall Zystoskopie; bei Verdacht auf Rektumbefall Rektoskopie.

Tumormarker

Eine Kontrolle ist nicht generell empfehlenswert, evtl. bei Rezidivverdacht und primär indikativem Marker.

9.5.9 Leitlinien

NCI-Richtlinien: www.cancer.gov

9.5.10 Literatur

Berger D, Engelhardt R, Mertelsmann R, Hrsg. Das Rote Buch: Hämatologie und Internistische Onkologie. 4. Aufl. München: Ecomed Medizin; 2010
Lohr F, Wenz F, Hrsg. Strahlentherapie kompakt. 2. Aufl. München: Urban & Fischer in Elsevier; 2007
Preiß J, Dornoff W, Hagmann FG, Schmieder A, Hrsg. Taschenbuch Onkologie 2010/2011. 15. Aufl. München: W. Zuckerschwerdt Verlag; 2010
Wannenmacher M, Debus J, Wenz F. Strahlentherapie. Berlin: Springer; 2006
Wittekind C, Klimpfinger M, Sobin LH. TNM-Atlas, 5. Aufl. Berlin: Springer; 2005
Wittekind C, Meyer HJ, Hrsg. TNM-Klassifikation maligner Tumoren. 7. Aufl. Weinheim: Wiley-VCH Verlag; 2010

9.5.11 Studien

USA/NIH: www.clinicaltrials.gov

Tumorerfassung: Gynäkologische Tumoren / Vaginalkarzinom

Patient

Name ______________________
Vorname ______________________
Geb.-datum ______________________
Fallnummer ______________________

Anatomie

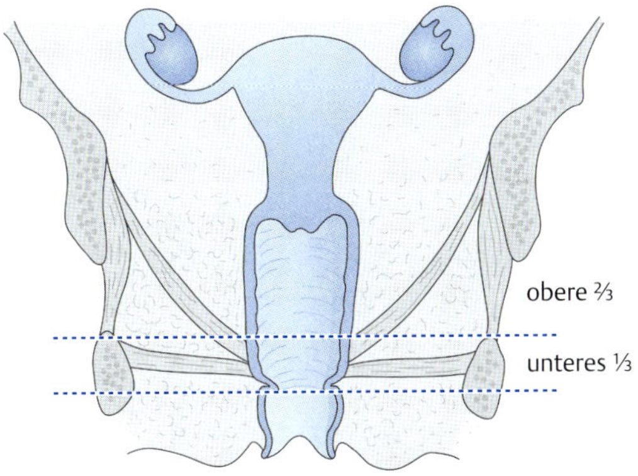

regionäre LAW obere ⅔ der Vagina:

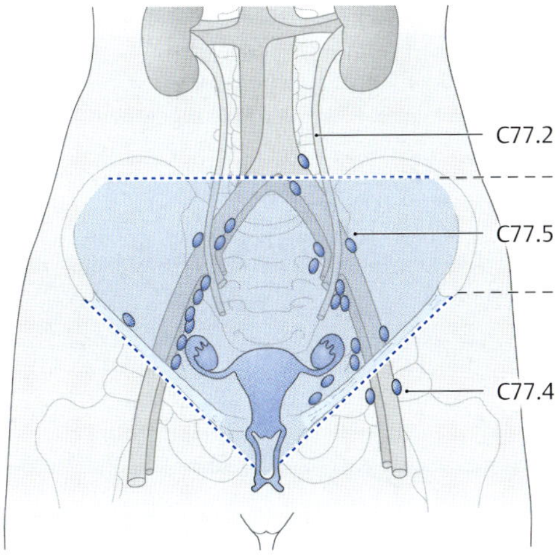

regionäre LAW unteres ⅓ der Vagina:

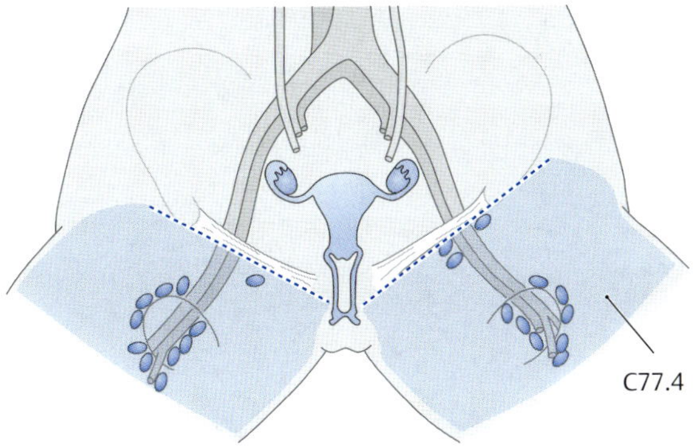

ICD-O

ICD-0	Lokalisation
C52	Vagina

- Tumor, der sich auf die Portio ausdehnt und den äußeren Muttermund erreicht → Klassifikation als Zervixkarzinom
- Tumor, der die Vulva mit befällt → Klassifikation als Vulvakarzinom
- Tumor, der die Urethra befällt → Urethralkarzinom
- Vaginalkarzinom 5a nach Therapie/kompletter Response eines Zervixkarzinoms → primäres Vaginalkarzinom

Art der Klassifikation

	Symbol	Art der Klassifikation
	c	klinische Klassifikation
	p	pathologische Klassifikation
	a	Autopsie
	y	während/nach initialer multimodaler Therapie
	r	Rezidivtumor

T

	Primärtumor Vaginalkarzinom	
	TX	Primärtumor kann nicht beurteilt werden
	T0	kein Anhalt für Primärtumor
	Tis	Carcinoma in situ (intraepithel. Neoplasie, VAIN)
	T1	Tumor begrenzt auf die Vagina
	T2	Infiltration des paravaginalen Gewebes, keine Ausdehnung bis zur Beckenwand
	T3	Tumor erreicht die Beckenwand
	T4	Infiltration der Mukosa der Blase und/oder des Rektums und/oder überschreitet die Grenzen des kleinen Beckens

N

R	L	Regionäre Lymphknoten obere ⅔ der Vagina
		pelvine LK
		– Obturatorial-LK
		– untere iliakale (hypogastrische) LK
		– externe iliakale LK
		– weitere Becken-LK

R	L	Regionäre Lymphknoten unteres ⅓ der Vagina
		inguinale LK
		femorale LK

	Lymphknoten Vagina	
	NX	LK nicht beurteilbar/Staging inkomplett
	N0	keine LK betroffen (≥ 6 LK inguinal auf jeder Seite* und/oder ≥ 10 LK pelvin disseziert)
	N1	regionäre Lymphknotenmetastasen

*: In TNM nicht bds. 6 explizit gefordert

M

	Fernmetastasen Vagina	
	MX	Staging inkomplett
	M0	keine Fernmetastasen
	M1	Fernmetastasen

Stadieneinteilung

	Tis	T1	T2	T3	T4	M1
N0	0	I	II	III	IVA	IVB
N1		III	III	III	IVA	IVB

Abb. 9.5 Tumorerfassung: Gynäkologische Tumoren – Vaginalkarzinom.

Tumorerfassung: Gynäkologische Tumoren / Vaginalkarzinom

Histologie

	Plattenepithelkarzinom		G1	gut differenziert
	Adenokarzinom		G2	mäßig differenziert
	Melanom		G3	schlecht differenziert
	adenosquamöses Karzinom		G4	undifferenziert
	Sarkom			

	RX		LX		VX		PnX
	R0		L0		V0		Pn0
	R1		L1		V1		Pn1
	R2				V2		

Diagnostik

B	V	Untersuchung	Datum 1 / 2 / 3
		gyn. Untersuchung	
		Sono Leisten	
		Sono Abdomen	
		CT Abdomen	
		MRT Abdomen	
		CT Thorax	
		SLN-Szintigrafie	
		Rektosigmoidoskopie	
		Zystoskopie	
		Rö Thorax	
		Skelettszintigrafie	
		FDG-PET-CT	

B: Basisdiagnostik, V: Verlaufskontrolle
dunkelblau: sehr wichtig / blau: wichtig
hellblau: bei Symptom oder spezielle Tumorlage / weiß: bei Bedarf

Tumormarker

	Marker	Datum 1 / 2 / 3
	SCC	
	CEA	

Bisherige Therapien (OP/RT/ChT)

Datum	

Risikofaktoren

	ICD-10	Risikofaktoren
	Z72.8	Sexualverhalten
	B97.7	HPV high risk (Impfung Gardasil: HPV 6, 11,16, 18 / Cervarix: 16, 18)
	F17.1	Rauchen
	X	vorheriges Carcinoma in situ oder invasives Karzinom der Zervix
	X	vaginale Adenose
	B99	Genitalinfektionen
	X	Adenokarzinom: Mutter nahm Diethylstilbestrol während der Gravidität
	D89.9	Immunsuppression

AZ/EZ

	AZ nach Karnofsky	
	100	keine Beschwerden, keine sichtbaren Krankheitszeichen, Normalität
	90	Fähigkeit zu normaler Aktivität, keine Symptome oder Krankheitszeichen
	80	normale Aktivität unter Anstrengung, einige Krankheitszeichen oder Symptome
	70	Patient kann sich selber versorgen, ist aber zu normaler Arbeit nicht fähig
	60	Patient braucht gelegentlich Hilfe, kann aber die meisten Angelegenheiten selber erledigen
	50	Patient ist beträchtlich hilfsbedürftig, benötigt oft medizinische Hilfe
	40	Patient ist auf Pflege und Hilfe angewiesen
	30	starke Behinderung, Krankenhausaufenthalt ist indiziert, noch keine Lebensgefahr
	20	Krankenhausaufnahme notwendig, starke Krankheitszeichen, supportive Therapie notwendig
	10	Sterben

Gewicht [kg]	
Gewichtsverlust [kg]	
BMI	

Sonstiges

Arzt

Name ______________________

Position ______________________

Datum ______________________

Unterschrift

9.6 Vulvakarzinom

9.6.1 Allgemeines

Epidemiologie

Altersgipfel: ca. 70 Jahre

Inzidenz: $5/10^6$

Ca. 2–4000 neue Erkrankungen in Deutschland/Jahr (hohe Dunkelziffer).

Nur ca. 4 % der weiblichen Genitalmalignome, hauptsächlich im höheren Lebensalter (Durchschnitt 70 Jahre).

Risikofaktoren

HPV-Infektionen, Lichen sclerosus der Vulva, vulväre intraepitheliale Neoplasie.

Prognostische Faktoren

- Lymphknotenstatus
- Tumorgröße
- Tumorlokalisation

9.6.2 Klinik

Symptomatik

Die Frühsymptome wie Pruritus, Brennen, Fremdkörpergefühl, Blutungen häufig über Jahre, werden meist verkannt. Anfangs diskrete lokale Rötung, weißliche Beläge. Später auch Ulzerationen oder exophytischer Tumor.

Befallsmuster

- 70 % Labien
- 25 % periklitoridal

LK-Befall:
- meist inguinofemoral superfizial, seltener inguinofemoral tief
- meist nur ipsilateral
- Klitoris befallen → Risiko beidseitiger LK-Metastasen erhöht

9.6.3 Tumordiagnostik

Bildgebung

Sono Leisten: Ausschluss inguinaler LK-Metastasen

Bei fortgeschrittenen Tumoren:

Sono Abdomen: Ausschluss hepatischer Filiae

CT Abdomen: lokale Tumorausdehnung/Metastasen

MRT Abdomen: lokale Tumorausdehnung/Metastasen

CT Thorax: Metastasen?

SLN-Szintigrafie: SLN-Darstellung bei OP

Rö Thorax: Ausschluss pulmonaler Filiae > 8 mm

FDG-PET-CT: lokale Tumorausdehnung, LK-Metastasen, Fernmetastasierung

Sonstige Untersuchung

Gyn. Untersuchung: inkl. Differenzialvulvoskopie, lokale Tumorausdehnung

Bei fortgeschrittenen Tumoren:

Zystoskopie: Ausschluss eines Blasenbefalls

Rektoskopie: Ausschluss eines Rektumbefalls

Tumormarker

SCC: geringe Sensitivität.

Histologie

In 95 % Plattenepithelkarzinom.

9.6.4 Staging/Grading

Die Klassifikation erfolgt nach TNM, die Stadieneinteilung nach FIGO.

9.6.5 Primärtherapie

Meist individualisiertes Vorgehen (▶ Tab. 9.6).

Tab. 9.6 Primärtherapie bei Vulvakarzinom.

N	T1a	T1b	T2	T3
N0	OP ohne LK	OP inkl. LK +/- RT +/- ChT		prä OP RT +/- ChT + OP
N1a	OP inkl. LK +/- RT +/- ChT			
N1b				
N2a				
N2b				
N2c				
N3				

Operation

▸ VIN II/III, Tis
- lokale Exzision im Gesunden
- Laservaporisation
- Skinning-Vulvektomie bei großflächigen Läsionen

▸ T1a (Primärtumor ≤ 1 mm)
- weite Exzision
- keine LK-Dissektion (nur 1 % LK positiv)

▸ T1b (Primärtumor > 1 mm) und T2
- weite Exzision/(partielle) radikale Vulvektomie im Gesunden
- ipsilaterale inguinale LK-Dissektion
- kontralaterale LK-Dissektion

▸ T3
- prä OP RT +/- ChT (5-FU/Cisplatin/Mitomycin)
- radikale Resektion
- RChT: 5-FU und 47,6 Gy

Radiotherapie

▸ Indikationen zur RT
- R+
- LK+
- Rezidive
- T3: prä OP RT/RChT
- post OP 45–50 Gy (mit Bolus)
- primäre RT oder makroskopischer Rest: + 10–15 Gy Boost

▸ Indikation zur RT der Leisten-LK
- N+
  - ≥ 2 befallene LK
  - LK Konglomerate
  - LK exulzeriert
  - extrakapsuläre Extension

▸ Dosierung
- R+: 59,4 Gy (60 Gy)
- R0: 45–50,4 Gy

▸ Aufklärung
- Mukositis der Vulva
- Osteoradionekrose Schambein
- Lymphödem der Beine

Therapie stationär, da mehrwöchige Vulvadesquamationsphase (sonst oft Abbruch der RT)!

▸ Spätkomplikationen
- Vulvaindurationen
- Stenosen des Introitus
- Stenosen der Harnröhre

Systemische Therapie

Stellenwert der post OP simultanen RChT unklar.
- Cisplatin, ggf. in Kombination mit 5-FU oder Mitomycin
- Einzeldosis ≤ 1,8 Gy

9.6.6 Rezidivtherapie

Operation

Vorgehen abhängig vom Ausmaß des Rezidivs: weite Exzision bis hin zur Exenteratio.

Radiotherapie

Falls noch keine RT erfolgt: Radiatio +/- ChT möglich.

Systemische Therapie

Evtl. in Kombination mit einer RT.

9.6.7 Palliative Therapie

Operation

Individualentscheidung.

Radiotherapie

Evtl. palliative Radiatio von Metastasen oder symptomatischer Tumoren.

Systemische Therapie

Systemische Therapie nur in Ausnahmefällen bei symptomatischer Metastasierung.

9.6.8 Nachsorge

Intervalle

Zunächst vierteljährlich gynäkologische Nachsorge mit Differenzialkolposkopie. Die Intervalle können im Verlauf auf halbjährlich oder jährlich gestreckt werden. Ziel ist die möglichst frühzeitige Erkennung eines Rezidivs mit gut resektabler Ausdehnung.

Untersuchungen

Klinische Untersuchung. Frage nach Vaginal- und Urethralstenose. Sexuelle Störungen?

Bildgebung

Sonografie der ehemaligen Tumorregion und LAW.

Sonstige

Keine.

Tumormarker

Ggf. SCC falls bei ED erhöht.

9.6.9 Leitlinien

AGO: www.ago-online.de

Interdisziplinäre S2K-Leitlinie für die Diagnostik und Therapie des Vulvakarzinoms und seiner Vorstufen: Kommission Vulva Vagina der Arbeitsgemeinschaft Gynäkologische Onkologie (AGO) e. V. 2009.

9.6.10 Literatur

Berger D, Engelhardt R, Mertelsmann R, Hrsg. Das Rote Buch: Hämatologie und Internistische Onkologie. 4. Aufl. München: Ecomed Medizin; 2010

Kommission Vulva Vagina der Arbeitsgemeinschaft Gynäkologische Onkologie (AGO) e. V. Interdisziplinäre S2k-Leitlinie für die Diagnostik und Therapie des Vulvakarzinoms und seiner Vorstufen. Kornwestheim: Zuckerschwerdt; 2009

Lohr F, Wenz F, Hrsg. Strahlentherapie kompakt. 2. Aufl. München: Urban & Fischer in Elsevier; 2007

Preiß J, Dornoff W, Hagmann FG, Schmieder A, Hrsg. Taschenbuch Onkologie 2010/2011. 15. Aufl. München: W. Zuckerschwerdt Verlag; 2010

Wannenmacher M, Debus J, Wenz F. Strahlentherapie. Berlin: Springer; 2006

Wittekind C, Klimpfinger M, Sobin LH. TNM-Atlas, 5. Aufl. Berlin: Springer; 2005

Wittekind C, Meyer HJ, Hrsg. TNM-Klassifikation maligner Tumoren. 7. Aufl. Weinheim: Wiley-VCH Verlag; 2010

Woelber L, Kock L, Gieseking F, Petersen C, Trillsch F, Choschzick M, Jaenicke F, Mahner S. Clinical management of primary vulvar cancer. Eur J Cancer 2011; 105: 1279–1287

9.6.11 Studien

USA/NIH: www.clinicaltrials.gov

9

Tumorerfassung: Gynäkologische Tumoren / Vulvakarzinom

Patient

Name ______________________

Vorname ______________________

Geb.-datum ______________________

Fallnummer ______________________

Anatomie

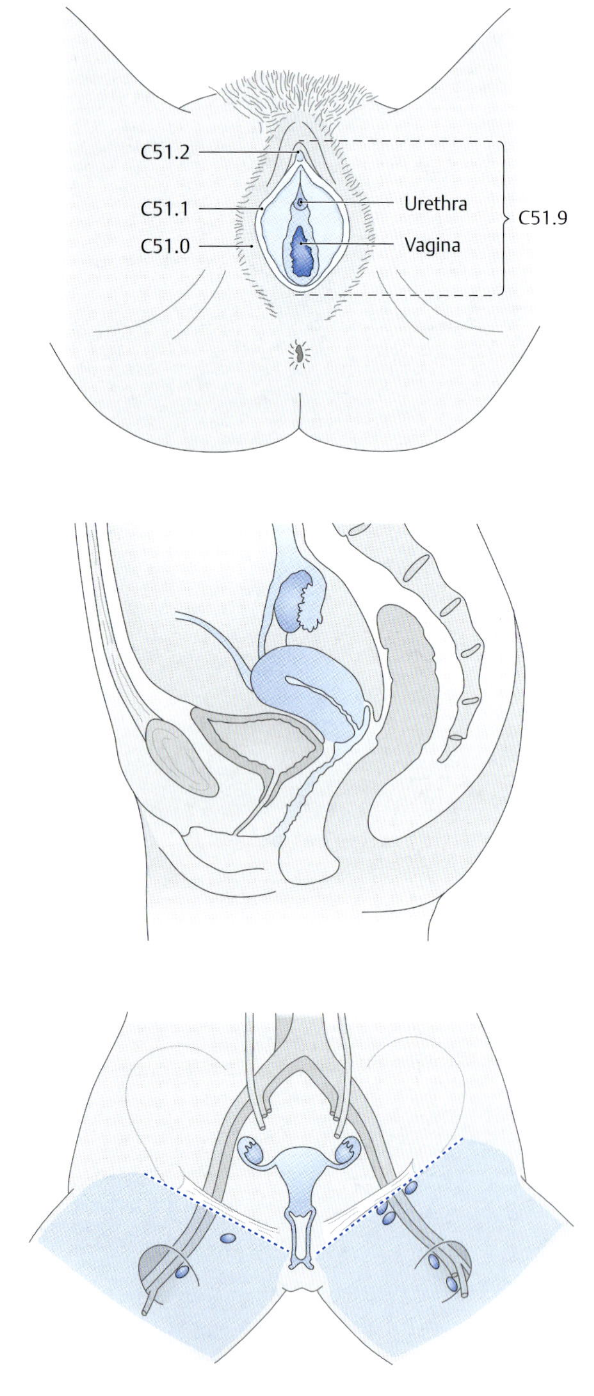

ICD-O

ICD-O	Lokalisation
C51.0	Vulva: Labium majus
C51.1	Vulva: Labium minus
C51.2	Vulva: Klitoris
C51.8	Vulva, mehrere Teilbereiche überlappend
C51.9	Vulva, nicht näher bezeichnet

Art der Klassifikation

Symbol	Art der Klassifikation
c	klinische Klassifikation
p	pathologische Klassifikation
a	Autopsie
y	während/nach initialer multimodaler Therapie
r	Rezidivtumor

T

Primärtumor Vulvakarzinom		
TX		Primärtumor kann nicht beurteilt werden
T0		kein Anhalt für Primärtumor
Tis		Carcinoma in situ (präinvasives Karzinom), intraepitheliale Neoplasie (VIN)
T1		Tumor begrenzt auf Vulva oder Vulva + Perineum
	a	Tumor ≤ 2 cm, Stromainvasion ≤ 1,0 mm
	b	Tumor > 2 cm oder Stromainvasion > 1,0 mm
T2		Infiltration: unteres ⅓ der Urethra, unteres ⅓ der Vagina, Anus
T3		Infiltration: obere ⅔ der Urethra, obere ⅔ der Vagina, Blasenschleimhaut, Rektumschleimhaut. Fixation am Beckenknochen

N

Regionäre Lymphknoten Vulvakarzinom
inguinofemorale (Leisten-) LK

Lymphknoten Vulvakarzinom		
NX		LK nicht beurteilbar/Staging inkomplett
N0		keine LK betroffen (≥ 6 LK disseziert)
N1		regionäre Lymphknoten
	a	≤ 2 regionäre Lymphknoten, jeder < 5 mm
	b	1 regionäre Lymphknotenmetastase ≥ 5 mm
N2		regionäre Lymphknoten
	a	≥ 3 regionäre Lymphknoten, jeder < 5 mm
	b	≥ 2 regionäre Lymphknoten, ≥ 5 mm
	c	Lymphknotenmetastasen mit extrakapsulärer Ausbreitung
N3		fixierte oder ulzerierte regionäre LK-Metastasen

M

Fernmetastasen Vulvakarzinom	
MX	Staging inkomplett
M0	keine Fernmetastasen
M1	Fernmetastasen (inkl. pelvine LK-Metastasen)

Abb. 9.6 Tumorerfassung: Gynäkologische Tumoren – Vulvakarzinom.

Tumorerfassung: Gynäkologische Tumoren / Vulvakarzinom

Stadieneinteilung

	Tis	T1	T1a	T1b	T2	T3	M1
N0	0	I	IA	IB	II	IVA	IVB
N1a		IIIA	IIIA	IIIA	IIIA	IVA	IVB
N1b		IIIA	IIIA	IIIA	IIIA	IVA	IVB
N2a		IIIB	IIIB	IIIB	IIIB	IVA	IVB
N2b		IIIB	IIIB	IIIB	IIIB	IVA	IVB
N2c		IIIC	IIIC	IIIC	IIIC	IVA	IVB
N3		IVA	IVA	IVA	IVA	IVA	IVB

Histologie

R	
L	

	Plattenepithelkarzinom		G1	gut differenziert
	Melanom		G2	mäßig differenziert
	Adenokarzinom		G3	schlecht differenziert
	Sarkom		G4	undifferenziert
	vulväre intraepitheliale Neoplasie (VIN)			
	Morbus Paget der Vulva			
	Karzinom Bartholin-Drüsen			

	RX		LX		VX		PnX
	R0		L0		V0		Pn0
	R1		L1		V1		Pn1
	R2				V2		

Diagnostik

B	V	Untersuchung	Datum 1 / 2 / 3
		gyn. Untersuchung	
		Sono Leisten	
		Sono Abdomen	
		CT Abdomen	
		MRT Abdomen	
		CT Thorax	
		Zystoskopie	
		Rektoskopie	
		SLN-Szintigrafie	
		Rö Thorax	
		FDG-PET-CT	

B: Basisdiagnostik, V: Verlaufskontrolle
dunkelblau: sehr wichtig / blau: wichtig
hellblau: bei Symptom oder spezielle Tumorlage / weiß: bei Bedarf

Tumormarker

	Marker	Datum 1 / 2 / 3
	SCC	

Bisherige Therapien (OP/RT/ChT)

Datum	

Risikofaktoren

	ICD-10	Risikofaktoren
	B97.7	HPV high risk (Impfung Gardasil: HPV 6, 11, 16, 18 / Cervarix: 16, 18)
	N90.4	Lichen sclerosus der Vulva
	N90.6	vulväre intraepitheliale Neoplasie

AZ/EZ

	AZ nach Karnofsky	
	100	keine Beschwerden, keine sichtbaren Krankheitszeichen, Normalität
	90	Fähigkeit zu normaler Aktivität, keine Symptome oder Krankheitszeichen
	80	normale Aktivität unter Anstrengung, einige Krankheitszeichen oder Symptome
	70	Patient kann sich selber versorgen, ist aber zu normaler Arbeit nicht fähig
	60	Patient braucht gelegentlich Hilfe, kann aber die meisten Angelegenheiten selber erledigen
	50	Patient ist beträchtlich hilfsbedürftig, benötigt oft medizinische Hilfe
	40	Patient ist auf Pflege und Hilfe angewiesen
	30	starke Behinderung, Krankenhausaufenthalt ist indiziert, noch keine Lebensgefahr
	20	Krankenhausaufnahme notwendig, starke Krankheitszeichen, supportive Therapie notwendig
	10	Sterben

Gewicht [kg]	
Gewichtsverlust [kg]	
BMI	

Sonstiges

Arzt

Name __________

Position __________

Datum __________

Unterschrift

9

Kapitel 10

Pädiatrische Tumoren

10

10 Pädiatrische Tumoren

10.1 Vorgehen bei kindlichen Tumoren

10.1.1 Allgemeines

Epidemiologie

Inzidenzen (Deutsches Kinderkrebsregister DKKR, Jahresbericht 2010; ▶ Tab. 10.1):

- altersstandardisierte Inzidenz $160/10^6$ (jährliche Erkrankungsrate für Kinder unter 15 Jahren)
- kumulative Inzidenz bis 15 Jahre: $2308/10^6$ (Wahrscheinlichkeit für ein Neugeborenes, bis zum 15. Lebensjahr zu erkranken)
- nach Unfällen die nächsthäufigste Todesursache aller < 15-Jährigen in Deutschland (www.gbe-bund.de)
- mit 45 % aller gemeldeten Fälle sind Leukämien und Lymphome die häufigsten Diagnosen
- Studienanbindung aller gemeldeten Neoplasien: 93 %

Alter, Diagnose, Vorbehandlung und Zeitintervall bis zum Rezidiv beeinflussen den Erfolg der Rezidivtherapie (z. B. ALL ZNS-Rezidiv: 10-JÜ bis 54 %).

Risikofaktoren

Die meisten kindlichen Tumoren entstehen sporadisch, mind. 10 % jedoch im Rahmen eines von > 30 bislang bekannten hereditären Tumor-Prädispositionssyndromen. Umweltfaktoren spielen eine untergeordnete Rolle. Die geschätzte kumulative Inzidenz für nachfolgende Neoplasien liegt 10 Jahre nach Tumorbehandlung im Kindesalter bei 1,4 %, nach 20 Jahren bei 2,9 %, die Odds Ratio dafür hängt von Erstdiagnose, Alter bei Diagnose und Primärtherapie ab (z. B. kumulative Mortalität durch nachfolgende Malignome 50 Jahre nach perkutan bestrahlten hereditärer Retinoblastom-Patienten bei 26,8 %).

Tab. 10.1 Inzidenzraten kindlicher Tumoren des Deutschen Kinderkrebsregisters.

Ausgewählte Diagnosen der < 15-Jährigen (2000–2009, DKKR)	Überlebenswahrscheinlichkeit 5 Jahre	Überlebenswahrscheinlichkeit 10 Jahre	Fallzahl N	Relative Fallzahl (%)	Jährliche Inzidenzrate/ Mio.	
					altersspezifisch < 1 Jahr	altersstandardisiert*
alle Neoplasien	84	81	18053	100	261	160
Retinoblastom	99	98	411	2	25	4
Hodgkin-Lymphom	98	97	879	5	0	8
Nephroblastom	94	93	978	5	22	10
Keimzelltumoren (inkl. ZNS)	96	95	532	3	17	5
c-ALL (Precursor)	90	88	4677	26	17	43
NHL	89	88	792	4	1	6
Neuroblastom	79	77	1300	7	80	14
Osteosarkom	77	73	410	2	0	3
Hepatoblastome	76	75	179	1	8	2
Weichteilsarkome	72	70	1095	6	17	9
Ewing-Tumoren	72	69	368	2	1	4
ZNS-Tumoren (exkl. Keimzelltumoren)**	76	71	4133	23	44	36
AML	66	65	826	5	17	8

* Segi Standardbevölkerung
** Niedriggradige ZNS-Tumoren in dieser Statistik unterrepräsentiert

Prognostische Faktoren

Je nach Diagnose:
- Alter
- Histologie, ggf. mit molekularbiologischem Risikoprofil (z. B. Leukämien, Neuroblastom)
- Stadium
- postoperativer Resttumor
- Ansprechen auf die Induktionstherapie

10.1.2 Klinik

Symptomatik

Da Neoplasien im Kindesalter selten vorkommen, werden sie häufig spät erkannt. Screeninguntersuchungen, meist begrenzt auf einen kritischen Zeitraum, sind nur bei besonderen Konstellationen empfohlen (syndromales Risiko, familiäre Belastung, Toxinexposition u. a.).

Oft liegen unspezifische Symptome vor:
- Abgeschlagenheit, Fieber, Knochenschmerzen: ALL
- sichtbarer oder palpabler Bauchtumor ohne weitere Beschwerden: Nephroblastom

Selten jedoch typische Zeichen:

- Säugling mit Hepatosplenomegalie und „Blueberry Muffin"-Exanthem: Neuroblastom 4S
- Leukokorie: Retinoblastom
- Kleinkind mit spontanem Monokelhämatom oder Opsoklonus-Myoklonus: Neuroblastom
- dienzephale Dystrophie und kongenitaler Nystagmus: Optikusgliom Dodge-Stadium III

10.1.3 Tumordiagnostik

Bildgebung

Vorgehen von der Diagnose abhängig. Falls möglich, Minimierung der Strahlenexposition mit entsprechenden Protokollen („As Low As Reasonably Achievable" = ALARA-Prinzip). Die Sonografie kommt umfassend zum Einsatz. Nativröntgen der Knochentumoren essentiell, der Lunge oft ausreichend bei Leukämien und Nephroblastom. Meist sind weitere schnittbildgebende Verfahren sinnvoll, wenn möglich MRT statt CT (bessere Weichteildarstellung). Viele solide Malignome benötigen ein nuklearmedizinisches Staging.

Studienspezifische radiologische, volumetrische und zeitliche Vorgaben sind zu beachten.

Sonstige Untersuchung

Klinische Untersuchung durch erfahrene Pädiater.

Tumormarker

Stratifizierung und/oder Verlaufskontrolle mit α-Fetoprotein und β-HCG bei Keimzelltumoren. α-Fetoprotein bei Hepatoblastom, LDH bei B-NHL u. a., MRD-Dynamik (minimal residual disease) unter Leukämietherapie, Urin VMS/HVS bei Neuroblastom.

Histologie

Siehe Tumorerfassungsbögen der jeweiligen Diagnose. Obligate Referenzhistologie, -zytologie und Molekularbiologie in den Protokollen jeweils genannt.

10.1.4 Staging/Grading

Siehe Erfassungsbögen der jeweiligen Diagnose.

10.1.5 Therapie

Für alle kindlichen Neoplasien stehen Therapieoptimierungsstudien oder Registerstudien der GPOH zur Verfügung. Der Beschluss des Gemeinsamen Bundesausschusses über die Vereinbarung zur Kinderonkologie vom 16. Mai 2006 legt die personellen und strukturellen Anforderungen an die Behandlungszentren fest.

Es folgt eine Auswahl an strahlentherapeutisch relevanten Erkrankungen und Studien ohne Anspruch auf Aktualität und Vollständigkeit. Alter, präzise Diagnose und exakte Stadienzuordnung ermöglichen eine komplexe Risikostratifizierung und Flussschemata, die hier stark vereinfacht und abgekürzt wiedergegeben sind. Palliative Bestrahlungen fehlen.

ALL

ZNS-Prophylaxe mit MTX intrathekal und intensiver systemischer Chemotherapie. Prophylaktische (12 Gy) oder therapeutische (altersadaptiert bis maximal 18 Gy) Schädel-RT nur noch in den jeweils studienspezifisch definierten Risikogruppen.

CoALL-08-09: Therapieprotokoll der Gesellschaft für Pädiatrische Onkologie und Hämatologie zur Behandlung von Kindern mit akuter lymphoblastischer Leukämie

AIEOP-BFM ALL 2009: internationales kooperatives Behandlungsprotokoll für Kinder und Jugendliche mit akuter lymphoblastischer Leukämie

ALL-REZ-BFM 2002: Protokoll zur Behandlung von Kindern mit Rezidiv einer akuten lymphoblastischen Leukämie

ALL-SZT BFM 2003: allogene Stammzelltransplantation bei Kindern und Jugendlichen mit akuter lymphoblastischer Leukämie (ALL): TBI 12 Gy, ggf. ZNS Boost 6 Gy

EsPhALL: European intergroup Study on post-induction Treatment of Philadelphia positive ALL Amendment vom 31.12.2009

Tab. 10.2 Stadieneinteilung und Häufigkeit des Hodgkin-Lymphoms.

Revidierte Ann-Arbor Stadieneinteilung, zusätzlich A- und B-Kategorien		Relative Häufigkeit in % (GPOH-HD-2002)
I	einzelne LK-Region oder einzelnes extralymphatisches Organ (IE)	2,4
II	2 oder mehr LK-Regionen gleiche Zwerchfellseite, oder IE + regionäre LK (IIE)	54,6
III	LK beidseits Zwerchfells + extralymphatisches Organ (IIIE) + Milz (IIIS)	19,2
IV	extralymphatisch multifokal (± LK) oder extralymphatisch + nicht regionärer LK	23,7

und 15.05.2010; ZNS-Prophylaxe 12 Gy, ZNS-Therapie altersadaptiert 12–24 Gy

AML

ZNS-Prophylaxe mit tripelintrathekaler Therapie und intensiver systemischer Chemotherapie. Obsolet: Schädelbestrahlung bei initialer Hyperleukozytose zur zerebralen Infarktprophylaxe, stattdessen Chemotherapie oder Leukapherese; in Ausnahmefällen ggf. (palliative) RT-Indikation bei Chloromen.

AML-BFM 2004: Behandlung der akuten myeloischen Leukämien bei Kindern und Jugendlichen; therapeutischer ZNS-RT bei Befall altersabhängig bis maximal 18 Gy

AML Relapsed 2009: International Registry Relapsed AML 2009, Registry of Children and Adolescents with relapsed or refractory acute myeloid Leukemia (AML), AML-BFM Study Group

AML-SCT-BFM 2007: Allogeneic Stem Cell Transplantation for Children, Adolescents and young Adults with relapsed or refractory AML; TBI 4 Gy

CML

CML-paed II: Protocol for standardized diagnostic Procedures, Registration and Treatment Recommendations in Children and Adolsescents with Philadelphia chromosome-positive chronic myeloid Leukemia (CML). Imatinib-Studie.

Bei KMT-Indikation Konditionierung ohne TBI.

NHL

B-NHL BFM 04: multizentrische Beobachtungsstudie zur Behandlung von Kindern und Jugendlichen mit reifem B-Zell Non-Hodgkin-Lymphom oder B-ALL.

Obsolet: RT bei manifestem ZNS-Befall, oberer Einflussstauung, drohendem Querschnitt, stattdessen Steroide, Cyclophosphamid.

Tab. 10.3 Stadieneinteilung und Häufigkeit des Neuroblastoms.

Stadieneinteilung nach INSS		Relative Häufigkeit in % *
1	lokalisierter, komplett operabler Tumor	25
2	größere, unilaterale, nicht komplett operable oder lymphogen metastasierte Tumoren	15
2A	keine LK	15
2B	LK+ ipsilateral	15
3	Tumor infiltriert über die Mittellinie oder Tumor mit positiven kontralateralen LK oder Mittellinientumoren mit beidseitigen LK+	15
4	hämatogene und distante LK-Metastasen (ohne 4S)	35
4S	nur bei Neugeborenen/Säuglingen; lokalisierter Primärtumor wie Stadium I oder IIA, jedoch mit Tumoraussaat in Leber, Haut oder Knochenmark (< 10 %)	10

* Kommunikation Studienleitung 12/2011

Hodgkin-Lymphom

Euro-Net-PHL-C1 (Register seit 01/2012): First international inter-group Study for classical Hodgkin`s Lymphoma in Children and Adolescents (lymphozytenprädominante Histologie: EuroNet-PHL-LP1 ohne Bestrahlungsoption in der Primärtherapie).

Deeskalation der Strahlentherapie seit DAL-HD 78, jetzt response-adaptierter Einsatz (▸ Tab. 10.2).

Risikostratifizierung in Therapiegruppe 1 (IA/B,IIA), 2 (I_EA/B, II_EA, IIB, IIIA), 3 (II_EB, III_EA/B, IIIB, IV A/B).

Involved Field Radiatio bei inadäquatem Ansprechen (definiert mit MRT und FDG-PET), 19,8 Gy (PTV1) + maximal 10 Gy Boost (PTV2).

Neuroblastom

Studie NB2004: kooperative, multizentrische TOP für die Behandlung von Säuglingen, Kindern und Jugendlichen mit Neuroblastom.

Je nach Alter und Strahlenfeld externe Bestrahlung mit 36–40 Gy, sinnvoll bei MIBG-positiven Resttumor nach multimodaler Therapie in der Medium- und Hochrisikogruppe, Stellenwert der MIBG-Therapie bei HRG noch Studienfrage (▸ Tab. 10.3).

▸ Risikostratifizierung bei NB 2004

Beobachtung: alle ohne MCYN-Amplifikation

- St 1, 0–21 J, 1p del negativ
- St 2, 0–21 J, 1p del negativ
- St 3, 0–2 J, 1p del negativ
- St 4S, 0–1 J

Mittleres Risiko: alle ohne MYCN-Amplifikation
- St 3, > 2 J
- St 3, 0–21, 1p del positiv
- St 2, 0–21, 1p del positiv
- St 4, < 1J

Hohes Risiko: alle mit MYCN-Amplifikation
- St 4, > 1–21 J

Die Image Defined Risk Factors der International Neuroblastoma Risk Group beschreiben zusätzlich chirurgische Risikofaktoren.

Nephroblastom (Wilms-Tumor)

SIOP 2001/GPOH: Therapieoptimierungsstudie zur Behandlung von Kindern und Jugendlichen mit einem Nephroblastom. Randomisierung geschlossen (Register seit 09/2011) (▶ Tab. 10.4).

Prä OP neoadjuvante Chemotherapie ermöglicht Herunterstufen und reduziert die Bestrahlungsindikation auf 18 % der SIOP Patienten.

Pathologische Risikogruppen nach prä OP ChT:
- I niedrige Malignität
  - mesoblastisches Nephroblastom
  - zystisches, partiell differenziertes Nephroblastom
  - komplett nekrotisches Nephroblastom
- II (intermediäres) Standardrisiko Nephroblastomtypen
  - epithelial
  - stromareicher
  - Mischtyp
  - regressiv
  - fokale Anaplasie
- III hohe Malignität
  - blastemreicher Typ
  - diffus anaplastisches Nephroblastom
  - Klarzellsarkom der Niere
  - maligner Rhabdoidtumor (Therapie nach EURHAB)

SIOP Bestrahlungsindikationen:
- keine RT bei Stadium I
- post OP RT der Flanke ab Stadium II mit 14,4–36 Gy je nach Stadium, Resttumor und Histologie
- abdominelles Bad mit 20 Gy bei diffusem Befall und oder Major Ruptur
- Lungenbestrahlung mit 15 Gy bei inoperablen Metastasenresten nach ChT, ggf. Boost 5 Gy

Tab. 10.4 SIOP-Stadien zur Behandlung eines Nephroblastoms.

Stadieneinteilung nach SIOP		Relative Häufigkeit der unilateralen nicht metastasierten GPOH-SIOP Patienten in %
I	Tumor auf Niere begrenzt, keine Invasion der hilären Gefäße, Kapsel intakt, gesamter Tumor entfernbar, keine Ruptur vor oder während der OP	66
II	Tumorausbreitung über die Niere hinaus, Infiltration der Umgebung (Fettgewebe, Kapsel, Gefäße), makroskopisch totale Entfernung des Tumors möglich, N+/N-	19
III	Tumor nicht vollständig exstirpierbar, Resttumor auf Abdomen beschränkt (keine hämatogene Aussaat), befallene regionäre LK, diffuse peritoneale Aussaat, nicht resezierbare Tumorthrombose der V. cava inferior oder Penetration des Tumors in die Leber, Ruptur; N+/N-	14
IV	Tumor mit hämatogenen Fernmetastasen (Lunge, Knochen, Gehirn, Leber)	
V	beidseitiger Wilms-Tumor (synchroner und metachroner Verlauf, oft syndromal)	

von allen gemeldeten Patienten haben 9 % Stadium IV, 6 % Stadium V

Weichteilsarkome

CWS-Guidance: Leitlinie zur Behandlung von Patienten mit Weichteiltsarkomen und seltenen Weichteiltumoren

▶ **Histologie und Prognose**
- günstig: embryonales Rhabdomyosarkom
  - vor allem Orbita (95 % 5-JÜ), Kopf/Hals, Abdomen, urogenital
- ungünstig: alveoläres Rhabdomyosarkom (sowie andere RMS-like)

Stratifizierung bei CWS in niedrige, Standard-, hohe und sehr hohe Risikogruppen anhand:
- Histologie
- IRS (▶ Tab. 10.5)
- Stadium
- Topografie
- N0/N1
- Patientenalter
- Tumorgröße

Tab. 10.5 Stadieneinteilung nach IRS (1972).

Stadium	Definition
Ia	R0 N0 (lokalisiert)
Ib	R0 N0 (infiltrativ)
IIa	R1 N0
IIb	R0 N+ (befallene LK in sano entfernt)
IIc	R1 N+ (befallene LK non in sano entfernt)
IIIa	R2 N0/N1 (biopsiert)
IIIb	R2 N0/N1 (> 50 % debulking)
IV	M1

10

▶ **Exemplarische CWS Bestrahlungsindikationen (Alter > 3 Jahre)**
- IRS I: nur alveoläres RMS, 41,4 Gy in 23 EF
- IRS IIa,b,c: alle Histologien, 41,4 Gy in 23 EF
- IRS III, günstige Histologie, 2. OP R0
  - falls Alter, Größe und Lokalisation günstig: keine RT
  - sonst 36 Gy in 20 EF bei Volumenreduktion > 66 %
  - 41,4 Gy in 23 EF bei < 66 % oder CR ohne 2. OP
- IRS III, günstige Histologie 2. OP R1/2
  - 50,4 Gy in 28 EF
  - großer Tumor, schlechtes Ansprechen: Boost 5,4 Gy 3 EF
- ungünstige Histologie:
  - 2. OP R0: 41,4 Gy in 23 EF, R1/2: 50,4 Gy in 28 EF
  - großer Tumor, schlechtes Ansprechen: Boost 5,4 Gy 3 EF
- Sonderfälle:
  - vaginaler Tumor, günstige Histologie
  - CR nach Ende ChT: keine RT
  - Resttumor ggf. Brachytherapie
- Orbita:
  - radikale OP vs. RT abwägen
  - parallele ChT zur RT ohne Actinomycin-D und Doxorubicin (Hauttoxizität, Veno-Occlusive-Disease; VOD).

Osteosarkome

EURAMOS 1: Randomized Trial of the European and American Osteosarcoma Study Group to optimize Treatment Strategies for resectable Osteosarcoma based on histological Response to preoperative Chemotherapy. Randomisierung geschlossen, Register seit 08/2011.

Bestrahlung bei inoperabler bzw. inkomplett operabler Lokalisation (z. B. Becken, Wirbelsäule), maximal 70 Gy.

Ewing-Tumor (Ewing-Sarkom)

EWING 2008: Ewing-Sarkom Gruppe; prospektive, randomisierte, internationale multizentrische Phase-III-Studie.

Strategie: PE, adjuvante Chemotherapie, definitive OP
- weite Resektion, S-K 1–3: keine RT
- marginale OP, S-K 1–3: 45 Gy
- marginale OP, S-K 4–5: 54 Gy
- intraläsionale OP: 45–60 Gy
- weite Resektion S-K 4–5: 45 Gy

Parallele ChT zur RT ohne Actinomycin-D und Doxorubicin (Hauttoxizität, Veno-Occlusive-Disease/VOD).

Bestrahlung pulmonaler Metastasen (altersabhängig 15–18Gy, nicht falls HD-Busulfan geplant).

Histologisches Ansprechen auf adjuvante Chemotherapie:
- avital: Salzer-Kuntschik 1
- 1 – < 5 % vital: S-K 2
- ≥ 5 – < 10 % vital: S-K 3
- ≥ 10 – < 50 % vital: S-K 4
- ≥ 50 % vital: S-K 5

EWING 2008 Risikostratifizierung in:
- Standard: < 10 % vitale Zellen nach OP, lokalisiert
- hoch: > 10 % vitale Zellen nach OP
- sehr Hoch : disseminiert (Knochen, Lunge)

Retinoblastom

Verschiedene Staging-Systeme seit Reese-Ellsworth (1960) zur besseren Differenzierung extraretinaler Erkrankung, IRCB (2003), Chantada (2006).

▶ **Besondere Epidemiologie**
- 60 % unilateral (davon 88 % sporadisch, bei diesen zu 15 % Keimbahnmutation nachweisbar; ca. 12 % familiär)
- 40 % bilateral (davon 80 % sporadisch, bei diesen zu 90 % KBM nachweisbar, teilweise als Mosaik; 20 % familiär)

▶ **Strategie**
Falls möglich, Bulbus- und Visuserhalt durch systemische (experimentell: intra-atriale) Chemoreduktion und anschließender Lokaltherapie mit Photokoagulation (Argonlaser)/Kryokoagulation, Brachytherapie (3–10 mm), ^{125}I, ^{106}Ru, 50 Gy, um Teletherapie zu vermeiden (Risiko für nachfolgende Malignome mindern). Enukleation bei fortgeschrittener unilateraler Erkrankung oder des schlechteren Auges bei bilateraler Erkrankung.

Metastatische Erkrankung: ChT, inkl. Hochdosischemotherapie (HDCT) mit autologer peripherer Blutstammzelltransplantation (PBSCT).

▶ **Perkutane Radiatio**
- bei großen/multiplen Befunden und erwartetem Visuserhalt
- ZV: ganze Retina bis Ora serrata
- Augenfixierung mit Vakuumlinse
- temporales D-förmiges Stehfeld
- 50 Gy → 80 % Augenerhalt
- 40 Gy falls vorher ChT

Extrakranielle maligne Keimzelltumoren

MAHO 98: kooperative, prospektive, nicht randomisierte Therapiestudie für maligne Hodentumoren im Kindesalter

MAKEI 96: kooperative, prospektive nicht randomisierte Therapiestudie für extrakraniale, nicht-testikuläre, maligne Keimzelltumoren bei Kindern und Jugendlichen

Keine RT in der Primärtherapie.

Maligne rhabdoide Tumoren

Register EU-RHAB: European Rhabdoid Registry; Registerstudie zur Behandlung maligner rhabdoider Tumore des Gehirn, der Niere und des Weichteilgewebes

Konsensus-Empfehlungen zur altersadaptierten systemischen, bei ATRT auch intrathekale/intraventrikuläre ChT, sowie Lokaltherapie inkl. konkomittanter RChT.

Nasopharynxkarzinom

NPC-2003-GPOH: multizentrische Studie zur Behandlung des Nasopharynxkarzinoms bei Kindern und Jugendlichen.

ChT und konkomitante RChT, Strahlendosis vom Remissionsstatus abhängig (MRT und FDG-PET).

Spätfolgen

Register für radiogene Spätwirkungen (RISK).

Spätfolgenstudie LESS.

Radiotherapie

Tab. 10.6 Toleranzdosen.

Organ	Dosis	Effekt
Gehirn	40 Gy	Nekrose < 3 Jahre
	45 Gy	Nekrose 3–5 Jahre
	50 Gy	Nekrose > 5 Jahre
Lunge	15 Gy	Pneumonitis
Niere	12 Gy	Nephritis
Wachstum	> 10 Gy	Retardierung
	> 20 Gy	Stopp
Schilddrüse	> 20 Gy	Unterfunktion
Leber	20–30 Gy	(*)
Herz	< 25 Gy	meist problemlos
	40 Gy	Teilvol. sicher
Testis	> 2 Gy	Azoospermie
	> 20 Gy	Hormone –
Ovar	> 20 Gy 5–10Gy	präpubertär Funktion –
	> 6 Gy	postpubertär

(*) Wirkungsverstärkung:
- Actinomycin
- Doxorubicin
- Vincristin

10.1.6 Leitlinien

GPOH: www.kinderkrebsinfo.de

10.1.7 Literatur

Berger D, Engelhardt R, Mertelsmann R, Hrsg. Das Rote Buch: Hämatologie und Internistische Onkologie. 4. Aufl. München: Ecomed Medizin; 2010

Bundesministerium für Gesundheit. Bekanntmachung eines Beschlusses des Gemeinsamen Bundesausschusses über die Vereinbarung zur Kinderonkologie. BAnz, Nr 129 (4997) vom 13.Juli 2006

Chantada G et al. A Proposal for an International Retinoblastoma Staging System. Pediatr Blood Cancer 2006; 47: 801–805

Gadner H, Gaedick G, Niemeyer C, Ritter J. Pädiatrische Hämatologie und Onkologie. Berlin: Springer; 2006

Kaatsch P et.al. Jahresbericht 2010. www.kinderkrebsregister.de

Lohr F, Wenz F, Hrsg. Strahlentherapie kompakt. 2. Aufl. München: Urban & Fischer in Elsevier; 2007

Mauz-Körholz C et al. Procarbazine-Free OEPA-COPDAC Chemotherapy in Boys and Standard OPPA-COPP in Girls have comparable Effectiveness in Pediatric Hodgkin's Lymphoma: The GPOH-HD-2002 Study. J Clin Oncology 2010; 28: 3680–3686

Preiß J, Dornoff W, Hagmann FG, Schmieder A, Hrsg. Taschenbuch Onkologie 2010/2011. 15. Aufl. München: W. Zuckerschwerdt Verlag; 2010

SIOP Renal Tumor Study Group. Interim statistical report. Lyon 2011; http://www.siop-rtsg.eu/

Statistisches Bundesamt. Todesursachenstatistik. Zweigstelle Bonn. www.gbe-bund.de

Tallen G et al. Long-Term Outcome in Children with Relapsed Acute Lymphoblastic Leukemia After Time-Point and Site-of-Relapse. J Clin Oncol 2010; 28: 2339–2347

Wannenmacher M, Debus J, Wenz F. Strahlentherapie. Berlin: Springer; 2006

Wittekind C, Klimpfinger M, Sobin LH. TNM-Atlas, 5. Aufl. Berlin: Springer; 2005

Wittekind C, Meyer HJ, Hrsg. TNM-Klassifikation maligner Tumoren. 7. Aufl. Weinheim: Wiley-VCH Verlag; 2010

Yu CL et al. Cause-Specific Mortality in Long-Term Survivors of Retinoblatoma. J Natl Cancer Inst 2009; 101: 581–591

10.1.8 Studien

Siehe Text und GPOH: www.kinderkrebsinfo.de

Kapitel 11

Begleiterkrankungen

Tumorerfassung: Begleiterkrankungen / Fernmetastasen

Patient

Name __________
Vorname __________
Geb.-datum __________
Fallnummer __________

Lymphatische Metastasen

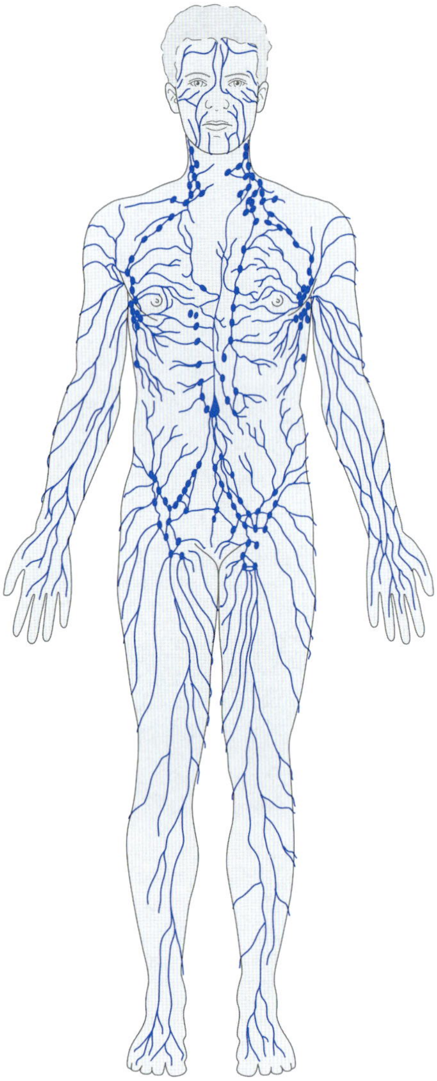

Ossäre Metastasen

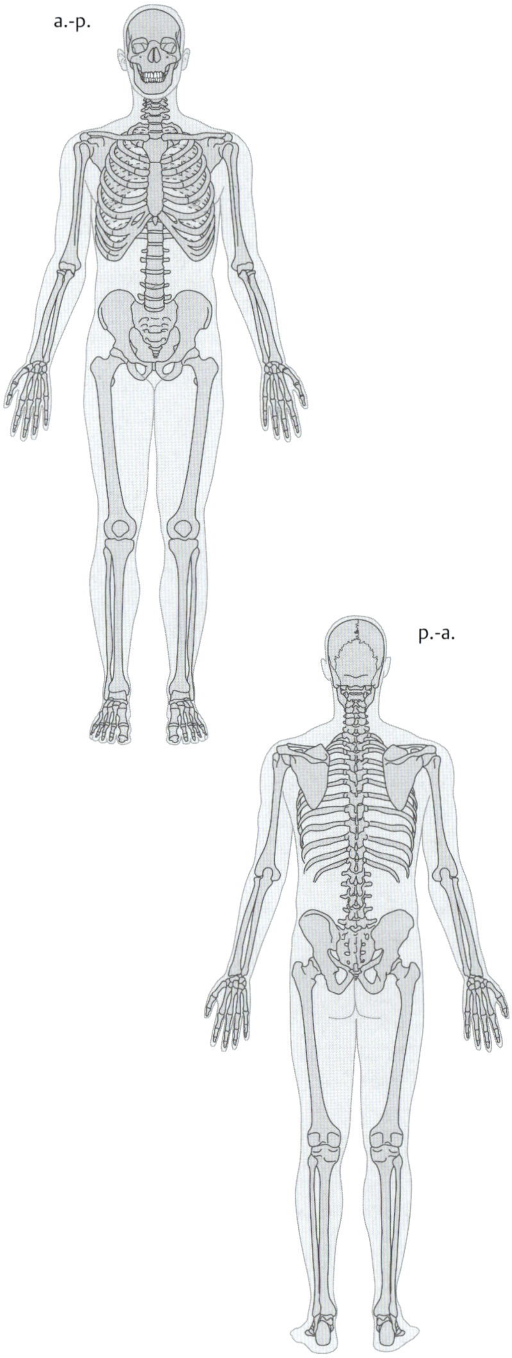

ICD-O Lymphatische Metastasen

	ICD-O	Lokalisation		ICD-O	Lokalisation
	C77.0	Kopf, Gesicht, Hals		C77.4	inguinal, untere Extremität
	C77.1	intrathorakal		C77.5	intrapelvin
	C77.2	intraabdominal		C77.8	mehrere Regionen
	C77.3	axillär/obere Extremität		C77.9	sonstige

ICD-O Ossäre Metastasen

	ICD-0	Lokalisation
	C79.5	sekundäre maligne Neubildung des Knochens und des Knochenmarks

Abb. 11.1 Tumorerfassung: Begleiterkrankungen – Fernmetastasen.

Tumorerfassung: Begleiterkrankungen / Fernmetastasen

Viszerale Metastasen

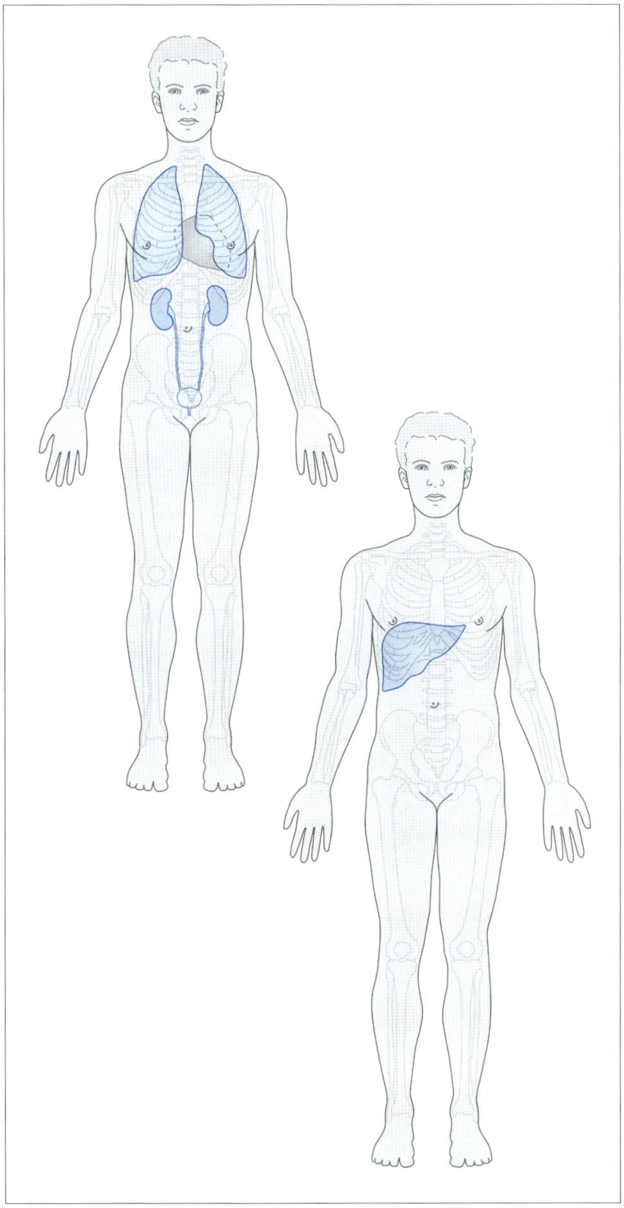

ICD-O Viszerale Metastasen

	ICD-O	Lokalisation		ICD-O	Lokalisation
	C78.0	Lunge		C79.0	Niere, Nierenbecken
	C78.1	Mediastinum		C79.1	Harnblase, Harnorgane
	C78.2	Pleura		C79.2	Haut
	C78.3	Atmungsorgane		C79.3	Gehirn, Hirnhäute
	C78.4	Dünndarm		C79.4	Nervensystem
	C78.5	Dickdarm, Rektum		C79.5	Knochen, Knochenmark
	C78.6	Retroperitoneum, Peritoneum		C79.6	Ovar
	C78.7	Leber, intrahepatische Gallengänge		C79.7	Nebenniere
	C78.8	Verdauungsorgane		C79.8	sonstige Lokalisation
				C79.9	nicht näher bezeichnet

Kutane Metastasen

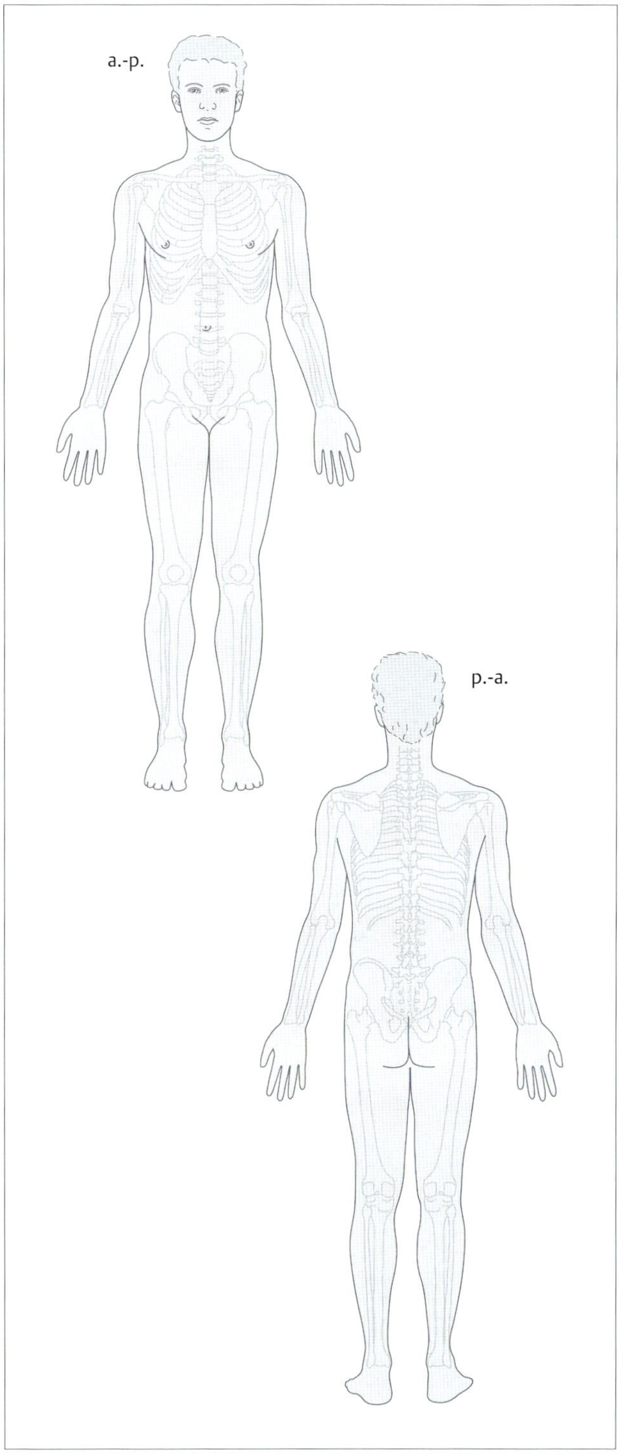

ICD-O Kutane Metastasen

	ICD-0	Lokalisation
	C79.2	sekundäre maligne Neubildung der Haut

Tumorerfassung: Begleiterkrankungen / Fernmetastasen

Zerebrale Metastasen

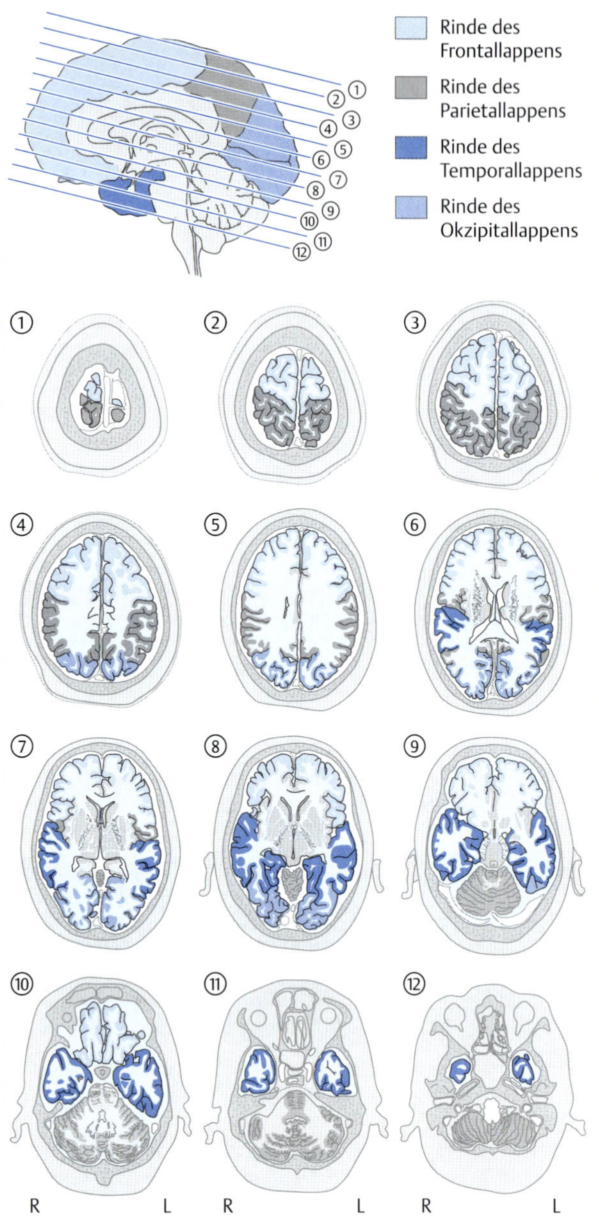

M

	TNM	ICD-0	Diagnose
	LYM	C77.X	lymphatische Metastasen
	OSS	C79.5	ossäre Metastasen
	MAR	C79.5	Knochenmarkbefall
	PUL	C78.0	pulmonale Metastasen
	PLE	C78.2	pleurale Metastasen
	HEP	C78.7	hepatische Metastasen
	ADR	C79.7	Nebennierenmetastasen
	PER	C78.6	peritoneale Metastasen
	SKI	C79.2	Hautmetastasen
	BRA	C79.3	zerebrale Metastasen
	OTH	C79.9	andere Metastasen
		C78.8	Milzmetastasen

Histologie

	Histologie			Differenzierung
			GX	nicht bestimmbar
			G1	gut differenziert
			G2	mäßig differenziert
			G3	schlecht differenziert
			G4	entdifferenziert

	RX		LX		VX		PnX
	R0		L0		V0		Pn0
	R1		L1		V1		Pn1
	R2				V2		

Diagnostik

B	V	Untersuchung	Datum 1 / 2 / 3
		Suchdiagnostik	
		FDG-PET-CT	
		lymphatische Metastasen	
		Sonografie	
		CT	
		MRT	
		ossäre Metastasen	
		Skelettszintigrafie	
		CT	
		MRT	
		viszerale Metastasen	
		CT	
		MRT	
		kutane Metastasen	
		klinische Untersuchung	
		evtl. CT/MRT	
		zerebrale Metastasen	
		MRT Neurokranium	
		CT Neurokranium	

B: Basisdiagnostik, V: Verlaufskontrolle
dunkelblau: sehr wichtig / blau: wichtig
hellblau: bei Symptom oder spezielle Tumorlage / weiß: bei Bedarf

ICD-O Zerebrale Metastasen

	ICD-0	Lokalisation
	C79.5	sekundäre maligne Neubildung des Gehirns und der Hirnhäute

Art der Klassifikation

	Symbol	Art der Klassifikation
	c	klinische Klassifikation
	p	pathologische Klassifikation
	a	Autopsie
	y	während/nach initialer multimodaler Therapie
	r	Rezidivtumor

Arzt

Name ______________________

Position ______________________

Datum ______________________

Unterschrift

Tumorerfassung: Begleiterkrankungen / Chemotherapie

Patient

Name ____________________

Vorname ____________________

Geb.-datum ____________________

Fallnummer ____________________

Risikofaktoren

Cave: **Kein Anspruch auf Vollständigkeit!**
Das Verhältnis von Nutzen zum Risiko muss vor jeder Therapie individuell abgewogen werden! Hierfür ist eine onkologische Expertise unabdingbar!

	Allgemeine Risikofaktoren für erhöhte Inzidenz unerwünschter Ereignisse unter Chemotherapie	
	ICD-10	**Risikofaktoren**
		eingeschränkter AZ (Karnofsky-Index < 70 % bzw. ECOG ≥ 2)
		schwere Komorbidität
	B99	schwere Infektionen
	D70.3	Leukopenie < 3,0 x 10^9/l
	D69.6	Thrombopenie < 100 x 10^9/l
	E88.0	Hypoalbuminämie
	E43	Mangelernährung
	F32.9	Depression
	N18.9	chronische Niereninsuffizienz
	E87.8	Elektrolytstörung
	Q90.9	Down-Syndrom

Schwerwiegende, spezifische Toxizitäten häufig verwendeter Zytostatika (Auswahl ohne Anspruch auf Vollständigkeit!)

	Spezifische Toxizität unter Cisplatin	
	ICD-10	**Toxizität**
	N19	Niereninsuffizienz
	G62.9	Polyneuropathie
	H91.9	Hörminderung

	Spezifische Toxizität unter 5-FU/5-FU-Derivaten	
	ICD-10	**Toxizität**
	I20.1	Koronarspasmen
	K59.1	funktionelle Diarrhö
	K52.9	nichtinfektiöse Gastroenteritis und Kolitis

	Spezifische Toxizität unter Anthrazyklinen	
	ICD-10	**Toxizität**
	I50.9	Herzinsuffizienz
	T80.8	Paravasat (Nekrosen)

	Spezifische Toxizität unter Oxazaphosphorine (Cyclophosphamid, Ifosfamid)	
	ICD-10	**Toxizität**
	N30.9	Zystitis

	Spezifische Toxizität unter Bleomycin	
	ICD-10	**Toxizität**
	J84.9	Pneumonitis

	Spezifische Toxizität unter Vinkaalkaloiden	
	ICD-10	**Toxizität**
	T80.8	Paravasat (Nekrosen)
	G62.9	Polyneuropathie

	Spezifische Toxizität unter MTX	
	ICD-10	**Toxizität**
	K12.3	Mukositis (insbesondere bei 3. Raum, d. h. Ergüssen)

	Spezifische Toxizität unter Mitomycin C	
	ICD-10	**Toxizität**
	D53.9	hämolytisch-urämisches Syndrom

	Spezifische Toxizität unter Paclitaxel	
	ICD-10	**Toxizität**
	G62.9	Polyneuropathie
	T88.6	Anaphylaxie

	Spezifische Toxizität unter Irinotecan	
	ICD-10	**Toxizität**
	K59.1	funktionelle Diarrhö
	T44.9	akutes anticholinerges Syndrom
	K52.9	nichtinfektiöse Gastroenteritis und Kolitis

	Spezifische Toxizität unter Fludarabin/Cladribin	
	ICD-10	**Toxizität**
	D90	Immunsuppression (Lymphopenie)

Diagnostik

	Untersuchung	Datum
	ING	
	Audiogramm	
	Herzecho	
	kardiologisches Konsil	

Arzt

Name ____________________

Position ____________________

Datum ____________________

Unterschrift

Abb. 11.2 Tumorerfassung: Begleiterkrankungen – Chemotherapie.

Tumorerfassung: Begleiterkrankungen / ICD-10

Patient

Name ______________________________

Vorname ______________________________

Geb.-datum ______________________________

Fallnummer ______________________________

Begleiterkrankungen nach ICD-10

	ICD-10	Bisherige Therapie
	Z92.3	Bestrahlung in der Anamnese
	Z92.6	zytostatische Therapie in der Anamnese
	T88.7	Chemotherapie Nebenwirkungen
		Operationsfolgen
	Z90.0	Verlust Larynx
	Z90.1	Verlust einer Mamma
	Z90.3	Verlust von Teilen des Magens
	Z90.5	Verlust einer Niere
	Z90.6	Verlust Harnblase
	Z90.7	Verlust Genitalorgane
	Z90.8	Verlust sonstige Organe
		Therapiefolgen
	R13.9	Dysphagie
	K13.7	Epitheliolysen der Schleimhaut
	K52.0	Gastroenteritis/Kolitis bei RT
	L56.9	Haarausfall
	R68.2	Mundtrockenheit
	L90.5	Narben und Fibrosen
	L58.0	Radiodermatitis, akut
	D69.59	sekundäre Thrombozytopenie
	N30.0	sonstige Zystitis
	K11.7	Xerostomie, Hypo-/Hypersalivation
	R43.2	Parageusie, Geschmacksveränderung
	I97.2	Lymphödem nach Mastektomie
	J38.4	Glottisödem
		Tumorbegleitsymptome
	D70.3	Leukopenie
	D72.8	Leukozytose
	R59.0	Lymphknotenvergrößerung
	D75.8	Thrombozytose
	D64.9	Tumoranämie
	R63.0	Appetitverlust
	R58	Tumorblutung
	C79.88	Lymphangiosis carcinomatosa
		AZ/EZ
	E66.8	Adipositas per magna
	R63.4	abnormer Gewichtsverlust
	R54	Altersschwäche
	Z76.7	Bettlägerigkeit
	G47.9	Schlafstörung
	T14.9	Sturz ohne nähere Angaben
	R64	Tumorkachexie
	R53	Unwohlsein und Ermüdung

	Z74.0	eingeschränkte Mobilität
	R54	Senilität
		Abusus
	F10.2	Alkoholabusus
	F17.1	Nikotinabusus
	F55.1	Laxanzienabusus
		Neurologie
	I67.8	zerebrale Durchblutungsstörung
	R52.0	Schmerzen, akut
	R52.1	Schmerzen, chronisch, unbeeinflussbar
	R52.2	Schmerzen, chronisch, sonstige
	R51	Kopfschmerzen
	R40.0	Somnolenz
	R55	Synkope und Kollaps
	F32.8	reaktive Depression
	F32.3	Depression
	R41.0	Orientierungsstörung
	Z86.7	Zustand nach Apoplex
	G83.9	Paresen
	F09	Desorientierung
	F03	Demenz
	F10.6	Korsakow-Syndrom
	H53.9	Sehbehinderung
	F09	Psychose ohne nähere Angaben
		HNO
	B37.0	Soor, oral
	Z93.0	Tracheostoma vorhanden
	J95.0	Tracheostomasepsis
	J95.0	Funktionsstörung Tracheostoma
	H90.8	kombinierte Mittelohr-/Innenohrschwerhörigkeit
		Herz-Kreislauf-System
	I10.00	arterieller Hypertonus
	Z95.0	Vorhandensein Schrittmacher
	R60.0	Unterschenkelödeme
	E86	Volumenmangel
	I21.9	akuter Myokardinfarkt
	I25.19	KHK
	I49.9	Herzrhythmusstörungen
	I48.19	TAA bei VHF
	I73.9	pAVK
	I82.9	Venenthrombose
		Lunge
	J18.9	Bronchopneumonie
	J43.9	Lungenemphysem
	R07.1	Schmerzen bei der Atmung
	R06.0	Ruhedyspnoe
	J44.93	COPD
	J18.8	poststenotische Pneumonie
	J45.9	Asthma bronchiale
		Gastrointenstinalsystem
	R14	schmerzhafte Blähungen
	K92.1	blutiger Stuhl

Abb. 11.3 Tumorerfassung: Begleiterkrankungen – ICD-10.

Tumorerfassung: Begleiterkrankungen / ICD-10

	R15	Stuhlinkontinenz
	K59.0	Obstipation
	K22.8	Ösophagusblutung
	R11	Übelkeit und Erbrechen
	Z43.1	Versorgung eines Gastrostomas
	Z43.3	Versorgung eines Kolostomas
	K59.1	funktionelle Diarrhö
	R10.1	Oberbauchschmerzen
	A04.7	Enterokolitis durch Clostridium difficile
	K25.9	Magenulkus
	B98.0	Helicobacter-pylori-Gastritis
	I84.9	Hämorrhoiden
		Orthopädie
	Z73	Gehbehinderung
	M54.99	Rückenschmerzen
	Z96.6	Vorhandensein TEP
	M17.0	Gonarthrose
		Urogenitalsystem
	N39.0	Harnwegsinfekt
	R32	Harninkontinenz
	N18.8	Niereninsuffizienz
	R30.9	Schmerzen bei der Miktion
	Z97.8	Vorhandensein Dauerkatheter
	Z93.5	Vorhandensein Zystostoma
	N13.3	Harnstauungsniere
	N40	Prostatahyperplasie
	R35	Pollakisurie
		Gynäkologie
	N93.8	vaginale Blutung
	B37.3	Kandidose der Vulva
		Endokrinologie
	E14.90	Diabetes mellitus

		Dermatologie
	L23.9	allergisches Exanthem
	B35.1	Nagelmykose/Tinea unguium
		Elektrolytstörungen
	E83.5	Hyper-/Hypokalzämie
	E87.5	Hyperkaliämie
	E87.6	Hypokaliämie
	E87.0	Hypernatriämie
	E87.1	Hyponatriämie
		Laborwerte
	R74.8	AP-Erhöhung
	E79.0	Hyperurikämie
	R74.0	Transaminasen erhöht
	E78.0	Hypercholesterinämie
		Verweilsysteme
	Z95.81	Vorhandensein Port
	T82.5	Verschluss/Fehllage ZVK, Port
	T82.7	Infektion ZVK, Port
	T85.5	Verlust PEG
	Z93.1	Vorhandensein Gastrostoma
		Sonstiges
	B99	Infekt ohne nähere Angaben
	R99	Exitus letalis
	D69.53	heparininduzierte Thrombozytopenie
	K02.9	Karies
	K05.–	Gingivitis, Krankheiten des Parodents

Arzt

Name ____________________

Position ____________________

Datum ____________________

Unterschrift

Kapitel 12

Anhang

12 Anhang

12.1 Kommentare zur TNM-Klassifikation

Es wird von den Herausgebern dringend empfohlen, sich mit der TNM-Klassifikation nach aktueller Literatur vertraut zu machen. An dieser Stelle sollen nur die jeweils wichtigsten Informationen zusammengefasst werden.

12.1.1 Abkürzungen (▶ Tab. 12.1)

Tab. 12.1 Bedeutung der Abkürzungen [1].

Symbol	Bedeutung
a	autoptisch
c	klinisch
C	C-Faktor (Diagnosesicherheit)
G	histopathologisches Grading
ICD-O	International Classification of Diseases for Oncology, 3rd edition 2000
ITC	isolierte Tumorzellen
L	Lymphgefäßinvasion
m	multiple Tumoren
M	Fernmetastasen
N	regionäre Lymphknotenmetastasen
p	pathologisch
Pn	perineurale Invasion
r	Rezdivitumor
R	Residualtumor nach Behandlung
sn	Sentinellymphknoten
Stage	anatomische Stadiengruppierung
T	Ausdehnung des Primärtumors
V	Veneninvasion
y	Klassifikation nach initialer multimodaler Therapie

12.1.2 Bedeutung der TNM-Klassifikation [1]

T

- Ausbreitung des Primärtumors
- TX: Primärtumor kann nicht beurteilt werden
- T0: kein Anhalt für Primärtumor
- Tis: Carcinoma in situ
- T1-T4: zunehmende Größe und/oder lokale Ausdehnung des Primärtumors
- m-Symbol: multiple Primärtumoren im anatomischen Bezirk

N

- Fehlen oder Vorhandensein und Ausbreitung von regionären Lymphknotenmetastasen
- NX: regionäre Lymphknoten können nicht beurteilt werden
- N0: keine regionären Lymphknoten
- N1-N3: zunehmender Befall regionärer Lymphknoten

M

- Fehlen oder Vorhandensein von Fernmetastasen
- MX: unzureichend, kann zum Ausschluss vom Staging führen (cM0 ist ok)
- M0: keine Fernmetastasen
- M1: Fernmetastasen

12.1.3 Metastasierung (▶ Tab. 12.2) [1]

Tab. 12.2 Metastasierung [1].

Kürzel	ICD-O	Lokalisation
PUL	C78.0	Lunge
OSS	C79.5	Knochen
HEP	C78.7	Leber
BRA	C79.3	Gehirn
LYM	C77.9	Lymphknoten
MAR	C79.5	Knochenmark
PLE	C78.2	Pleura
PER	C78.6	Peritoneum
ADR	C79.7	Nebenniere
SKI	C79.2	Haut
OTH	C79.9	andere Organe

12.1.4 Klassifizierungen (Ergänzungen) [1]

Klinische Klassifikation („c")

Grundlage für die klinische Klassifikation sind die erhobenen Befunde:
- klinische Untersuchung
- bildgebende Verfahren
- Endoskopie
- Biopsie
- chirurgische Exploration
- andere relevante Untersuchungen

Pathologische Klassifikation („p")

- pT: Erfordert eine Resektion des Primärtumors oder Biopsien, die zur Bestimmung der höchsten pT-Kategorie äquivalent sind.
- pN: Erfordert die Entfernung von Lymphknoten, in einem Ausmaß, das die Aussage über das Fehlen regionärer Lymphknotenmetastasen (pN0) verlässlich macht und andererseits zur Bestimmung der höchsten pN-Kategorie ausreicht. Eine pN-Klassifikation ist nur mit pathologischer Untersuchung des Primärtumors ausreichend:
  - (mi): Kennzeichnung von Mikrometastasen (≤ 0,2 cm), z.B. pN1(mi)
  - (sn): Kennzeichnung des Schildwächterlymphknotens, z.B. pN1(sn)
  - ITC: isolierte Tumorzellen:= einzelne Tumorzellen oder kleine Cluster von Zellen ≤ 0,2 mm Durchmesser
  - pN0: histologisch keine Lymphknotenmetastasen, keine Untersuchung zum Nachweis isolierter Tumorzellen
  - pN0(i-): histologisch keine Lymphknotenmetastasen, kein morphologischer Nachweis von isolierten Tumorzellen
  - pN0(i+): histologisch keine Lymphknotenmetastasen, morphologischer Nachweis von isolierten Tumorzellen
  - pN0(mol-): histologisch keine Lymphknotenmetastasen, kein nichtmorphologischer Nachweis von isolierten Tumorzellen
  - pN0(mol+): histologisch keine Lymphknotenmetastasen, nicht-morphologischer Nachweis von isolierten Tumorzellen
- pM: Erfordert die mikroskopische Untersuchung.

Bestehen im Einzelfall Zweifel bezüglich der korrekten Zuordnung zu der T-, N-, M-Kategorie, soll wie bei der Stadieneinteilung die niedrigere, d. h. weniger fortgeschrittene Kategorie gewählt werden.

Im Fall multipler simultaner Tumoren in einem Organ soll der Tumor mit der höchsten T-Kategorie klassifiziert und die Multiplizität oder Anzahl der Tumoren in Klammern angegeben werden, z.B. T3(m) oder T3(4).

Bei simultanen bilateralen Tumoren paariger Organe soll jeder Tumor für sich klassifiziert werden.

Bei Tumoren der Leber, des Ovars und des Eileiters ist der Faktor Multiplizität ein Kriterium der T-Klassifikation und bei Tumoren der Lunge wird die Multiplizität sowohl in der T- als auch in der M-Klassifikation berücksichtigt.

Histopathologisches Grading („G") (▸ Tab. 12.3)

Tab. 12.3 Grading.

Symbol	Bedeutung
GX	Differenzierungsgrad kann nicht bestimmt werden
G1	gut differenziert
G2	mäßig differenziert
G3	schlecht differenziert
G4	undifferenziert

Low Grade: G1 bis G2
High Grade: G3 bis G4

12.1.5 Zusätzliche Kennzeichen (▸ Tab. 12.4)

Tab. 12.4 Zusätzliche Kennzeichen.

Symbol	Bedeutung
m	(m) Kennzeichnung multipler Primärtumoren in einem anatomischen Bezirk
y	ycTNM / ypTNM: Klassifikation während oder nach initialer multimodaler Therapie
r	rTNM / rpTNM: Rezidivtumoren nach krankheitsfreiem Intervall
a	Klassifikation erst anlässlich einer Autopsie erfolgt

Fakultative Deskriptoren (▸ Tab. 12.5)

Tab. 12.5 Fakultative Deskriptoren.

Symbol	Bedeutung
L	**Lymphgefäßinvasion**
• LX	Lymphgefäßinvasion kann nicht beurteilt werden
• L0	keine Lymphgefäßinvasion
• L1	Lymphgefäßinvasion
V	**Veneninvasion**
• VX	Veneninvasion kann nicht beurteilt werden
• V0	keine Veneninvasion
• V1	mikroskopische Veneninvasion
• V2	makroskopische Veneninvasion

12

Tab. 12.5 Fortsetzung

Symbol	Bedeutung
Pn	**Perineurale Invasion**
• PnX	perineurale Invasion kann nicht beurteilt werden
• Pn0	keine perineurale Invasion
• Pn1	perineurale Invasion
C[1]	**C-Faktor**
• C1	Aussage aufgrund von diagnostischen Standardmethoden, z.B. Inspektion, Palpation und Standardröntgenaufnahmen, intraluminale Endoskopie bei bestimmten Organen
• C2	Aussage aufgrund spezieller diagnostischer Maßnahmen , z. B. bildgebender Verfahren: Röntgenaufnahmen in spezieller Projektion, Schichtaufnahmen, CT, Sonografie, Lymphografie, Angiografie; nuklearmedizinische Untersuchungen; MRT; Endoskopie, Biopsie und Zytologie
• C3	Aussage aufgrund chirurgischer Exploration einschließlich Biopsie und zytologischer Untersuchung
• C4	Aussage nach definitiver chirurgischer Behandlung und pathologischer Untersuchung des Tumorresektats
• C5	Aussage aufgrund einer Autopsie

[1] Der C-Faktor wird hinter die Kategorien T, N, M gesetzt (z.B. T3 C2, N2C1, M0C2).

R-Klassifikation = Residualtumor-Klassifikation (▶ Tab. 12.6)

Tab. 12.6 R-Klassifikation.

Symbol	Bedeutung
RX	Vorhandensein von Residualtumor kann nicht beurteilt werden
R0	kein Residualtumor
R1	mikroskopischer Residualtumor
R2	makroskopischer Residualtumor

Es sollte ggf. angegeben werden, ob sich die R-Klassifikation auf den Primärtumor oder die Operation von Fernmetastasen bezieht.

12.1.6 Stadieneinteilung (▶ Tab. 12.7)

Tab. 12.7 Stadieneinteilung.

Stadium	Bedeutung
0	Carcinoma in situ
I/II	Beschränkung auf das Ursprungsorgan
III	ausgedehnte lokale Ausbreitung, besonders in die Lymphknoten
IV	Fernmetastasen

12.1.7 ICD-10

Bei einer Kodierung nach ICD-10 sind die ▶ Tab. 12.8 aufgelisteten Zusätze möglich.

Tab. 12.8 Zusätze bei Kodierung nach ICD-10.

Symbol	Bedeutung
A	Ausschluss einer solchen Erkrankung
V	Verdacht auf
G	gesicherte Diagnose
Z	symptomloser Endzustand nach Überstehen einer Erkrankung
R	rechts
L	links
B	beidseits

12.1.8 Literatur

[1] **Wittekind** C, Meyer HJ, Hrsg. TNM Klassifikation maligner Tumoren, 7. Aufl. Weinheim: Wiley-VCH; 2010

12.2 Abkürzungen

a	Jahr
ABVD	Adramycin, Bleomycin, Vinblastin, DTIC
AC	Adriamycin, Cyclophosphamid
ACNU	Nimustin: Nitrosoverbindung
ACO	Adriamycin, Cyclophosphamid, Vincristin
ACTH	adrenokortikotropes Hormon
ADO	Arbeitsgemeinschaft Dermatologische Onkologie
AFP	α-Fetoprotein
AGO	Arbeitsgemeinschaft Gynäkologische Onkologie
AIHA	autoimmunhämologische Anämie
ALL	akute lymphatische Leukämie
ALM	akrolentiginöses Melanom
AML	akute myeloische Leukämie
a.p.	anterior-posterior
AP	alkalische Phosphatase/Anus praeter/Akzelerationsphase
AUC	area under the curve
AWMF	Arbeitsgemeinschaft der Wissenschaftlichen Medizinischen Fachgesellschaften
AZ	Allgemeinzustand
BECOPP	Bleomycin, Etoposid, Adriamycin, Cyclophosphamid, Vincristin, Procarbazin, Prednison
BC	Bronchialkarzinom
BCG	Bacille Calmette-Guérin
BCIRG	Breast Cancer International Research Group
BCNU	Bis-Chlorethyl-Nitroso-Urea = Carmustin
BEP	Bleomycin, Etoposid, Cisplatin
BET	brusterhaltende Therapie
BMI	Body-Mass-Index
BMT	Knochenmarktransplantation
BP	Blastenphase
BPH	benigne Prostatahyperplasie
BSG	Blutsenkungsgeschwindigkeit
C2	Alkohol
Ca	Karzinom
CA	Cyclophosphamid, Adriamycin
CapOx	Capecitabin, Oxaliplatin
CAV	Cyclophosphamid, Doxorubicin, Vincristin
CCA	Cholangiokarzinom
CCC	cholangizelluläres Karzinom
CCNU	Cyclohexyl-Nitroso-Urea = Lomustin
cCT	kraniale Computertomografie
CHOEP	CHOP + Etoposid
CHOP	Cyclophosphamid, Hydroxydaunorubicin (Doxorubicin), Vincristin (Oncovin), Prednison
CEA	karzinoembryonales Antigen
chron.	chronisch
ChT	Chemotherapie
CIN	zervikale intraepitheliale Neoplasie
CLL	chronische lymphatische Leukämie
CML	chronische myeloische Leukämie
cMRT	kraniale Magnetresonanztomografie
CMV	Cyclophosphamid, MTX, Vinblastin
COPP	Cyclophosphamid, Vincristin, Procarbazin, Prednison
COSS	Cooperative Osteosarkom Studiengruppe
CP	chronische Phase
CR	komplette Remission
CRP	C-reaktives Protein
CSI	kraniospinale Bestrahlung
CT	Computertomografie/-tomogramm
CUP	cancer of unknown primary
3D	dreidimensional
d	Tag
DCF	Docetaxel, Cisplatin,
DCIS	duktales Carcinoma in situ
DD	Differenzialdiagnose
DEGRO	Deutsche Gesellschaft für Radioonkologie
DGHO	Deutsche Gesellschaft für Hämatologie und Onkologie
DGU	Deutsche Gesellschaft für Urologie
diag.	diagnostisch(e)
DKG	Deutsche Krebsgesellschaft
DTIC	5-(3,3-Dimethyl-1-triazenyl)imidazol-4-carboxamid, Dacarbazin
EBV	Epstein-Barr-Virus
ECE	extrakapsuläre Ausdehnung der Lymphknotenmetastase
ECF	Epirubicin, Cisplatin, 5-FU
ECOG	Eastern Cooperative Oncology Group
ECX	Epirubicin, Cisplatin, Capecitabin
ED	Einzeldosis / Erstdiagnose
EEG	Elektroenzephalogramm
EF	extended field
EGFR	epidermal growth factor receptor
EICESS	European Intergroup Cooperative Ewing`s Sarcoma Study
EORTC	European Organisation for Research and Treatment of Cancer
EpiC	Epirubicin, Cyclophosphamid
EpiCO	Epirubicin, Cyclophosphamid, Vincristin
ER	Östrogenrezeptor
EVAIA	Etoposid, Vincristin, Actinomycin D, Ifosfamid, Adriamycin
EZ	Ernährungszustand
FACS	Durchflusszytometrie
FAP	familiäre adenomatöse Polyposis
5-FU	5-Fluorouracil
FDG	^{18}F-Fluordeoxyglucose
FET	^{18}F-Fluorethyltyrosin (Neurotracer)
FHA	Fokus-Haut-Abstand
FIGO	Internationale Vereinigung für Gynäkologie und Geburtskunde (Fédération Internationale de Gynécologie et d' Obstétrique)
FISH	Fluoreszenz-in-situ-Hybridisierung
FLO	5-FU, Leukovorin, Oxaliplatin
FLOT	5-FU, Leukovorin, Oxaliplatin, Docetaxel
FNP	Feinnadelpunktion
FSH	follikelstimulierendes Hormon
GABG	German Adjuvant Breast Cancer Group
GD	Gesamtdosis
GEJ	gastroösophagealer Übergang
GH	Wachstumshormon

GHWT	Gewebehalbwertstiefe
GI	Gastrointestinaltrakt, gastronintestinal
GIST	gastrointestinale Stromatumoren
GPOH	Gesellschaft für Pädiatrische Onkologie und Hämatologie
Gy	Gray
Hb	Hämoglobin
HCC	hepatozelluläres Karzinom
HCG	humanes Choriogonadotropin
HDR	high dose rate
HE	Hysterektomie
HHV	humanes Herpesvirus
HIFU	hochintensiver fokussierter Ultraschall
HIV	humanes Immundefizienzvirus
HNPCC	hereditäres non-polypöses kolorektales Karzinom
HPF	high power fields
HPV	humanes Papillomavirus
i. v.	intravenös
ICD	Internationale statistische Klassifikation der Krankheiten und verwandter Gesundheitsprobleme (International Statistical Classification of Diseases and Related Health Problems)
ICD-10	aktuelle ICD Version 2008
ICD-O	ICD-Kodierung für onkologische Erkrankungen
ICH	intrahepatisches Cholangiokarzinom
IF	involved field
IGHV-Status	Mutationsstatus der Immunglobuline
IL	Interleukin
IMRT	fluenzmodulierte Strahlenbehandlung
INF-α	Interferon-Alpha
ING	Isotopen-Nephrogramm
intermed.	Intermedius/intermediär
IORT	intraoperative Radiotherapie
JÜ	Jahresüberleben
KD-Mutationen	Mutationen der Kinase-Domäne
KI	Kontraindikation
KM	Konstrastmittel/Knochenmark
LAW	Lymphabflusswege
LCIS	lobuläres Carcinoma in situ
LDH	Laktatdehydrogenase
LDR	low dose rate
LH	luteinisierendes Hormon
LHRH	luteinisierendes Hormon Releasing-Hormon
LK	Lymphknoten
LMM	lentigomalignes Melanom
LPHD	lymphocyte predominant Hodgkin's disease
LuFu	Lungenfunktion
LV	Leukovorin
LZ	Langzeit
MAID	Mesna, Adriamycin, Ifosfamid, Dacarbazin
MALT	schleimhautassoziiertes lymphatisches Gewebe (mucosa associated lymphoid tissue)
MAP	MTX, Adriamycin, Cisplatin
MCV	MTX, Cisplatin, Vinblastin
MFH	malignes fibröses Histiozytom
MGMT	O6-Methylguanin-DNA-Methyltransferase
MGUS	monoklonale Gammopathie unbestimmter Signifikanz
MIBG	Metaiodbenzylguanidin
MPNST	maligner peripherer Nervenscheidentumor
MPT	Melphalan, Prednison, Thalidomid
MPV	Melphalan, Prednison, Velcade
MRT	Magnetresonanztomografie/-tomogramm
MTX	Methotrexat
MVAC	MTX, Vinblastin, Adriamycin, Cisplatin
NCCN	National Comprehensive Cancer Network
NCI	National Cancer Institute
NET	neuroendokriner Tumor
NGGCT	non-germinomatous germcCell tumor
NHL	Non-Hodgkin-Lymphom
NSCLC	nicht kleinzelliges Bronchialkarzinom
NSE	neuronenspezifische Enolase
NW	Nebenwirkungen
OEPA	Adriamycin, Vincristin, Etoposid, Prednison
OFG	obere Feldgrenze
ÖGD	Ösophagogastroduodenoskopie
OP	Operation
OPPA	Adriamycin, Vincristin, Procarbazin, Prednison
p. a.	posterior-anterior
Pat.	Patient
PB	periphäres Blut
PCNU	Nitrosoharnstoff
PCR	Polymerasekettenreaktion
PDR	pulsed dose rate
PE	Probeentnahme/Biopsie/ Cisplatin + Etoposid
PEC	Plattenepithelkarzinom
PEI	Cisplatin, Etoposid, Ifosfamid
perkut.	perkutan
PET	Positronenemissionstomografie
PHC	perihiläres Cholangiokarzinom = Klatskin-Tumor
PLAP	plazentare alkalische Phosphatase
PLF	Cisplatin, Leukovorin, 5-FU
PLL	Prolymphozytenleukämie
PNET	primitiver neuroektodermaler Tumor
PNM	primär noduläres Melanom
PPLN	pelvine und paraaortale Lymphadenektomie
PR	partielle Remission/Progesteronrezeptor
PSA	prostataspezifisches Antigen
Punktionszyt.	Punktionszytologie
PVE	radikale Prostatovesikulektomie
RAF	"rapidly growing fibrosarcoma" oder "rat fibrosarcoma"
RChT	Radiochemotherapie
R-CHOP	CHOP + Ritaximab
Re-RT	erneute Strahlenbehandlung
RFA	Radiofrequenzablation
Rö	Röntgen
RPLND	retroperitoneale Lymphadenektomie
RT	Radiotherapie, Strahlenbehandlung

RTOG	Radiation Therapy Oncology Group
S1-Leitlinie	von einer Expertengruppe im informellen Kontext erarbeitet
S2-Leitlinie	formale Konsensfindung (S2k) oder systemische „Evidenz"-Recherche (S2e)
S3-Leitlinie	Leitlinie mit zusätzlichen/allen Elementen einer systematischen Entwicklung (Logik-, Entscheidungs- und „Outcome"-Analyse, Bewertung der klinischen Relevanz wissenschaftlicher Studien und regelmäßige Überprüfung)
SB	Samenblase
SCLC	kleinzelliges Bronchialkarzinom
SD	Schilddrüse
Serum-CA	Serumkalzium
SIRT	selektive interne Radiotherapie
SLN	sentinel lymph node
SLND	sentinel lymph node dissection
SLL	small lmphocyte lymphoma
SN	sentinel node
SNB	sentinel node biopsy
Sono	Sonografie
SSM	superfiziell spreitendes Melanom
Skleros.	sklerosierend, sklerosierendes
SZT	Stammzelltransplantation
TACE	transarterielle Chemoembolisation
TD	Toleranzdosis (z.B. TD 5/5 : Anteil an Patienten bei denen 5% nach 5 Jahren Nebenwirkungen erhalten)
TIN	testikuläre intraepitheliale Neoplasie
TIP	Paclitaxel, Ifosfamid, Cisplatin
TLI	total lymphatic irradiation
TNI	total node irradiation
TPS	Tissue Polypeptide Specific Antigen
TSH	thyroideastimulierendes Hormon
Tu	Tumor
TUR	transurethrale Resektion
TUR-B	transurethrale Resektion der Blase
TUR-P	transurethrale Resektion der Prostata
UICC	Internationale Vereinigung gegen Krebs
UKE	Universitätsklinikum Hamburg-Eppendorf
UV	ultraviolette Strahlung
VAC	Vincristin, Actinomycin D, Cyclophosphamid
VACA	Vincristin, Actinomycin D, Cyclophosphamid, Adriamycin
VAI	Vincristin, Actinomycin D, Ifosfamid
VAIA	Vincristin, Actinomycin D, Ifosfamid, Adriamycin
VCD	Bortezomid (Velcade), Cyclophosphamid, Dexamethason
VEGF	vascular endothelian growth factor
VIDE	Vincristin, Ifostamid, Doxorubicin, Etoposid
VIP	Etoposid, Ifosfamid, Cisplatin
VIP	Vinblastin, Ifosfamid, Carboplatin
Vit.	Vitamin
WHO	Weltgesundheitsorganisation
Wo	Woche
XP	Capecitabin, Cisplatin
ZNS	zentrales Nervensystem
ZV	Zielvolumen

Abkürzungen anatomischer Begriffe

A., Aa.	Arteria, Arteriae
A. carotis int.	A. carotis interna
A. hepatica comm.	A. hepatica communis
A. iliaca int.	A. iliaca interna
Aa. iliacae int.	Aa. iliacae internae
Aa. iliacae comm.	Aa. Iliacae communes
A. mammaria int.	A. mammaria interna
Aa. mamariae int.	Aa. mammariae internae
A. mesenterica inf.	A. mesenterica inferior
A. mesenterica sup.	A. mesenterica superior
A. vesicalis sup.	A. vesicalis superior
Ductus hepaticus comm.	Ductus hepaticus communis
Lamina lat.	Lamina lateralis
Lig., Ligg.	Ligamentum, Ligamenta
M., Mm.	Musculus, Musculi
M. pterygoideus lat.	M. pterygoideus lateralis
N., Nn.	Nervus, Nervi
N. auricul. magnus	N. auricularis magnus
N. calc. lat.	N. calcaneus lateralis
N. clunium sup. med. inf.	N. clunium superior medialis inferior
N. cut. antebrachii lat.	N. cutaneus antebrachii lateralis
N. cut. antebrachii med.	N. cutaneus antebrachii medialis
N. cut. antebrachii post.	N. cutaneus antebrachii posterior
N. cut. brachii lat. sup.	N. cutaneus brachii lateralis superior
N. cut. brachii med.	N. cutaneus brachii medialis
N. cut. brachii post.	N. cutaneus brachii posterior
N. cutaneus fem. ant.	N. cutaneus femoris anterior
N. cut. fem. lat.	N. cutaneus femoris lateralis
N. cut. fem. post.	N. cutaneus femoris posterior
N. cut. surae lat.	N. cutaneus surae lateralis
Nn. digital. dors.	Nn. digitales dorsales
Nn. digital. palm. proprii	N. digitales palmares proprii
N. dors. penis/clit.	N. dorsalis penis/clitoridis
N. genitofem.	N. genitofemoralis
N. ileohypogast.	N. ileohypogatralis
N. occipit. major	N. occipitalis major
N. occipit. minor	N. occipitalis minor
N. peroneus superf.	N. peroneus superficialis
N. plantaris lat.	N. plantaris lateralis
N. planatris med.	N. plantaris medialis
R., Rr.	Ramus, Rami
R. calc. med.	R. calcaneus medialis
V., Vv.	Vena, Venae
V. cava inf.	V. cava inferior
V. jugularis int.	V. jugularis interna
V. mesenterica sup.	V. mesenterica superior

Sachverzeichnis

A

B

C

D

E

F

G

H

I

J

K

L

M

N

O

P

U

V

W

X

Z